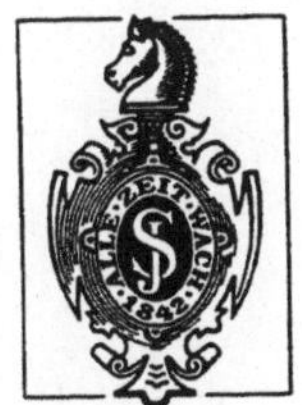

Dokumentation des Wissenschaftlichen Symposiums

Verteilungsgerechtigkeit im Gesundheitswesen – Probleme und Positionen am Beispiel der Transplantationsmedizin

7.-9. Mai 1992, Hannover

Veranstalter:

Akademie für Ethik in der Medizin, Göttingen
Akademie der Wissenschaften und der Literatur, Mainz
Deutsche Stiftung Organtransplantation, Neu-Isenburg

mit Unterstützung:
des Bundesministeriums für Gesundheit, sowie
des Niedersächsischen Ministeriums für Wissenschaft und Kultur

E. Nagel Ch. Fuchs (Hrsg.)

Soziale Gerechtigkeit im Gesundheitswesen

Ökonomische, ethische, rechtliche Fragen am Beispiel
der Transplantationsmedizin

Unter Mitarbeit von

M. Niechzial, R. Pichlmayr und P. Schölmerich

Mit 15 Abbildungen und 31 Tabellen

Springer-Verlag

Berlin Heidelberg New York
London Paris Tokyo
Hong Kong Barcelona
Budapest

Dr. med. Eckhard Nagel

Medizinische Hochschule Hannover
Klinik für Abdominal- und Transplantationschirurgie
Konstanty-Gutschow-Straße 8

30625 Hannover

Professor Dr. med. Christoph Fuchs

Bundesärztekammer Köln
Herbert-Lewin-Straße 1

50931 Köln

Die Abbildung auf dem Einband zeigt eine Darstellung der Justitia (glasierter Ton).
(Aus Planiscig L (1940) Luca Della Robbia, Verlag Anton Schroll & Co., Wien)

ISBN-13:978-3-642-78328-9

Die Deutsche Bibliothek – CIP-Einheitsaufnahme. Soziale Gerechtigkeit im Gesundheitswesen : ökonomische, ethische, rechtliche Fragen am Beispiel der Transplantationsmedizin ; mit 31 Tabellen ; [Dokumentation des Wissenschaftlichen Symposiums Verteilungsgerechtigkeit im Gesundheitswesen – Probleme und Positionen am Beispiel der Transplantationsmedizin, 7.-9. Mai 1992, Hannover] / E. Nagel ; CH. Fuchs (Hrsg.). Unter Mitarb. von M. Niechzial . . .[Veranst.: Akademie für Ethik in der Medizin, Göttingen . . .]. – Berlin ; Heidelberg ; New York ; London ; Paris ; Tokyo ; Hong Kong ; Barcelona ; Budapest : Springer, 1993
  ISBN-13:978-3-642-78328-9   e-ISBN-13:978-3-642-78327-2
  DOI: 10.1007/978-3-642-78327-2

Satz: Reproduktionsreife Vorlage vom Autor
24/3130 – 5 4 3 2 1 0 – Gedruckt auf säurefreiem Papier

Geleitwort

Die vehemente und kontroverse Debatte zur Kostenexplosion im Gesundheitswesen stellt einen wichtigen Teilaspekt in der grundlegenden Auseinandersetzung um die allgemeine Entwicklung der medizinischen Versorgung in unserem Land dar. Dabei finden sich sehr unterschiedliche Positionen, die von einer generell positiven bis hin zu einer sehr negativen Beurteilung des heute medizinisch Machbaren reichen.

Es steht wohl außer Frage, daß sich das deutsche Gesundheitswesen unabhängig von solchen individuellen Ansichten in den zurückliegenden 48 Jahren bemerkenswert entwickelt hat. Dabei hat es sich von dem Grundgedanken leiten lassen, daß jeder, der eine medizinische Behandlung braucht, auch eine entsprechend notwendige Therapie bekommen kann. Unter dem Primat von *Subsidarität* und *Solidarität* hat sich ein Gesundheitssystem entwickelt, in dem der Schutz des Einzelnen durch die Gemeinschaft das Tragen der Krankheitslast erleichtern sollte. Dieser Grundgedanke ist von der wohl richtigen Überzeugung geprägt, daß jeder gesunde für jeden kranken Mitbürger helfend eintreten möchte.

Die angesprochene Diskussion zum Gesundheitsstrukturgesetz - wie ehemals zum Gesundheitsreformgesetz - erweckt allerdings den Eindruck, diese Grundvorraussetzungen seien gesellschaftlich nicht mehr akzeptiert. In die politische Debatte schleichen sich zusehends Argumente, die Kranken und Notleidenden auch vermehrt die Last ihrer Hilfsbedürftigkeit aufbürden wollen. Dies ist eine unheilvolle Entwicklung. Die Ansicht, Subsidarität und Solidarität seien "Schutzpatrone einer unheiligen Sozial- und Gesundheitspolitik", teile ich nicht. Dennoch brauchen wir auf der Grundlage dieser Begrifflichkeit eine neue Perspektive für eine bezahlbare Gesundheitspolitik.

Politik ist dabei auf die Stellungnahme einer Vielzahl von Professionen angewiesen. Bandbreite und hervorragende Einzeldarstellungen der Experten, die an dem vorliegenden Buch mitgearbeitet, bzw. im letzten Jahr in Hannover nach Lösungsmöglichkeiten für ein gerechtes Handeln bei begrenzten Ressourcen im Gesundheitswesen gesucht haben, geben hierzu einen sehr guten Eindruck und Überblick.

Hannover, Mai 1993

Gerhard Schröder
Ministerpräsident
des Landes Niedersachsen

Vorwort

Die Konzeption eines solidargemeinschaftlichen Prinzips im deutschen Gesundheitswesen war von der Hoffnung getragen, daß die Errungenschaften der modernen Medizin *allen* Kranken in gleicher Weise und in ausreichendem Maße zur Verfügung gestellt werden könnten. Diese Hoffnung erscheint heute - angesichts begrenzter Ressourcen - trügerisch. Begrenzte Ressourcen bedeuten eine Notwendigkeit zur Verteilung. Stichworte wie Rationalisierung und Rationierung kennzeichnen den Diskurs. Dieser trifft die im Gesundheitswesen Tätigen wie auch die ihnen Anvertrauten unvorbereitet. Somit ist die Verunsicherung auf allen Seiten gleichermaßen groß.

Vor diesem Hintergrund hat eine Arbeitsgruppe der Akademie für Ethik in der Medizin in den zurückliegenden Jahren versucht, sich die "Verteilungsprobleme im Gesundheitswesen" zu verdeutlichen. Es wurde dabei offenkundig, daß eine Klärung nicht im Rahmen von komplexen Abhandlungen geschehen kann, sondern daß nur anhand eines konkreten Beispiels die Probleme im einzelnen mit den Betroffenen diskutiert werden können. Betroffen erscheinen all jene, die Entscheidungen im Gesundheitswesen treffen, unabhängig von der Ebene, auf der sie dieses tun. Lösungsvorschläge für entstehende Konfliktsituationen sind nur in der interdisziplinären Diskussion zwischen Medizinern, Juristen, Philosophen, Theologen, Ökonomen, Wirtschaftswissenschaftlern und Politikern zu finden. Die vorliegende Dokumentation soll hierzu einen Beitrag leisten.

Daß es gerade bei begrenzten Ressourcen nicht immer nur um finanzielle Aspekte geht, wird am Beispiel der Transplantationsmedizin deutlich. Der bestehende Mangel an zu transplantierenden Organen bei ständig sich erweiternder Indikationsstellung bringt die medizinisch Verantwortlichen in eine schwierige Situation. "Gerecht" über die Verteilung dieser begrenzten Ressourcen zu entscheiden, erscheint nicht möglich. Solche "Dilemmaentscheidungen" sind fast immmer mit Enttäuschung auf der einen oder anderen Seite verbunden. Deshalb die Forderung nach Transparenz.

Mit dieser Forderung ist ein Problemkreis angesprochen, der alle Bereiche der medizinischen Versorgung betrifft. Eine umfassende Gesundheitsberichterstattung muß die Grundlage dafür schaffen, daß im Rahmen eines gesamtgesellschaftlichen Konsenses, Abwägungen zwischen Handlungs- und Behandlungsmöglichkeiten eröffnet werden, ohne über *Rationierung* rechtlich bedenkliche Entscheidungen zu treffen. Im vorliegenden Band werden Hinweise deutlich, wie eine solche Gesundheitsberichterstattung aussehen könnte. Es werden zudem konzeptionelle Gedanken dazu entwikkelt, wie letztlich die *Bewertung* medizinischer Therapie im weitesten Sinne ermöglicht werden könnte.

Finanzielle Aspekte sind hierbei nur von zweitrangiger Bedeutung. Die Erhaltenswürdigkeit eines konkreten, individuellen Menschenlebens ist eine verfassungsrechtliche Wertvorgabe, die sich nicht an den dafür aufzuwendenden Kosten messen läßt. Das Grundrecht auf Leben, aber auch der grundrechtlich gebotene Schutz des Individuums in seiner Personalität und Individualität verbieten es, den einzelnen zum Rechnungsposten eines ökonomischen Kalküls zu degradieren. Das Grundrecht auf Gesundheit trägt im besonderen Maße egalitären Charakter. So orientiert sich der Schutz des Patienten im Behandlungsverhältnis an den Sachnotwendigkeiten des medizinischen Bereiches: Eine haftungsrechtliche Ungleichbehandlung von Patienten nach dem Maßstab von Kosten-Nutzen-Kalkülen muß ausgeschlossen sein. "Die Gemeinschaftsgebundenheit des Individuums zeigt sich in der Abhängigkeit von dem, was die Gesellschaft ihm an Behandlungsmöglichkeiten bereitstellt; die Gebundenheit der Gemeinschaft an die Personalität des Individuums zeigt sich daran, daß sie ihm als Individuum in existentieller Not nicht vorhält, in welchem Ausmaß es an den Leistungen der Gemeinschaft partizipiert". Gerade um dieses Grundverständnis zu erhalten, bedarf es der bestmöglichen Orientierung aller Beteiligten.

Die Grundstrukturen unseres Gesundheitswesens bleiben etwas Schützenswertes. Praktizierte und praktikable Solidarität darf nicht dem Gespenst einer angeblich unkontrollierbaren Kostenexplosion geopfert werden. Die Umbruchphase, in der sich die Gesundheitspolitik befindet, muß von dem Verlangen gekennzeichnet sein, alle medizinischen Bereiche dazu aufzufordern, mit größtmöglicher Transparenz Entscheidungsstrukturen und Ressourcenverbrauch zu deklarieren. Die im Gesundheitswesen Beschäftigten werden angemahnt, Bewertungsmaßstäbe und Wirksamkeitsanalysen für einzelne Therapieverfahren darzustellen, die auch unter ökonomischen Gesichtspunkten zu beurteilen sind. Sie werden sich darum bemühen. Sicher dürfen in Zukunft nicht mehr einfach neue medizinische Verfahren übernommen werden, bevor nicht die Konsequenzen, die Akzeptanz und die Auswirkungen solcher Verfahren auf andere Bereiche bekannt sind.

Es ist das Anliegen der nachfolgenden Beiträge, in verständlicher Form Fragen zur Allokationswirklichkeit unseres Gesundheitswesens, zu Möglichkeiten und Grenzen desselben, zu Indikation und Bedarf von medizinischen Leistungen, zur Struktur und zu ökonomischen Grundlagen der medizinischen Versorgung zu beantworten. Dies geschieht immer im Hinblick auf die Forderung nach Verteilungsgerechtigkeit aus medizinischer, ökonomischer, philosophischer und juristischer Sicht. Daraus ergeben sich die angesprochenen, übergeordneten gesundheitspolitischen Zusammenhänge.

Für die umfangreiche Hilfestellung, die die Veranstalter für die Arbeit der Vorbereitungsgruppe wie für die eigentliche Veranstaltung in Hannover bekommen haben, sei herzlich gedankt. Dieser Dank gilt zuerst den Moderatoren und Referenten, die sich zur Vorbereitung des Symposiums getroffen haben, nachdem deutlich wurde, daß nur im gemeinsamen, wiederholten Gespräch der Vielschichtigkeit und Brisanz der offenen Fragen und den möglichen Konsequenzen aus Lösungsvorschlägen begegnet werden kann. Es hat sich dabei als richtig erwiesen, das eigentliche Symposium im kleinen Kreis durchzuführen und sich erst über die vorliegende Dokumentation der interessierten öffentlichen Diskussion zu stellen. Hier wird es sicherlich vielfältige und hilfreiche Anregungen geben.

Die Veranstalter möchten sich für die Unterstützung des Bundesministeriums für Gesundheit sowie des Niedersächsischen Ministeriums für Wissenschaft und Kultur bedanken, die die Realisierung des Projektes ermöglicht haben. Planung und Durchführung der Veranstaltung in Hannover wären ohne die unermüdliche Hilfe von Dipl.-Dok. Heide-Rose Berger sowie von Hildegard Koch von der Bundesärztekammer in Köln nicht möglich gewesen. Besonderen Verdienst bei der Vorbereitung der Publikation hat sich Josef Hrycyk aus Hamburg erworben. Desweiteren sind die Mitarbeiterinnen und Mitarbeiter des Springer-Verlages mit ihrer großen Geduld und immerwährenden Hilfsbereitschaft bei der Vorbereitung des Buches zu erwähnen.

An dieser Stelle sei schließlich all jenen, die sich die Zeit für das schwierige Unterfangen genommen haben, im Namen der Veranstalter herzlich gedankt. Dieser Dank ist mit der Hoffnung verbunden, daß mit der vorliegenden Dokumentation eine Arbeitsgrundlage geschaffen wurde, die es ermöglicht, die schwierigen Fragen der gerechten Verteilung von Gütern im Gesundheitswesen so offen besprechen zu können, daß bei allen Beteiligten und Betroffenen das Gefühl zurückbleibt, auch in "Dilemmasituationen" von gemeinsamer Achtung und solidarischem Verständnis getragen zu sein.

Hannover, Mai 1993   Eckhard Nagel

Inhaltsverzeichnis

Verzeichnis der Autoren und Referenten

K. Böker, Dr. med.
Abt. für Gastroenterologie
und Hepatologie
Medizinische Hochschule Hannover
30625 Hannover

M. Bullinger, PD Dr. phil.
Institut für Medizinische Psychologie
Goethestraße 31
80336 München

F.-W. Eigler, Prof. Dr. med.
Abt. für Allgemeine Chirurgie
Universitätsklinikum Essen
Hufelandstraße 55
43147 Essen

J. M. Graf v. d. Schulenburg, Prof. Dr.
Universität Hannover
Institut für Versicherungsbetriebslehre
am Fachbereich Wirtschaftswissensch.
Wunstorfer Straße 14
30453 Hannover

R. Grupp, Ministerialdirigent, Dr.
Bundesministerium für Gesundheit
Rochusstraße 1
53123 Bonn

K.-D. Henke, Prof. Dr.
Abt. für öffentliche Finanzen am
Fachbereich Wirtschaftswissenschaften
Universität Hannover
Wunstorfer Straße 14
30453 Hannover

H. Kliemt, Prof. Dr. phil.
Gesamthochschule Duisburg
Fachbereich I Philosophie
4100 Duisburg

A. Künschner, Dr. jur., LL.M.
Kronenstraße 18
79100 Freiburg/Breisgau

A. Laufs, Prof. Dr. jur., Dr. h.c.
Rupprecht-Karls-Universität
Institut für Geschichtliche
Rechtswissenschaft
Friedrich-Ebert-Platz 2
69117 Heidelberg

H. Link, PD Dr. med.
Klinik für Hämatologie und Onkologie
Medizinische Hochschule Hannover
30625 Hannover

M. Manns, Prof. Dr. med.
Abt. f. Gastroenterologie u. Hepatologie
Medizinische Hochschule Hannover
30625 Hannover

J. Nida-Rümelin, Prof. Dr.
Eberhard-Karls-Universität
Zentrum für Ethik in den Wissenschaften
Wilhelmstraße 20
72074 Tübingen

M. Nischzial, Dr. med.
Medizinische Hochschule Hannover
Klinik für Abdominal- und
Transplantationschirurgie
Konstanty-Gutschow-Straße 8
30625 Hannover

F. J. Oldiges, Dr.
AOK-Bundesverband, Geschäftsführung
Postfach 200844
53177 Bonn

G. Patzig, Prof. Dr.
Georg-August-Universität
Philosophisches Seminar
Platz der Göttinger Sieben 5
37073 Göttingen

R. Pichlmayr, Prof. Dr. med.
Klinik für Abdominal- und
Transplantationschirurgie
Medizinische Hochschule Hannover
30625 Hannover

H. Raspe, Prof. Dr. med., Dr. phil.
Medizinische Universität zu Lübeck
Institut für Sozialmedizin
Sophienstraße 2
23560 Lübeck

E. Renner, Prof. Dr. med.
Städtisches Krankenhaus Köln-Merheim
Medizinische Klinik I
Ostmerheimer Straße 200
51109 Köln

H. Riehm, Prof. Dr. med.
Abt. für Päd. Hämatologie u. Onkologie
Kinderklinik der
Medizinischen Hochschule Hannover
30625 Hannover

O. Schöffski, Dipl.-Öko.
Universität Hannover
Institut für Versicherungsbetriebslehre
am Fachbereich Wirtschaftswissensch.
Wunstorfer Straße 14
30453 Hannover

W. Schoeppe, Prof. Dr. med.
Johann Wolfgang v. Goethe-Universität
Zentrum für Innere Medizin
Theodor-Stern-Kai 7
60596 Frankfurt

P. Schölmerich, Prof. Dr. med., Dr. h.c.
em. Direktor der Medizinischen
Universitätsklinik Mainz
Weidmannstraße 67
55131 Mainz

H.-L. Schreiber, Prof. Dr. jur., Dr. h.c.
Georg-August-Universität
Juristisches Seminar
Platz der Göttinger Sieben 6
37073 Göttingen

H.-W. Schreiber, Prof. Dr. med.
em. Direktor der Abt. für Allgemeine
Chirurgie der Universitätsklinik
Eppendorf
Martinistraße 52
20251 Hamburg

F. W. Schwartz, Prof. Dr. med.
Abt. für Epidemiologie und
Sozialmedizin
Medizinische Hochschule Hannover
30625 Hannover

K.-H. Tuschen
Regierungsdirektor
Bundesministerium für Gesundheit
Rochusstraße 1
53123 Bonn

Einführung durch die Veranstalter

E. Seidler[*]

Das Symposium "Verteilungsgerechtigkeit im Gesundheitswesen - Probleme und Positionen am Beispiel der Transplantationsmedizin" ist von den Veranstaltern,

- der Akademie für Ethik in der Medizin,
- der Akademie der Wissenschaften und der Literatur und
- der Deutschen Stiftung Organtransplantation

sorgsam und mit viel Einsatz vorbereitet worden. Die Art der Vorbereitung ist - das möchte ich ganz bewußt an den Anfang stellen - auch ein Beispiel für den Arbeitsstil der Akademie für Ethik in der Medizin. Sie hat in den ersten sechs Jahren ihres Bestehens weniger durch Großveranstaltungen von sich reden gemacht, sondern sie hat in Form von Arbeitsgruppen drängende ethische Probleme in Angriff genommen und durch diese Arbeitsgruppen Stellungnahmen und Empfehlungen erarbeiten lassen.

Das ist übrigens ein Konzept, das sehr gut zur Tagungsstätte des Symposiums, dem Leibnizhaus in Hannover, paßt: Leibniz, der 1700 Präsident der von ihm gegründeten Akademie der Wissenschaften wurde, verfolgte das Ziel, Theorie und Praxis miteinander zu verbinden. Diese Ausgewogenheit von Theorie und Praxis ist auch eines der Ziele der Arbeit in der Akademie für Ethik in der Medizin.

Eine dieser Arbeitsgruppen hat sich des Problems der Verteilungsgerechtigkeit im Gesundheitswesen angenommen und das Symposium vorbereitet. Danach sollen hier nicht die engeren ethischen Fragen der Transplantationsmedizin, beispielsweise die Frage eines eventuellen Transplantationsgesetzes erörtert werden, ebensowenig die persistierende ethische Problematik der Feststellung des Todes - wir wissen, daß ein Mensch als tot gilt, wenn seine Gehirnleistung ausgefallen ist. Dies ist eine Konvention, die mit erheblichen ethischen Problemen verbunden ist.

Es sollen auch nicht die Verbesserungsvorschläge zur Organbeschaffung im gegebenen System diskutiert werden, sondern es geht auf diesem Symposium um die ethischen Probleme der Ressourcenknappheit im Gesundheitswesen am Beispiel der Transplantationsmedizin. Dieses Beispiel bietet sich an, weil wir heute wissen, daß sicher auch die Grenzbereiche der Transplantationsmedizin von einem eventuellen Gesetz rechtlich nicht geregelt werden können. Sie werden immer vom gesellschaftlichen Hintergrund mitbestimmt und bleiben auch immer der individuellen Entscheidung des Transplanteurs anheimgegeben.

---

[*] Präsident der Akademie für Ethik in der Medizin, Göttingen

Daher ist das Beispiel der Transplantationsmedizin für das eigentliche Thema der Verteilungsgerechtigkeit im Gesundheitswesen besonders geeignet. So muß man beispielsweise davon ausgehen, daß bei der Nierentransplantation bereits 9000 Patienten auf der Warteliste stehen und jährlich 2000 bis 4000 neue chronisch Nierenkranke hinzukommen, so daß auch noch in zehn Jahren ein Patient fragen wird: Warum hat jener eine Niere bekommen, ich aber nicht?

Bereits heute wird - das kann man ganz hart sagen - zwangsläufig bei der Organverteilung selektiert, auch im Zusammenhang mit den sogenannten streng medizinischen Kriterien der Dringlichkeit, der Warteliste und der Gewebekompatibilität. Diese "Rationierung" muß gegenüber der Gesellschaft ethisch verantwortet werden. Darum soll es in diesem Symposium gehen. Dabei gilt es herauszuarbeiten, daß es sich bei dem Begriff Ressourcen nicht nur um Geld handelt.

Ich darf an dieser Stelle betonen, daß die Akademie für Ethik in der Medizin von Anfang an mit der Mainzer Akademie der Wissenschaften und der Literatur eine gute und erprobte Zusammenarbeit hat. Diese Zusammenarbeit hat sich unerhört bewährt. Beide Akademien arbeiten in einer Weise miteinander, die eigentlich sehr selten ist. Auch der Deutschen Stiftung Organtransplantation sei Dank dafür, daß sie dieses Symposium mit vorbereitet hat. Die beiden Akademien und die Stiftung haben in ihrer Munifizenz dieses Symposium ermöglicht.

G. Thews[*]

Dieses Symposium ist eine willkommene Gelegenheit, die gute Zusammenarbeit zwischen der Akademie zu Mainz und der Akademie für Ethik in der Medizin zu unterstreichen. Es ist ein gutes Omen, daß wir hier im Leibnizhaus tagen, führen doch die Akademien der Wissenschaften ihre Tradition auf Gottfried Wilhelm Leibniz zurück, der 1668 in Mainz am Hof des Kurfürsten Johann Philipp von Schönborn sein Konzept der modernen wissenschaftlichen Akademien entwickelt hat. In einer Denkschrift hat er damals ausgeführt: "Es ist manifest, daß grundsätzlich mehr und daß mit unendlich größerem Gewinn erreicht werden kann durch eine Societät" - gemeint ist eine Akademie - "als durch die Bemühungen einzelner, Bemühungen, die nicht miteinander verbunden sind und auseinanderfallen gerade so wie Sand ohne Kalk." In diesem Satz steckt das Konzept von Leibniz, nämlich Wissenschaft als Gemeinschaftsaufgabe.

Die Akademie der Wissenschaften und der Literatur beschäftigt sich schwerpunktmäßig mit langfristigen geisteswissenschaftlichen Forschungsvorhaben. Sie fördert aber auch, dem Konzept von Leibniz folgend, die interdisziplinäre Zusammenarbeit. Daher wurden schon sehr früh die Kontakte zur Akademie für Ethik in der Medizin hergestellt, mit der wir seit-

---

[*]   Präsident der Akademie der Wissenschaften und der Literatur, Mainz

dem zusammenarbeiten. Der Beitrag unserer Akademie zu den gemeinsamen Unternehmungen ist vergleichsweise bescheiden. Ich hoffe aber, daß wir in Zukunft, wenn es um die Umsetzung der Arbeitsergebnisse geht, doch etwas tun können; denn die Akademien der Wissenschaften haben den satzungsmäßigen Auftrag, Regierungen und Parlamente in Fragen zu beraten, die der wissenschaftlichen Abklärung bedürfen. Ich denke, daß diese Beratungsfunktion auch nützlich sein kann, wenn es um die Verteilungsgerechtigkeit im Gesundheitswesen geht.

Allokationsprobleme hat es wahrscheinlich in der Vergangenheit schon immer gegeben, aber zum ersten Mal in der Geschichte ist die Gesellschaft in einen allgemeinen Diskurs darüber eingetreten, wie die knappen Ressourcen gerecht zu verteilen sind. Dieses ist ein sehr komplexes System, vielfach vernetzt, und einfache Lösungen sind nicht zu erwarten. Die vereinfachte Darstellung wäre die von den Optimisten und Pessimisten - frei nach Voltaire: Die Optimisten meinen, daß wir das beste aller Gesundheitssysteme haben, und die Pessimisten befürchten, daß dieses wahr sein könnte.

Zum Schluß ein Satz an diejenigen, die meinen, daß diese Beratungen eigentlich nur von theoretischem Interesse seien, die meinen, die Praxis müsse letzten Endes entscheiden und wichtig sei die politische Umsetzung. Denen, die so sprechen, kann ich nur mit einem Satz von Ludwig Boltzmann, dem großen Naturwissenschaftler, antworten: Eine gute Theorie ist die beste Praxis.

K. Ketzler[*]

1991 sind in der Bundesrepublik rund 4000 Organtransplantationen durchgeführt worden. Notwendig und unseres Erachtens realisierbar wären rund 8000 Organverpflanzungen, also das Doppelte.

Zu berücksichtigen ist hierbei folgendes:

- Während bei Herz- und Lebererkrankungen im Endstadium - entsprechende Indikationsstellung vorausgesetzt - als lebensrettende Behandlungsmethode nur die Organtransplantation zur Verfügung steht, können chronisch nierenkranke Patienten darüber hinaus mit der künstlichen Niere behandelt werden.

- Während es bei der Knochenmarktransplantation ausschließlich um die Gewinnung von Lebendspendern, zunehmend nichtverwandter Lebendspender geht, kommen für die Herz- und Lebertransplantation ausschließlich, für die Nierentransplantation weit überwiegend Organe Verstorbener in Betracht. Soweit bei der Nierentransplantation überhaupt Lebendspenden erfolgen, handelt es sich um solche von Verwandten des Empfängers.

---

[*] Vorstand Deutsche Stiftung Organtransplantation, Neu-Isenburg

Das KfH Kuratorium für Dialyse und Nierentransplantation und die von diesem für die Belange der Organtransplantation insgesamt errichtete Deutsche Stiftung Organtransplantation haben im Einvernehmen mit den Krankenkassen und deren Verbänden bei den 32 Transplantationszentren in der Bundesrepublik - 27 in den alten, 5 in den neuen Bundesländern - die personellen, organisatorischen und finanziellen Voraussetzungen dafür geschaffen, daß die mögliche Zahl von Organtransplantationen auch tatsächlich erreicht werden kann.

Es sind also weniger finanzielle Probleme als die Probleme einer noch immer nicht ausreichend großen Zahl mitwirkender, selbst nicht transplantierender Krankenhäuser und - nicht zuletzt - des Mangels an Pflegekräften, auch auf den Intensivstationen der mit den Transplantationszentren kooperierenden Kliniken, in denen der weit überwiegende Teil der Organentnahmen stattfindet. Insbesondere letzteres weist auf eine spezielle Ressourcenknappheit hin, die die weitere kontinuierliche Steigerung der Zahl von Transplantationen erschweren oder, wie im vergangenen Jahr, sogar unmöglich machen könnte.

Um so mehr drängt die Beantwortung der Fragen der Verteilungsgerechtigkeit im Sinne einer die Chancengleichheit wahrenden Zuteilung der auch bei Ausschöpfung aller Möglichkeiten von vornherein begrenzten Zahl von Organen. Das gilt in besonderem Maße für die Nierentransplantation, deren erreichter Frequenz von jährlich 2300 Operationen rund 4000 Neuerkrankungen pro Jahr gegenüberstehen, hat aber auch für die Herz- und Lebertransplantation zunehmende Bedeutung, deren Zahl ja ebenfalls geringer ist - und möglicherweise bleiben wird - als erforderlich.

Infolgedessen erhoffen wir uns von diesem Symposium Anleitungen zum "richtigen" Umgang mit dem Mangel und Wegweisungen in Bezug auf die auch ethisch "richtigen" Kriterien für den nationalen und internationalen Organaustausch. Dabei muß es neben der Beachtung der medizinisch-wissenschaftlichen Aspekte der Gewebeverträglichkeit, Dringlichkeit und Vordringlichkeit von Kindern auch und nicht zuletzt darum gehen, allen Patienten ausnahmslos, und zwar ganz unabhängig davon, bei welchem Transplantationszentrum in der Bundesrepublik sie zur Nieren-, Herz-, Leber- oder Knochenmarktransplantation angemeldet sind, dieselben Chancen zu garantieren.

Wir sind daher dafür dankbar, daß so viele der Einladung der Akademie für Ethik in der Medizin, der Akademie der Wissenschaften und der Literatur und unserer Einladung zu diesem Symposium gefolgt sind und bereit waren, an der notwendigen wissenschaftlichen Auseinandersetzung mit den Problemen der Verteilungsgerechtigkeit im Gesundheitswesen teilzunehmen.

Allokationswirklichkeit unseres Gesundheitswesens

Einführung

R. Grupp[*]

Der erste Schwerpunkt dieses Syposiums dient der Bestandsaufnahme der Allokationswirklichkeit in unserem Gesundheitswesen und damit auch einer Bestandsaufnahme seiner Strukturen. Die gesundheitspolitische Diskussion ist seit Jahren geprägt von der Forderung, an Stelle einer immer wiederkehrenden, kurzatmigen Kostendämpfungspolitik die Strukturen zu verbessern. Hinter dieser Forderung verbirgt sich die Vorstellung, daß es Rahmenbedingungen in unserem Gesundheitssystem gibt, die Auslöser für Fehlallokationen sind, nach deren Beseitigung letztere im Wege der Selbstregulierung automatisch vermieden werden könnten.

Die Forderung nach solchen strukturellen Veränderungen im Gesundheitswesen wird parteienübergreifend und auch verbändeübergreifend erhoben. Grundlegende Unterschiede gibt es aber in der Frage, an welcher Stelle - konkret gesagt: bei welcher gesellschaftlichen Gruppe - die Veränderungen ansetzen sollen.

Wer die Ursache für Ressourcenverschwendung vor allem bei der Nachfrage der Versicherten sieht, die in unserem System in aller Regel nicht marktwirtschaftlich gesteuert ist, wird die entscheidenden Strukturveränderungen in der Einführung von Mechanismen der Selbstbeteiligung oder vergleichbarer Regelungen, beispielsweise der Beitragsrückgewährung, suchen.

Wer die Ursache für Fehlallokationen nicht bei der Nachfrage sieht, sondern auf der Seite der Erbringer von Gesundheitsleistungen, wird primär dort ansetzen wollen. Zunehmend wird die Forderung nach einer Regulierung des Zugangs von Ärzten in die freie Niederlassung erhoben. Dahinter steht die Vorstellung, daß durch zusätzliche Ärzte nicht mehr Gesundheit entsteht oder zumindest, daß die zusätzlich nachgefragten, bewirkten und finanzierten Leistungen in keiner angemessenen Relation mehr zum Nutzen stehen. Einen anderen Akzent setzt die Forderung, nicht bei der Zahl der Ärzte anzusetzen, sondern bei dem System ihrer Vergütung. Im Vordergrund steht dabei die Einzelleistungsvergütung. Im Jahre 1965 hat die von Konrad Adenauer eingesetzte Sozialenquete-Kommission bereits auf das Spannungsverhältnis zwischen Wirtschaftlichkeit und Einzelleistungsvergütung mit folgenden Sätzen hingewiesen:

"Die entscheidende strukturelle Schwäche des Marktes für ärztliche Leistungen besteht darin, daß der Arzt nicht nur die Möglichkeit, sondern geradezu die Aufgabe hat, Art und Maß der Nachfrage im wesentlichen

---

[*] Ministerialdirigent im Bundesministerium für Gesundheit

selbst zu bestimmen. Er ist der Sachkundige und weiß besser als der Patient, was diesem frommt. Diese eigenartige und fast in keinem anderen wirklichen Markt anzutreffende Anbieterposition stellt fast übermenschlich hohe Ansprüche an die Selbstlosigkeit und moralische Widerstandskraft des Arztes, denn schließlich muß auch der Arzt leben und seine Familie ernähren. Kann man im Ernst von ihm verlangen, daß er mit Eifer darauf bedacht ist, sein Einkommen zu schmälern und seinen Berufserfolg in einem möglichst geringen Einkommen zu suchen?"

Für den Krankenhausbereich gibt es inzwischen weitgehende Zustimmung, daß die Vergütung in der Form des tagesgleichen Pflegesatzes Fehlallokationen bewirkt, weil Anreize zur Verlängerung der Verweildauer am Ende des Krankenhausaufenthalts befürchtet werden und die Vergütung keinen Bezug zur tatsächlich erbrachten Leistung hat. Sonderentgelte sind eher die Ausnahme und decken nur einen kleinen Teil des Krankenhausbudgets ab.

Die Beispiele für derartige Strukturdiskussionen könnten fortgesetzt werden. Stichworte sind: Arzneimittelpreise, Konkurrenzdruck unter den niedergelassenen Ärzten mit seinen Auswirkungen auf Verordnungen und Krankschreibungen, Konkurrenz unter den Krankenkassen mit ihren Auswirkungen auf Werbung und Leistungen in den medizinischen Randbereichen, falsche Verteilung von Krankenhausbetten.

In der Summe führen diese Beispiele zu einer breit geteilten Einschätzung, daß die heutige globale Verteilung der finanziellen, personellen, baulichen und sonstigen Ressourcen nicht das Ergebnis eines an medizinischen Prioritäten ausgerichteten rationalen Handelns ist, sondern in einem erheblichen Umfang auch durch die Dynamik von Nachfrage- und Anbieterinteressen geprägt ist.

Diese gesundheitspolitische Diagnose bewirkt, daß die öffentliche Diskussion sich vorwiegend auf die Frage der globalen Verteilungsgerechtigkeit bezieht. Dabei geht es um die Verteilungsdiskussion zwischen niedergelassenen Ärzten, Zahnärzten, Krankenhäusern und Arzneimittelherstellern; es geht um die Verteilung zwischen kurativen und präventiven Leistungen; es geht um die Verteilung zwischen substantiell notwendigen und sogenannten Bagatelleistungen oder um Grund- und Zusatzleistungen.

Die Frage dagegen, ob aufgrund knapper Ressourcen heute oder in der Zukunft auch medizinisch notwendige Leistungen rationiert werden müssen, ist bislang kein Thema einer öffentlich geführten gesundheitspolitischen Diskussion. Für das hier behandelte Beispiel der Transplantationsmedizin wäre anzumerken, daß soweit der Mangel an Spenderorganen thematisiert wird, dies mit der Forderung nach seiner schnellen Beseitigung geschieht, nicht mit der Absicht, die notwendige Güterabwägung bei der Verteilung des Mangels in einem offenen Diskurs zu problematisieren.

Die Gesundheitspolitik erweist sich insoweit als Teil eines gesamtgesellschaftlichen Bewußtseins, bei dem die Tatsache eines Mangels als eine vorübergehende Störung, nicht aber als ein zu bewältigendes Dauerproblem begriffen wird. Die Gesundheitspolitik ist nach wie vor von der These geprägt, daß es auch angesichts der steigenden Lebenserwartung und der wachsenden medizinischen Möglichkeiten keine wesentlichen Engpässe bei den notwendigen Leistungen geben muß, wenn die im Gesundheitssystem vorhandenen Fehlallokationen abgebaut werden.

Diese Tagung beschreitet insofern gesundheitspolitisches Neuland mit allen Risiken und Unsicherheiten, die am Beginn eines solchen Weges stehen. Das vordergründigste Problem dabei sind zunächst die mangelnde Transparenz über die reale Ressourcenverteilung, die Unsicherheit der Daten und die Unsicherheit bei den Bewertungskriterien. Es geht zunächst um eine Bestandsaufnahme unserer Allokationswirklichkeit.

Allokationsprobleme bei knappen Ressourcen

C. Fuchs*

Einführung

Als sich 1987 Mitglieder der Akademie für Ethik in der Medizin zu einer Arbeitsgruppe konstituierten, um sich mit den Verteilungsproblemen im Gesundheitswesen zu befassen, ahnte niemand, von welcher Aktualität diese Thematik fünf Jahre später sein würde. Geahnt haben wir damals aber auch nicht, wie zeitlos dieses Thema, von dem letztlich jedes auch noch so reiche nationale Gesundheitswesen betroffen ist, bleiben würde.

Damals waren die Arbeitsgruppenmitglieder beunruhigt über die fortwährende Kostendebatte im Gesundheitswesen, die stärker dem Sankt-Florians-Prinzip folgte und streckenweise von Schuldzuweisungen und Verteilungskämpfen geprägt war. Es war zu spüren, daß sich die Allokationsdebatte verschärfen würde, daß sie an der Schwelle stand von der Verteilung zur Zuteilung der Ressourcen, und es wurde deutlich, daß die Ärzteschaft und wohl auch die Gesellschaft auf diese Debatte nicht vorbereitet waren.

Es mag ferner von Interesse sein, daß sich die Arbeitsgruppe damals zum Ziel gesetzt hatte, die Frage der Ressourcen zu objektivieren. Es ging um eine wissenschaftlich fundierte Problemdarstellung, eine Identifikation der ethischen Konflikte und um die Entwicklung von Verfahrensvorschlägen und Begründungen. Zielsetzung war, unter normativen Aspekten Verteilungsoptionen entwickeln zu können. Dabei war festzustellen, daß umfassende Literatur insbesondere aus dem nordamerikanischen Raum stammte und für eine Bestandsaufnahme von Versorgungsdefiziten in der Bundesrepublik nicht hilfreich sein konnte, da zumindest das US-amerikanische Gesundheitssystem sich von dem unseren gravierend unterscheidet.

Die *Gesundheitsberichterstattung* wurde 1987 in Deutschland als eine Methode erkannt, den Gesundheitszustand der Bevölkerung sowie Ausstattung, Nutzung und Effizienz unseres Gesundheitssystems zu beschreiben. Die Möglichkeiten dieses methodischen Ansatzes wurden jedoch bis heute nicht konsequent genutzt. Zu Recht hat der Sachverständigenrat der Konzertierten Aktion dies in seinem jüngsten Jahresgutachten moniert[1].

---

*   Internist und Nephrologe an der Universität Göttingen; sechs Jahre Leiter der Gesundheitsabteilung im Ministerium für Umwelt und Gesundheit in Mainz, seit 1990 Hauptgeschäftsführer der Bundesärztekammer; Leiter der Arbeitsgruppe der Akademie für Ethik in der Medizin, die sich seit 1987 mit der Strukturierung und der Vorbereitung des Themenkreises Verteilungsgerechtigkeit im Gesundheitswesen befaßt hat.

1   Sachverständigenrat für die Konzertierte Aktion im Gesundheitswesen: Jahresgutachten 1992, Nomos-Verlagsgesellschaft, Baden-Baden

So mußte die Arbeitsgruppe einen anderen Weg gehen, der durch die nun folgenden Ausführungen partiell reflektiert wird. Schwerpunkt soll es dabei sein, das aus Ressourcenknappheit resultierende ethische Problem der Verteilungsgerechtigkeit im Gesundheitswesen herauszuarbeiten und aufzuzeigen, in welchem Maße dieses Symposium vielleicht Instrumente entwickeln kann, die helfen, in. ethischen Konfliktsituationen zu entscheiden.

Knappheit der Ressourcen

Nach Angaben des Statistischen Bundesamtes[2] wurden in den alten Bundesländern 1989 insgesamt 276,8 Milliarden DM für Gesundheitsleistungen ausgegeben - das sind 4.416 DM pro Kopf. 1970 waren es noch 1.164 DM (Angaben in jeweiligen Preisen, d.h. nicht inflationsbereinigt).

Angesichts dieser zweifellos erheblichen Ausgaben konzentriert sich die Allokationsdebatte im Gesundheitswesen in erster Linie auf die Knappheit der Finanzmittel. Dies ist zwar nachvollziehbar, führt aber insoweit zu Fehleinschätzungen, als man glauben könnte, mit einer ausreichenden Bereitstellung von Geld bliebe uns die Debatte über Ressourcen erspart.

Es geht jedoch um vielmehr als nur um Finanzen. Wir stellen in unserem Gesundheitswesen fest, daß es an weiteren Ressourcen mangelt, die zum Teil weniger leicht bereitgestellt werden können. Nennen will ich

- den Mangel an Pflegekräften, der insbesondere in Ballungszentren dazu führt, daß Intensivpflege nicht mehr ausreichend gewährleistet ist,
- soziale Dienste in den poststationären Versorgungseinrichtungen und
- die unzureichenden Möglichkeiten, unheilbar Kranke auf Stationen der Palliativpflege zu begleiten.

Es fehlt dort und anderswo an menschlicher Zuwendung, Zeit und sozialer Kompetenz. Der Mangel an diesen Ressourcen ist zunehmend in der Leistungsdynamik unseres Gesundheitswesens begründet. Diese wiederum wird entscheidend beeinflußt vom medizinischen Fortschritt und von der gestiegenen Lebenserwartung unserer Bevölkerung. Sie sind nicht nur eigenständige, dynamische Größen in der Entwicklung unseres Gesundheitssystems - zwischen ihnen besteht ein ganz enger Zusammenhang, auch beobachten wir einen Synergieeffekt.

Nach einer Modellrechnung des statistischen Bundesamtes steigt der Anteil der über 60-jährigen bis zum Jahr 2000 auf 40% und führt damit zwangsläufig zu einer Zunahme der Fälle chronischer Polymorbidität. So belegen Daten zur Gesundheitsstatistik schon heute, daß die Gesundheits-

---

[2] Statistisches Bundesamt: Ausgaben für Gesundheit 1989; Wirtschaft und Statistik 8 (1991), S. 548

ausgaben für die über 65-jährigen um ein Mehrfaches die Kosten im Bereich anderer Altersgruppen übertreffen[3]

Hier ist einzugestehen, daß auch der perfekteste diagnostische und therapeutische Einsatz "um jeden Preis" nur dazu führen kann, daß die Kostenlast von Krankheit auf einen möglichst schmalen Zeitraum vor dem Tod verschoben wird - bezogen auf den Gesundheitszustand der Gesamtbevölkerung bewirkt der medizinische Fortschritt, gemessen am Krankenstand, sogar eine Verschlechterung: Weil viele am Leben erhalten werden, die früher längst verstorben wären, wird die Gesellschaft im Endeffekt kränker - nach Krämer geraten wir damit in eine Fortschrittsfalle[4]. Dieser Begriff erscheint nicht glücklich gewählt - wertfreier und treffender ist es, von einer Fortschritts-Kosten-Spirale in der Medizin zu sprechen, da die geschilderte Entwicklung zwangsläufig zu Mengen- und Leistungsausweitungen und damit zu Kostensteigerungen im Gesundheitswesen führt.

Dabei ergibt sich die Frage, wie hoch sich diese Kosten-Spirale schrauben wird? Sichere Prognosen sind nicht möglich, doch dürften dem Bürger auf Dauer, nach Ausschöpfung aller Einsparungsmöglichkeiten, Gesundheitsausgaben von 10-11% des Bruttosozialprodukts adäquat erscheinen.

Unser Gesundheitswesen dagegen ist im Prinzip unersättlich - es steuert mit großer Wahrscheinlichkeit auf eine Budgetierung zu. Die vorhandenen Ressourcen werden nicht mehr, wie vorgesehen, möglichst nach Bedarf verteilt, sondern zugeteilt. So stellt sich das Problem der richtigen und gerechten Verteilung der Mittel. Im Kern dieses Problems stecken nicht nur Fragen wie die der Effizienz, sondern auch die prinzipielle Frage der Verteilungsgerechtigkeit.

Langezeit sträubte sich die Ärzteschaft, diesen Fragen nachgehen zu müssen. Im Vertrauen auf ein in der Vergangenheit bewährtes Solidarprinzip verkennt sie, daß dieses Prinzip an die Grenzen seiner Finanzierbarkeit gestoßen und damit gefährdet ist. Wollen wir es aber retten - und dies muß für die Zukunft wohl bejaht werden - so wird es einer Neuorientierung im Gesundheitswesen bedürfen, die auch ethisch begründet werden muß. Es bedarf somit eines vorbereitenden Nachdenkens über Verteilungsgerechtigkeit unter den Bedingungen nicht mehr beliebig verfügbarer Ressourcen.

---

[3] Pedroni, G., Zweifel, P.,: Alter, Gesundheit, Gesundheitskosten - Studien zur Gesundheitsökonomie 12; Pharma Information, Basel 1989, S. 33

[4] Krämer, W.: Die Krankheit des Gesundheitswesens, S. Fischer 1989, S. 28 ff.

Entscheidungsebenen

Bei der Erörterung dieser Zusammenhänge wird häufig übersehen, daß verschiedene Handlungs- und Entscheidungsebenen angesprochen sind. Engelhardt[5] unterscheidet:

- Die *"Makroallokation I"* - sie betrifft den Anteil der Gesundheitsausgaben am Bruttosozialprodukt und speziell den Anteil an den öffentlichen Ausgaben, in Konkurrenz zu Ausgaben für Bildung, Umweltschutz, Wohnungsbau, Infrastruktur wie z.B. Verkehrswege und Nachrichtentechnik, andere Sozialleistungen und Verteidigung.

- Die *"Makroallokation II"*, welche die Verteilung innerhalb des Gesundheitswesens, z.B. zwischen Prävention, Therapie, Rehabilitation, medizinischer Forschung und Ausbildung betrifft.

- Die *"Mikroallokation I"* - hier geht es um die Einteilung von Patientengruppen hinsichtlich der Zuteilung von Ressourcen unter Berücksichtigung von sozialen oder auch regionalen Gesichtspunkten, von Altersgruppen, um die Konzentration der Mittel auf besonders verbreitete, besonders gefährliche oder besonders belastende Krankheiten etc.

- Die *"Mikroallokation II"*, die Ebene der Zuweisung verfügbarer Ressourcen an den einzelnen Patienten, z.B. Diagnose- und Therapieentscheidungen am Krankenbett.

Dabei wird es hilfreich sein, sich klarzumachen, daß die ethische Problematik damit beginnt, zu entscheiden, von welcher der sich wechselseitig beeinflussenden Ebenen die primäre Steuerung ausgeht und wie es in Zukunft optimal wäre[6]. Auch kann man mit Hilfe dieser Darstellung Aspekte ableiten, nach denen verschiedene Gesundheitssysteme international verglichen werden können:

- In einem dirigistischen und planwirtschaftlichen System geht die Dominanz von der Ebene "Makroallokation I" aus. Alle darunter liegenden Bereiche haben sich danach zu richten, wie hoch der Anteil der Gesundheitsausgaben am Bruttosozialprodukt sein darf. Bei Knappheit der Mittel werden bestimmte Therapieangebote nicht vorgehalten.

- Das Sozialgesetzbuch V läßt sich mit einigem Wohlwollen dahingehend interpretieren, daß auf der Ebene der Makroallokation II eine Entscheidung zugunsten von mehr Prävention, Gesundheitserziehung und Eigenverantwortung getroffen wurde.

---

5   Engelhardt, H. T.: Zielkonflikte in nationalen Gesundheitssystemen; In: Ethik und öffentliches Gesundheitswesen, Sass, H.-M. (Hrsg.); Springer, Berlin, Heidelberg, New York, 1988; S. 35

6   Schöne-Seifert, B.: Verantwortungsprobleme in der medizinischen Mikroallokation. In: Ethik und öffentliches Gesundheitswesen; Sass, H.-M. (Hrsg.); Springer, Berlin, Heidelberg, New York, 1988; S. 135

- Entscheidungsbeispiele auf der Ebene der Mikroallokation I finden sich in Großbritannien, wo bestimmt wurde[7], daß bei über 60-jährigen mit dialysepflichtiger Nierenerkrankung im Prinzip keine Behandlung mit der künstlichen Niere eingeleitet und keine Total-Endoprothese bei Oberschenkelhalsfrakturen mehr eingesetzt wird. In den USA, im Staate Oregon, wurde angeordnet, daß Patienten der "social-security" keinen Anspruch auf die Finanzierung einer Nieren- oder Lebertransplantation haben.

Für die Bundesrepublik gab es über viele Jahre wohl eine Prädominanz der Ebene "Mikroallokation II" - aber je höher der Anteil der Gesundheitsausgaben am Bruttosozialprodukt zu werden drohte, desto stärker gab es gegensteuernde Kräfte, u.a. mit dem Ziel, die Beitragssätze zur gesetzlichen Krankenversicherung stabil zu halten. Unter dieser politischen Vorgabe, die kein in sich begründetes ethisches Prinzip darstellt, wurde versucht, im Sinne einer Steigerung der Effizienz zu rationalisieren und Finanzierungsreserven auszuschöpfen.

Rationierung

An dieser Stelle erscheint die Frage berechtigt, ob nicht schon heute in manchen Bereichen aus der Rationalisierung eine Rationierung geworden ist. Dabei sei unter Rationalisierung die Verfolgung des Wirtschaftlichkeitsprinzips und unter Rationierung das geplante Vorenthalten an sich gewünschter Güter verstanden. Ich möchte ein Beispiel nennen: Das Ergebnis der Pflegesatzverhandlungen legt das Finanzbudget eines Krankenhauses für das darauffolgende Jahr fest. Dies bedeutet eine Prädominanz der Ebene "Makroallokation II", auf der über Kostenzuteilungen entschieden wird. Die unterste Ebene, nach Engelhardt die Ebene "Mikroallokation II", muß sehen, wie sie mit dieser Entscheidung zurecht kommt. Dies kann bedeuten, daß:

- Personal generell eingespart werden muß trotz kurzer Verweildauer, höherer Fallzahl und schwereren Krankheitsverläufen;
- Intensivstationen nicht optimal besetzt sind - mit einem statistischen Risiko für die Patienten;
- z.B. im Falle neuer Medikamente, welche nachgewiesenermaßen weniger Nebenwirkungen bei verbessertem Wirkungsspektrum besitzen, aber unverhältnismäßig viel teurer als ein herkömmliches Präparat angeboten werden, diese nicht zum Einsatz kommen - verbunden mit vermeidbaren Risiken;
- Patienten z.B. vorzeitig von Intensivstationen in den Normalpflegebereich verlegt werden, weil noch gefährdetere aufgenommen werden müssen.

---

[7]   Prottas, J., Segal, M., Sapolsky, H.: Cross-national differences in dialysis rates; Health Care Financ. Rev. 1983, 4:91-104

Auch eine solche Liste ließe sich fortsetzen. Sie ist zu verstehen als Indikator für eine über Rationalisierung hinausgehende Rationierung im Sinne einer nicht optimalen Gesundheitsversorgung. Wenn auch die statistischen Risiken im Einzelfall noch vertretbar sein mögen, so bleibt die Frage, wer diese, meist versteckte Form der Rationierung zu verantworten hat.

Der auf der Ebene der Mikroallokation II kurativ tätige Arzt kann dies nur begrenzt, sein Handlungsspielraum ist insofern gering, als er sich in einem Vertragsverhältnis zu dem ihm individuell anvertrauten Patienten befindet. Aus diesem Verhältnis kann sich der Arzt nicht entlassen. Er hat aber auch eine darüber hinausgehende Verantwortung wie sie in der Bundesärzteordnung verankert ist. Dort heißt es in Paragraph 1: *"Der Arzt dient der Gesundheit des einzelnen Menschen und des gesamten Volkes."*

Insofern muß auch ihm klar sein, daß er innerhalb eines Budgets mit jeder kostenwirksamen Maßnahme für den einzelnen Patienten den Handlungsspielraum für einen anderen einengt. Er muß darüber hinaus erkennen, daß sein Handeln nicht nur Auswirkungen auf seiner Entscheidungsebene, sondern auch auf die anderen Ebenen des Engelhardtschen Modells hat. Dies bedeutet, daß er um Rationalisierung und Kosteneffizienz bemüht bleiben muß. Zusätzlich wird er bei vorgegebenem Budget auch Verständnis dafür aufbringen müssen, daß es oberhalb seines Verantwortungsrahmens Institutionen gibt und geben muß, die für Interessenausgleich zu sorgen haben. An dieser Stelle sind dann aber auch die entsprechenden Institutionen, Körperschaften und Gesundheitsverwaltungen gefordert, d.h. konkret angesprochen sind Gesetzgeber und Krankenkassen. Sie dürfen sich innerhalb der Rationierungsdebatte nicht hinter den Entscheidungsträgern auf der vierten Ebene verstecken, sondern müssen offen und öffentlich zu erkennen geben, nach welchen Kriterien sie Prioritäten gesetzt haben[8].

Der Gesundheitspolitiker darf und muß in größerer Distanz zum individuellen Geschehen eher in statistischen Größenordnungen denken und entscheiden. Er darf auch nach dem Grenznutzen bestimmter Maßnahmen fragen. Die Last der Verantwortung aber drückt den Arzt ebenso wie den Politiker, gleichgültig, ob mehr über individuelle oder über statistische Risiken entschieden werden muß. Auf allen Verantwortungsebenen besteht somit die Notwendigkeit, die im Bemühen der Verteilungsgerechtigkeit getroffenen Entscheidungen zu begründen.

---

8   Fuchs, C.: Ethik und Gesundheitsökonomie; In: ökologische Grenzen der Medizin; Andrae, C.-A. et al. (Hrsg.); Akademie der Wissenschaften und der Literatur; Abhandlungen der Geistes- und Sozialwissenschaftlichen Klasse; Steiner, Stuttgart; Jahrgang 1989, Nr. 14, S. 55

Entscheidungsgrundlagen

Auf der Suche nach der gerechten Verteilung werden die Verantwortungsträger sowohl der Makro- als auch der Mikroebenen streckenweise nur unzureichend unterstützt. Im Beitrag von Herrn Schwartz wird näher verdeutlicht, unter welchen Bedingungen heute Entscheidungen zustande kommen, wie aus Bedürfnissen Bedarf wird und welche Widersprüche bei Planungsentscheidungen im Gesundheitswesen bestehen.

Ein Blick ins Ausland zeigt uns, daß z.B. in Frankreich eine "Agence Nationale pour le Développement de l'Evaluation Médicale"[9] existiert, die vom Gesundheitsministerium und den Krankenkassen gemeinsam getragen wird und die bei der Einführung neuer medizinischer Methoden beratend wirkt. In der Bundesrepublik Deutschland dagegen gibt es für den stationären Bereich kein Äquivalent zu den "Richtlinien des Bundesausschusses Ärzte/Krankenkassen über die Einführung neuer Untersuchungs- und Behandlungsmethoden".

Es stellt sich daher insgesamt die Frage, ob die Entscheidungsträger der verschiedenen Ebenen des Engelhardtschen Modells in Deutschland auf die Rationierungsdebatte vorbereitet sind, ob die vorhandenen Strukturen und Institutionen ausreichen, um im Konfliktfall nachvollziehbar zu entscheiden bzw. eine Güterabwägung richtig zu treffen, wird im Verlauf dieses Symposiums zu diskutieren sein. Es ist für unser Gesundheitssystem zu klären, durch welche Maßnahmen die anstehenden Probleme gelöst werden können.

Wichtig erscheint dann auch die Reflexion der Entscheidungsprozesse im Gesundheitswesen, die mal mehr marktwirtschaftliche, mal mehr dirigistische Prinzipien erkennen lassen. Beides könnte den Blick versperren für die Bedeutung des Verhandlungsprinzips der gemeinsamen Selbstverwaltung. Verhandlungen eröffnen am ehesten die Möglichkeit, sich des Diskurses in der Rationierungsdebatte zu bedienen. Themen eines solchen Diskurses könnten beispielsweise sein:

- der "Abbau" von Akutkrankenhäusern, wenn diese dann lediglich in Reha-Kliniken umgewandelt werden;
- die Streichung von Ausgabeblöcken im Gesundheitswesen wie z.B. Kuren und Massagen;
- die Selbstbeteiligung als Ausdruck der Eigenverantwortung des einzelnen, damit Ressourcen für die wirklich Schwerkranken zur Verfügung bleiben;
- ob sich "unabdingbare" Leistungen definieren und gegen "Bagatelleistungen" abgrenzen lassen;

---

[9]   Matillon, Y., Menard, J., Gueldry, C., Coutin, M.-L.: ANDEM Information Report; 5 bis Rue Pérignon, 75015 Paris 1992

- Strategien, wie die vorhin genannten statistischen Risiken gemeinsam, d.h. ohne Schuldzuweisung, verantwortet werden können.

Für sachgerechte Entscheidungen in einem rationierten Gesundheitssystem müssen natürlich möglichst valide Grundlagen vorhanden sein. In einem ersten Bemühen mag man auf den Ebenen der Makroallokation und der Mikroallokation I nach Engelhardt auf medizinische und ökonomische Orientierungsdaten zurückgreifen, wobei ich in diesem Zusammenhang nochmals die Möglichkeiten der Gesundheitsberichterstattung erwähnen möchte. Diese Bereiche sind geeignet, in der Allokationsdebatte die Entscheidungsgrundlagen zu verbessern.

Die Entscheidungen selbst hängen aber auch von politischen Vorgaben und rechtlichen Rahmenbedingungen ab[10]. So darf man die Zielsetzung der Beitragssatzstabilität wohl in die Kategorie "politische Vorgaben" einordnen. Sie fließt in die Pflegesatzverhandlungen der Krankenhäuser ein und könnte im Widerspruch zum Bemühen der Krankenhäuser stehen, im Interesse der Patienten die oben genannten statistischen Risiken zu minimieren, wenn keine weiteren Rationalisierungsreserven mehr vorhanden sind. Als Beispiele für vorgegebene rechtliche Rahmenbedingungen seien höchstrichterliche Entscheidungen erwähnt:

- Die Folgekosten des sogenannten Pfortenurteils, wonach die Dienstzeit des Krankenhauspersonals mit Überschreiten der Krankenhaus- oder Klinikspforte beginnt bzw. endet, ist in zwei- bis dreistelliger Millionenhöhe zu beziffern;
- Daß Patienten vor elektiven operativen Eingriffen über die Möglichkeit der Eigenblutspende aufzuklären sind - somit haben alle diese Patienten ein Anrecht auf die Eigenblutspende, obwohl eine Indikation zur Bluttransfusion nur in etwa 10% der Fälle gegeben ist.

Zweifellos verbrauchen beide Urteile Ressourcen, von denen zumindest anzunehmen ist, daß sie andernorts ebenfalls hätten sinnvoll eingesetzt werden können.

Normative Aspekte

Es geht in unserem Gesundheitswesen aber in Wirklichkeit um mehr, als nur um die Beseitigung von Strukturschwächen und die Steigerung der Effizienz. Es geht darum, Entscheidungen zu treffen, wenn begründete Forderungen und Zielsetzungen in Widerspruch zueinander stehen. Auf allen Ebenen des Engelhardtschen Modells sind Situationen vorstellbar, in denen unterschiedliche Rechtsgüter wie die Forschungsfreiheit der Menschenwürde, die Spitzenversorgung für wenige der Basisversorgung für viele und

---

[10] Künschner, A.: Wirtschaftlicher Behandlungsverzicht und Patientenauswahl; Enke, Stuttgart, 1992

die Selbstbestimmung des einzelnen dem Solidarprinzip unvereinbar gegenüberstehen. Auch in der Debatte über den Mangel an zu transplantierenden Organen ist der ethische Diskurs erforderlich. Dabei kann er nur das Dilemma herausarbeiten und den Konflikt identifizieren -. er ist nicht in der Lage, Ärzten, Gremien und Institutionen in aktuellen, schwierigen Situationen unmittelbar Entscheidungen abzunehmen. Seine Zielsetzung ist vielmehr auf eine Sensibilisierung für die Wahrnehmung von Problemstellungen ausgerichtet. Er will durch das Aufzeigen möglicher Bewältigungsstrategien deren Handhabung erleichtern. In der so schwierigen Diskussion um die Verteilungsgerechtigkeit im Gesundheitswesen kann er also nur einen methodischen und wohl auch geisteswissenschaftlich begründeten Beitrag leisten. In der Bewältigung konkreter Konfliktsituationen ist der ethische Diskurs jedoch keine moralische Instanz. Diese ist und bleibt das Gewissen des einzelnen - für Ärzte ebenso wie für alle übrigen Entscheidungsträger.

Hilfreiche Entscheidungsgrundlagen können dabei ethische Normen und Prinzipien oder auch bestimmte gesundheitspolitische Zielsetzungen sein:

- die bestmögliche und gleiche medizinische Versorgung für alle,
- die Effizienz des Einsatzes von Ressourcen,
- das Solidarprinzip,
- das Gemeinwohl, ·
- die Autonomie des Patienten und
- die Verantwortung bzw. Mitverantwortung des einzelnen.

Diese Forderungen stehen z.T. miteinander in Widerspruch, aber gerade die Identifizierung und Gewichtung dieser Widersprüche werden hilfreich sein, um auf ethischer Grundlage ordnungspolitische Entscheidungen im Gesundheitswesen oder Entscheidungen im ärztlichen Alltag vorzubereiten und treffen zu können.

Allokation bei Organknappheit

Wenn in einem rationierenden Gesundheitssystem verantwortlich entschieden werden muß, geht es um mehr als nur um statistische Risiken. Konkret werden im Einzelfall begründete medizinische Maßnahmen dem einen entzogen zu Gunsten eines anderen. Dies kann im Extremfall bedeuten, daß nur der eine überlebt. Wir können in Deutschland in der Medizin diesem Dilemma durch Bereitstellung weiterer Finanzmittel noch ein gutes Stück ausweichen. In der Transplantationsmedizin gelingt dies jedoch nicht. Organe sind "von Natur aus knapp" und nicht käuflich.

Aus diesen Ausführungen lassen sich nun eine Reihe von Fragen ableiten, die Gegenstand des Diskurses in diesem Symposium sein sollen:

- Wie verhält sich der Arzt in einer solchen zugespitzten Situation, die triageähnlichen Charakter hat[11].
- Wie geht er damit um? Gibt es Scheinbegründungen, die ein weiteres Ausweichen vor dem ethischen Konflikt erlauben oder stellt sich der Arzt dieser Diskussion?
- Wie offen geht er mit diesem Entscheidungsdilemma um - vor sich und vor anderen?
- Welche Kriterien wendet er bei der Organzuteilung an: Wartezeit, Bedürftigkeit oder prognostische Erwägungen?
- Welche Prinzipien kommen bei der Organzuteilung in Frage bzw. sind in diesem Zusammenhang gefährdet: das Nützlichkeitsprinzip, die Gleichbehandlung, die Schadensregel im Sinne des "nihil nocere"?

Erneut sei betont, daß diese Fragen nicht nur den Arzt angehen, der zu entscheiden hat, denn sein Entscheidungsspielraum ist beeinflußt von den Rahmenbedingungen, die auf den Ebenen der Makroallokation verantwortet wurden. Diese sind letztlich das Ergebnis demokratischer Willensbildungsprozesse unserer Gesellschaft.

In England teilt die British Medical Association in einer offiziellen Verlautbarung mit, daß Rationierung durch Warteliste stattfindet[12] und fragt dann weiter:

- Should rationing be done openly or should it be "hidden" as at the moment?
- Who will make decisions on rationing?
- How might rationing be achieved?

Wir haben uns damit auf einen schwierigen Weg eingelassen und wissen nicht, wo wir am Ende der Diskussion stehen werden. Die Notwendigkeit der Rationierung besteht, und es ist die Frage, ob es gelingt, sie dem einzelnen und unserer Gesellschaft bewußt zu machen. Wäre die begründende Kraft der Vernunft eine Möglichkeit, uns Scheindebatten und Scheinlösungen zu ersparen, weil zumindest der ethische Konflikt klar identifiziert wurde? Oder müssen wir feststellen, daß unserer Gesellschaft die Allokationsdebatte noch nicht bzw. gar nicht zuträglich ist?

---

[11] Dossetor, J.B.: Principles used in organ allocation; In: Organ replacement therapy, ethics, justice, commerce; Land, W., Dossetor, J.B., (Hrsg.); Springer, Berlin, Heidelberg, New York 1991, S. 393;
Wiesing, U.: Anmerkungen zur Frage, welche Rolle medizinische Kriterien und ethische Prinzipien in der Zuteilung begrenzt verfügbarer Organe spielen; In: Toellner, R.: Organtransplantation - Beiträge zu ethischen und juristischen Fragen; Fischer, Stuttgart, New York, 1991; S. 109

[12] British Medical Association: Agenda for Health, S. 13

Diskussion

E. Seidler

Wie ist der hier angesprochene medizinische Fortschritt zu definieren? Ist
es der diagnostische Fortschritt, ist es der therapeutische Fortschritt? Sind
es die Rahmenbedingungen? Ist es der schulmedizinische Fortschritt? Was
alles spielt mit in diesen Begriff des medizinischen Fortschritts hinein?
Welches ist der Anteil der Medizin?

F. W. Schwartz

Man könnte die Debatte noch verschärfen. Die gegenwärtig in Deutschland
erreichte durchschnittliche Lebenserwartung hatte im Prinzip schon die
Oberschicht der Genfer Bevölkerung im 17. Jahrhundert erreicht. Das ist
von Schweizer Bevölkerungswissenschaftlern rekonstruiert worden[13]. Man
sieht sie auch für wesentliche Teile der deutschen Bevölkerung bereits zu
Ende des 19. Jahrhunderts[14]. Ist das eigentlich alles dem medizinischen
Fortschritt zuzurechnen? Oder sind nicht jene Thesen richtig, die besagen,
ein erheblicher Teil dieser Kurve verbesserten Überlebens ist auf die
Verbesserung der Ernährungs-, Wohnungs- und der sonstigen essentiellen
Lebensbedingungen zurückzuführen?

Damit taucht die Frage auf: Welches ist der marginale Beitrag des medizinischen Fortschritts? Diese Frage wurde international intensiv diskutiert[15]; teilweise beginnt dies auch im deutschen Schrifttum. Es gibt im
Grunde genommen nur einen sehr schmalen, der Medizin sicher zurechen-
baren Saum, weil sich zur Zeit der scheinbar so spektakuläre medizinische
Fortschritt auf einen sehr engen und späten Zeitraum des Lebens konzentriert. Deshalb wird seit langem gefordert, die präventiven Aktivitäten zu
verstärken, denn das wäre die einzige Möglichkeit, um die monetären und
humanitären Krankheitskosten später zu reduzieren.

W. Schoeppe

Auch mich irritieren diese Ausführungen zur Bedeutung des medizinischen
Fortschritts für die Gesundheit des einzelnen außerordentlich. Das, was
vielleicht fälschlicherweise alles unter "medizinischem Fortschritt"

---

[13] Perrenoud, A.: L'inégalité sociale devant la mort - Genève au VXIIème siècle; Population 30
(1975); Sondernummer "Démographie Historique"; 3235
Angaben für das 20. Jahrhundert nach: Stat. Büro des Kantons Genf, Mortalité dans le Canton
Genève, Cahier 2, Mai 1971

[14] Schach, E.: Die Entropie als Maß in der Bevölkerungs- und Gesundheitsstatistik; in: Köhler,
C.O., Tautu, P., Wagner, G. (Hrsg.): Der Beitrag der Informationsverarbeitung zum Fort-
schritt in der Medizin; Medizinische Informatik und Statistik Bd. 50; Berlin Heidelberg, New
York 1984; 210-5

[15] Schwartz, F.W.: Medizinische Versorgung verus Ernährung - Erklärungskonzepte für die
historische Zunahme der Lebenserwartung; Medizin Mensch Gesellschaft 9 (1984); 160-9

summiert wird, trägt letztlich auch zur Vergrößerung des Bruttosozialprodukts bei. Der reproduktive Teil darf hier nicht vernachlässigt werden. So verursachen ältere Menschen wahrscheinlich mehr Schäden im Straßenverkehr, deren Beseitigung auch Teil des Bruttosozialprodukts ist. Haben die Wirtschaftler dies eigentlich einmal im Rahmen einer Multivarianzanalyse errechnet? Es könnte sein, daß wir hier über ein Scheinproblem diskutieren und etwas auf die Medizin und den medizinischen Fortschritt abschieben, was damit gar nicht direkt zu tun hat.

C. Fuchs

Ich muß gestehen, daß ich hinsichtlich der Differenzierung dessen, was zahlenmäßig dem medizinischen Fortschritt zugeordnet werden kann, passen muß. Ich hatte gesagt: Dies ist eine stilisierte Darstellung der "Fortschrittsfalle". Ich hatte an sich nur den Gedanken belegen wollen, den Krämer populistisch dargestellt hat - im Grunde genommen handelt es sich um schon ältere Betrachtungen aus einem Gutachten des Sachverständigenrats für die Konzertierte Aktion im Gesundheitswesen, und man kann daraus keine quantitativen Aussagen ableiten. Ich teile die Auffassung von Herrn Schwartz, daß bei einer quantitativen Zuordnung und annähernden Darstellung der Verhältnisse sowohl Ende des vorigen Jahrhunderts als auch in neuerer Zeit, die Entwicklung nicht allein durch den medizinisch-technischen Fortschritt bedingt sein kann, sondern es werden beispielsweise die Wohnungs- und die Sozialhygiene einen ganz erheblichen Anteil am Zustandekommen dieser Entwicklung haben.

K.-D. Henke

Ich möchte kurz auf die Frage von Herrn Schoeppe antworten, inwieweit sich die Wirtschaftswissenschaftler Gedanken über die Bewertung des Vorgangs machen, der soeben angesprochen wurde. Ich denke, hier liegt eine Aufgabe von Kosten-Wirksamkeits-Analysen. Man wird versuchen, die Kosten der Intervention - beispielsweise ein neues Medikament oder ein neues medizinisch-technisches Verfahren - zu erfassen, und man wird diesen Kosten den Nutzen gegenüberstellen, der darin besteht, Lebensjahre zu gewinnen, die qualitätsbereinigt werden. Man wird auch bei den indirekten Kosten ansetzen, mit denen man Wertschöpfungspotentiale und dergleichen erfaßt. Ich glaube, das ist der klassische Bereich der Kosten-Nutzen-Analyse. Darauf werde ich nachher in meinem Beitrag zurückkommen. Das Problem ist nur - dies nehme ich vorweg -: Wir generieren Ihnen "Hit-Listen", "League Tables", aus denen Sie ersehen können, was ein qualitätsbereinigtes Lebensjahr kostet. Wir produzieren Studien und Ergebnisse, aber keiner weiß nachher - salopp ausgedrückt -, was man damit tun soll, denn eine Umsetzung ist außerordentlich schwierig.

Die Engländer zeigen uns, wo ein besonders gutes Kosten-Nutzen-Verhältnis vorliegt. Aber wenn wir das alles ermittelt hätten, hätten wir gar nicht die Administration, um es umzusetzen. Das wünsche ich mir persönlich auch gar nicht. Darüber sollten wir auf diesem Symposium vertieft sprechen.

F. W. Schwartz

Ich möchte versuchen, zu der Frage Stellung zu nehmen, wie es sich mit den wirtschaftlichen Zuordnungs- und Wertungsproblemen verhält. Durch den steigenden Anteil der älteren Mitbürger an der Gesamtbevölkerung nimmt der Teil derjenigen zu, die nicht erwerbstätig sind. Unter der erwerbstätigen Bevölkerung sind Personen im Alter zwischen 20 und 60 Jahren zu verstehen. Daß das zu kurz gegriffen ist, ist nicht nur denjenigen Familien klar, in denen die Großeltern Versorgungsfunktionen übernehmen. Ältere erbringen nicht nur wirtschaftlich bislang nicht erfaßte Dienstleistungen, sie sind auch wichtige Dienstleistungszielgruppen. Die Dienstleistungsökonomie hat ein Bündel von Tätigkeitszielen, die weit über die klassischen Zielbündel der gewerblichen Wirtschaft hinausgehen. Es ist klar, daß der gesamte Dienstleistungssektor durch diese Entwicklung enorme Produktivitätsanreize erhält, nicht zuletzt das Gesundheitswesen.

Ich bin davon überzeugt, daß gerade die demographische Verschiebung auch ein Anstoß sein wird, daß die gesamte ökonomische Diskussion über die Bewertung dessen, welches die volkswirtschaftlichen Ziele sein sollten, in den nächsten Jahren eine Revision und Weiterentwicklung erfahren wird, durchaus im positiven Sinne. Ich wage eine ganz interessante Entwicklung zu prognostizieren: *Die demographische Verschiebung wird unsere bisherige produktivistische Wertorientierung auch in der ökonomischen Theorie verändern.*

H.-B. Wuermeling

Mein Beitrag zielt auf die ethische Problematik. Zur Verdeutlichung beginne ich mit einer terminologischen Kritik. Herr Fuchs, Sie sprachen im Zusammenhang mit der Knappheit an zu transplantierenden Organen davon, daß einem Menschen unter Umständen eine medizinische Leistung entzogen werde - richtigerweise müßte es heißen: vorenthalten. Ich möchte kurz erklären, worin ich den Unterschied bei diesen beiden Begriffen sehe. Der vielfach gebrauchte Begriff "entziehen" spiegelt eine Mentalität wider, die vorherrschend ist: Wenn ich etwas entziehe, nehme ich jemandem etwas weg, was dieser hat. Wenn ich jemandem etwas vorenthalte, gebe ich ihm etwas nicht, worauf er möglicherweise einen Anspruch hat. Wir tun häufig so, als hätten wir mindestens in der Form des Anspruchs alle medizinischen Möglichkeiten für jeden. Der Begriff des Entziehens spiegelt nicht die Realität der Knappheit wider. Wir haben nicht so viele Ressourcen, daß für jeden alles vorhanden ist.

Der Behandlungsanspruch kann darum nicht losgelöst von den Umständen betrachtet werden, wie das beispielsweise beim Tötungsverbot der Fall ist, das losgelöst von den Umständen gilt. Die Relativität dieses Anspruchs bietet dann auch den ethischen Ansatz zur Lösung des Problems.

D. von Engelhardt

Ich möchte ebenfalls an der ethischen Dimension ansetzen. Bei beiden Punkten könnte man die Frage stellen, wie sehr wirklich auf der Ebene der Mikroallokation in der individuellen Arzt-Patient-Beziehung die allgemeine Willensbildung mit einbezogen wird. Kann das überhaupt geschehen? Wenn es geschieht: Birgt dies möglicherweise auch Gefahren in sich? Im diesem Zusammenhang sollte man überlegen, ob nicht auch an den Patienten und nicht nur an den Arzt gedacht werden sollte. Der Patient kann ja auch erklären: Ich verzichte auf diese und jene Maßnahme. Es sind also nicht nur Vorenthaltung und Entzug möglich, sondern auch Verzicht.

T. Küchler

Herr Fuchs, Sie haben die Verantwortlichkeit des Politikers auf der Ebene der Makroallokation I prinzipiell der Verantwortlichkeit des Arztes auf der Ebene der Mikroallokation II gleichgestellt. Sie haben gesagt: Beide haben eigentlich die gleiche Verantwortung für die Gerechtigkeit in der Allokation von Ressourcen. Ich denke, hier handelt es sich um eine prinzipiell und qualitativ vollkommen unterschiedliche Verantwortung. Wenn ich einen realen Patienten vor mir habe, wird es mir sehr viel schwerer fallen, diesen beispielsweise nicht zur Transplantation zuzulassen, als dies je bei einem Politiker der Fall sein könnte, der über das statistische Risiko urteilt und beispielsweise - wie in England - sagt: ab einem Alter von 60 Jahren geht nichts mehr. Ich meine, in die gesamte Debatte sollte auch die psychologische Komponente dessen einbezogen werden, worüber wir hier im Zusammenhang mit der Ethik reden.

C. Fuchs

Ergebnisse eines demokratischen Willensbildungsprozesses zum Tragen kommen. Daneben ist wichtig, daß die Autonomie des Patienten auf der Ebene der Mikroallokation II, wenn es um Entscheidungen innerhalb des ethischen Dilemmas geht, durchaus Berücksichtigung finden kann. Es ist ganz sicher richtig, sich als Arzt nicht im Sinne eines patriarchalischen Verständnisses zu gebärden. Was die Verantwortungsebenen anbelangt, so hatte ich herausarbeiten wollen, daß die Last der Verantwortung für alle Ebenen wohl gleich ist:

Der Politiker hat es durch die größere Distanz zum individuellen Geschehen leichter - er steht nicht so sehr an der Front, er verspürt nicht so sehr den unmittelbaren Entscheidungsdruck, dem der Arzt unterworfen ist, der für den individuellen, ihm anvertrauten Patienten kämpfen muß. Genau das ist das Spannungsfeld, in dem sich der Arzt befindet.

Man fordert den Arzt schon hart, wenn man von ihm erwartet, daß er über das individuelle Verantwortungsgeschehen hinaus innerhalb des vorgegebenen Budgets für einen statistischen Patienten Mitverantwortung trägt.

Entscheidungsprozesse im Gesundheitswesen

F. W. Schwartz*

Gegenstand und Gliederung

Zunächst wird im einführenden Abschnitt etwas über den Gegenstand des Gesundheitswesens gesagt, seine idealtypische Zweckbestimmung und damit zusammenhängende Definitionen heterogenen Bedarfs an gesundheitlicher Versorgung und dessen wichtigste Determinanten. Im zweiten Abschnitt wird dann kurz auf die Struktur zweier Kernbereiche des deutschen Gesundheitswesens eingegangen, und vor diesem Hintergrund werden beispielhaft einige Entscheidungs- und Aushandlungsprozesse für aktuell wichtige Fragen der gesundheitlichen Versorgung dargestellt und im letzten, dritten Abschnitt die darin erkennbar werdenden Probleme einer Steuerung unseres Gesundheitswesens angesprochen.

Zweckbestimmung des Gesundheitswesens

Beske[1] bezeichnet das Gesundheitswesen als die "Gesamtheit der Einrichtungen und Personen, welche die Gesundheit der Bevölkerung fördern, erhalten und wiederherstellen sollen". Das Wort "sollen" benennt eine doppelte Einschränkung: Es ist nämlich in der Tat weder gesichert, daß das damit umschriebene Gesundheitswesen seinen Auftrag auch tatsächlich erfüllt, noch daß es die de facto allein maßgeblichen Instrumente und Ressourcen bereitstellt. Diese Einschränkung weist darauf hin, daß offenkundig keine unkomplizierte, lineare oder vollständige Beziehung zwischen dem Gesundheitswesen und seinem Zweck, der Gesundheit der Bevölkerung, besteht. Dieser Zweckbestimmung selbst, nämlich Förderung, Erhaltung und Herstellung von "Gesundheit", wollen wir uns vorab genauer zuwenden.

Über das, was Gesundheit sei, gibt es eine ebenso abundante wie divergente Literatur. Frei nach Kant ist Gesundheit das, was man hat, solange man sie nicht spürt. Die WHO definierte in ihrem Gründungsjahr (1948) bekanntlich Gesundheit als ein über die Abwesenheit von Krankheit oder

---

* Sozialmediziner und Epidemiologe;
zwölf Jahre in der ärztlichen Verwaltung auf Bundesebene; in der Gründungs- und Anfangszeit des Sachverständigenrats für die Konzertierte Aktion im Gesundheitswesen drei Jahre lang dessen Mitglied; Bundesgesundheitsrat; heute Professor und Abteilungsdirektor an der Medizinischen Hochschule Hannover, Abteilung für Epidemiologie und Sozialmedizin.

1   Beske, F.: Struktur des öffentlichen Gesundheitswesens und Gesetzgebung; in: Gundermann, K.-O., Rüden, H., Sonntag, H.-G. (Hrsg.): Lehrbuch der Hygiene; Stuttgart, New York 1991; 503-19

Behinderung hinausgehendes physisches, seelisches und soziales Wohlbefinden, mithin als einen mehr oder weniger permanenten irdischen Glückszustand. Die WHO-Auffassung von Gesundheit ignoriert nicht Krankheit - wie oft fälschlich unterstellt wird -, aber sie versucht, entscheidend darüber hinauszugehen und die subjektive und soziale Komponente von Gesundheit zu betonen. Diese über die Abwesenheit von Krankheit oder Funktionseinschränkungen hinausgehende subjektive und soziale Komponente von Gesundheit hat die WHO in den letzten Jahren unter dem Begriff der "Gesundheitsförderung" (Health Promotion) noch erheblich verstärkt[2]. Darunter wird nicht nur ein Bündel von individuellen oder auch kollektiven Maßnahmen zur generellen und unspezifischen Stärkung der Krankheitsresistenz und des gesundheitlichen Wohlbefindens[3] verstanden, sondern eine generelle Neuorientierung unserer Lebensverhältnisse, unseres Wissens und unserer Wertvorstellungen mit einer stark edukatorischen und ausgeprägt antipaternalistischen Komponente, in der Literatur schon gelegentlich euphemistisch als "neue Gesundheit" bezeichnet[4]. In diesem Konzept einer gesundheitsorientierten Lebensweise und gleichzeitiger Freiheit von jeglicher Bevormundung liegen jedoch einige offenkundig ungelöste inhärente Widersprüche; die dadurch angestoßene Entwicklung ist in vielen Industriestaaten sehr bunt und divergent mit durchaus noch offenem Ausgang. Nichtsdestotrotz ist Gesundheitsförderung als Handlungsziel und Handlungsauftrag im Rahmen des Gesundheitsreformgesetzes bereits 1989 in das deutsche Sozialgesetzbuch aufgenommen worden (SGB V § 20 f), vielleicht die wichtigste und möglicherweise einzig bleibende Neuerung dieses Gesetzes.

Die Betonung dieser stark subjektiven Komponente von Gesundheit ist historisch keineswegs trivial, sie ist auch nicht zufällig, sie reflektiert im Kern die gewachsene Stellung des Konsumenten in unseren westlichen dienstleistungsorientierten Gesellschaften, sie betont die Souveränität und die Wahlfreiheit der Nachfrageseite bei der Definition und der Bedarfsbestimmung an gesundheitlichen Gütern ('Consumer-orientation'). Den aus den Bedürfnissen der Konsumenten abgeleiteten Festsetzungen des Bedarfs stehen auf der anderen Seite durchaus abweichende Fixierungen aus der Sicht von Experten des Gesundheitswesens oder gar der Politik gegenüber; sie stehen in einem formalen wie inhaltlichen Spannungsverhältnis zueinander. Während die Bedarfssetzung der Konsumenten ihrer Natur nach offen und variabel ist, gehen die vielfältigen bedarfsorientierten Entscheidungen oder Planungen des Staates oder der mit mittelbaren Hoheitsrechten

---

[2] Ottawa Charta for Health Promotion: Health Promotion 1 (1988); iii-v

[3] Schwartz, F.W.: Zielsetzungen des sozialstaatlichen Versorgungssystems und dessen sozialmedizinischer Problemgehalt - Die deutsche Situation; in: Rebscher, H. et al. (Hrsg.): Beiträge der Sozialmedizin zum Versorgungsmanagement der Krankenversicherung; Sankt Augustin (Asgard) 1991; 23-31

[4] Martin, C., McQueen, D. (eds.): Readings for a new public health; Edinburgh University Press 1991

ausgestatteten Körperschaften (gesetzliche Krankenkassen o.ä.) in aller Regel von einem sehr eingeengten Verständnis von Bedarf aus.

Aus der Sicht der nachfragenden Bevölkerung kann ich unterscheiden zwischen einem *latenten Bedarf,* einem *empfundenen Bedarf* und einem *realisierten Bedarf.* Ihnen steht gegenüber der von Experten des Gesundheitswesens oder Anbietergruppen definierte sogenannte *professionelle Bedarf.* Diesem kann man ferner einen *komparativen* und einen *politisch definierten Bedarf* gegenüberstellen:

Dimensionen und Operationalisierung des "Bedarfs" an gesundheitlicher Versorgung		
Operationalisierung / Dimension	Realer Bedarf	Instrumenteller Bedarf
Latenter Bedarf		
Empfundener Bedarf		
Ausgedrückter/ realisierter Bedarf		
Professioneller Bedarf		Bedarfsplanung in der BRD
Komparativer Bedarf		Bedarfsplanung in der BRD
Politischer Bedarf		Bedarfsplanung in der BRD

Unter *komparativem Bedarf* wird dabei eine eher technische und sehr häufige - gleichermaßen gerne von Politik, Gesundheitsverwaltung wie von Professionen benutzte - Form von Bedarfssetzung verstanden, die erreichte Versorgungsniveaus in der Region A oder dem Land B zum Bezugspunkt von vergleichenden Bewertungen bzw. Forderungen nach einer mindestens[5] "gleich hohen" Bedarfsdeckung des eigenen Versorgungsgebietes nimmt.

Die in Deutschland für einige Bereiche der gesundheitlichen Versorgung, so für Krankenhäuser, kassenärztliche Versorgung und medizinische Großgeräte vorgeschriebene formelle Bedarfsplanung (mit allerdings sehr unterschiedlichen und in der Regel mehr als unzureichenden Instrumenten einer tatsächlichen Umsetzung) konzentriert sich traditionell auf komparative, statistisch formalisierbare Bedarfsgrößen.

Auf der Ebene der Operationalisierung unterscheiden französische Gesundheitsökonomen (Levy) ferner *realen Bedarf,* der sich umfassend auf konkrete Gesundheitszustände bezieht, und *instrumentellen Bedarf,* der

---

[5] oder "bestenfalls"; die erste Variante ist üblicherweise die der Anbieterseite, letztere häufig die Verhandlungsgegenposition, beide ohne externe oder wertbezogene Referenzkriterien, im Kern von geringer Evidenz.

sich auf verfügbare bzw. übliche Mittel der Bedarfsbefriedigung und noch enger auf traditionelle sogenannte Bedarfsindikatoren bezieht, z.B. Krankenhausbetten oder Ärzte pro Einwohner.

Es ist klar, daß bei dieser Reduktion auf meß- und zählbare Parameter eine Fülle von realen "Bedarfen", die sich z.B. auf technische und humane Qualität des Angebots, zeitliche oder räumliche Verfügbarkeit etc. beziehen, verlorengehen. Es erscheint fruchtbar, genauer sowohl nach dem Bezug wie nach den Determinanten bzw. den Prämissen der unterschiedlichen Bedarfsdefinitionen zu fragen:

Begriff, Bezug und Determinanten des Bedarfs		
Begriff: **Bezug:**	**Bedarf**	**Determinanten**
Population	potentieller, latenter Bedarf[6]	subjektiv wahrgenommene und objektive Morbidität; gesellschaftliche und individuelle Werte und Präferenzen; Wissen; Struktur und Zugänglichkeit des Angebots
Patienten	realisierter Bedarf[7]	subjektiv wahrgenommene und objektive Morbidität; Wissen; Vorerfahrungen mit Angeboten; persönliche Präferenzentscheidungen; Zugänglichkeit und Verfügbarkeit des Angebots; Finanzierbarkeit, Anreize des Versicherungssystems
Anbieter 'Provider'	professioneller Bedarf	Wissen; Wahrnehmung bevölkerungs- und patientenorientierten Bedarfs; intra- und extraprofessionelle Wertorientierungen; Allokation und Amortisation von Ressourcen; staatliche und parastaatliche Rahmensetzungen
Wissenschaft	wissenschaftlicher Bedarf	Wissensstand, disziplinäre Paradigmen, Konstrukte des Messens und des sich Vergewisserns; intra- und extraprofessionelle Wertorientierungen; akademische Karriereplanungen und "Schulen"; Allokation wissenschaftlicher Ressourcen
Politik	politischer Bedarf	Generelle sozial-politische Präferenzen: Gleichheit, Angemessenheit, Konsumentensouveränität, Produzenten- und Anbieterautonomie etc...; spezifische Meso- und Mikropräferenzen; Druck von Medien, Wählern, Lobbyisten; akzidentelles Krisenmanagement

Potentieller Bedarf bezieht sich vor allem auf die Bevölkerung oder ihre sozial oder gesundheitlich definierten Teilgruppen. Seine Determinanten ergeben sich vor allem aus der subjektiv wahrgenommenen Morbidität, aus gesellschaftlichen Wertbildungen und Präferenzen, ebenso aus dem in der Bevölkerung aktuell verfügbaren Wissen über gesundheitliche Zusammenhänge.

---

[6] i.W. synonym mit: potentieller, latenter Nachfrage

[7] i.W. synonym mit realisierter Nachfrage (= Nutzung)

Realisierter Bedarf dagegen bezieht sich auf Patienten, also jenen Bevölkerungsteil, der die Schwelle zum medizinischen System bereits überschritten hat. Die Determinanten dieses Bedarfssegments beziehen sich wieder auf subjektiv wahrgenommene, ebenso auf die objektive Morbidität, das eigene Wissen, eigene Vorerfahrung mit dem medizinischen System und darauf basierenden persönlichen Präferenzentscheidungen. Zugänglichkeit, Verfügbarkeit des Angebots und Vorentscheidung der Anbieter bei früheren Behandlungskontakten spielen ebenso eine wichtige Rolle wie die Finanzierbarkeit aus der Sicht des Patienten oder nicht zuletzt auch Anreize, die von dem Versicherungssystem selbst ausgehen[8].

Professioneller Bedarf, innerhalb dessen zweckmäßigerweise zwischen dem Bedarf unterschieden werden sollte, der von professionellen Anbietern ausgeht, und dem von der Wissenschaft definierten Bedarf. Unter den Determinanten des anbieterorientierten Bedarfs sind neben dem Fachwissen die Wahrnehmung des patienten- oder gelegentlich (z.B. bei Impfkampagnen) auch des bevölkerungsbezogenen Bedarfs von Bedeutung. Ferner spielen professionelle Wertorientierungen eine Rolle und nicht zuletzt auch Präferenzen, die sich aus der ökonomisch erwünschten Allokation oder Amortisation von Ressourcen beim Anbieter ergeben. In hochregulierten Versorgungs-Systemen spielen darüber hinaus staatliche oder parastaatliche Rahmensetzungen eine große Rolle.

Wissenschaftlich definierter Bedarf unterliegt demgegenüber eher anderen Einflüssen: Er orientiert sich am aktuellen Wissensbestand, an disziplinären Paradigmen, an vereinbarten Konstrukten des Messens und des Sich-Vergewisserns. Hinzu treten auch hier professionelle Wertorientierungen, aber auch Orientierungen an akademischen Karriereplanungen oder akademischen "Schulen". Je stärker eine Wissenschaft versorgungsbezogen denkt oder von Drittmittelforschungsgeldern abhängig ist, spielt die Allokation versorgungsbezogener oder fachlicher Ressourcen eine maßgebliche zusätzliche Rolle.

Fragt man zuletzt nach den Determinanten einer Bedarfssetzung durch die Politik, so lassen sich einerseits allgemeine politische oder sozialpolitische Präferenzen ausmachen, die sich etwa ergeben aus bestimmten Vorstellungen von 'Eigenverantwortlichkeit' der Bevölkerung, von 'Konsumentensouveränität', von Ideen der 'Gleichheit' des Versorgungszugangs und des Versorgungsniveaus unabhängig vom Einkommen des Einzelnen, ebenso aus generellen Vorstellungen von der 'Angemessenheit' bestimmter Versorgungsniveaus im nationalen oder internationalen Rahmen. Hinzu treten bei politischen Entscheidungen jeweils problem- oder fallspezifische Präferenzen auf der Meso- oder Mikroebene.

---

[8] Etwa bei der Verknüpfung von Arbeitsruhe ('Arbeitsunfähigkeit') mit medizinischer Inanspruchnahme.

Sie ergeben sich sehr häufig aus dem Druck von Medien, Wählergruppen oder Lobbyisten. Lobbyisten können dabei sowohl solche der Anbieterseite wie der Wissenschaft sein, aber ebenso stark organisierte, oft zunehmend Eigeninteressen folgende, ursprünglich vielleicht am Selbsthilfegedanken orientierte Organisationen wie große soziale Wohlfahrtsverbände. Eine sehr häufige Entscheidungsdeterminante der Politik ist das rein 'akzidentelle' Krisenmanagement, dann nämlich, wenn irgendwann und -wo irgendein Thema, etwa in Form publikumswirksam gewordener "Mißstände" oder komparativer Mängel, oder katastrophaler Einzelvorkommnisse zu öffentlichen Reaktionen führen. Andererseits ist jede rein statistische Festlegung von Richtzahlen in einer Bedarfsplanung willkürlich und reduktionistisch. Ärzte oder andere Experten können auch nicht allein über Bedarf entscheiden, ebensowenig wie die Patienten.

Was eine 'gerechtfertigte' Nachfrage ist oder ein Bedarf im Sinne einer 'angemessenen, zeitgemäßen' Gesundheitsversorgung, das kann letztlich nur durch den ständigen Austausch von Argumenten der unterschiedlichen bedarfsdefinierenden Gruppen ausgehandelt werden auf der Grundlage möglichst vieler verfügbarer empirischer Daten und empirischer Erfahrungsberichte[9].

Es gibt weder ein theoretisch noch ein praktisch ideales Modell für einen solchen Aushandlungsprozeß. Je nach Standpunkt wird das eine Modell mehr den Patienten- bzw. Konsumentenstandpunkt bevorzugen und das andere die Experten begünstigen, die politische oder die Verbandsebene. Es ist andererseits klar, daß Art und wahrscheinlicher Ausgang der Aushandlungsprozesse durch gesetzliche, aber auch historisch gewachsene strukturelle Rahmenvorgaben des Gesundheitswesens einschließlich des dazugehörigen Versicherungssystems eines Landes ganz wesentlich determiniert und eingeengt werden kann.

Bevor wir uns beispielhaft einigen realen Entscheidungsprozessen bei der Festlegung gesundheitlicher Bedarfe im deutschen Gesundheitswesen zuwenden, wollen wir uns im nächsten Abschnitt zunächst näher mit der Struktur einiger seiner Kernbereiche beschäftigen.

---

[9] Schwartz, F.W., Schwefel, D.: Bedarfsplanung nicht dirigistisch handhaben; Prakt. Arzt 1978 Nr. 14; 1766-78

Struktur des Gesundheitswesens und maßgebliche Problemlagen

Es gibt eine Reihe von jüngeren Darstellungen zum deutschen Gesundheitswesen[10]. Keine der Darstellungen ist vollständig und in diesem vollständigen Sinne richtig. Nahezu unbestritten ist allerdings, daß dieses System charakterisiert ist durch eine traditionell gewachsene Heterogenität mit zum Teil starker "Versäulung" einzelner Versorgungssegmente in sehr divergenten Insellösungen unter Rechts-, Organisations- und Funktionsgesichtspunkten. Das aus berufsständischer Selbsthilfe und Bismarckscher Organisationskraft und sozialpolitischem Befriedungskalkül entstandene, mit vielen Autonomierechten ausgestattete korporative Verbändewesen[11] bestimmt diesen Charakter. Diese traditionsorientierté Struktur ist auch durch das Gesundheits-Reformgesetz von 1989 im Kern nicht berührt worden. Das deutsche Gesundheitswesen und sein prägendes, stark verrechtlichtes Versicherungssystem wird deswegen auch gelegentlich als ein "Museum der Kaiserzeit" bezeichnet (von Ferber). Es ist nach ebenso fast übereinstimmendem Urteil gegenwärtig weiter denn je davon entfernt, eine im Sinne kontinuierlicher Krankenversorgung sehr funktionale Gliederung aufzuweisen.

Eine solche funktionale Gliederung könnte sich grundsätzlich an einem "Patientenfluß"-Modell orientieren[12]. In diesem bauen auf einer breiten Zone von Laienselbstdiagnosen und Laienselbstbehandlungen zumindest banaler Gesundheitsstörungen gestufte Versorgungssegmente wachsender Intensität und Invasivität auf mit ausreichender horizontaler und vertikaler Durchlässigkeit, die entweder von den funktionalen Behandlungsnotwendigkeiten der Versorgungsklientel und/oder Konsumentenentscheidungen bestimmt wird.

---

10 a) Buchholz, H.E.: Unser Gesundheitswesen: Ein einführender Überblick zum Gesundheitswesen in der Bundesrepublik Deutschland; Berlin, Heidelberg, New York; 1988
b) Robert Bosch Stiftung: Vorschläge zur Strukturreform der gesetzlichen Krankenversicherung; Beiträge zur Gesundheitsökonomie Bd. 25; Gerlingen (Bleicher) 1988
c) Arnold, M.: Stellenwert der Prävention im Rahmen der Weiterentwicklung des Gesundheitswesens; Ersatzkasse 1988 Nr. 12; 482-8
d) Beske, F.: Struktur des öffentlichen Gesundheitswesens und Gesetzgebung; in: Gundermann, K.-O., Rüden, H., Sonntag, H.-G. (Hrsg.): Lehrbuch der Hygiene; Stuttgart, New York 1991; 503-19
e) Sachverständigenrat für die Konzertierte Aktion im Gesundheitswesen (SVR): Medizinische und ökonomische Orientierung: Vorschläge für die Konzertierte Aktion im Gesundheitswesen; Baden-Baden (Nomos) 1987 und 1988; Qualität, Wirtschaftlichkeit und Perspektiven der Gesundheitsversorgung; Baden-Baden (Nomos) 1989; Herausforderungen und Perspektiven der Gesundheitsversorgung Baden-Baden (Nomos) 1990; Das Gesundheitswesen im vereinten Deutschland; Baden-Baden (Nomos) 1991; Ausbau in Deutschland und Aufbruch nach Europa; Baden-Baden (Nomos) 1992

11 Bogs, H., Herder-Dorneich, P., Scheuch, E.K., Wittkämper, G.W.: Gesundheitspolitik zwischen Staat und Selbstverwaltung; Köln (Deutscher Ärzte Verlag) 1982

12 Bennett, A.C.: Improving management performance in health care institutions; American Hospital Association, Chicago 1978

Abb. 1. General flow of people within the Health Services System. (Reproduced with permission from an illustration in lectures on health systems, United Hospital Fund of New York, 1969-70). In: Bennett, A.C.: Improving management performance in health care institutions. Chicago: American Hosp. Ass., 1978

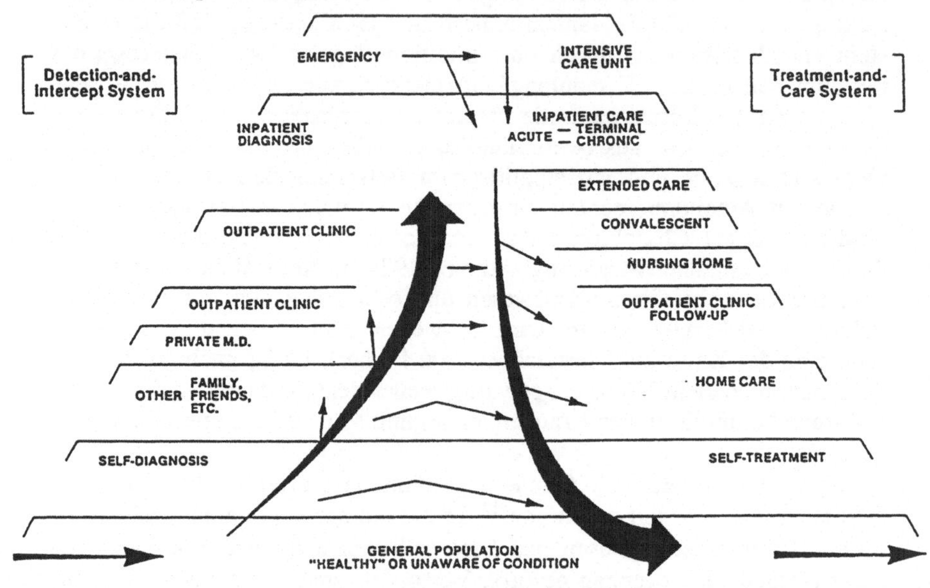

De facto gibt es dieses zuletzt skizzierte System auch in Deutschland. Aber es gibt es praktisch ausschließlich für jene 10 % der deutschen Bevölkerung, die (voll) privat versichert sind, während das System für die verbleibenden 90 % der Bevölkerung mit einem hochregulierten Sachleistungssystem, eingebettet in ein komplexes Geflecht von mit teils öffentlich-rechtlichen, teils privatrechtlichen autonom ausgestatteten Strukturen, deutlich weniger Durchlässigkeit und Flexibilität aufweist.

Das klingt kritisch. Doch da ist auch zu bedenken, daß dieses komplexe Sachleistungssystem und der Rahmen einer untergliederten Sozialversicherung einst als ein öffentliches Vertragssystem ('Public Contract System') geschaffen wurde und sich als ein solches versteht, das auch zur Sicherung eingangs schon genannter zentraler Leitvorstellungen errichtet wurde, nämlich zur Sicherung von:

- Gleichheit der Zugangschancen zur Versorgung,
- gesundheitlicher Angemessenheit und makro- und mikroökonomischer Wirtschaftlichkeit der Angebote,
- Schutz der Einkommen der Versicherten vor übermäßiger Belastung im einzelnen Schadensfall oder bei der solidarischen Finanzierung.

Andererseits ist dieses sozialpolitisch motivierte Sachleistungssystem nur für einen Kernleistungsbereich gesundheitlicher Versorgung mit einem extremen Schwergewicht bei der schulmäßigen Behandlung akuter und mittelfristiger chronischer Gesundheitsstörungen zuständig, während bei langfristig chronischen, insbesondere schwersten Störungen, d.h. in Fällen mit relativem Versagen traditioneller ärztlicher Behandlungsstrategien, das regulierte Sachleistungssystem weitere Leistungen eher verweigert als im Sinne ergänzender oder stützender Hilfe zur Verfügung stellt. Deshalb geht es in diesem System dem Patienten mit akutem Leberversagen und der Indikation zur Lebertransplantation besser als dem Patienten mit apoplektischer Halbseitenlähmung, selbst wenn die Rehabilitation des zweiten Patienten wesentlich weniger kostet als die Transplantation beim ersten.

Folgt man der Aufteilung des Statistischen Bundesamtes (Gesundheitswesen, Fachserie 12, 1991), so umfassen die finanziellen Leistungen der drei großen Sozialversicherungen an den Gesamtausgaben für die Gesundheit nur gut die Hälfte der Ausgaben, und dieser Anteil sinkt tendenziell. Steigend sind die Ausgabenanteile der privaten wie öffentlichen Arbeitgeber, sonstige Leistungen der öffentlichen Haushalte, der privaten Krankenversicherung und nicht zuletzt Ausgaben der privaten Haushalte. Betrachtet man allerdings den traditionellen Kernbereich gesundheitlicher Leistungsgewährung, so finanzieren die gesetzlichen Krankenkassen mehr als zwei Drittel der gesamten ambulanten ärztlichen Behandlungen, der stationären Krankenhausversorgung und der Ausgaben für Arznei-, Heil- und Hilfsmittel. Dies mag rechtfertigen, daß wir, trotz des gewachsenen nicht GKV-finanzierten Teils an den Ausgaben für Gesundheit, unsere Strukturbetrachtung im folgenden i.w. auf die GKV und zwei der genannten drei Kernbereiche beschränken.

Ausgaben für Gesundheit nach Ausgabenträgern (in Mio DM)			
Ausgabenträger	1987	1988	1989
Öffentliche Haushalte[13]	33.590	39.635	37.891
Gesetzliche Krankenversicherung	**122.199**	**131.735**	**127.579**
Rentenversicherung[14]	**20.025**	**19.002**	**19.606**
Gesetzl. Unfallversicherung	**8.260**	**8.322**	**8.559**
Private Krankenversicherung	13.468	14.417	15.866
Arbeitgeber	43.238	44.274	46.807
Private Haushalte	19.702	21.751	20.399
Insgesamt	**250.582**	**275.136**	**276.807**

Anteil der GKV[15] an den Kernbereichen gesundheitlicher Leistungen (Ausgaben 1989 in Mio. DM, laut StBA 1991)			
	Insgesamt	GKV	= %
Ambulante ärztliche Behandlung	49.979	33.249	66,5
Stationäre Krankenhausbehandlung	60.310	42.459	70,3
Arzneien, Heil- und Hilfsmittel[16]	37.057	25.333	68,4

Ambulante ärztliche Versorgung und stationäre Krankenhausbehandlung

In stark vereinfachter Form zeigt die folgende Übersicht, daß es sich bei der ambulanten ärztlichen und der Krankenhausversorgung um zwei völlig getrennte Rechtskreise handelt, obwohl sie beide mit den gleichen Trägern, den Krankenkassen, verhandeln. Zwar hat der Gesetzgeber den funktionalen Mangel einer eklatanten Trennung seit langem erkannt und schreibt seit 1989 im SGB V vor, insbesondere für den Bereich der problematischen Übergänge von prä- zu stationärer und weiter zu poststationärer Kranken-

---

[13]   Ohne Arbeitgeberleistungen, abzüglich Pflegesatzeinnahmen (funktionale Abgrenzung)

[14]   Gesetzliche Rentenversicherung, landwirtschaftliche Alterskassen, Ergänzungssysteme (Zusatzversicherung im öffentlichen Dienst und für einzelne Berufe), Versorgungswerke

[15]   Gesetzliche Krankenversicherung gemäß SGB I-Gliederung

[16]   Ohne Zahnersatz

versorgung Verträge zwischen allen drei Beteiligten abzuschließen. Aber diese Verträge sind bislang aufgrund separatistischer Interessenlagen nirgends zustandegekommen.

Extrem unterschiedlich sind die gesetzlichen Rahmenvorgaben für die vertraglichen Regelungen und ihre Konsequenzen in den beiden Rechtsbereichen ambulante oder stationäre Versorgung. Bei Kassenärzten und Krankenkassen verhandeln zwei Körperschaften des öffentlichen Rechts. Ihre Mitarbeiter haben einen beamtenähnlichen Status, sie dürfen bindende Verwaltungsakte gegenüber ihren Mitgliedern bzw. Versicherten erlassen. Die Regelungen haben Monopolcharakter. Direkte Eingriffe von außen, sei es seitens des Staates oder der Konsumenten, sind nicht möglich, Einflußnahmen erfolgen allenfalls indirekt, durch gesetzliche Änderungen, oder, noch indirekter, allenfalls durch den Druck der öffentlichen Meinung. Die Krankenkassen selber sind gewissen Einflußnahmen seitens der Konsumenten dadurch zugänglich, daß sie eine stark vertikal gegliederte regionale und überregionale Struktur aufweisen. Im Rahmen dieser Struktur, abgesehen von einem eng umgrenzten Kreis von Pflichtversicherten, werben sie heftig um gutzahlende freiwillige Mitglieder[17].

Die Einflußmöglichkeit der Konsumenten über diesen Kassenwettbewerb ist aber im hier diskutierten Kernleistungsbereich - vor allem seit den Eingriffen des Gesundheits-Reformgesetzes - i.w. auf kleine, mengentreibende Effekte beschränkt. Daneben gibt es einige Nebenleistungen der Kassen, etwa im Bereich von Gesundheitsfördermaßnahmen oder Rehabilitationsangeboten, in denen unverändert eine wettbewerblich differenzierte Leistungsgewährung möglich ist. In den Kernbereichen hat jedoch der Gesetzgeber die Leistungsgewährung sowohl nach ihren detaillierten Inhalten wie nach ihrer Bezahlung in den 80er Jahren schrittweise und definitiv mit dem Gesundheits-Reformgesetz gleichgeschaltet: Jeder Kassenarzt ist über die Zwangsmitgliedschaft bei seiner kassenärztlichen Vereinigung mittelbarer Vertragspartner jedweder gesetzlichen Krankenkasse zu jeweils gleichen Bedingungen. Die kassenärztlichen Vereinigungen sitzen ihrerseits in zwangsweise einheitlichen Verhandlungsgremien der Gesamtheit der Kassen gegenüber. Frühere Spielräume getrennter, konkurrierender Vertragsgestaltungen sind bis auf geringe Reste nahezu beseitigt worden ebenso wie Möglichkeiten der individuellen Leistungsgewährung an die Patienten über ein flexibles Satzungsrecht der Kassen oder über großzügig ausgelegte Spielräume bei Kostenerstattungsverfahren bei den Angestell-

---

17 Die aufgrund gesetzlicher Vorgaben stark erniedrigten Beiträge im Rentenalter sind kalkulatorisch für die GKV in keiner Weise kostendeckend, die Finanzierung der GKV über ein reines Umlageverfahren verbietet jedoch Altersrückstellungen über Kapitalansammlung. Kalkulatorische Defizite für Rentneranteile gehen deshalb zu Lasten entsprechend hoher Beitragssätze für die Mitglieder im aktiven Erwerbsleben, um die (s.o.) die Kassen untereinander im Wettbewerb stehen; gemildert wird der Effekt für die Rentnerausgaben allerdings über ein gesetzlich vorgeschriebenes bundesweites Finanzausgleichsverfahren (Neuregelung im GSG 1992 vorgesehen).

ten-Krankenkassen (quasi in Analogie zu den privaten Krankenversicherungen).

Die Kassen werden durch die (gegenwärtigen) nicht in sich konvergenten gesetzlichen Rahmenvorgaben für ihr Leistungs-, ihr Vertrags- und ihr Organisationsrecht in eine höchst zwiespältige Stellung gedrängt: Sie sind einerseits genötigt, Gesamtverträge mit den kassenärztlichen Vereinigungen abzuschließen, wobei deren ökonomische Fortschreibung (und indirekt ihre inhaltliche Fortentwicklung) an die jeweils in der Vergangenheit kalkulatorisch auf diese Verträge entfallenen Beitragsanteile gebunden ist und sich nur entsprechend der Entwicklung eines bestimmten Grundwerts der Löhne und Gehälter ('Grundlohnsummen') weiterentwickeln darf. Die Kassenärzte kommen dadurch angesichts steigender Arztzahlen, angesichts steigender medizinischer wie sonstiger Anforderungen an ihre eigenen Dienstleistungen, angesichts steigender eigener Personal- und sonstiger Betriebsausgaben, ferner wachsender forensische Sicherheitsansprüche und - nicht zuletzt - durch erhöhten Wettbewerb zu stagnierenden, ja, deflationär betrachtet, zu sinkenden Betriebsergebnissen in den letzten Jahren. Dies wird von den Kassen zwar überwiegend (noch) politisch akzeptiert, vereinzelt sogar gutgeheißen. Aber dies wird und kann nur solange der Fall sein, als dadurch die sogenannten Faktorbedingungen[18] der Praxen, nämlich die Verfügbarkeit von Kapital, Menge und Qualifikation ihrer Arbeitskräfte und sonstiger Umfang und Qualität der Praxisinfrastruktur nicht leiden.

Der Sachverständigenrat hat kürzlich auf die Grenzen dieser Politik hingewiesen (SVR 1991). Die Kassen suchen gegenwärtig politisch einen Ausweg, etwa über die zunehmend erhobene Forderung nach einer Begrenzung der Arztzahlen und Aufhebung des dem entgegenstehenden Verfassungsgerichtsurteils von 1963. Aber dies ist eher ein unschlüssiger Versuch, Zeit zu gewinnen. Denn die Bundesrepublik (alte Länder) liegt hinsichtlich ihrer Arztdichte eher im Mittel der Industrieländer. Sie hat daneben eine vergleichsweise niedrige Beschäftigtenquote im Gesundheitswesen, und das Einkommensniveau ihrer Ärzte ist (gemessen an den Arbeitnehmereinkommen)[19] bis Anfang der 80er Jahre eher langsamer als in anderen Ländern angestiegen[20].

Nun ist den Kassen, und aus naheliegenden Gründen schon gar nicht der Ärzteschaft, der Gedanke nicht leicht auszureden, daß wir "zu viele Ärzte" hätten. Die Kassen sehen vor allem die Systemkosten, die ein Arzt durch

---

[18] Porter, M.E.: The competitive advantage of nations; New York, Free Press, 1991

[19] Aktuellere Daten eines solchen Arzteinkommensvergleichs mit Arbeitnehmereinkommen lagen dem Autor zum Zeitpunkt der Beitragsabfassung nicht vor.

[20] Alber, J.: Das Gesundheitswesen der Bundesrepublik im internationalen Vergleich; Max Planck Institut für Gesellschaftsforschung, Köln, 1988

Verschreibungen, Überweisungen etc. verursacht, und den sie mit dem mindestens 4fachen seines eigenen Kassenumsatzes kalkulieren[21].

Eine auf die niedergelassenen Ärzte fixierte Betrachtungsweise übersieht den engen Zusammenhang mit dem Bereich der stationären Versorgung. Denn wie schon in den Arztprognosen der 70er Jahre vorhergesagt[22], führen relativ sinkende Einkommenserwartungen im niedergelassenen Bereich bei zugleich wachsendem Investitionsrisiko für unternehmerisch freie Praxen zu einer zunehmenden Verschiebung von Ärzten in den Krankenhaussektor. Der relative Anteil der im Krankenhaussektor tätigen Ärzte wächst seit mehr als einem Jahrzehnt und wird ceteris paribus weiter wachsen. Die ökonomischen Voraussetzungen im Krankenhaussektor sind dafür vorerst günstig. Dies hängt insbesondere mit den völlig anderen gesetzlichen Rahmenvorgaben für Vertragsabschlüsse der Kassen mit dem Krankenhaussektor zusammen.

Hier gibt es keine gesetzliche zwingende Bindung der Ausgabenentwicklung an die Entwicklung der sogenannten 'Grundlohnsumme' als der Beitragsberechnungsgrundlage der Kassen. Die Bundespflegesatzverordnung geht nach wie vor von dem Grundsatz der Anerkennung aller dem Krankenhaus bei der Krankenbehandlung entstehenden "Selbstkosten" aus. Die Versuche einer wirtschaftlichen Steuerung des stationären Versorgungsgeschehens sind bislang eher schwach ausgebildet (Stand 1992). So verlangt die Bundespflegesatzverordnung zwar eine Vorauskalkulation der voraussichtlichen Selbstkosten und der Zahl der Pflegetage, auf die diese Kosten dann rechnerisch umgelegt und tageweise abgerechnet werden. Ökonomisch sanktionierter Parameter ist jedoch dabei vor allem die angenommene Zahl der Pflegetage. Wird diese wesentlich überschritten, wird den Krankenhäusern nur ein Teil der Kosten pro überzähligem Pflegetag erstattet. Im umgekehrten Falle winken ihnen rechnerische Gewinnmöglichkeiten. Letztere sind für viele Krankenhäuser auf Grund ihrer überwiegend gemeinnützigen Trägerstruktur ein eher schwaches Argument. Auch ist diese Möglichkeit, Gewinne zu erzielen, rechtlich nicht unumstritten, da die Krankenhäuser nach den der Bundespflegesatzverordnung rechtlich übergeordneten Bestimmungen des Sozialgesetzbuchs generell zur 'Wirtschaftlichkeit der Krankenversorgung', d.h. zur Beschränkung auf das jeweils medizinisch eben Notwendige, ohnehin verpflichtet sind (SGB I, V),

---

21 Deshalb ist gelegentlich das Argument zu hören, es sei für die Kassen billiger, einige tausend Ärzte für "Nichtstun" zu bezahlen, als ihre berufliche Leistung zu honorieren. Dieses Argument wird bekanntlich gleichermaßen auf Bauern, gelegentlich auf Lehrer u.a. angewendet; es reflektiert nur das Problem einer Dienstleistungsgesellschaft mit sehr langen Ausbildungszyklen, denen kurz- und langfristige Nachfrageschwankungen gegenüberstehen.

22 Lefelmann, G., Geißler, U. (Bearb.): Das Ärzteangebot bis zum Jahr 2000; Wissenschaftliches Institut der Ortskrankenkassen (WidO), Schriftenreihe Nr. 2; Bonn 1978
Schwartz, F.W.: Strukturelle und materielle Aspekte der zukünftigen ärztlichen Versorgung; in: Hartmannbund: Dokumentation der Hauptversammlung Baden-Baden 20.-22.10.1977; 40-53

Gewinne danach eigentlich nicht anfallen dürften. Da bei den jährlichen Vertragsabschlüssen mit den Kliniken die Kassen die Krankenhäuser untereinander und jedes einzelne nach den eigenen Vorjahreswerten vergleichen, ergibt sich für alle Krankenhäuser, jedenfalls der gleichen Leistungsgruppen, ein gewisser ökonomischer Konformitätsdruck, sowohl was die Höhe der Pflegesätze wie auch die Zahl der Pflegetage in bezug auf verfügbare Betten (und ähnliche Parameter) betrifft. Aber es gibt anders als in der kassenärztlichen Versorgung keinen Mechanismus, der einen finanziellen "shift" des gesamten Systems nach oben verhindert. Ein kostenbegrenzendes System wie bei den Kassenärzten über budgetierte "Gesamtverträge" wäre rechtlich kaum möglich, da jedes Krankenhaus ein autonomes Verhandlungsmandat hat, lediglich für Rahmenverträge Aufgaben an Landeskrankenhausgesellschaften abgibt, die ihrerseits auch keine Gesamtverträge mit umfassender Inkassoberechtigung für ihre Mitglieder schließen können, wie dies die kassenärztlichen Vereinigungen tun (die dann die vereinnahmten Summen nach abgerechneten Leistungszahlen und internen Verteilungsmaßstäben an ihre Zwangsmitglieder verteilen). Die Folge ist, daß die Ausgabenanteile der Krankenhäuser an den Gesamtausgaben der gesetzlichen Krankenversicherung in der vergangenen Dekade, abgesehen von dem ähnlich schwach regulierten Sektor der Arznei-, Heil- und Hilfsmittel incl. Zahnersatz, am stärksten gewachsen sind.

Veränderungen der Aufwendungen der GKV (nach Leistungsarten in %[23])						
Jahr	ärztliche Behandlung	zahnärztliche Behandlung	Zahnersatz	Arznei etc. aus Apotheken	Heil- und Hilfsmittel	Stat. Behandlung
1980	8,8	5,6	13,6	10,6	12,1	9,5
1981	7,4	7,6	10,3	-8,4	8,0	7,3
1982	2,6	2,3	-13,8	1,1	-4,3	8,3
1983	5,0	3,4	-4,6	4,9	9,7	4,6
1984	6,4	4,5	10,1	7,6	15,9	7,3
1985	3,9	1,4	4,5	6,8	7,4	5,5
1986	3,2	7,6	-10,0	6,2	10,9	7,0
1987	3,3	2,9	-8,9	7,2	8,7	4,6
1988	3,3	4,4	53,6	8,2	13,5	3,5
1989	4,6	0,0	-49,6	-1,1	-12,1	3,4

[23] Sachverständigenrat 1991 (modifiziert)

Das Argument, daß in diese Entwicklung natürlich auch die tarifpolitischen Entwicklungen des hohen Personalkostenanteils, medizinische und technische Entwicklungen und nicht zuletzt demographische Einflüsse eingehen, ist richtig, gilt prinzipiell aber ebenso für den ambulanten Sektor[24].

Es gibt dementsprechend seit vielen Jahren Vorschläge, die rechtliche Stellung der Krankenhausärzte zu verändern. Herder-Dorneich[25] schlug gemeinsam mit dem größten freien Ärzteverband ("Hartmannbund") in den 70er Jahren vor, die Krankenhäuser in eine krankenhausärztliche Vereinigung analog der Zwangsvereinigung der Kassenärzte einzubinden und sämtliche Regelungen analog anzuwenden. Dies scheiterte an verfassungsrechtlichen Erwägungen, weil die Mehrzahl der Krankenhausträger kirchliche und freigemeinnützige Träger sind und von daher gegenüber einer Zwangsvereinigung durch die Verfassung geschützt sind. Abgesehen davon ist es höchst zweifelhaft, daß eine solche Forderung gegenüber den Bundesländern durchsetzbar wäre. Diese verteidigen zäh den Krankenhaussektor als den ihnen letzten verbliebenen großen Sektor einer eigenen provinziellen gesundheitspolitischen Gestaltungsfreiheit gegenüber dem Bund. Deshalb hatten ja auch die von den Krankenkassen immer wieder erhobenen Forderungen nach durchgreifenden gesetzlichen Reformen im Krankenhaussektor, z.B. mit der Möglichkeit, Verträge mit unwirtschaftlich arbeitenden Krankenhäusern kündigen zu können, bislang (bis zum GSG 1992) nur geringe politische Aussichten. In gewisser Weise stellten die Länder eine 'Schutzvereinigung' für die Krankenhäuser dar.

Nicht nur bei ökonomischen Steuerungsversuchen über finanzielle Anreize, sondern auch in der Bedarfsplanung führen diese verschiedenen in den vorstehenden Abschnitten aufgeführten Rechts- und Regelungstatbestände in beiden Versorgungssektoren, dem ambulanten wie dem stationären, zu merkwürdigen Skurrilitäten, die der Tätigkeit des Gesetzgebers im Gesundheitswesen kein allzu gutes Zeugnis ausstellen. Zu Beginn der 70er Jahre gab es angesichts stark expandierender Nachfragen nach medizinischen Dienstleistungen und als späte Folge der bis Mitte der 60er Jahre bestehenden Zulassungsbeschränkungen zum Kassenarztsystem einen vom Publikum und den Kommunen beklagten Ärztemangel im niedergelassenen Bereich. Ende der 70er Jahre, als die Niederlassungswelle längst einem ersten Höhepunkt entgegenging und (s.o.) die Arztprognosen schon einen baldigen relativen 'Überfluß' prognostizierten, erließ der Gesetzgeber eine Bedarfsplanung, die eine Gleichverteilung der unterschiedlichen Arztgrup-

---

[24] Natürlich kann der Eintrag der genannten Einflußfaktoren auf die beiden jeweiligen Versorgungssektoren sich unterschiedlich auswirken; plausible Rechnungen dazu liegen allerdings nicht vor; die Hypothese, daß sich in der unterschiedlichen Ausgabendynamik auch der Effekt der unterschiedlichen ökonomischen Steuerungsmöglichkeiten ausdrückt, bleibt also zunächst akzeptabel.

[25] Herder-Dorneich, Ph.: Gesundheitsökonomik - Systemsteuerung und Ordnungspolitik im Gesundheitswesen; Stuttgart (Enke) 1980

pen in allen Gebieten der Bundesrepublik pro Kopf der dortigen Einwohner erreichen sollte und die im übrigen genauso unwirksam blieb wie vergleichbare Bestrebungen in anderen Ländern, weil sich eben gehobene Dienstleistungsberufe nicht nach Richtlinien, sondern nach ökonomischen Kriterien und vor allem entsprechend der flankierenden lokalen Dienstleistungsstruktur niederlassen.

Daß sich ferner die amtliche Bedarfsplanung an fraglichen, sehr eng instrumentalisierten Parametern festmacht, wie etwa an der einfachen Verhältniszahl Arzt pro Einwohner, haben wir schon eingangs anhand des "instrumentellen" Bedarfsbegriffs kritisiert. Daneben gibt es seit langem eine formalisierte Bedarfsplanung der Länder im Krankenhaussektor. Sie bezieht sich instrumentell vor allem auf Zahl und Verteilung des stationären Bettenangebotes. Hier ist der gesetzgeberisch verursachte Regelungswirrwarr nahezu vollkommen.

Im Ergebnis handelt es sich um ein regional organisiertes Zulassungsverfahren für Krankenhäuser. Dessen Fehler liegt vor allen Dingen darin, daß einerseits evtl. auch nicht benötigte Krankenhäuser bereits zugelassen sind und fortgeschrieben werden und andererseits neue nicht benötigte Krankenhäuser sich z.B. über eine Gesetzeslücke, nämlich (unter dem äußerst dehnungsfähigen Begriff eines 'Rehabilitationskrankenhauses') in freier Vertragsschließung mit einem oder mehreren Sozialversicherungsträgern, etablieren können.

Tatsächlich nicht benötigte Krankenhäuser oder Krankenhausabteilungen können sowohl nach dem ersten wie - erleichtert - nach dem zweiten Sonderverfahren in das System gelangen. Die Kassen und andere Sozialversicherungsträger könnten diesen Sonderzugang von Krankenhäusern natürlich restriktiv steuern, andererseits schätzen sie diesen mit nur geringen gesetzlichen Vorgaben belasteten eigenen Gestaltungsraum viel zu sehr, als daß sie sich hier selbst Restriktionen auferlegen wollten[26]. Demzufolge ist die Anzahl der öffentlichen Krankenhausbetten in dem staatlich regulierten Segment der Bedarfsplanung in der letzten Dekade zwar gesunken, aber die Zahl der Betten in dem alternativen Segment, dem der Sonderkrankenhäuser, hat sich mehr als kompensatorisch erhöht.

---

[26] Erst in diesem Jahr (1992) haben die Verbände der Krankenkassen einen Beschluß gefaßt, dem Grundsatz nach keine neuen 'Rehabilitationskrankenhäuser' mehr zuzulassen.

Paralelle Regelungskompetenz[27]			
Zuständige Landesbehörde	KHG, BPflV §§	Krankenkassen bzw. Selbstverwaltung	SGB V §§
Aufnahme in den Krankenhausplan	8.1	Zulassung zur Krankenhausbehandlung	108
Feststellungsbescheid	8.1	Versorgungsvertrag	109
Fortschreibung	6	Kündigung	110
Sonderentgelte	6	Preisvergleichsliste	39.3
Wirtschaftlichkeitsprüfung	16.6	Wirtschaftlichkeitsprüfung	16.6
Schiedsstelle	18a	Landesschiedsstelle	114
Großgeräteplanung	10	Großgeräteplanung	122
Selbstkostendeckung	4	Beitragssatzstabilität	71

Ein anderes Beispiel mißlungener Bedarfslenkung ist die vor einigen Jahren mit großer Geräuschentwicklung in der Gesundheitspolitik diskutierte und implementierte Bedarfsplanung für "medizinische Großgeräte". Auf Grund gesetzlicher Regelungen im Sozialgesetzbuch gibt es für den Bereich der niedergelassenen Ärzte eine Richtlinienzuständigkeit des sogenannten Bundesausschusses der Ärzte und Krankenkassen, in dem die kassenärztliche Bundesvereinigung, die Kassenverbände und neutrale Mitglieder mitwirken.

Dieser hatte in intensiven Auseinandersetzungen mit der Ebene der Länderregierungen eine Richtlinie zur Bedarfsplanung für diese Geräte entwickelt. Der Prozeß der Richtliniengestaltung wurde von Anfang an wesentlich beeinflußt durch ärztliche Fachgesellschaften, berufliche Interessenverbände, einzelne medizinische fachliche Meinungsführer. Die gleichen Einflüsse spielten im parallel angelaufenen, von den Herstellern forcierten Ausbreitungsprozeß der neuen Technologien in der gesamten Ärzteschaft eine maßgebliche Rolle. Diese Diffusion der neuen Techniken wurde ferner beeinflußt durch steigendes Patienteninteresse, das durch medienwirksame Publikationen geweckt und in Gang gehalten wurde. Dies war um so leichter, als es sich bei den Großgeräten ganz überwiegend um bildgebende Verfahren bei spektakulären, lebensgefährlichen und schlecht oder gar nicht behandelbaren Krankheiten handelt (wie schwer zugängliche Krebsformen, Metastasen bei fortgeschrittenen Krebserkrankungen und Hirntumoren). Dieser Prozeß der technischen Diffusion über Ärzte und Konsumenten erwies sich als wesentlich maßgeblicher als jeder Versuch, über Richtlinien die Verbreitung der Aufstellung dieser Geräte in Praxen und Krankenhäusern zu regulieren. Einer der bedeutsamsten Aspekte dürfte

---

[27] Bruckenberger, E.: Das Krankenhaus auf dem Weg in die Vergangenheit; Arbeit und Sozialpolitik Heft 1 1990; 30-5

sein, daß - ganz analog bei den vielen, kleineren Medizintechnologien[28] - die Hersteller stets schon in sehr frühen Entwicklungsphasen engsten Kontakt mit den wissenschaftlichen Meinungsführern suchen. Diese bewirken ihrerseits jeweils sehr schnell über die medizinischen Fachgesellschaften und die ärztlichen Berufsverbände in einer engen Verzahnung von professionellem Qualitätsbewußtsein und wissenschaftlichen oder unternehmerischen Allokationsinteressen ein verändertes ärztliches Meinungsklima hinsichtlich der medizinischen Notwendigkeit bestimmter neuer Technologien. Dieser Prozeß wird von potenten Herstellern in der Regel flankiert durch eine wohlgeplante Sequenz wissenschaftlicher Fachpublikationen in meinungsführenden medizinischen Publikationsorganen. Damit wird de facto nach relativ kurzer Zeit ein neuer medizinischer Beurteilungsstandard etabliert, an dem die führenden Wettbewerber des ambulanten wie des stationären Sektors nicht vorbeigehen können; nach und nach müssen andere Anbieter, teils aus wettbewerblichen, teils aus forensischen Gründen, teils aus Überzeugung, den neuen Standard anwenden.

Das verkürzt wiedergegebene Ergebnis unseres Beispiels ist, daß 1991 der Ausschuß der Ärzte und Krankenkassen offiziell das Scheitern der Großgeräte-Richtlinien erklären mußte, weil die Ausbreitung von Computer-Tomographen, Kernspin-Tomographen, Meßplätzen für Herzkatheter u. ä. über diese Richtlinien weder wirksam, noch überzeugend geregelt werden konnten bzw. die angedrohte Sanktion des Vergütungsausschusses für nichtbewilligte Geräte sich als rechtlich nicht durchsetzbar erwies[29].

Offensichtlich kennt die Industrie besser als die Gesundheitsverwaltungen die Spielregeln technischer Diffusionsprozesse. Die einzig wirkliche Hürde, die es gegenwärtig im System zu nehmen gilt, ist die Akzeptanz bei den Ärzten und zugleich die Möglichkeit, über die Ärzteverbände den Gebührenordnungsausschuß der Ärzte und Krankenkassen möglichst früh dazu zu bringen, Abrechnungsziffern mit geldlichen Punktbewertungen für die neue Technologie zu schaffen, was diese ab sofort grundsätzlich abrechenbar macht[30]. Nach einem solchen Schritt greifen sekundäre 'Richtlinien' ohne strenge ökonomische Sanktionsbewehrungen ins Leere. Selbst wenn aber die Abrechenbarkeit ambulant unterdrückt würde, finden neue Technologien stets in die Kliniken Eingang. Dies gilt selbst bei fehlenden Investitionsmitteln. Wir haben zahlreiche Beispiele, in denen Hersteller ih-

---

[28] Diese sind im übrigen auf Grund ihrer sehr viel höheren Mengenkomponenten für das Medizinsystem auf der Ausgabenseite sehr viel bedeutsamer als die Ausgaben für Großgeräte.

[29] Mitteil. KVN 23.04.92

[30] Im Falle der (später diskutierten) kürzlich eingeführten, sich derzeit (1992) extrem rasch ausbreitenden Osteodensitometrie war es ein Gremium der Bundesärztekammer, das sogenannte 'Analogziffern' für die allgemeine ärztliche Gebührenordnung (GOÄ) schuf; bei diesem Systemzugang hat der gemeinsame Gebührenausschuß der GKV keine Regelungsmacht. Hier bestimmt die organisierte Ärzteschaft allein (BÄK). Diese Analogziffern greifen zwar i.W. nur für die Privatpraxis, aber schaffen faktisch einen sehr hohen Einführungs- und damit einen positiven Regelungsdruck auch zu Lasten der GKV.

re neue Technik Universitätskliniken und überregionalen Großkliniken kostenlos solange zur Verfügung stellen, bis die Akzeptanz da ist und die Mitbewerber nach der neuen Technik verlangen. Im Prinzip verläuft die Einführung pharmakologischer Innovationen nach dem genau gleichen Muster.

Seit 1991 haben wir eine ganz gleichartige, geradezu dramatische Entwicklung erlebt bei der Einführung der Knochendichtemessung für die durchaus zweifelhafte Indikation bei den verschiedenen sogenannten "Osteoporose"-Formen. Obwohl Indikationen für die Anwendung dieses Verfahrens bzw. der damit auf den Markt geworfenen Geräte bis heute alles andere als unumstritten sind[31], da weder eine sichere morphologische Verlaufsbeurteilung möglich, noch eine gesichert wirksame Therapie vorhanden ist, fanden Arztgruppen und Hersteller einen Weg, eine Bewertungsziffer schon zu erlangen, bevor Studien über den gesicherten Wert des Verfahrens auf dem Markt waren. Da Osteoporose ein unter Präventionsgesichtspunkten in der ärztlichen Literatur schon deswegen derzeit stark bearbeitetes Thema ist, weil seit dem letzten Jahrfünft einige sehr potente deutsche Hersteller Hormonprodukte zur 'Osteoporose-Prophylaxe' für jede Frau im Klimakterium propagieren, findet diese in den allermeisten Fällen zwar nicht sinnvolle, aber gut bezahlte Leistung gegenwärtig eine extrem rasche Ausbreitung in bundesdeutschen Praxen.

---

[31] Haberkamp, M., Allolio, B.: Indikation zur Knochendichtemessung; Med.Klin. 87 (1992); 131-8

Steuerungsprobleme des Gesundheitswesens

Die diskutierten Beispiele sprechen für

- grundlegende Steuerungsineffizienzen, die sich asymmetrisch auf die Versorgungssektoren auswirken,
- für bürokratischen Leerlauf dort, wo Steuerungsversuche unternommen werden,
- für unterlassene Steuerungsversuche, wo sie nötig und vielleicht auch möglich wären.

Sie sprechen, ebenso wie der gesamte Zustand des (west)deutschen Gesundheitswesens, keineswegs dafür, daß wir uns trotz mehrjähriger Bemühungen um Kostendämpfung bereits in der Phase irgendeines generellen Mangels befänden. Dies gilt jedenfalls für den Sektor der Krankenhausversorgung. Dies gilt sicherlich auch für den Bereich der hier nicht näher untersuchten Arznei-, Heil- und Hilfsmittel. Dies gilt nicht so sicher für den Bereich der ambulanten Versorgung, bei dem (s.o.) unter den Bedingungen

Abb. 2. Bedarfsplanung für "Medizinische Großgeräte"

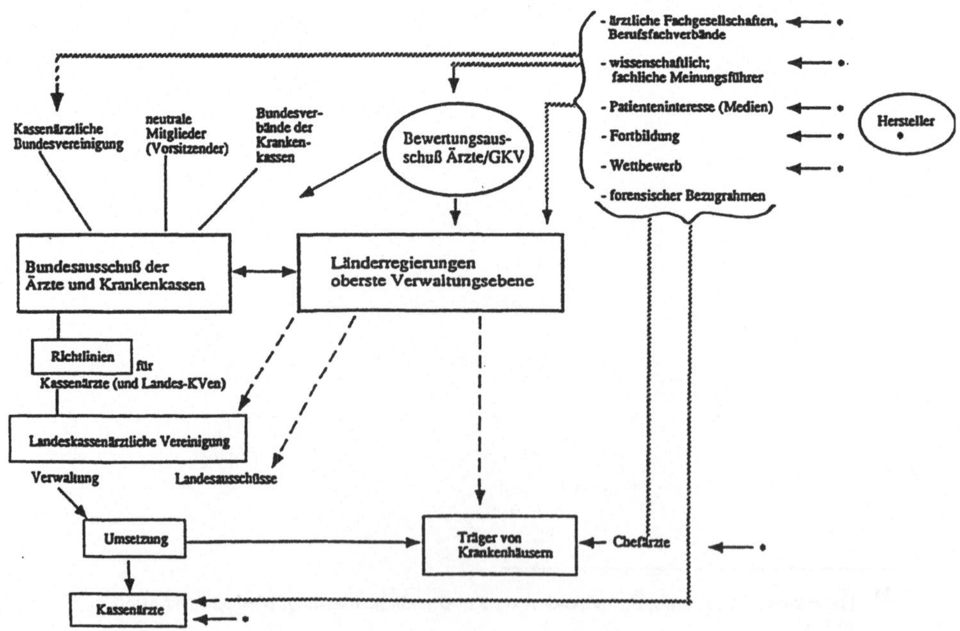

einer ceteris paribus-Prognose recht bald Beeinträchtigungen der Faktorbedingungen zumindest in ertragsschwachen ärztlichen Fachgruppen auftreten könnten.

Auch im internationalen Vergleich ist eine dramatische Bewertung der
ökonomischen Situation im bundesdeutschen Gesundheitswesen nicht
angesagt: Wir liegen mit unserer Gesundheitskostenquote, gemessen an der
Gesamtwirtschaftskraft unseres Landes, im Mittelfeld der
Industriestaaten[32]. Es mag verblüffen, ist vielleicht aber nach dem
Gehörten durchaus plausibel, daß Martin Pfaff schon 1984 (ähnlich Alber
1988) bei der Analyse eines internationalen Vergleichs keinerlei
Beziehungen zwischen der Struktur des Gesundheitswesens und den
quotierten Kostenniveaus der jeweiligen Länder hat erkennen können
(ausgenommen: Großbritannien).

*Vielmehr erweist sich das Ausgabenniveau der nationalen Gesund-
heitswesen vor allem als eine Funktion der übrigen ökonomischen Parameter eines jeden Landes; das ist letztendlich auch wieder schlüssig,
jedenfalls dann, wenn das Gesundheitswesen - entmystifiziert - als ein
Dienstleistungssektor wie jeder andere auch, d.h. wie Bildung, Verkehr etc.
betrachtet wird.*

Relativ gleiche Ausgabenniveaus sagen natürlich zunächst nichts über
die Qualität eines Gesundheitswesens aus. Der deutsch-amerikanische Ökonom Reinhardt hat wiederholt darauf hingewiesen (1992), daß die traditionelle Hypothese von einer direkten Beziehung zwischen ökonomischem
Input in ein Gesundheitswesen und gesundheitlichem Ergebnis für die Bevölkerung nicht schlüssig ist.

Diese Hypothese unterstellt nämlich die Gültigkeit zahlreicher Subhypothesen, nämlich daß:

- Geld eine reale Ressource darstellt, die direkt Patienten zufließt,
- die ihm tatsächlich zufließenden realen Ressourcen de facto den ge-
  wünschten zusätzlichen gesundheitlichen Nutzen bringen (d.h. Ressourcen im Sinne einer realen Bedarfsdeckung (s. 1) sind),
- daß dieser Ressourcenfluß auch tatsächlich diejenigen Personen und
  Gruppen der Bevölkerung erreicht, die ihn am meisten oder überhaupt
  nötig haben, und daß
- der reale Ressourcenzufluß nicht zur Rationierung anderer u.U. konkurrierender Güter führt, etwa im Bereich der Arbeit, des Wohnens, der
  Ernährung, der Bildung, deren gesundheitlicher Ertrag eventuell sehr
  viel höher einzuschätzen ist (Opportunitätskosten) als der Ertrag konventioneller medizinischer Ressourcen.

---

[32] Alber 1988, SVR 1991 (s.o.)

The cost-outcome relationship according to the providers' traditional hypothesis[33]

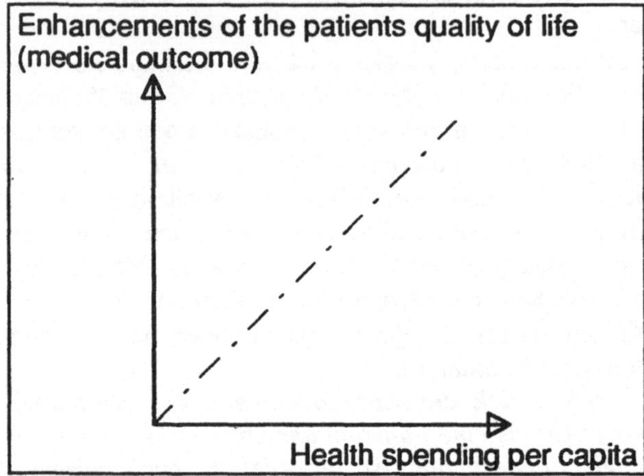

Reinhardt schlägt hinsichtlich der beiden ersten Subhypothesen eine korrigierte Annahme vor, die abweichend unterstellt, daß ab einem bestimmten Ausgabenniveau der Grenznutzen des Ausgabenzuwachses nicht mehr steigt, sondern stagniert oder sogar abnimmt.

More plausible relationship between health spending and medical outcome

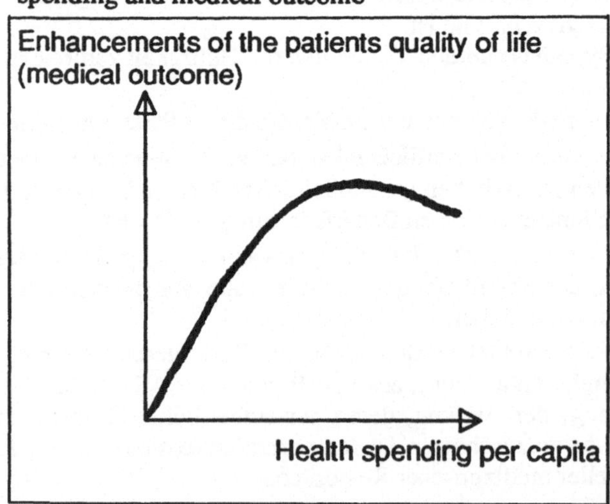

---

[33] Reinhardt, U.: Die Bedeutung des Qualitätsbegriffs in der Gesundheitspolitischen Diskussion in den Vereinigten Staaten von Amerika; Informationsdienst der Gesellschaft für Versicherungswissenschaft und -gestaltung ID Nr. 228; Köln 1992

In der amerikanischen Diskussion[34] wird vermutet, daß möglicherweise
ein Drittel der gegenwärtig dort in das Gesundheitswesen investierten Finanzmittel für gesundheitlich ineffektive oder unproduktive Leistungen
ausgegeben wird. Gesichert ist ferner, daß dort die gesundheitlichen Ressourcen auf Grund des hohen sozialen Gefälles und des defizitären und heterogenen Krankenversicherungsschutzes nicht gleichmäßig alle Bevölkerungsgruppen erreichen[35].

Es ist aber nicht so, daß dies Problem für uns in der Bundesrepublik seit
Einführung der sozialen Krankenversicherung vollkommen gelöst wäre.
Dagegen spricht schon, daß die Bundesrepublik im internationalen Vergleich unverändert nur einen mittleren Platz bei der Lebenserwartung sowohl Neugeborener wie Erwachsener einnimmt.

*Der Epidemiologe kann recht genau sagen, wo hier gesundheitliche In-
vestitionen notwendig wären. Sie betreffen insbesondere die gesundheitliche Versorgung und die aktiv tätige soziale, nicht nur finanzielle Unterstützung sozial schwacher Familien: Bei diesen konnte zwar die perinatale
Sterblichkeit der Neugeborenen analog der in unserer Gesamtbevölkerung
erheblich gesenkt werden, aber die Säuglingssterblichkeit bis zum Ende des
ersten Lebensjahres ist hier unverändert und im Vergleich zu anderen Ländern viel zu hoch. Unsere im internationalen Vergleich eher enttäuschende
Lebenserwartungsbilanz in jungen und mittleren Lebensjahren, insbesondere bei Männern, resultiert vor allem aus hinreichend analysierten und
diskutierten Versäumnissen der Verkehrspolitik (Verkehrstote). Bei den
Kosten und der Versorgung von Unfallopfern geht es ja im übrigen nicht
nur um rechnerische Lebenserwartungen, sondern es werden hier auch extrem hohe Behandlungskosten auf die Krankenversicherung (und die gesetzliche Unfallversicherung) übergewälzt[36].*

Auf ein Defizit anderer Art weist unsere eher schlechte Plazierung im
europäischen Vergleich bei chronischen Atemwegserkrankungen bzw. bei
Asthmatodesfällen junger Erwachsener (unter 45 Jahren) hin, nämlich abgesehen von kollektiven Behandlungsfehlern auf vermeidbare, jedenfalls
reduzierbare Belastungen aus der Umwelt. Eine weitere Herausforderung
stellen unsere Ernährungsmuster dar: sie verbessern sich zwar langsam, die
Verbesserungen konzentrieren sich vor allen Dingen aber auf besonders
perzeptive und anpassungsfähige höhere soziale Gruppen, Myokardinfarkte
und Krebs häufen sich entsprechend relativ zunehmend in sozial schwäche-
ren Bevölkerungsgruppen.

Gegen das Argument einer in der Bundesrepublik erreichten Gleichverteilung von Gesundheitschancen spricht zuletzt die Tatsache, daß auch bei

---

[34] Brook, Lohr, 1986, zitiert nach Reinhardt 1992 (s.o.)

[35] Dies zählt bekanntlich zu den großen ungelösten politischen Herausforderungen der Reagan-
Bush-Ära bzw. der jetzigen US-Regierung.

[36] Für das Jahr 1988 haben wir allein für das Land Niedersachsen dazu Kosten in Höhe von etwa
1,5 Mrd. Mark geschätzt.

uns ähnlich wie in anderen Industrieländern die Unterschiede in der Lebenserwartung zwischen den oberen und den unteren sozialen Gruppen, insbesondere bei den Männern, immerhin mehrere Jahre betragen.

Zurückkommend auf die Thesen von Reinhardt dürfen wir vermuten, daß es demnach auch in der Bundesrepublik relevante Gruppen der Bevölkerung gibt, die noch auf dem steil aufsteigenden Teil der gesundheitlichen outcome-Kurve angesiedelt sind, andere Gruppen sich dagegen vielleicht längst im abfallenden Teil befinden.

Wir dürfen zwar schlußfolgern, daß es Allokationsprobleme in unserem Gesundheitswesen gibt. Es gibt aber keine Indizien dafür, daß sich diese vor allem oder überhaupt auf spektakuläre hochtechnische Güter und Dienstleistungen, wie Organtransplantationen, beziehen. Sie beziehen sich eher auf jenen Teil der WHO-Definition von Gesundheit, der unter den Stichwörtern Gesundheitsförderung und Prävention vor dem klinischen Kranksein liegt.

Das etablierte System wird noch einige Zeit benötigen, diesen neueren Orientierungen zu folgen. Empirische Argumente, das Interesse der Öffentlichkeit und Ressourcenanreize für eine wissenschaftliche und ärztliche Lobby sind dafür grundsätzlich erfolgversprechenderere Wege als regulatorische Vorgaben, deren relative Wirkungslosigkeit in unserem pluralistischen System ich in meinem Beitrag aufgezeigt habe.

Bis dahin sollten wir unser Gesundheitswesen als das verstehen, was es gegenwärtig ist: als eine prosperierende und expandierende Dienstleistungsbranche, die vor allem mit dem Management von auftretenden Krankheiten beschäftigt ist (Alber 1988), solchen, die es unausweichlich gibt, und vorerst auch solchen, die es nicht mehr zu geben bräuchte. Wir dürfen ferner skeptisch vermuten, daß solche globalen, aber ebenso feinere differentielle Ineffizienzen sich nicht durch alten oder neuen Bürokratismus überwinden lassen (vgl. auch: Borchert 1991), sondern daß die professionellen Diffusionsprozesse einer starken intra- und extraprofessionellen Kritik, nicht zuletzt durch eine gesichert unabhängige Wissenschaft und aufgeklärte und ernstgenommene Patienten, bedürfen.

Diskussion

M. Bullinger

Welche Indikationen haben die von Ihnen, Herr Schwartz, dargestellten Zusammenhänge für die Bedarfsplanung in der Transplantationsmedizin?

F. W. Schwartz

In den Fällen, in denen die medizinische Entwicklung an hochtechnische Verfahren gebunden ist, und notwendige Innovationen über die ärztlichen Fachgesellschaften und die medizinischen Professionen laufen, gehen die Prozesse der Bedarfsdeckung in der Regel sehr schnell vor sich. Dies trifft für die Transplantationsmedizin zu. Die Deutsche Stiftung für Organtransplantation ist ein Beispiel dafür, daß die Anbieterseite in der Lage ist, eigene Organisationsstrukturen hocheffizienter Art zur Verfügung zu stellen, und zwar anden Routinewegen des Systems vorbei. Aber in den anderen Bereichen, in denen es nicht um akute und technische Kernleistungen ärztlicher ambulanter oder stationärer Behandlung, sondern um flankierende Maßnahmen geht - etwa bei extrem chronisch Kranken -, ist das System anpassungsrefraktär, langsam und wenig effizient.

Zu meiner Skepsis gegenüber den Erwartungen, daß generelle bürokratische Regelungen oder Rahmenvorgaben an diesem Zustand irgend etwas ändern: Alle Beispiele, die ich angeführt habe, haben gezeigt, daß solche Versuche zwar immer wieder unternommen werden, aber de facto eigentlich scheitern. Sie können vielleicht daraus die Schlußfolgerung ziehen, es sei sehr gut, daß es so ist, denn das beweise, daß die Medizin in ihrer Entwicklungspotenz stärker sei als jedes System, das sie zu regulieren trachtet. Aber wir sollten immer bedenken, daß es im Ergebnis doch zu Schieflagen zugunsten hochtechnischer Innovationen kommt.

H.-K. Wellmer

Ich möchte das, was Herr Schwartz an Grundsätzlichem gesagt hat, etwas illustrieren. In meinen Augen ist unser jetziges System mit der scharfen Trennung zwischen der ambulanten Medizin mit kassenärztlicher Abrechnung und der stationären Medizin mit den budgetierten Krankenhausetats mit ein Grund dafür, daß die Ressourcen nicht optimal ausgenutzt werden. So muß beispielsweise ein operierter Patient zu lange im Krankenhaus behandelt werden, weil er von den Krankenhausärzten nicht adäquat ambulant nachbetreut werden kann. Auf der anderen Seite wird die Diagnostik bei einem von einem niedergelassenen Arzt in das Krankenhaus eingewiesenen Patienten, von diesem häufig nicht zu Ende geführt, weil Untersuchungen, die in einem anderen Institut durchgeführt werden, aus dem gemeinsamen kassenärztlichen Topf zu bezahlen sind. Wenn der Patient aber ins Krankenhaus geschickt wird, gehen die so entstehenden Kosten zu Lasten des Krankenhausbudgets, denn es kostet natürlich Pflegetage, bis die Diagnostik beendet ist.

Das ist ein Schwachpunkt unseres jetzigen Systems. Es wird ja auch immer wieder darüber diskutiert. Solange nicht ein angemessener Teil der Behandlung im Krankenhaus erfolgen kann, mit einem entsprechenden Einkommensausgleich zwischen stationär und ambulant handelnden Ärzten, wird sich an der Situation nichts ändern. Es geht nicht darum, daß die Krankenhausärzte mehr verdienen, sondern darum, daß Kosten eingespart werden, die im Augenblick in der Pauschale einfach untergehen.

F. W. Schwartz

Ihr Beispiel, Herr Wellmer, illustriert, wo Defizite im jetzigen Zugangs-
und Allokationssystem bestehen, die sich auch empirisch-praktisch zeigen
lassen. Es gibt beispielsweise eine in Düsseldorf erarbeitete Studie zu der
Frage: Wie geht es Familien mit behinderten Kindern in Deutschland bzw.
in Dänemark[37]? Dort wird pro Kopf für das Gesundheitswesen weniger
ausgegeben als in Deutschland. Aber diesen Familien geht es in Dänemark
nach einem ganzen Satz von empirischen Parametern wesentlich besser.
Das ist beispielsweise auch dadurch bedingt, daß solche Familien in Dänemark einem Team von Therapeuten gegenüberstehen, das sie sich nicht
selbst zusammensuchen müssen. Bei uns sind das alles freiberufliche
Kräfte, die nicht unter einem Dach vereint sind, es sei denn, das Kind befindet sich in einem sozialpädagogischen Zentrum. Dies illustriert die sehr
abstrakte Aussage von mir: *Die langfristig chronisch Kranken haben es in
unserem System nicht so gut, wie sie es haben könnten.*

E. Renner

Herr Schwartz, halten Sie ein Ankoppeln des Kostenzuwachses im stationären Bereich an die Grundlohnsumme für möglich? Wenn ja, mit welchen Konsequenzen rechnen Sie dann? Es hat ja nicht nur eine vertraglich
bedingte Ursache, daß die Zuwächse auseinandergehen, sondern es geht
auch um eine Verschiebung der teuren Risiken in den stationären Bereich.

F. W. Schwartz

Nach meinem Wissen ist es (1992) nicht möglich, die Krankenhäuser unter
einen budgetierten und an die Grundlohnsumme angebundenen Ge-
samtvertrag zu bringen. Diese Frage wurde schon in den 70er Jahren erörtert, als Herr Herder-Dorneich aus Köln die "krankenhausärztlichen Vereinigungen" vorschlug, mit Zwangsmitgliedschaft und entsprechend bindender Wirkung, analog dem System der kassenärztlichen Versorgung. Damals
hieß es: Das ist nicht möglich, weil aus verfassungsrechtlichen Gründen die
Träger der gemeinnützigen Krankenhäuser nicht in ein solches System
gezwungen werden können; dazu bedarf es einer Verfassungsänderung. Das
kann ich als Nichtjurist nur zitieren, nicht bestätigen. Es stellt sich auch die
Frage: Was würden wir auf diese Weise gewinnen?
   *Herr Grupp hat im Rahmen seiner Moderation gesagt: Im Krankenhaus
besteht ein hoher Konsens, daß die fallbezogenen Bezahlungssysteme, die
jetzt in der Diskussion sind, die Lage verbessern und die Ineffizienzen im
Krankenhaus beseitigen werden. Ich bin gegenteiliger Auffassung.* Dieses
System wird ja seit mehr als einer Dekade in den USA in verschiedenen
Variationen praktiziert. Es hat sich dort gar nichts in dem hier

---

37 Thimm, W., Ferber, C. von, Schiller, B., Wedekind, R.: Ein Leben so normal wie möglich führen... Zum Normalisierungskonzept in der Bundesrepublik und in Dänemark; Marburg 1985

angesprochenen Sinn verbessert. Natürlich gibt es Berechnungen, die zeigen, daß die Steigerungen der Krankenhauskosten noch größer gewesen wären, wenn es diese Systeme nicht gegeben hätte. Aber diesen Berechnungen wird nicht gegenübergestellt, daß in demselben Zeitraum die Kosten für die ambulante Versorgung extrem stärker gestiegen sind. Das ist auch logisch, denn die Krankenhäuser müssen bestrebt sein, die Patienten möglichst schnell loszuwerden; aber die Patienten müssen dann außerhalb des Krankenhauses weiter versorgt werden. In einigen Studien wurde auch deutlich gemacht, daß möglicherweise auch Selektionseffekte auftreten. Ein Krankenhaus kann nicht daran interessiert sein, extrem langwierige chronifizierte Fälle zu bekommen. Wenn das so ist, wird das deutsche System mit der regulierten Kassenarztversorgung um so eher Probleme bekommen. *Der von mir prognostizierte Prozeß wird also bei uns noch schneller eintreten. Für die Politik wird es zwar eine Atempause geben, weil man sagen kann: Wir haben etwas getan. Es wird wenige Jahre dauern, bis man merkt, daß die Neuregelung nichts genützt hat. Damit sind wir wieder bei dem Thema der Ineffizienz staatlicher Regulierung.*

Das ist ein Generalthema bei der gesamten Allokationsdebatte. Der Kernbereich ist: Dort, wo hinter Innovationsprozessen die Industrie und eine gut organisierte Ärzteschaft mit potenten Meinungsführern stehen, gehen Innovationen sehr schnell, ggf. am System vorbei! Dort, wo das nicht der Fall ist, etwa im pflegerischen oder im sozialtherapeutischen Bereich, geht es ganz langsam voran bzw. gar nicht.

F. J. Oldiges

Herr Professor Schwartz, ich komme auf Ihr Patientenflußmodell zurück und auf die Frage, inwieweit hier durch die Versicherungssysteme Vorgaben stattfinden. Sie haben den Eindruck erweckt, als gäbe es in der gesetzlichen Krankenversicherung eine starke Patientenflußsteuerung, in der privaten Krankenversicherung hingegen nicht. Das vermag ich überhaupt nicht einzusehen. Auch dort gibt es die Versäulung genauso wie in der gesetzlichen Krankenversicherung, erfolgt der Zugang zum System nur über den niedergelassenen Arzt. Es wird nichts bezahlt, wenn nicht zuvor ein Arzt im ambulanten Bereich tätig gewesen ist. Damit beginnt das Übel, sowohl in der gesetzlichen als auch in der privaten Krankenversicherung.

Sicherlich gibt es dort eine größere Flexibilität, beispielsweise bei der Inanspruchnahme des Chefarztes im Krankenhaus. Dafür gibt es auch Restriktionen, unter anderem bei Leistungen zur Rehabilitation. Deshalb mußte der Gesetzgeber die freiwillige Versicherung in der gesetzlichen Krankenversicherung zum Beispiel für Schwerbehinderte öffnen, weil die private Krankenversicherung hier fast gar nichts anbietet. *Wirklich frei ist eigentlich nur der kleine Prozentsatz derer, die aus der eigenen Tasche bezahlen können. Wirklich frei sind nur 1%, nicht 10%, wie Sie gesagt haben.*

Was die Strukturflexibilität anlangt, so haben Sie sicher recht: Technische Möglichkeiten setzen sich schneller durch, weil sie einsichtiger sind, weil sie für alle Entscheidungsträger plastischer dargestellt werden können. Bei Fragen der Strukturflexibilität ist die Effizienz dessen, was geändert werden soll, nicht sofort erkennbar.

Ein Erzübel ist in der Tat der Graben zwischen ambulanter und stationärer Versorgung. Aber das ist nicht eine Frage der medizinischen Einsichtsfähigkeit, sondern es ist eine rein monistische Positionierung und deswegen nicht aufzubrechen. Hier liegt der Grund mangelnder Strukturflexibilität zwischen diesen beiden Bereichen. Die Frage, ob die Effizienz bei mehr Strukturflexibilität größer wäre, kann auch ich nicht beantworten. Es gibt Staaten mit einer höheren als auch einer geringeren Strukturflexibilität im Gesundheitswesen, in beiden Fällen können diese aber teurer sein als in der Bundesrepublik. Andere weisen gar keine Strukturflexibilität auf und sind spottbillig.

F. W. Schwartz

Ihr Beitrag, Herr Oldiges, hat klar zum Ausdruck gebracht: Bei technischen Innovationen erscheint leicht alles meßbar. Die Expertisen werden gleich mit ins Haus geliefert. Vielleicht merkt man es nicht immer gleich, aber hinter diesen Expertisen stehen in der Regel weltweite Publikationskampagnen von hochpotenten Firmen mit einem Stab von indirekt oder direkt unterstützten Wissenschaftlern. *Es gibt somit am Markt initial keine relevante Gegenmeinung.*

Schließlich ein Wort zum Patientenflußmodell. Als Privatpatient kann man selbstverständlich jederzeit zu einem Arzt seiner Wahl gehen. Man kann auch sagen: Ich gehe in das Krankenhaus mit jenem Chefarzt. Diese Wahlmöglichkeit hat man, wenn man ahnt, daß man stationär behandelt werden muß. In diesem Moment ist die Versäulung umgangen. Dort gibt es also eine gewisse Flexibilität.

Für den Rehabilitationsbereich haben Sie recht. Bei den Krankenkassen und den Rentenversicherungsträgern wird allerdings auch ein großes Konvolut von nicht notwendigen Rehabilitationsangeboten mitgeschleppt, und zwar sowohl finanziell als auch organisatorisch zu Lasten derjenigen noch fehlenden Angebote, die, weil wohnortnah und ambulant, oft notwendiger und besser wären. Da dies in der Bundesrepublik ein generelles Strukturproblem ist, gilt dies insoweit auch, höchstens leicht abgeschwächt, für den Bereich der privaten Versicherungen.

W. Schoeppe

Ich möchte auf die Frage von Frau Bullinger zurückkommen, welche Konsequenzen dies alles für die Transplantation hat. Man kann belegen, daß sich die Funktionszeit der Organe mit der Intensität der Nachsorge verlängert. Man kann in Heller und Pfennig ausrechnen, was es für den Kostenträger ausmacht, wenn der transplantierte Patient wegen mangelnder Netzdichte in der Nachsorge das Transplantat ein Jahr früher verliert oder abgeben und wieder zur Dialyse zurückkehren muß. Die Durchlässigkeit zwischen stationärer und ambulanter Versorgung müßte immer dann gegeben sein, wenn solche Zusammenhänge nachgewiesen sind. Das gilt für alle Bereiche der Medizin, auch für die Großgeräte. Es bestand die Absicht, über die Einengung der Indikation und der Anwendung einen medizinisch und wirtschaftlich sinnvollen Einsatz planen zu können. Das ist aber nicht geschehen, weil die Proliferation im Bereich der Großgeräte dies sehr frühzeitig von der wissenschaftlichen Analyse mit einer Einengung der Indikationsstellung abgekoppelt hat. Die Kosten der Lithotripsie zum Beispiel ließen sich von zunächst etwa 3000 DM pro Anwendung auf etwa 1200 DM reduzieren. Nach Durchbrechung der Großgerätesteuerung stiegen die Kosten wieder an, weil die Auslastung der Geräte nicht mehr gegeben war. Also auch hier gibt es den berühmten "break-even point" und die Durchlässigkeit zwischen ambulanter und stationärer Versorgung wäre angezeigt und wirtschaftlich effektiv.

R. Pichlmayr

Wir halten gerade die Sonographie und die Computertomographie für einen ganz großen technologisch-medizinischen Fortschritt. Wäre dies z.B. statistisch zu belegen? Kommt es beim medizinischen Fortschritt nur auf das große Ergebnis oder nicht vielmehr auf den individuellen Erfolg an? Wenn die Hepatitis-B Impfung weltweit eingeführt ist, wird das ein Riesendurchbruch in den afrikanischen und asiatischen Ländern sein. Dennoch kann es medizinischen Fortschritt geben, der sich nicht so spektakulär darstellt.

F. W. Schwartz

Was Sie angesprochen haben, Herr Pichlmayr, ist sehr wichtig und stimmt nachdenklich. Ich glaube, es ist gegenwärtig relativ unbestritten, daß es - abgesehen von dem angeführten Beispiel der Hepatitis-Impfung - in der letzten Dekade explosionsartige Fortschritte bei den diagnostischen Verfahren gegeben hat, insbesondere in den Bereichen, in denen es um die Visualisierung von Krankheitsprozessen geht. Diesen Fortschritten standen aber nicht kongruente therapeutische Erfolge gegenüber. Zwischen beiden Bereichen ist ein Mißverhältnis entstanden. Dieses Mißverhältnis ist nicht nur struktureller Art, sondern es ist auch ein Mißverhältnis in der Menge.

Es kann natürlich sein, daß dies von der medizinischen Gemeinschaft auch so empfunden wird und der therapeutische Aufholprozeß nicht nur kompensatorisch, sondern vielleicht auch logisch folgt, weil bestimmte biologische Strukturen und damit ihre therapeutische Zugänglichkeit erst durch die neuen Verfahren wirklich sichtbar gemacht werden.

A. Clauss

Wie stellt sich die strukturelle Problematik im ambulanten Bereich im Hinblick auf die Überzahl von Fach- und Gebietsärzten und die dadurch zwangsläufig häufigeren und längeren Krankenhausaufenthalte dar? Derjenige Facharzt, der seinen Patienten ins Krankenhaus überweist, bekommt den Patienten wieder zurück; aber derjenige Facharzt, der seinen Patienten zu einem anderen Facharzt überweist, hat diesen Patienten oft verloren.

F. W. Schwartz

Damit komme ich zur Mengenfrage, die aufs engste mit der ambulanten Versorgung zusammenhängt. In der ambulanten Versorgung gilt das System der Gesamtvergütung. Wachsende Arztzahlen bedeuten sinkende Betriebsergebnisse. Aus der betriebswirtschaftlichen Logik der einzelnen Praxis heraus muß bei einem auf Einzelleistung beruhenden System, das für jedediagnostische Leistung eine bestimmte Zahl geldwerter Punkte vergibt, der Arzt bemüht sein, wenn das Betriebsergebnis sinkt, immer mehr Leistungen zu erzeugen. Auf diese Weise will er verhindern, daß durch einen durch das Verhalten der anderen Ärzte sinkenden Punktwert sein Einkommen zurückgeht.

Dadurch entsteht im ambulanten Sektor nicht nur ein struktureller sondern auch ein mengenmäßiger diagnostischer Überhang. Das führt zum Teil zu abstrusen Folgewirkungen. Dem müßte ein entsprechender therapeutischer Fortschritt gegenüberstehen, was aber leider nicht der Fall ist.

Beitragssatzstabilität und Allokationswirklichkeit

K.-D. Henke[*]

Allokationsnorm versus Allokationswirklichkeit

Nach den Ausführungen über die Allokationsprobleme bei Ressourcenknappheit aus medizinischer Sicht und über die Entscheidungsstrukturen
im Gesundheitswesen soll nunmehr die ökonomische Sicht zur Mittelknappheit bei tendenziell unbegrenztem Bedarf dargestellt werden. Anschließend wird der Einfluß der Beitragssatzstabilität auf die Allokationswirklichkeit untersucht und abschließend das ärztliche Handeln unter Bud-
getrestriktionen diskutiert[1].

Da der Allokationswirklichkeit eine Norm gegenübergestellt werden
kann und diese Versorgungsnorm (Allokationsanspruch) mit der Versorgungswirklichkeit nicht übereinstimmen muß, werden zunächst die Aufgaben der Allokation und ihre Operationalisierung dargestellt. Damit wird
zumindest vom Ansatz her ein Soll-Ist-Vergleich zwischen Allokationsnorm und Allokationswirklichkeit ermöglicht, der bei unerwünschten Abweichungen Handlungsgrundlage sein könnte.

Aus ökonomischer Sicht besteht das Ziel der Allokation von Mitteln im
Gesundheitwesen in einer wirtschaftlichen und bedarfsgerechten Krankenversorgung und in der gesundheitlichen Betreuung der Bevölkerung. An
dieser Norm kann die Allokationswirklichkeit im Rahmen einer idealtypischen Betrachtung gemessen werden. Hierbei müssen jedoch weitere Ziele,
Normen und Werte, denen in verschiedenen Ländern unterschiedliche Bedeutung beigemessen wird, Berücksichtigung finden. Als Beispiele seien
genannt die Freiberuflichkeit der niedergelassenen Ärzte, die Selbstverwaltung als Koordinierungsmechanismus oder die ordnungspolitische Wunsch-
vorstellung, den Einfluß der Regierungen und Parlamente auf das Gesundheitswesen möglichst gering zu halten.

* Professor für Öffentliche Finanzen an der Universität Hannover und Mitglied des Sachverständigenrates für die Konzertierte Aktion im Gesundheitswesen und zwar seit dessen Bestehen. Er hat an sieben Gutachten dieses Sachverständigenrates mitgewirkt.

1 Ohne meine langjährige Tägigkeit im Sachverständigenrat für die Konzertierte Aktion im
Gesundheitswesen hätte ich diesen Aufsatz einseitiger geschrieben. Insbesondere die intensive
Diskussion mit den Medizinern Prof. M. Arnold, Prof. P. Helmich, Prof. H. Losse, Prof. F. W.
Schwartz und Prof. E. E. Weinhold hat mich hoffentlich davor bewahrt, den Wert von unzwei-
felhaft erforderlichen gesundheitsökonomischen Analysen zu überschätzen.

Schon bei der Operationalisierung der beiden Zielkomponenten - Bedarfsgerechtigkeit und Wirtschaftlichkeit - treten vielfältige Probleme auf, da jeder etwas anderes mit diesen Begriffen verbindet.

Bedarfsgerechte Versorgung

Der Bedarf ist eine schillernde Größe und läßt sich objektiv nicht ableiten; jeder wird u.U. unterschiedliche Umschreibungen vornehmen. Unabhängig davon, ob von einem Bedarf an Ärzten, an Schwestern, an Geräten und Krankenhäusern, an Operationen oder von einem Bedarf an Präventionsleistungen gesprochen wird, stets enthält jede Definition des Bedarfs Elemente von Willkür.

Im Kontext der Transplantationsmedizin als einem besonderen Beispiel für den schnellen medizinisch-technischen und klinischen Fortschritt ergeben sich zusätzliche Dimensionen des Bedarfs. Umfaßt dieser nämlich all das, was als medizinisch möglich und auch sinnvoll angesehen wird, so nimmt er im Maße des wünschenswerten Fortschritts permanent zu. Angesichts der Aufgabenstellung der Medizin, die gesehen werden kann

- im Hinausschieben des Todes,
- in der Bekämpfung, Verhütung, Linderung und Heilung von Krankheiten sowie damit verbundenem Schmerz und Unwohlsein,
- in der Wiederherstellung der körperlichen und psychischen Funktionsfähigkeit und in
- der Wahrung menschlicher Würde und Freiheit auch im Krankheitsfall und im Sterben,

wird sie stets ein Maximum an Ressourcen auf sich zu ziehen versuchen und jede Maßnahme mit einem positiven "Grenzertrag" verwirklichen, solange sie die Gesundheit im weitesten Sinne fördert.

Darüber hinaus kann sich der Bedarf auch auf Gesundheitsleistungen richten, die es noch gar nicht gibt. Bestimmte Krankheiten lassen sich (noch) nicht wirksam behandeln; dennoch besteht bereits ein Bedarf nach entsprechenden Therapiemöglichkeiten. Um sich das vor Augen zu führen, muß man nur an jene vor 10 oder 20 Jahren verstorbenen Patienten denken, die heute erfolgreich hätten behandelt werden können. Die Diskussion über die Bedarfs- und Verteilungsgerechtigkeit mit ihrer Zeit- und Raumbezogenheit umfaßt insoweit stets auch eine intertemporale Komponente.

Schließlich ergibt sich noch eine zusätzliche Dimension, wenn der Bedarf aus der Norm abgeleitet wird, die sich dann ergibt, wenn die Behandlungsstandards durch den Vergleich mit den besten Behandlungszentren der Welt abgeleitet werden und bestehende Differenzen abgebaut werden sollen. Vermeidbarer Tod und vermeidbare Krankheit, gemessen an dieser Norm, sind dann die epidemiologischen Kürzel für einen ins Uferlose gehenden Bedarf, dessen Unbegrenztheit erst im vollen Umfang sichtbar wird, wenn der Blick über die Industriestaaten hinaus in die Entwicklungsländer und die ehemals sozialistischen Länder gerichtet wird. Spätestens dann wird deutlich, daß die Medizin nicht nur einen potentiell unbegrenzten Mittelbedarf beansprucht, sondern einem solchen auch gegenübersteht.

Diese Sachverhalte haben Ökonomen vor Augen, wenn sie grob vereinfachend von den "unendlichen Bedürfnissen" der Bevölkerung und einem unbegrenzten Mittelbedarf der Medizin sprechen, die in der Realität stets auf begrenzte Mittel treffen. Allokationsmechanismen und Entscheidungsstrukturen spielen bei dieser Feststellung noch keine Rolle, und über die Bedeutung der Verteilungsgerechtigkeit ist damit noch nichts ausgesagt. Da dies dem 5. Kapitel vorbehalten bleiben soll, wird sich das Nachfolgende auf die Ziele der Krankenversorgung und der gesundheitlichen Betreuung der Bevölkerung, wie sie in den Wohlfahrtsstaaten Europas weite Verbreitung und Verwirklichung gefunden haben, beschränken. Der Sachverständigenrat für die Konzertierte Aktion im Gesundheitswesen hat in diesem Zusammenhang in seinem ersten Jahresgutachten folgende Ziele herausgestellt, quasi ein magisches Viereck:

- Eine bedarfsgerechte Gesundheitsversorgung, unabhängig von Einkommen, Wohnort und sozialem Status. Sie umfaßt die Gesunderhaltung, die Heilung, die Besserung und die Linderung bei Krankheiten sowie die medizinische Rehabilitation;
- Eine bestmögliche Qualität der Gesundheitsversorgung für alle Bürger;
- Das gesundheitliche Versorgungssystem soll allen Beteiligten ein Höchstmaß an Freiheit bieten und durch geeignete Anreize die Eigenverantwortung stärken;
- Eine kostenminimale Produktion im Sinne einzelwirtschaftlicher Effizienz sowie eine gesamtwirtschaftlich, sozial- und gesundheitspolitisch vertretbare Ausgabenentwicklung.

Schon der Kostenbegriff ist nicht überall einheitlich definiert. Es fällt auf, daß die Kosten immer über die Ausgaben und damit auch alle Ineffizienzen erfaßt werden. Außerdem werden systematisch die indirekten Kosten überhaupt nicht erwähnt. Es kann geschehen, daß am falschen Ende gespart wird, weil stets nur die direkten Kosten gesehen werden, aber nicht der Verlust an Wertschöpfung, den man auch einbeziehen muß. Das Ausmaß der vermeidbaren Mortalität und Morbidität müßte viel stärker in den Vordergrund gerückt werden, wie dies von epidemiologischer Seite gefordert wird.

Der Sachverständigenrat hat sich in seinem jüngsten Jahresgutachten mit dem schwierigen Thema der Patientenrechte befaßt und auch aus dieser Perspektive heraus abgeleitet, daß ein gleiches Recht auf Zugang zu allen Einrichtungen des Gesundheitswesens besteht, daß es aber wegen der Begrenztheit zeitlicher und sachlicher Ressourcen zu "Warteschlangen" kommen kann. Um eine Bevorzugung einzelner auszuschließen, darf es hier zu Allokationsentscheidungen nur nach rein medizinischen Kriterien kommen, zu denen allerdings psychosoziale Aspekte hinzugenommen werden müssen.(JG 1992, Tz. 514 ff.).

Wirtschaftliche Versorgung

Es wird erwartet, daß ein Ökonom zur Frage der einzel- und gesamtwirtschaftlichen Kosten und zur Wirtschaftlichkeit der Versorgung eindeutigere Antworten bereithält, als es hinsichtlich des Bedarfs und der Bedarfsgerechtigkeit bisher dargestellt wurde. Das ist aber nicht der Fall. Sicher ist eigentlich nur, daß Ressourcen für das Gesundheitswesen in beliebiger Art und Menge nicht zur Verfügung stehen. Die finanziellen Ressourcen, lebenserhaltende Mittel und Techniken, z.B. neue Arzneimittel (insbesondere in ihrer Einführungsphase), Intensivbetten sowie die Zahl künstlicher oder natürlicher Organe sind begrenzt und werden es auch immer bleiben[2].

In der Bundesrepublik, einem der reichsten Industrieländer, treten Leistungsbegrenzungen verschiedenster Art zwar implizit ständig auf, werden explizit aber nur in ganz bestimmten Fällen sichtbar. Als Beispiele für Bereiche mit Mangelproblemen seien genannt:

- Transplantationszentren;
- Intensivbetten;
- Plätze für Früh- und Neugeborene;
- medizinische Versorgungseinrichtungen in entlegenen Regionen;
- Spezialkliniken für Unfall- und Brandverletzte.

Hinzu tritt der Mangel an
- Pflegepersonal innerhalb und außerhalb von Krankenhäusern;
- sozialen und psychosozialen Diensten;
- Kompetenz und Zeit zur psychologischen Betreuung alter und chronisch kranker Menschen und zur Sterbebegleitung.

Im Gegensatz zur Bundesrepublik Deutschland gibt es in anderen, meist ärmeren Ländern bereits erhebliche direkte Leistungsbeschränkungen, insbesondere in dem Sinne, daß bestimmte Therapieangebote nicht vorgehalten werden:

- So gibt es z.B. ehemals sozialistische Länder, in denen keine künstlichen Gelenke implantiert werden. In den neuen Bundesländern wurden zum Zeitpunkt der Einigung nur gut 1/3 der Patienten mit terminaler Niereninsuffizienz mit der künstlichen Niere behandelt. In Großbritan-

---

2   Vgl. zum folgenden auch: Sachverständigenrat für die Konzertierte Aktion im Gesundheitswesen, Jahresgutachten 1991, Das Gesundheitswesen im vereinten Deutschland, Baden-Baden 1991, Tz. 779-801

nien werden Dialysepflichtige im Prinzip nicht an die künstliche Niere angeschlossen, wenn sie über 60 Jahre alt sind[3].

- Der Staat Oregon hat infolge nicht ausreichender finanzieller Mittel in der Medicaid-Versicherung einem siebenjährigen Jungen eine Knochenmarktransplantation verweigert[4]. Der Staat war der Ansicht, daß Knochenmarktransplantationen für Kinder weniger wichtig seien als die Versorgung werdender Mütter.
- In den Niederlanden haben führende Herzchirurgen für die Herzverpflanzungen eine Altersgrenze von 55 Jahren empfohlen. Diese Empfehlung löste allerdings sowohl beim niederländischen Gesundheitsrat als auch bei der Bevölkerung große Empörung aus[5].

Aus diesen Ausführungen ergibt sich, daß wir trotz aller berechtigten Ansprüche der Medizin im Interesse einer als gerecht empfundenen Verteilung der knappen Ressourcen die gesetzten Prioritäten begründen und neue setzen müssen. Potentielle Ansprüche müssen zurückgestellt werden, und es ergibt sich die Frage, nach welchen Regeln die Mittelverwendung stattfinden soll. Dieses prinzipielle Allokationsproblem wirft Fragen der Verteilungsgerechtigkeit auf, und seine Lösung bringt naturgemäß ethische Implikationen mit sich.

Bei idealtypischer Betrachtung könnten nunmehr die Mechanismen erörtert werden, die den Konflikt zwischen den tendenziell unbegrenzten Bedürfnissen und verfügbaren Mitteln im Sinne einer "Bewirtschaftung" lösen. Ein Rationierungsmechanismus ist festzulegen, um das Problem der Knappheit zu bewältigen. Als Formen einer Koordination gelten Marktpreise, die politisch-parlamentarische Entscheidung und die Selbstverwaltung als dritter Weg der übergreifenden Entscheidungsfindung zwischen Markt und Staat, wie sie für unser Gesundheitssystem typisch ist und vorherrscht. Die Entscheidung für einen dieser drei Steuerungsmechanismen bzw. für ihre zweckmäßige Mischung muß an Zielen bzw. Beurteilungskriterien erfolgen, wobei - wie ausgeführt - eine bedarfsgerechte und wirtschaftliche Versorgung der Bevölkerung gemeinhin als übergreifende Zielvorgabe gilt.

Neben die grundsätzlichen Formen einer Rationierung, die an dieser Stelle nicht detailliert behandelt werden können[6] und um sektorspezifische Ansätze (ambulanter, stationärer Sektor etc.) erweitert werden müßten,

---

3   Ebenda

4   Fox, D. M., Leichter, H. M.: Rationing Care in Oregon - The New Accountability; in: Health Affairs, 1/1991

5   Choices in Health Care; Government Commitee on Choices in Health Care; o.O. 1992

6   Siehe zu den Vor- und Nachteilen der verschiedenen Formen der Rationierung volkswirtschaftliche Lehrbücher, z.B. Henrichsmeyer, W., Gans, O., Evers, I., Einführung in die Volkswirtschaftslehre, 8. Aufl., Stuttgart 1988, S. 14 ff., S. 22 ff., S. 288 ff. Eine realitätsnähere Betrachtung findet sich bei Fürst, D., Henke, K.-D., Zwischen Wunsch und Realität: ökologische Erneuerung des Industriestaates, in: Jahrbuch zur Staats- und Verwaltungswissenschaft, Bd. 2/1988, S. 305-327.

treten in der Praxis Versuche, einerseits die Ressourcen zu vermehren und damit die Knappheit zu mildern und andererseits den Bedarf einzugrenzen[7].

Die Bewältigung des Problems der Knappheit soll möglichst kostengünstig erfolgen. *Jede Verschwendung von Mitteln im Gesundheitswesen ist inhuman*, da die Mittel an anderer Stelle wirksamer und im Grenzfall lebensrettend eingesetzt werden könnten. Fragt man sich, ob eine medizinische Behandlung kostengünstig erfolgt, wird die Beurteilung in aller Regel anhand von Budgets bzw. tatsächlichen Ausgaben vorgenommen. Die *direkten Kosten,* mit denen der Verbrauch von Gesundheitsgütern und -dienstleistungen erfaßt wird, stehen im Vordergrund und werden häufig als alleiniges Beurteilungskriterium herangezogen.

Eine realitätsgerechte Bewertung müßte aber neben dem Verbrauch an Ressourcen auch den Verlust an Ressourcen und Lebensglück infolge von vorzeitigem Tod, Invalidität und Krankheit berücksichtigen. Die Zahl der vermeidbaren Todesfälle, der verlorenen Lebens- und Erwerbstätigkeitsjahre und Arbeitsunfähigkeitstage stellen die *indirekten Kosten* von Krankheiten dar, denen weder als Kostenkomponente noch in der Allokationswirklichkeit besondere Bedeutung beigemessen wird. Für die Patienten, ihre Angehörigen, das Krankenhausmanagement, die Krankenhausträger, die Krankenkasse, das aufsichtsführende Ministerium und nicht zuletzt für den behandelnden Arzt stehen die direkten Kosten im Vordergrund. Dabei wäre es in manchen Fällen kostengünstiger, wenn in die oft als Kostendämpfung bezeichnete Ausgabendämpfung auch die indirekten Kosten von Krankheiten einbezogen würden und damit der Verlust an Wertschöpfung Berücksichtigung fände. Insofern ist es möglich, daß wir am falschen Ende sparen, wenn stets die Kostendämpfung (der direkten Kosten) im Vordergrund steht (siehe im einzelnen JG 1990, S. 112 ff).

Der Kostenbegriff ist also bereits bei volkswirtschaftlicher Betrachtung eine schwierig zu bestimmende Größe. Auch nicht leichter fällt die Erfassung der Kosten im betriebswirtschaftlichen Sinne, wenn am einzelwirtschaftlichen Beispiel eines Krankenhauses argumentiert wird und man sich dort um die erforderliche Kostentransparenz bemüht, um z.B. durch entsprechende Betriebsvergleiche eine kostengünstige Versorgung überhaupt bestimmen zu können. Ob Sonderentgelte, abteilungsbezogene Pflegesätze, "Patient Management Categories" oder "Diagnosis Related Groups" oder eine Mischung von Entgelten als richtige Vergütung im Krankenhaus gelten kann, kann in diesem Beitrag nicht geklärt werden. Sicher ist nur, daß der derzeitig geltende pauschale Pflegesatz und das vorherrschende Selbstkostendeckungsprinzip vom Ansatz her Verschwendung provozieren.

---

7   Siehe im einzelnen Henke, K.-D., Sozialbedarf versus Knappheit der Mittel: Fortentwicklung der Finanzverfassung, in: Schriftenreihe des Deutschen Sozialrechtsverbandes, Wiesbaden 1992, S. 167-196.

Zusammenfassend zeigen sich erhebliche Unsicherheiten bei der Festlegung des Begriffes der einzel- und gesamtwirtschaftlichen Kosten und der Definition einer wirtschaftlichen Krankenversorgung und gesundheitlichen Betreuung der Bevölkerung.

Beitragssatzstabilität als gesetzlich verankerter Grundsatz

Der Grundsatz der Beitragssatzstabilität ist im Sozialgesetzbuch verankert (§ 141 Abs. 2 sowie § 71 SGB V). Die Konzertierte Aktion im Gesundheitswesen soll demnach ihre Empfehlungen so gestalten, daß Beitragssatzerhöhungen vermieden werden, es sei denn, die notwendige medizinische Versorgung ist auch unter Ausschöpfung von Wirtschaftlichkeitsreserven ohne Beitragssatzerhöhung nicht zu gewährleisten. Die gesetzlich verankerte Forderung bezieht sich auf den durchschnittlichen allgemeinen Beitragssatz, über den schätzungsweise 80 % der gesamten Leistungsausgaben der gesetzlichen Krankenversicherung finanziert werden.

Veränderungen der GKV-Ausgaben und Einnahmen, absolut und je Mitglied in %, alte Bundesländer, 1.-4. Quartal 1991 gegenüber dem Vorjahreszeitraum[8]		
Anstieg in %	insgesamt[9]	je Mitglied
Leistungsausgaben insgesamt	12,7	10,5
davon:		
ambulante ärztliche Versorgung	9,4	7,3
zahnärztliche Versorgung	10,8	8,7
Zahnersatz	15,9	13,7
Kieferorthopädie	3,0	1,0
Arzneimittel	12,2	10,1
Heil- und Hilfsmittel	14,1	11,8
stationäre Versorgung	9,9	7,8
Krankengeld (ohne Rentner)	17,0	14,3
Verwaltungsausgaben	9,6	7,4
Gesamtausgaben	12,6	10,4
Einnahmen	4,3	2,3
Beitragspflichtige Einnahmen	7,6	5,0
Beitragssatz (für Pflichtmitglieder mit	- am 1.1.1990: 12,8%	
Entgeltfortzahlungsanspruch für	- am 1.1.1991: 12,2%	
mindestens 6 Wochen):	- am 1.1.1992: 12,5%	

---

[8] Quelle: Sachverständigenrat für die konzertierte Aktion im Gesundheitswesen auf Grundlage BMA, KV 45.

[9] Aufgrund der zunehmenden Zahl der Mitglieder fiel der absolute Ausgabenanstieg höher aus als der Anstieg je Mitglied.

Dieser Beitragssatz ist in den Jahren der Kostenexplosion,- also zwischen 1970 und 1977 - von 8,1% auf 11,3% gestiegen und von 1977 bis zum 1.1.1992 auf 12,4%. Die jüngste Entwicklung der Ausgaben deutet auf weitere Beitragssatzsteigerungen im laufenden Jahr und 1993 hin.

Der Sachverständigenrat für die Konzertierte Aktion im Gesundheitswesen hat in seinem Sondergutachten "Stabilität ohne Stagnation" vom 27.11.1991 mehrheitlich die Ansicht vertreten, daß Beitragssatzstabilität auf mittlere Sicht ohne Beeinträchtigung des heutigen Niveaus der medizinischen Versorgung nicht erreichbar ist.

Der Grundsatz der Beitragssatzstabilität ist mit seiner Verankerung im SGB V zu einer langfristig zu verfolgenden Zielvorstellung der Gesundheitspolitik geworden. Insofern kann er als medizinisches und ökonomisches Orientierungsdatum im Sinne einer politischen Vorgabe angesehen werden (vgl. JG 1987, Ziffer 20). Zu den Adressaten dieses Grundsatzes zählen neben den Teilnehmern der Konzertierten Aktion die einzelnen Krankenkassen mit den durch sie repräsentierten Versicherten und die Vertragspartner auf seiten der Leistungserbringer. Kassen und Leistungserbringer sollen in ihren Vergütungsvereinbarungen dem Grundsatz der Beitragssatzstabilität Rechnung tragen. Darüber hinaus spielt er eine Rolle in der Tarifpolitik der Arbeitgeber und der Gewerkschaften sowie in der öffentlichen Diskussion über die Finanzlage der GKV. Es darf nicht der Eindruck entstehen, als handele es sich bei der Beitragssatzstabilität um eine Budgetierung im Sinne einer starren Ausgaben- oder Einnahmenbegrenzung innerhalb der gesetzlichen Krankenversicherung.

Der Versuch einer einnahmeseitigen Budgetierung über eine Festschreibung der Beitragssätze bewirkt bei dem gegebenen Finanzierungssystem von Jahr zu Jahr erhebliche Steigerungen der Einnahmen. Das liegt zum einen an den Veränderungsraten der Bemessungsgrundlage (Löhne, Gehälter, Renten), in denen sich die jeweilige Konjunktur- und Wachstumssituation widerspiegelt, und zum anderen an der regelmäßig erfolgenden Erhöhung der Beitragsbemessungsgrenze. Hinzu treten Auswirkungen einer absolut und strukturell schwankenden Zahl von Mitgliedern (versicherungspflichtige Beschäftigte, freiwillig Versicherte, Rentner, Arbeitslose). Diese Angaben bilden die Grundlage für die erwarteten Einnahmen in der GKV. Beitragssatzstabilität wird erreicht, wenn die Zuwachsraten der Einnahmen und der gesamten Leistungsausgaben der gesetzlichen Krankenkassen übereinstimmen. Unterschiedliche Ausgabenentwicklungen in den verschiedenen Leistungsbereichen sind mit der Forderung nach Beitragssatzstabilität nur dann vereinbar, wenn ihr gewichteter Durchschnitt der Steigerungsrate der Gesamteinnahmen entspricht. Die erwünschte Prioritätensetzung ließe also zu, daß einzelne Versorgungsbereiche überproportional wachsen und andere schrumpfen. Eine gesamtwirtschaftliche Betrachtung, die das Gesundheitswesen und nicht nur die GKV berücksichtigt, hat alle Finanzierungsträger mit ihren spezifischen Einnahmen und Ausgaben einzubeziehen.

Abb. 1: Ausgaben für Gesundheit nach Ausgabenträgern und Finanzierungsformen, 1989[10]

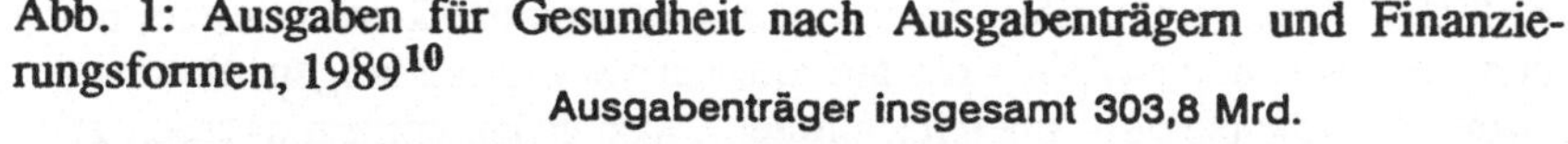

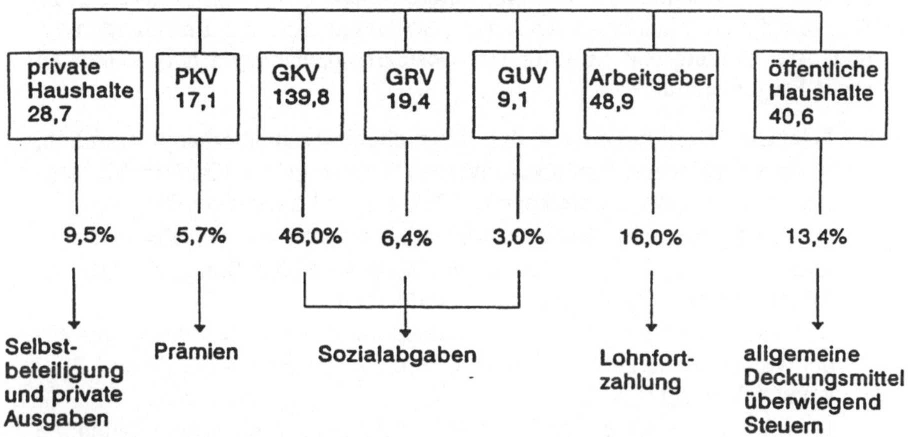

PKV: Private Krankenversicherung
GRV: Gesetzliche Rentenversicherung
GUV: Gesetzliche Unfallversicherung

Aus Abbildung 1 ergibt sich, daß über die GKV im Jahre 1989 nur knapp 50 % der Gesundheitsausgaben finanziert wurden und die Beitragssatzentwicklung insoweit kein zutreffendes Bild von der Belastung der Versicherten und der Volkswirtschaft darstellt. Für die Vielzahl der Ausgabenträger kommt es zu Belastungsverschiebungen, die unmittelbar die Höhe des Beitragssatzes beeinflussen. Das ist z.B. der Fall, wenn eine höhere Selbstbeteiligung - wie sie aus dem GRG folgte - zwar die GKV entlasten würde, nicht aber den Versicherten.

Unabhängig davon, wie die Ausgaben letztlich aufgebracht werden, ob z.B. über Prämien, Beiträge oder Steuern, stets hat die Bevölkerung die Kosten zu tragen. Die Verantwortung der Ärzte liegt in ihrer Schlüsselrolle bei der Bestimmung des Leistungsgeschehens und damit der Höhe der Gesundheitsausgaben. Konkret bedeutet das nach Arnold, daß etwa 0,2% der Bevölkerung, nämlich die Ärzte in ihrer Gesamtheit, etwa 13% des Sozialproduktes im Jahre 1989, bestimmt haben[11].

Entscheidungen über Art, Umfang und Struktur von Gesundheitsleistungen bei knappen Ressourcen

Entscheidungen über die Verwendung der knappen Ressourcen werden explizit oder implizit, in aller Regel aber unkoordiniert und auf unter-

---

10 Siehe im einzelnen Arnold, M., Die Situation und die Grenzen einer ökonomischen Bewertung der Medizin, Manuskript 1989, S. 19.

11 Quelle: Eigene Darstellung auf der Grundlage von StBA, Fachserie 12, Reihe S 2 1990, S. 9

schiedlichen Ebenen getroffen. Stets fallen Opportunitätskosten an; sie bestehen im (notwendigen) Verzicht auf alternative Verwendungen. Betrachtet man diese Ebenen von "oben nach unten", also genau entgegengesetzt zu der gewohnten Blickweise der Ärzte, so lassen sich die Entscheidungen über Art, Umfang und Struktur von Gesundheitsleistungen beispielhaft an sechs Fragen erläutern:

- Wieviele Mittel sollen auf das Gesundheitswesen überhaupt entfallen, wenn verschiedene Aufgabenbereiche (Wohnungsbau, Kindergeld, Nahverkehr, Umwelt) um die knappen Ressourcen konkurrieren?

- In welche Bereiche des Gesundheitswesens soll die Gesellschaft ihre knappen Mittel lenken (Prävention, kurative Behandlung, Krankheitsfolgeleistungen, Forschung und Ausbildung)?

- In welchen Bereichen der Sozialversicherung sollen die Mittel verwendet werden (Gesetzliche Renten-, Unfall-, Arbeitslosen-, Kranken-, Pflegeversicherung)?

- In welchen Bereichen der Gesetzlichen Krankenversicherung sollen die Mittel verwendet werden (Krankenhaus, ambulant-ärztliche bzw. zahnärztliche Versorgung, Unfallrettungswesen, Heil- und Hilfsmittel, Arzneimittel)?

- In welchen Bereichen eines Krankenhauses oder einer Universitätsklinik sollen die Mittel verwendet werden (ärztlicher Dienst, pflegerischer Dienst, Krankenhausverwaltung)?

- In welchen Bereichen der Transplantationsmedizin sollen (zusätzliche) Mittel investiert werden (Nieren-, Leber-, Knochenmarktransplantation)?

Auf diese Fragen, deren Lösung zu den Rahmenbedingungen führt, unter denen die Ärzte arbeiten, kann niemand fertige Antworten im Sinne von Patentrezepten geben; daß die Allokation in der Praxis funktioniert, zeigt sich im Falle der Medizinischen Hochschule Hannover. Vor 25 Jahren existierte auf dem heutigen Gelände nichts als eine grüne Wiese; auf ihr wird nunmehr Spitzenmedizin betrieben, die sich z.T. einer weltweiten Reputation erfreut: Offenbar klappt die Allokation in der Realität; vielleicht bei Neugründungen besser und weniger gut bei alt-ehrwürdigen akademischen Einrichtungen. Andererseits erheben sich Zweifel, ob der Allokationsprozeß, würde man ihn transparenter machen, nicht doch verbessert werden könnte.

Aus der Sicht eines Ökonomen kann man hieraus Bewertungen von Handlungen und ihren Konsequenzen vornehmen. Utilitaristisch gesehen bedeutet dies: Eine zusätzliche Mark, wenn sie denn verfügbar ist, dort einzusetzen, wo sie den höchsten Nutzen bewirkt. Eine einzusparende Mark ist dort abzuziehen, wo am wenigsten Nutzen verlorengeht. In einem System, in dem noch Wirtschaftlichkeitsreserven vorhanden sind, gibt es zwei Optionen: die Gesundheitsversorgung der Bevölkerung zu verbessern, indem die Wirtschaftlichkeitsreserven mobilisiert und verwendet werden, oder bei dem gegebenen Versorgungsstand das Gesamtbudget zu verlängern. Überlegungen zur Ergebnis- und zur Handlungsrationalität könnte man anschließen. Dies ist allerdings mehr eine Frage für Sozialethiker und Philosophen. Für die Mittelallokation im Gesundheitswesen erscheint es sinnvoll, daß eine Umstrukturierung ex-ante vorgenommen wird - nicht durch Politiker, sondern durch Fachleute. Dies ist vollkommen zu trennen von der Handlungsrationalität, der sich die Mediziner in dem Moment gegenübersehen, in dem sie bei einem Patienten die Diagnose stellen und eine Therapie beginnen. Dieser Konflikt beschreibt ein unauflösbares Dilemma. Es ist klar, daß ein Mediziner immer die Handlungsrationalität in den Vordergrund stellen wird. Aber auch die andere Perspektive hat ihre Berechtigung, beide sind qualitativ voneinander zu unterscheiden.

Wieviele Mittel auf welche medizinischen Fächer (Urologie, Orthopädie, Kardiologie, Pädiatrie, Geriatrie) entfallen sollen, entscheidet sich heute noch immer in dem Wirrwarr der privaten, öffentlichen und quasi-öffentlichen Kompetenzen im Gesundheitswesen. Ob mehr für Prävention, Behandlung, Ausbildung und Forschung oder für Krankheitsfolgeleistungen getan werden soll, wird in einem historisch gewachsenen, hochkomplexen System ohne klar erkennbare Entscheidungsstrukturen und Wirkungsmechanismen und daher unüberprüfbar "bewältigt". Güterabwägungen finden in systematischer Weise nicht statt. Sicher ist einzig und allein, daß die Knappheit der verfügbaren Mittel bei vielfältigen Bedürfnissen nach mehr und besseren Gesundheitsleistungen zu ständigen Einschränkungen zwingt. Will man sich mit dem "Durchwursteln" nicht abfinden und angesichts der Komplexität des Systems nicht resignieren, dann bedarf es mehr ökonomischer Rationalität in der Mittelverwendung, so u.a. dadurch, daß

- ausgewählte Krankheiten wirkungsvoller bekämpft werden,
- Kostendämpfung gezielter betrieben wird,
- konkrete Ansatzpunkte für eine präventive Lebensführung gefunden und
- Forschungsmittel wirksamer vergeben werden.

Bei den Ausgaben im Gesundheitswesen kann man neben der Aufteilung durch das Statistische Bundesamt in die Bereiche Vorsorge, Behandlung, Krankheitsfolgeleistungen, Ausbildung und Forschung auch die Kosten für die Betreuung von Pflegefällen erwähnen. Zur Zeit wird darüber diskutiert, ob die Pflegeversicherung unter dem Dach der gesetzlichen Krankenversicherung eingeführt werden kann. Wenn die Politiker sagen, dies solle kostenneutral erfolgen, müssen die anfänglich zwei und später vielleicht vier Prozentpunkte - entsprechend zirka 25 bzw. 50 Milliarden DM - von anderen Gebieten abgezweigt werden. Bei der Behandlung stehen die Versorgungssektoren ambulante und stationäre ärztliche bzw. zahnärztliche Versorgung, Arzneimittel, Heil- und Hilfsmittel im Vordergrund. Damit deutlicher wird, wie stark die Verwendungszwecke miteinander konkurrieren, habe ich Untereinteilungen vorgenommen.

Eine höhere Wirtschaftlichkeit in der Gesundheitsversorgung wird aus ökonomischer Sicht immer dann erreicht, wenn "mehr Gesundheit" bei gleichem Mitteleinsatz erzielt werden kann oder sich ein gegebener Gesundheitsstand bei Mittelkürzungen nicht verschlechtert[12]. Diesen Möglichkeiten auf betrieblicher, lokaler und regionaler Ebene sowie bundesweit nachzuspüren, gilt das Bemühen der Medizin, Epidemiologie, Medizintechnologie, Psychologie, Theologie, Sozialethik und nicht zuletzt der Ökonomie. Diese Disziplinen haben ihre spezifischen Methoden und Wege, Krankheiten zu beurteilen. Daher werden sich Vertreter dieser Fächer dem Problem der Knappheit an Produktivkräften und der damit unausweichlichen Entscheidungszwänge, die in bestimmten Grenzfällen auch als sog. "tragic choices" bezeichnet werden, unterschiedlich stellen. Wenn in diesem Beitrag eine ökonomische - Nicht-Ökonomen werden vielleicht abfällig sagen: ökonomistische - Betrachtungsweise vorherrscht, so soll mit ihr vor allem die Herausforderung von unentrinnbaren Entscheidungserfordernissen im Gesundheitswesen unterstrichen und weniger eine Richtschnur für die unmittelbare gesundheitspolitische Umsetzung geliefert werden. Nicht einem Alleinvertretungsanspruch seitens der Wirtschaftswissenschaft soll das Wort geredet werden, sondern der Problematik einer schwerwiegenden Güterabwägung in unserer marktwirtschaftlich dominierten Gesellschaftsform.

Es gibt in den Wirtschaftswissenschaften einen Grundsatz, der im Zusammenhang mit der Entscheidung über die Verwendungsstruktur der Mittel erkenntnisleitend sein kann: Dieser besagt, daß erst dann ein Wohlfahrtsmaximum für die Bevölkerung erreicht ist, wenn bei gegebenem Mittelaufkommen durch Veränderungen in der Verwendung der Ressourcen keinerlei Verbesserungen mehr zu erzielen sind. Mit anderen Worten und auf das Gesundheitswesen bezogen bedeutet diese Forderung, daß die im Rahmen der Beitragssatzstabilität verfügbaren Gesundheitsausgaben so lange realloziiert werden müßten, bis sie in allen Verwendungszwecken den gleichen (Zusatz-)Nutzen stiften. M. E. handelt z. B. die Transplantationsmedizin dieser ökonomischen Leitmaxime entsprechend, wenn sie bei Indikationsstellung und Therapie die gegebenen Kapazitäten berücksichtigt und die Dringlichkeit der Behandlung in eine Reihenfolge bringt. Die Leitvorstellung vom Ausgleich der Grenznutzen als gesundheitspolitischer Zielsetzung ist freilich nicht als ein statisches Konzept zu verstehen, das ein wohlmeinender Diktator, z.B. in der Person des ärztlichen Direktors oder Krankenhausverwaltungsleiters, im Rahmen einer sog. qualitativen Budgetierung umsetzen könnte. Vielmehr ist es Bedingung für ein Anreizsystem, das quasi automatisch eine dynamische

---

[12] Siehe in diesem Zusammenhang auch: Arnold, M., Prioritäre Gesundheitsziele als Mittel der medizinischen Orientierung?, in: MMG 16/1991, S. 313-320

Entwicklung ermöglicht, die sich tendenziell dem Wohlfahrtsmaximum nähert.

Viel gewonnen wäre in jedem Fall, wenn Übereinstimmung darüber bestände, wie der Nutzen überhaupt gemessen werden soll. Gewonnene Lebensjahre mit hoher Lebensqualität können bei aller Bedeutung der *"quality adjusted life years"* für die Evaluation von Gesundheitsleistungen nicht zur alleinigen Richtschnur gemacht werden, da dann die wichtigen Gesundheits- und Pflegeleistungen, die von der Bevölkerung gewünscht werden, entfallen müßten. Zu den Problemen der Nutzenmessung tritt noch der Umstand der mangelnden Teilbarkeit von Gütern, die der Umstrukturierung der Gesundheitsleistungen zusätzlich noch natürliche Grenzen setzt.

Bei der hier gewählten Betrachtungsweise von "oben nach unten" liegt die Beziehung zwischen Arzt und Patient auf der untersten Ebene, die natürlich als Grundlage der medizinisch-ärztlichen Versorgung anzusehen ist. Sie ist in die Rahmenbedingungen eingebettet, die sich u.a. aus den oben genannten Allokationsentscheidungen ergeben und die aus ärztlicher Sicht oft vorschnell als rein politische Entscheidungen negativ apostrophiert werden. Mit jeder der genannten Entscheidungen wird bewußt oder unbewußt darüber befunden, welche Krankheiten in welchem Umfang behandelt werden können. Davon wiederum bleibt der Gesundheitsstand der Bevölkerung nicht unbeeinflußt.

Abb. 2: In welche Bereiche des Gesundheitswesens soll die Gesellschaft ihre knappen Mittel lenken?

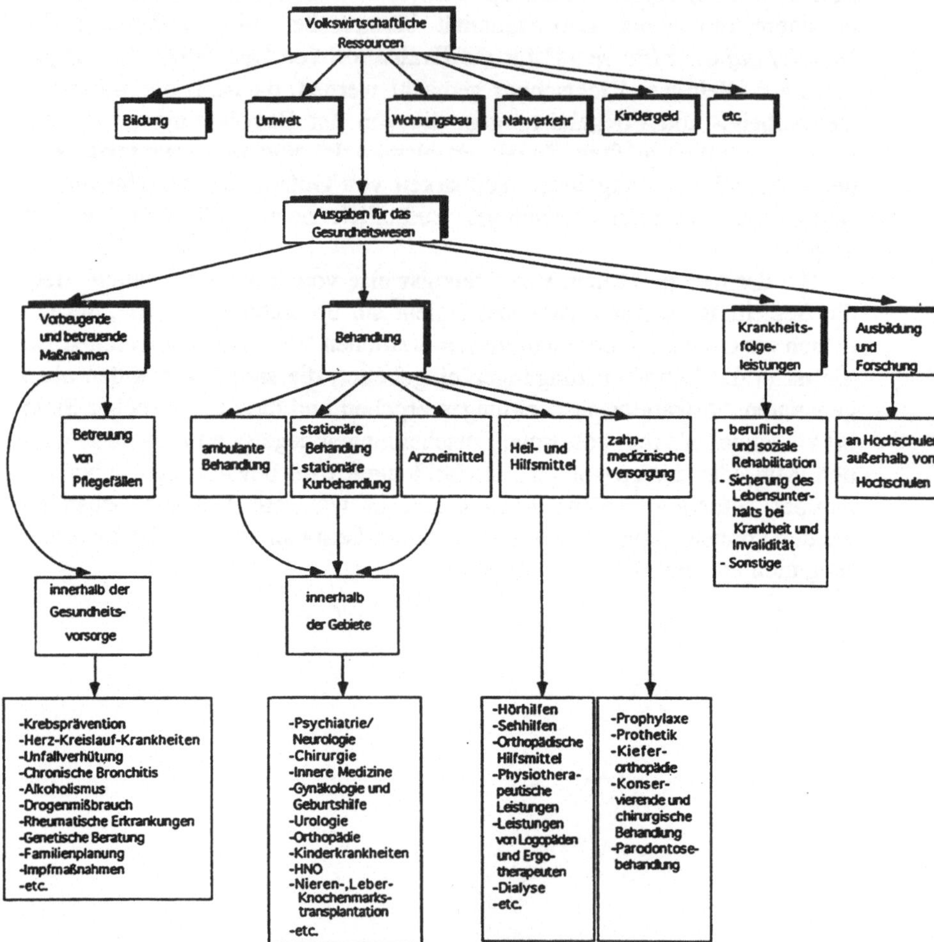

a) Eine zusätzliche Geldeinheit ist dort einzusetzen, wo sie den höchsten Nutzen bewirkt.
b) Eine einzusparende Geldeinheit ist dort abzuziehen, wo am wenigsten Nutzen verlorengeht.
c) Im Falle von vorhandenen Wirtschaftlichkeitsreserven läßt sich entweder die Gesundheitsversorgung der Bevölkerung verbessern oder bei gegebenem Gesundheitsstand das Gesamtbudget verringern.

Kosten-Wirksamkeits-Analysen als Lösungsweg?

Spitzt man das Problem der Ressourcenbegrenzung angesichts der vielen Entscheidungsebenen zu, so stellt sich die Frage, wo und durch wen eine zusätzliche D-Mark am sinnvollsten eingesetzt werden kann bzw. in welchem der genannten Bereiche sie sich am ehesten ohne oder mit vertretbarem Verlust an Nutzen einsparen läßt. Von den übergeordneten Allokationsentscheidungen sind nicht nur die behandelnden Ärzte, sondern alle Bürger als potentielle Patienten betroffen. Nicht die Behandlung des einzelnen Patienten durch den Arzt steht im Vordergrund der oberhalb der Arzt-Patienten-Beziehung vorgenommenen Entscheidungen, sondern neben politischen Erwägungen die unterschiedliche Wahrscheinlichkeit von Gefährdungen (z.B. ein Unfallopfer, Aids-Kranker oder Krebspatient zu werden), die es bei der Verwendung der Mittel zu berücksichtigen gilt. Die ex-ante Makroallokation ist bei idealtypischer Betrachtung völlig abgetrennt von der individuellen Behandlung eines bestimmten Patienten. Grenzfälle ergeben sich allerdings gerade im Bereich der Transplantationsmedizin, die oft unmittelbar von ministeriellen Vorgaben betroffen wird und bei der individuelle Krankheitsschicksale einen besonders appellativen Charakter aufweisen.

Die nötige Konkretisierung der oberen Allokationsebenen kann auch an den Besonderheiten der medizinischen Versorgung dargestellt werden. Soll den Schwerstkranken geholfen werden, ergeben sich andere Entscheidungen, als wenn etwas mehr Gesundheit für alle Bürger gefordert wird. Müssen Leistungen tatsächlich verweigert werden, so stellt sich die Frage nach den Zuordnungskriterien (z.B. Wartelisten, Losentscheide). Welche Rolle spielen Altersgrenzen? Selbstverständlich haben alle allokativen Entscheidungen eine ethische Dimension, gilt es doch, eine Güterabwägung mit dem Ziel vorzunehmen, in Zukunft Mittel dort zu verwenden, wo der größte Nutzen zu erzielen ist. So wäre es z.B. nicht zu verantworten, aus ökonomischen Gründen eine Ausgrenzung von wirksamen und u.U. lebensrettenden, aber teuren Maßnahmen vorzunehmen, solange nicht alle anderen, weniger folgenschweren Maßnahmen der Kostendämpfung erschöpft sind. Die Beurteilung der Effizienz des medizinischen Leistungsgeschehens insgesamt und die Analyse der Kosten-Nutzen-Relation einzelner Verfahren stützen sich aus methodischer Notwendigkeit nicht auf die Beobachtung von Einzelfällen, sondern auf die von Gruppen vergleichbarer Fälle. Gegenstand der Betrachtung sind Zahlen über Patienten, Leistungen, Erfolge und Mißerfolge und über Kosten, die zueinander in Beziehung gesetzt werden.

Aus dem immerwährenden Konflikt zwischen der Knappheit der verfügbaren Mittel und den Möglichkeiten der Medizin ergibt sich die Notwendigkeit, die begrenzten Mittel so einzusetzen, daß ihre höchste Gesundheitswirksamkeit erreicht wird. Dazu bedarf es einer Evaluation des medizinischen Leistungsgeschehens mit dem Ziel, die Kosten und Nutzen der

Abb. 3. Kosten pro gewonnenem Lebensjahr als Zielgröße der Kosten-Wirksamkeits-Analyse. (Siehe im einzelnen: Adam H., Henke K.-D., Kosten-Effektivitäts-Analyse einer Senkung des Cholesterinspiegels durch medikamentöse Therapie in der Bundesrepublik Deutschland, Hannover 1992, S. 9)

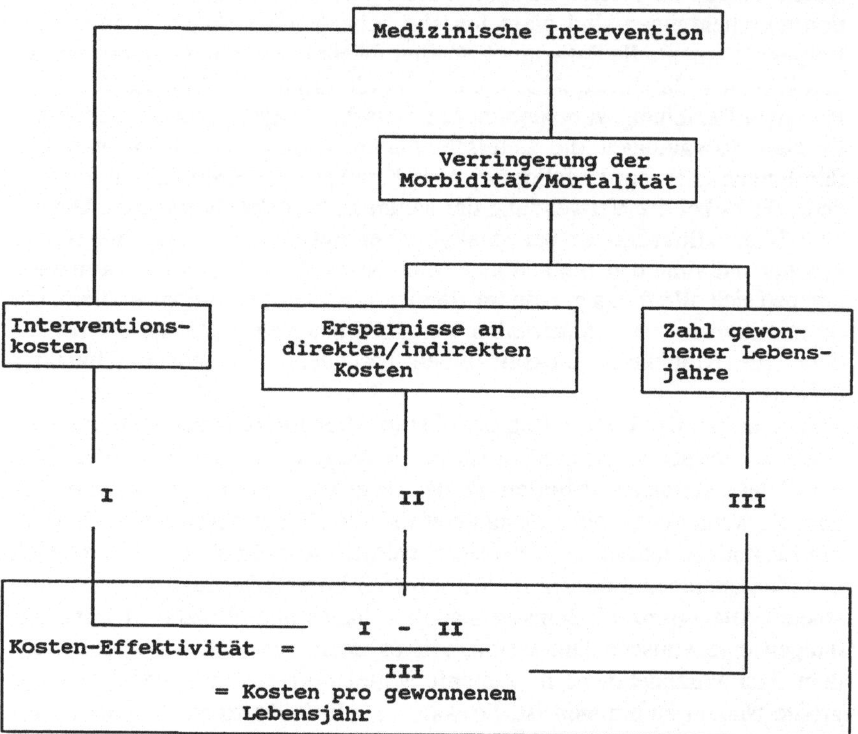

diagnostischen und therapeutischen Maßnahmen zu erfassen sowie unwirksame und unwirtschaftliche Leistungen zu erkennen. Ziel der Evaluation ist dabei nicht, Kosten einzusparen, sondern die vorhandenen Ressourcen sinnvoll zu verwenden.

Zur Feststellung der Vorteilhaftigkeit einer Maßnahme werden vielfach "Kosten-Nutzen-" und "Kosten-Wirksamkeits-Analysen" herangezogen, die zum Ziel haben, zu versuchen, sämtliche Vor- und Nachteile bestehender Alternativen gegenüberzustellen und diejenige mit dem besten Gesamtergebnis auszuwählen. Aus Abbildung 3 läßt sich ein mögliches Vorgehen entnehmen. Den mit einer Maßnahme verbundenen Interventionskosten steht eine Reduktion des Erkrankungsrisikos gegenüber, die ihrerseits zwei Effekte zur Folge hat. Zum einen tritt eine Einsparung an Kosten auf, die ohne die Maßnahme sonst angefallen wären; zum anderen geht die Verringerung der Morbidität und Mortalität mit einem Gewinn an Lebenserwartung einher. Werden die Netto-Interventionskosten als Differenz zwischen den Interventionskosten und den interventionsbedingten Kosteneinsparungen durch die Zahl der gewonnenen Lebensjahre dividiert, erhält man die Kosten-Effektivität als Evaluationskriterium. Ein positiver Wert zeigt einen volkswirtschaftlichen Ressourcenverbrauch an; ist der Wert des Quotienten gleich oder kleiner als Null, liegt eine Maßnahme vor, die sich finanziell selbst trägt.

So einfach die Evaluation in ihrer allgemeinen Methodik erscheinen mag, ihre Durchführung im einzelnen ist mit vielfältigen Problemen verbunden, auf die ich in diesem Beitrag nicht detailliert eingegangen werden kann. Die Ergebnisse der ökonomischen in Verbindung mit einer medizinischen und ethischen Evaluation stellen Entscheidungshilfen für die am Gesundheitswesen Beteiligten dar. So können Evaluationen die Arbeit der Bundesausschüsse der gemeinsamen Selbstverwaltung von Ärzten und Krankenkassen unterstützen, deren Aufgabe darin besteht, "die zur Sicherung der ärztlichen Versorgung erforderlichen Richtlinien über die Gewähr für eine ausreichende, zweckmäßige und wirtschaftliche Versorgung der Versicherten" (§ 92 Abs. 1 SGB V) zu beschließen. Erst aufgrund von Empfehlungen der Bundesausschüsse der Ärzte und Krankenkassen dürfen neue Untersuchungs- und Behandlungsmethoden in der ambulanten kassenärztlichen und kassenzahnärztlichen Versorgung zu Lasten der Krankenkassen abgerechnet werden (§ 135 Abs. 1 SGB V).

Für eine systematische Evaluation ist allerdings die Bereitstellung standardisierter Methoden und Instrumente zu fordern, deren Anwendung prinzipiell gesichert sein müßte. Dies wird schnell klar, wenn einmal die Ergebnisse von Kosten-Wirksamkeits-Analysen für Maßnahmen präventiver und kurativer Versorgung aufgelistet werden. Der Versuch liegt nahe, daraus eine "Hitliste" der Programme nach der Rangfolge ihrer Netto-Interventionskosten pro gewonnenem Lebensjahr aufzustellen. Vorsicht ist allerdings angebracht, wenn auf der Basis dieser "League Table" gesundheitspolitische Schlußfolgerungen gezogen werden sollen. Ohne Sicherstellung der Vergleichbarkeit der Ergebnisse setzen sich die Resultate von Kosten-Wirksamkeits-Analysen leicht dem Vorwurf der Manipulation aus. Dem wäre durch eine Standardisierung der Vorgehensweise vorgebeugt, die die Möglichkeiten und die Grenzen der Evaluation offenlegt. Dann nimmt auch die Bereitschaft zu, Evaluationsergebnisse zu akzeptieren und anzuwenden.

"League Table" der Kosten eines gewonnenen, qualitätskorrigierten Lebensjahres bei ausgewählten Maßnahmen im Gesundheitswesen (Preise von 1983/84)[13]	
Maßnahme	**Gegenwartswert der Kosten eines gewonnenen, qualitätskorrigierten Lebensjahres (in Pfund)**
Rat des Hausarztes, das Rauchen einzustellen	170
Schrittmacherimplantation wegen eines Atrioventrikular-Blocks	700
Hüftendoprothese	750
Koronare Bypass-Operation wegen schwerer Angina-Pectoris mit Linksherzinsuffizienz	1040
Kontrolle des Gesamt-Serumcholesterins durch den Hausarzt	1700
Koronare Bypass-Operation bei schwerer Angina Pectoris mit Zwei-Gefäße-Leiden	2280
Nierentransplantation (toter Spender)	3000
Brustkrebs-Reihenuntersuchung	3500
Herztransplantation	5000
Koronare Bypass-Operation wegen leichter Angina Pectoris mit Zwei-Gefäße-Leiden	12600
Hämodialyse im Krankenhaus	14000

Ärztliches Handeln unter Budgetrestriktionen

Wenn eine breite medizinische Versorgung für alle gewährleistet werden soll, ist der ausschließlich individualmedizinische Ansatz des einzelnen Arztes zu relativieren und das Wohl der Allgemeinheit mitzubedenken, da die Mittel für das Gesundheitswesen durch die beitragszahlende Bevölkerung aufgebracht werden. Dann wird deutlich, daß eine ökonomische Bewertung gerechtfertigt ist, weil der Preis von Ineffizienz und mangelnder Einsicht in die ökonomischen Zusammenhänge und das Fehlen von gesamtwirtschaftlicher Rationalität in der medizinischen Versorgung Tod und Krankheit vieler Patienten bedeuten kann. "Die Beachtung des Allgemeinwohls, wie sie sich komplementär aus der sozialen Verpflichtung einer Gewährleistung von medizinischer Versorgung, unabhängig von der Person und den Vermögensverhältnissen des einzelnen, ergibt, ist das eigentlich Neue des medizinischen Versorgungssystems und hat für den einzelnen Arzt ein früher in dieser Klarheit nicht erkanntes Problem entstehen lassen.

---

[13]   Quelle: Drummond, M., Teeling Smith, G., Wells, N.: Wirtschaftlichkeitsanalyse bei der Entwicklung von Arzneimitteln,; Medizinisch-Pharmazeutische Studiengesellschaft e.V., Bonn 1989, S. 76

Eine nur auf den individuellen Patienten gerichtetee Betrachtungsweise in Verbindung mit dem Anspruch auf völlige Therapiefreiheit, die als wesentliches Element einer medizinischen Ethik gilt, konnte zu Listers Zeiten vertreten werden, nicht aber heute, wo sie eine wichtige Ursache der Ineffizienz der medizinischen Versorgung ist"[14].

Mit dem Ausbau der Systeme der sozialen Sicherung und einer quasi-öffentlichen Finanzierung nimmt der Rechtfertigungsdruck für die Leistungserbringer zu. Hier liegt m.E. der nachhaltigste Einfluß der Beitragssatzstabilität auf die Allokationswirklichkeit. Kostendämpfung einfach als inhuman zu bezeichnen, reicht als Argumentationsbasis nicht mehr aus.

Teile der Ärzteschaft gehen immer noch davon aus, daß die Steuerung des Mittelflusses im Gesundheitswesen vom Grundsatz gleicher Rechte und gleicher Behandlungschancen abweicht, weil bei Mittelknappheit dem einzelnen Patienten nicht so geholfen werden kann, wie es nach dem Selbstverständnis der Medizin wünschenswert, ja erforderlich wäre. Dieser Anspruch muß jedoch angesichts der historischen Entwicklung und der Begrenztheit der uns zur Verfügung stehenden Ressourcen überdacht werden. Selbst der Arzt ist in der täglichen Praxis und im Klinikalltag gezwungen, Prioritäten zu setzen, und sei es nur beim Einsatz seiner eigenen Zeit, die ihm bei Ausübung seines Berufes zur Verfügung steht.

Diese Ausführungen zeigen die Notwendigkeit, die ethischen Implikationen der Allokationswirklichkeit im Gesundheitswesen deutlicher als bisher üblich aufzuzeigen und eine Diskussion mit dem Ziel vorzubereiten, einen allgemeinen Konsens über die ethischen Normen der Gesundheitsversorgung herbeizuführen. Vorgelagert und Voraussetzung hierzu ist der Wunsch nach mehr Transparenz über die Mittelverwendung im Gesundheitswesen und die ihr zugrundeliegenden Entscheidungsmechanismen.

Zu diesem Zweck ist es erforderlich, daß sich die Beteiligten mit der Allokationswirklichkeit im Gesundheitswesen mehr als in der Vergangenheit vertraut machen und zu diesem Zweck über ihr unmittelbares Betätigungsfeld hinaussehen. Auf diese Weise wird die im Vordergrund stehende individualärztliche Sicht um weitere Entscheidungsebenen erweitert. Gleichzeitig treten die (Opportunitäts-)Kosten der Ausgabenbegrenzung deutlicher in den Vordergrund. Auf der Grundlage notwendiger Güterabwägung kann dann auf mittlere Sicht auch die Öffentlichkeit die sich abzeichnenden Wirkungen einer intensiv betriebenen Kostendämpfung besser erkennen und gegebenenfalls gegensteuern, wie es in § 141 Abs. 2 SGB V für den (Ausnahme-)Fall vorgesehen ist, daß die notwendige medizinische Versorgung ohne Beitragssatzerhöhung nicht zu gewährleisten ist.

---

14 Arnold, M., Warum stellt sich das Thema: Ethik der Gesundheitsökonomie?, Manuskript 1990, S. 12.

Diskussion

P. Schölmerich

Herr Henke, Sie haben im Zusammenhang mit Ihren Handlungsanwei-
sungen den Begriff des Nutzens eingeführt. Nun besteht die praktische
Schwierigkeit, diesen Begriff zu definieren. Was verstehen Sie in diesem
Zusammenhang unter Nutzen?

K.-D. Henke

Das Hauptproblem besteht darin, daß man den Nutzen nur sehr schwer
operationalisieren und intersubjektiv vergleichbar machen kann. Es stellt
eine Herausforderung dar, mit diesem Begriff zu arbeiten. Es ist ein viel
verwendetes Konzept geworden, "qualitätsbereinigte" Lebensjahre in die
Berechnung einzubeziehen. Ich denke, es ist wichtig, diese
"Qualitätsbereinigung" herauszustellen. Man kann utilitaristische Überlegungen in Richtung des Prinzips "größte Zahl gleich größtes Glück" anstel-
len. Oder man sagt: Ich habe einen bestimmten Geldbetrag, den ich so aus-
geben will, daß ich daraus den größten Nutzen ziehe. Dann ergibt sich aber
das Problem, diesen Nutzen zu operationalisieren. Mir ist natürlich bewußt,
daß mit der Größe "Überlebensjahre" nicht alles erfaßt wird, was in der
Realität wichtig ist. So können beispielsweise viele pflegerische Leistungen
auf diese Weise gar nicht erfaßt werden. Es ist auch eine ganz wichtige
Nutzenkomponente, vom Arzt bestätigt zu erhalten, daß man weiterleben
könne wie bisher, da man gesund sei.

Ich glaube nicht, daß ich durch das Zeigen der "League table" einer zu
leichtfertigen Diskussion Vorschub geleistet habe. Damit wollte ich Sie er-
schrecken und zum Ausdruck bringen: So wird man die Diskussion nicht
fortsetzen können, sondern man muß eine darüber hinausgehende Differenzierung vornehmen. Wir alle sind aufgerufen, den Nutzen zu operationalisieren. Auch der Patient und die Angehörigen sind aufgerufen, dazu
Stellung zu nehmen. Wir sollten den Versicherten und den Patienten als
viel mündiger einschätzen, als dies bisher geschieht. Wenn wir dies tun,
kommen wir mehr und mehr in Richtung dieser Nutzenkomponente.

Das ist allerdings ein langer, langer Weg. Ich glaube nicht, daß die bisher erreichten Ergebnisse schon geeignet sind, umgesetzt zu werden, jedenfalls nicht in Deutschland. In England mag dies noch angehen, wo ein District Manager seine Mittel aus dem öffentlichen Haushalt bezieht und in
seinem District losgeschickt wird, um Gesundheit zu "kaufen". Diese Idee
ist irgendwo faszinierend: Da bekommt jemand als Manager eine
bestimmte Summe zur Verfügung gestellt und soll dafür Gesundheit
"kaufen". Das kann er nicht nur über den Arzt bewerkstelligen, sondern
auch durch eine bessere Bildung, verbesserte Wohnmöglichkeiten usw. Er
ist in der Auswahl ganz frei. Allerdings muß sich hinterher die
Mittelvergabe als effizient herausstellen. Dieses englische System, das so

verteufelt wird, ist, wenn man es sich genau anschaut, sehr anregend. Niemand von Ihnen wird widersprechen, wenn ich sage, daß wir mit einer gegebenen Summe Geldes maximal Gesundheit "kaufen" wollen. Wir stehen allerdings vor dem Problem, diese Gesundheit zu operationalisieren.

H. Kliemt

Ich möchte zu dem Nutzenkonzept folgende Zusatzbemerkung machen. Ich habe hier eine gewisse Skepsis gegenüber dem Nutzenbegriff herausgehört. Jeder von uns, der in irgendeiner Weise Konsequenzen bewertet und eine Präferenzordnung bezüglich der Umstände in der Welt errichtet, nimmt implizit Bezug auf ein Konzept, das durchaus mit "Nutzen" bezeichnet werden kann. Das machen sich viele Nichtökonomen nicht klar.

Das klassische Nutzenkonzept war folgendes. Der Nutzen - etwa in Form der Lust oder in Form von Gefühlen - war der Grund dafür, die Handlung A der Handlung B vorzuziehen. Das moderne Nutzenkonzept besagt: Eine bestimmte Handlung ist von höherem Nutzen, weil sie einer anderen Handlung vorgezogen wird, aus welchen Gründen auch immer. Sie ist unter bestimmten Bedingungen - rationale Präferenzen usw. - durch eine Nutzenfunktion darstellbar. Für Nichtökonomen ist es häufig schwer nachzuvollziehen: In der Ökonomie, auch in der Gesundheitsökonomie, kann man immer mit einem Nutzenkonzept arbeiten, das gegenüber jeglicher Art von Bewertung offen ist. Alle Bewertungen, die man einbringt, kann man auch in das Nutzenkonzept einbringen. Ich meine, deshalb sollte man nicht so schnell eine große Skepsis gegenüber dem Nutzenkonzept entwickeln. Jeder von uns arbeitet damit implizit, jedenfalls dann, wenn er sich gewissen Rationalitätsanforderungen unterwirft.

H. Bräutigam

Warum führt man in die Diskussion nicht die Frage nach der Wirtschaftlichkeit des Mitteleinsatzes ein? Davon kann doch viel abhängen. Ich würde es nicht vorziehen, bei jedem zweiten Satz mit diesem wolkigen Begriff "Nutzen" angreifbar zu sein.

K.-D. Henke

Das Schaubild mit den Kosten der Intervention und dem Nutzen in Form von gewonnenen Lebensjahren sollte zeigen, daß wenn man die drei Faktoren neue Medikamente, neue Techniken und neue Operationsformen zugrunde legt, man diese, jedenfalls zunächst einmal am grünen Tisch, hinsichtlich ihrer Kosten vergleichen könnte, um so zu dem Ergebnis zu kommen, daß man mit dem einen Faktor und einer bestimmten Summe Geldes mehr Gesundheit oder ein Jahr längeres Leben "kaufen" kann. Man kann also nachweisen, daß man mit einer Strategie - natürlich idealtypisch - kostengünstiger operieren kann als mit anderen Strategien. Doch fällt es mir schwer, diesen Begriff von den gewonnenen Lebensjahren umzusetzen. Wessen Lebensjahre sind es? Sind es zehn Jahre bei einer Person, oder geht es um jeweils ein Jahr bei zehn Personen? Der Gedanke an eine Verteilungsgerechtigkeit im Zusammenhang mit Lebensjahren ist mir unheimlich, wenn ich an die Implikationen denke. Aber diese Diskussion ist in der Welt, und wir können sie mit diesem Symposium auch nicht beenden.

Wir sind vielmehr dabei, diese Konzepte weiter zu operationalisieren und auf solchen Tagungen vorzustellen. Aber wir sind noch nicht so weit, daß man es umsetzen kann. Bei diesen Kosten-Nutzen-Betrachtungen wird immer sehr vorschnell die nichterwerbstätige Bevölkerung erwähnt, und es wird auf unschöne Folgerungen verwiesen. Mit solchen plakativen Beispielen kann man die Diskussion sofort abtöten. Die Funktionsfähigkeit im Zusammenhang mit der nichterwerbstätigen Bevölkerung läßt sich - das hat Frau Lehr[15] immer wieder gezeigt - beschreiben. Das muß sich nicht immer im Sozialprodukt niederschlagen. Das wäre ein verfehlter, ja geradezu gefährlicher Ansatz.

T. Koch

So sehr ich es im Prinzip für unumgänglich halte, den Nutzen festzustellen und zu bewerten, so sehr möchte ich betonen, daß sich dabei die Frage stellt: Wer wertet denn? Inwieweit kann der Betroffene selbst als Individuum und als Teil der Gemeinschaft seine Wertungen mit einbringen, und zwar so, daß sie von ausschlaggebender Bedeutung sind. Wie soll bei den zu treffenden Einzelentscheidungen gewichtet werden, was der einzelne Patient für sich für nützlich hält?

F. W. Schwartz

Im Grunde genommen müßte man sich einen Eudämon im Sinne des 18. Jahrhunderts vorstellen, der irgendwo über oder in diesem System sitzt und alle Bewertungen und alternativen Ausgaben kennt und entsprechend handelt. Aber so etwas gibt es nicht. Im englischen System ist dieser Eudämon der Verwaltungsdirektor, der mit einer solchen Aufgabe natürlich überfordert ist.

Das Gegenmodell kann nur im öffentlichen Diskurs bestehen. Dieser aber kann nicht einheitlich organisiert werden. Eigentlich ist das deutsche System mit den Kassen, die ihre Delegierten selber wählen, in nuce ideal, wenn auf Vertreterversammlungen über alternative Ausgaben diskutiert wird. Aber geschieht dies wirklich?

Wir müssen den Eudämon durch den Diskurs ersetzen. In einem solchen Diskurs würde ich die "Hit-Listen" zulassen, aber nur als eine

---

15   Vgl. hierzu die verschiedenen Beiträge in: Lehr, U., Thomae, H. (Hrsg.): Formen seelischen Alterns; Ergebnisse der Bonner gerontologischen Längsschnittstudie (BOLSA), Stuttgart 1987

partielle Komponente. Dann kann darüber diskutiert werden: Wie ist es mit dem Rauchen? Wie ist es mit der Transplantation? Sind es wirklich Alternativen oder nur Facetten eines sehr großen komplexen Bildes?

K.-D. Henke

Ich hoffe, mit diesem Symposium wird vieles zur Operationalisierung des Begriffs Nutzen beigetragen. Dabei muß es sich um ein ganz offenes und weites Konzept handeln.

Wenn z.B. für eine kieferorthopädische Behandlung eine Rechnung über 15 000 DM ausgestellt wird und dort als Begründung die Wiederherstellung bzw. Beibehaltung der Kaufähigkeit und die Vermeidung zukünftiger Erkrankungen aufgeführt sind, finde ich das unzureichend. Es muß doch möglich sein, bestimmte medizinische Leistungen einander gegenüberzustellen und zu fragen: Was bekomme ich für eine bestimmte Summe? Wenn ich sehe, daß es für manche medizinische Verrichtung im operativen Bereich, wo mit großer Sorgfalt bestimmte Drainagen gelegt und Katheter entfernt werden müssen, 422 DM gibt und im kieferorthopädischen Bereich, wo es auch um eine handwerkliche Verrichtung geht, allein für den Kostenvoranschlag eine solche Summe berechnet wird, dann ist das für mich nicht stimmig.

Ich denke, man muß sich Gedanken darüber machen, was alles im Leistungskatalog aufgeführt sein soll. Das muß doch nicht so umfassend sein wie derzeit. Ich rede keinem Krankenhausverwaltungsleiter oder einem Eudämon das Wort, der sozusagen von oben herab die qualitative Budgetierung vornehmen soll, die ja manchmal auch gefordert wird. Ich glaube, daß wir mit unserem Prinzip der sozialen Partnerschaft und dem dritten Weg zwischen Markt und Staat recht gut liegen. Wir sehen, daß man im Ausland dieses System übernehmen will. Dennoch bedarf auch dieser Weg der Erneuerung. Die Patienten- und Versichertenrechte müßten noch etwas stärker artikuliert werden. Das gilt vor allem für die Versichertenrechte. Ich möchte gar nicht so sehr auf den Patienten abheben. Denn bei diesem ist es sozusagen schon zu spät. Der Versicherte könnte ruhig etwas stärker eingebunden und mündiger gemacht werden.

Zum Nutzenkonzept kann ich jetzt hier keine fertige Ausarbeitung vorlegen. Ich finde es anregend zu sagen: Ich möchte die Mittel so lange umschichten, bis sie in allen Verwendungszwecken den gleichen Grenznutzen stiften. Auch wenn man es noch nicht messen kann, scheint mir das ein Weg zu sein, der hier und da weiterhelfen und zeigen kann, daß Disproportionalitäten bei den ärztlichen Abrechnungen bestehen, ganz zu schweigen davon, daß wir alle nicht in der Lage sind, Gebührenordnungspositionen betriebswirtschaftlich hinreichend zu beurteilen. Das sind Werte, die einmal hingeschrieben wurden, um daraus die freiberufliche Tätigkeit zu bezahlen. Dann wurde es ständig dynamisiert. Ich glaube, der Bewertungsausschuß ist einer ökonomischen Analyse und Durchdringung noch nicht zugänglich. Jedenfalls kommen die Ökonomen in diesen Ausschuß nicht hinein. Man bekommt nur die Ergebnisse; wie es abgeleitet wurde und ob es gut oder schlecht ist, kann man gar nicht beurteilen. Damit die Mittel dorthin fließen, wo sie am dringendsten gebraucht werden, bedarf es einer größeren Transparenz auch dieser Beschlüsse. Der Gesundheits-Check-up wurde sozusagen per Zuruf aufgenommen. Die Implikationen, was das kostet, hat vorher niemand aufgedeckt. Hinterher hat man gesagt: Das kostet ja Milliarden! Ein rationaler Diskurs darüber hat nicht stattgefunden.

M. Bullinger

Ich bin mir nicht sicher, ob die Fragen der Qualitätssicherung und viele der Punkte, die hier angesprochen wurden, wirklich schon ausdiskutiert sind und ob alles so transparent ist, wie wir es wünschen. Das Unbehagen darüber, wie in einer einzigen Zahl die Lebensqualität eines Menschen auszudrücken ist, ist durchaus nachvollziehbar. De facto kann man zwar abstrahieren, nur weiß man nachher nicht mehr, welches die Bestimmungskomponenten dieser Abstraktion sind.

Die "League tables" sind wohl deswegen verwirrend, weil hier nicht Vergleichbares in einen Topf geworfen wird. Wenn man sie sinnvoll interpretieren will, muß man m. E. für eine gegebene Erkrankung die bestimmten medizinischen Indikationen einander gegenüberstellen, ferner auch die nichtmedizinischen Indikationen. Kesserweise könnte man hier einmal Naturheilverfahren oder vielleicht auch psychologische Verfahren erwähnen. Nur dann, wenn dieses systematisiert wird, wenn also eine Taxonomie zugrunde liegt, können solche Zahlen etwas bringen.

R. Pichlmayr

Ich glaube, wir brauchen vor solchen Tabellen keine Angst zu haben, wenn man klarlegt, daß diese nicht das Alleinseligmachende sind. Wird z.B. in der dargestellten "League Table" der Rat des Hausarztes, das Rauchen einzustellen, kosteneffektiver bewertet als die Hämodialyse im Krankenhaus, so müßte man natürlich auch über den quantitativen Erfolg informiert werden. Gleichzeitig müßte deutlich werden, was passiert, wenn einem Patienten die Dialyse vorenthalten wird. Man könnte ja zurecht argumentieren, ein Besuch beim Hausarzt, um den Ratschlag zu bekommen, nicht mehr zu rauchen, sei zum Fenster hinausgeworfenes Geld, da jeder wissen müsse, daß Rauchen schädlich ist. Wichtig erscheint doch, daß beim Vergleich von Gesundheitsleistungen der individuelle Gesichtspunkt der Arzt-Patient-Beziehung mindestens ebenso Gültigkeit hat wie die Fragen der Gesamtkosten bzw. der Gesundheitspolitik generell.

K.-D. Henke

Frau Bullinger hat natürlich recht, daß man hier viel tiefer einsteigen muß. So sollte am Schluß des Symposiums auch die Frage stehen, ob das Instrument der "League tables" nicht verfeinert werden kann. Man braucht aber keine solchen Tabellen, um den Lebensstil als eine ganz wichtige Variable zu erkennen. Einige Kollegen sind da sehr kühn und meinen, daß man einem Patienten vor dem Hintergrund seines Lebensstils auch Leistungen verweigern sollte.

H. Raspe

Ich habe eine spezielle Frage, die das Problem des Nutzens beleuchtet. Wie geht man mit der Verursachung indirekter Kosten bei jenen Patienten um, die auf Grund einer chronischen Krankheit auf dem Arbeitsmarkt eigentlich keine Chance mehr haben? Natürlich kann man für chronisch Kranke errechnen, was sie noch leisten könnten, wenn sie gesund wären. Sie sind aber nun einmal chronisch krank. Wir haben aber Arbeitslosenziffern von 5 bis 6 % in den alten Bundesländern und 15 % in den neuen Bundesländern. Das Leistungsvermögen kann also gar nicht umgesetzt werden. Wie geht man in Kosten-Nutzen-Analysen mit diesem Problem um?

K.-D. Henke

Ohne Frage ist es ausgesprochen schwierig, direkte und indirekte Kosten zu differenzieren und zu berechnen. In jedem Fall müssen in einer Analyse die Berechnungsgrundlagen einheitlich und transparent sein. Ich tendiere daher zu einem getrennten Ausweis und einer Zusatzberechnung.

F. J. Oldiges

Ich stehe hier nicht, um für die gesetzlichen Systeme zu werben. Aber man muß doch die unterschiedliche Wertung des Nutzens oder des Schadens bzw. die unterschiedliche Relation zwischen Kosten und Nutzen bei den jeweiligen Systemen herausstellen.

Die GKV hat bei der Aids-Problematik, insbesondere der Aids-Vermittlung durch Bluter, folgende Erfahrung mit dem privaten Absicherungssystem sammeln können: Wir haben die Behandlungskosten in einem solchen Fall übernommen und auf Grund der speziellen Haftungsregelung für krankheitsverursachende Arzneimittel Schadenersatz gefordert. Am Ende hätten wir noch etwas mitbringen sollen, weil man uns entgegenhielt, daß wir vielleicht die Rente und eine lebenslange medizinische Versorgung "sparen". Als das zum Gegenstand des Prozesses wurde, haben wir einen Vergleich geschlossen. Wir wollten das nicht so in die Öffentlichkeit bringen. Das ist eben die private Absicherung.

Die Unfallversicherung begleicht sozusagen einen Schadenersatzanspruch. Dieser Schadenersatzanspruch bedeutet die Wiederherstellung des vorherigen Zustands. Auch dies ist ein Kriterium dafür, was die Unfallversicherung alles leisten muß. Die Wiederherstellung bedeutet zunächst einmal die Wiederherstellung der Gesundheit. Deshalb heißt es: mit allen geeigneten Mitteln. Das ist ein ganz anderes Leistungsniveau. Die Krankenkassen hingegen begleichen keinen Schadenersatzanspruch.

Es wurde der Eindruck erweckt, als fände in der GKV keine Nutzen-Kosten-Abwägung statt. Zum Schluß wurde richtigerweise gesagt: nicht in dieser spektakulären Form. Ich meine, im kleinen findet eine solche Abwägung laufend statt. Im Bundesausschuß der Ärzte und Krankenkassen, in dem es permanent um neue Behandlungs- und Heilmethoden geht, ist der Ablauf folgendermaßen: Bei einem ganz bestimmten Vergütungsvolumen kommen neue Leistungen, die Geld kosten. Zunächst einmal wird gefragt, was im alten Bereich überflüssig ist, was wenig Nutzen stiftet und was sich möglicherweise überholt hat. Wo es Rationalisierungseffekte gegeben hat oder wo diese realisiert werden können. Weithin wird überlegt, wo keine Ausweitung mehr erwünscht ist, wo eine Leistung durch knappe Finanzmittel "ausgeblutet" werden kann - dies bedeutet letzten Endes ein Abwägen einer Leistung gegenüber einer anderen. Die Entscheidung fällt dann zugunsten einer Maßnahme bei gegebenem Finanzvolumen.

Eine große Diskussion geht derzeit um die weitere Absenkung und vielleicht sogar Eliminierung ganz bestimmter technischer Leistungen zugunsten des Hausarztprinzips. Ich will es einmal so überspitzt formulieren: Unsere hausärztliche Versorgung bringt angesichts der Morbiditätsentwicklung - Stichwort: psychosoziale Behandlungen - viel mehr an gesundheitlichem Nutzen, als jemanden mit "High-Tech-Medizin" in der letzten krisenhaften Situation am Leben zu erhalten.

Im Krankenhaus allerdings findet eine solche Kosten-Nutzen-Abwägung nicht statt. Notwendig wäre eine solche Abwägung auch diese Bereiche übergreifend. Dafür gibt es keine Gremien. Das hängt auch etwas mit der Tradition des Systems zusammen. Die Entscheidungsgremien haben sich entsprechend der historischen Entwicklung gebildet, d. h. zunächst einmal bereichsspezifisch. Soweit ich es übersehe, gibt es bereichsübergreifende Entscheidungsgremien kaum. Der einzige Ausschuß, der hier eine Ausnahme bildet, ist der "Großgeräteausschuß", der noch nicht einmal im System etabliert wurde. Man mußte ihn im staatlichen Bereich ansiedeln, mit rechtlich völlig unzulänglicher Grundlage. Daher hat das, was dort entschieden wird, kaum Wirkung. Da je nachdem, ob es sich um den ambulanten oder den stationären Bereich handelt, unterschiedliche finanzielle Ressourcen dahinterstecken, klappt das nicht.

Meiner Meinung nach müßte man ein ähnliches Gremium wie den Bundesausschuß der Ärzte und Krankenkassen einschalten, allerdings über den stationären und den ambulanten Bereich hinausgreifend. Einige therapeutische Bereiche sollte man meiner Ansicht nach auch noch einbeziehen. Ich wiederhole es zum Schluß noch einmal: eine Kosten-Nutzen-Abwägung findet statt!

K.-D. Henke

Ich bin Herrn Oldiges sehr dankbar dafür, daß er hier vorgetragen hat, was ich aus dem Rechtfertigungsdruck abgeleitet habe, der wiederum eine Folge der Beitragssatzstabilität ist. Es ist unstrittig, daß Kosten-Nutzen-Erwägungen im Bereich des Gesundheitswesens an Bedeutung gewinnen. Diese Entwicklung wird man auch nicht zurückschrauben können, selbst dann nicht, wenn eine gute Konjunkturlage viele Einnahmen über die Aufkommenselastizität der Löhne und Gehälter und über Sprünge bei der Beitragsbemessungsgrenze, wie wir es jetzt in den neuen Bundesländern erleben, bringt. Ich glaube, daß die Rahmenbedingungen, unter denen wir derzeit arbeiten, nach Kosten-Nutzen-Erwägungen verlangen. Man sollte nicht isoliert nur auf ein Medikament oder eine neue medizinische Behandlungsmöglichkeit oder eine High-Tech-Entwicklung schauen, sondern man muß übergreifend die Versorgungssektoren gegeneinander abwägen, soweit das möglich ist.

Es wurde gesagt, die primärärztliche Versorgung könnte eine Richtung deutlich machen, die auch unter Kosten-Nutzen-Aspekten im Vergleich mit einem spezialärztlichen System von der Bevölkerung präferiert wird. Darüber haben wir oft diskutiert. Die Ärzteschaft ist in dieser Hinsicht gespalten, und in diesem Kontext spielt natürlich auch die Honorarentwicklung eine große Rolle. Auch diese Dinge kann man über Kosten-Nutzen-Abwägungen angehen. Man muß nicht immer gleich mit einer "League table" arbeiten. Hier wie auch sonst im täglichen Leben müssen Vor- und Nachteile einander gegenübergestellt werden. Dazu wollte ich aufrufen. Ich denke, daß eine medizinische Orientierung nur unter Einbeziehung der Kosten und des Nutzens erfolgen kann.

State of the art:
Möglichkeiten in der Nieren-, Leber- und Knochenmarktransplantation

Einführung

E. Nagel*, H.-W. Schreiber**

Ziel dieses Symposiums ist es nicht, über die Transplantationsmedizin deshalb zu diskutieren, weil ein Rechtfertigungsnotstand für dieses therapeutische Verfahren bestünde. Vielmehr soll es zu einem besseren Verständnis derjenigen Fragen beitragen, die sich auf der oberen Ebene der Makroallokation, der Ebene des Gesamtsystems, ergeben. Methoden einer Kosten-Wirksamkeits-Bewertung medizinischer Verfahren werden ihre Tauglichkeit erst auf dieser Ebene nachweisen müssen. Hier wird es sich erweisen, ob sie geeignet sind, Hilfe bei Entscheidungsprozessen zu leisten.

Die Transplantationsmedizin eignet sich besonders gut für diese Diskussion, weil sie verschiedene, bedeutsame Aspekte der Allokationsdebatte zusammenfaßt:

- Die Frage der Organzuteilung, ein Dilemma das besonders deutlich wird, wo es ein alternatives Verfahren gibt, beispielsweise die Hämodialyse alternativ zur Nierentransplantation. Dramatisch aber wird es dort, wo keine Alternative besteht, nämlich bei einer terminalen Leberinsuffizienz oder einer terminalen Herzinsuffizienz. Hier bedeutet es den Tod der Patienten, wenn keine Transplantation möglich ist.
- Die Problematik finanzieller Ressourcen. Auch diesbezüglich wird es für alle therapeutischen Verfahren die Notwendigkeit zu mehr Rechtfertigung geben.
- Die Aufgabe, einen "adäquaten Behandlungsstandard"[1] zu definieren.

Im Hintergrund steht die Frage, wie weit die Gesellschaft willens und in der Lage ist, gerade in innovativen Bereichen, wie ihn die Transplantationsmedizin darstellt, zu investieren. Mehr Transparenz bei Forschung und Entwicklung, bei ethischen, rechtlichen sozialen und ökonomischen Aspekten und mehr Effektivität und Sicherheit von Therapiestrukturen erscheinen hier zunehmend notwendig und werden von der Gesellschaft eingeklagt.

Wir haben es bei diesem Symposium ausgeklammert, über den Gesundheitsbegriff zu diskutieren. Das Problem des "adäquaten Behandlungsstandards" ist ähnlich schwierig zu fassen, besonders dort, wo sich eine pluralistische Gesellschaft wie die der Bundesrepublik darauf geeinigt hat, einen

---

* Klinik für Abdominal- und Transplantationschirurgie, Medizinische Hochschule Hannover

** ehem. Direktor der Abt. f. Allgemeine Chirurgie der Universitätsklinik Eppendorf, Hamburg

1 Die "Presidents Commission for the Study of Ethical Problems in Medicine and Biomedical and Behavioral Research" hat den "adäquaten Behandlungsstandard" definiert als: "...genügend Hilfe, um ausreichend Wohlergehen zu erreichen, ausreichend Zugang zu therapeutischen Einrichtungen, Information und Hilfestellung, um ein volles und zufriedenes Leben zu ermöglichen."

solchen Behandlungsstandard gleichberechtigt allen ihren Mitgliedern zur Verfügung zu stellen. Doch ist das Solidarprinzip im Gesundheitssystem der Bundesrepublik etwas sehr Bedeutendes und Seltenes, das auch verteidigt werden sollte.

Auf der anderen Seite gibt es die Frage, wie weit ein Individuum Vorrang vor der Gemeinschaft haben kann. Das ist in der Transplantationsmedizin ein besonders aktuelles Problem. Eine Gesellschaft kann sich sehr wohl dazu entschließen, ein individuelles Leben höher zu werten als unidentifizierbare statistische Lebensjahre, und dementsprechend Transplantationszentren bauen oder in ein flächendeckendes hochtechnologisiertes medizinisches Rettungswesen investieren. Für viele Bereiche, die sie finanziert, braucht die Gesellschaft eine Kosten-Nutzen-Analyse - für ein Staatsschauspiel oder ein Kunstmuseum braucht man dies nicht. Insofern ist und bleibt es immer eine gesellschaftliche Entscheidung, in welchen Bereichen man investieren will.

Am Beispiel der Transplantationsmedizin wird man die Schwierigkeit aufzeigen können, die ein sich über 20 Jahre neu entwickelndes Verfahren hervorruft. Wir werden in Zukunft sicherlich nicht mehr einfach neue medizinische Standards schnell übernehmen können, bevor nicht die Konsequenzen, die Akzeptanz und die Auswirkungen solcher Verfahren auf andere Bereiche bekannt sind.

Möglichkeiten in der Nieren- und Lebertransplantation

R. Pichlmayr*

Die Organtransplantation darf als ein Beispiel eines großen und weiterführenden medizinischen Fortschrittes bezeichnet werden. Dabei ist dieses Gebiet im besonderen Maße mit ethischen, allgemein menschlichen, juristischen und auch ökonomischen Fragen verflochten. Es erfordert somit eingehende Diskussionen mit vielen Disziplinen und "der Öffentlichkeit".

Die heutigen Möglichkeiten der Nieren- und Lebertransplantation seien zunächst anhand von quantitativen und qualitativen Ergebnissen dargestellt. Den Möglichkeiten stehen jedoch auch Grenzen und offene Fragen gegenüber, die hier ebenfalls besprochen werden sollen. Unter der Thematik des Symposiums sollen dabei neben den medizinischen Problemen auch Fragen der Ressourcen im weiten Sinne besprochen werden.

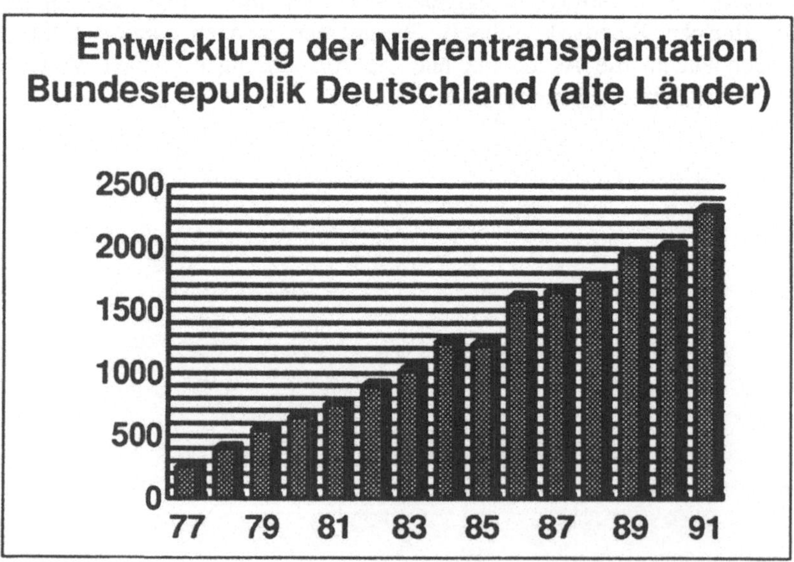

---

* Leiter der Klinik für Abdominal- und Transplantationschirurgie, Medizinische Hochschule Hannover

Stand der Nierentransplantation

Unter den Organtransplantationen im engeren Sinn - also ohne Berücksichtigung der sogenannten Gewebetransplantationen, etwa der Hornhaut- und der Knochenmarktransplantationen - ist die Nierentransplantation die am häufigsten durchgeführte. Sie spielt die Vorreiterrolle in der Entwicklung der Organtransplantation. Es ist heute kaum noch vorstellbar, welchen Durchbruch und welche Hoffnungen die erste erfolgreiche Nierentransplantation von Murray[1] und Merril 1954 zwischen eineiigen Zwillingen brachte, in einer Zeit, in der langfristige Dialysebehandlung noch nicht erfolgreich war. Auch heute stellt Nierentransplantation weiterhin die Modelltransplantation für klinische und wissenschaftliche Fragen dar[2]. Aufgrund ihrer Ergebnisse hat diese klinische Behandlungsmethode das Attribut "Therapie der Wahl" bei terminaler Niereninsuffizienz seit langem erworben.

Im Gegensatz zu den meisten anderen Organtransplantationen besteht hier die Möglichkeit, über die Hämodialyse lebenswichtige Funktionen dieses Organs durch technische Verfahren zu ersetzen. Daß diese medizinischen Möglichkeiten praktisch nutzbar sind, hängt auch an der Verfügbarkeit von Ressourcen. Besonders hervorzuheben sind sowohl die Pioniertaten der Einführung und kontinuierlichen Verbreitung der Behandlungsmöglichkeiten, vor allem durch das Kuratorium für Heimdialyse bzw. das Kuratorium für Dialyse und Nierentransplantation (KfH), als auch die im internationalen Vergleich keineswegs selbstverständliche Bereitschaft der Kostenträger in unserem Lande, diese aufwendige Behandlung bei jedem Patienten mit gegebener medizinischer Indikation zu übernehmen und hierdurch zahlreichen Menschen das Weiterleben zu ermöglichen.

Ergebnisse

Während lange Zeit nur 55 bis 60% der transplantierten Organe eine 1-2-jährige Funktion zeigten, wurden seit Einführung des Cyclosporins und anderer Weiterentwicklungen in der Behandlung der Abstoßungsreaktion Funktionsquoten von 80 bis 90% erreicht - bei Kindern wie auch bei Erwachsenen.

So sind die Ergebnisse der Nierentransplantation heute relativ konstant und statistisch kalkulierbar. Insgesamt dürfen sie als günstig bezeichnet werden; doch sind Abstufungen bei verschiedenen Risiken bekannt. Solche, statistisch nachweisbaren und somit auch prospektiv zu erwartenden Unterschiede in den Ergebnissen deuten bereits auf die Frage der "Verwendung"

---

[1] H. Murray erhielt 1991 für seine bahnbrechenden Arbeiten auf dem Gebiet der Transplantaionschirurgie den Nobelpreis für Medizin

[2] Pichlmayr, R.: Derzeitige Indikationen zur Nieren-, Pankreas- und Lebertransplantation; Chirurg 59 (1988); 454-8

der Nierenfunktion wie auch in der Transplantationschirurgie selbst, veränderte sich das Altersspektrum der Transplantationspatienten, das bei uns seinen Gipfel bei 55 bis 60 Jahren erreicht. Dies mag bei der Situation, daß auch sehr viele junge Patienten auf ein Transplantat warten, problematisch sein.

Die Indikation zu einer medizinischen Behandlung soll sich hauptsächlich am medizinischen Nutzen für den Patienten orientieren. Es ist die Frage zu stellen: Kann man einem älteren Menschen mit der Maßnahme ähnlich wie einem jüngeren helfen? Dies gilt sicher für das klinische Ergebnis. Häufig wird dabei aber auch der Unterschied in der Überlebensrate als wesentliches Kriterium in dieser Diskussion herangezogen.

Charakteristika der Nierentransplantation

- 1954 Murray und Merril
  erste erfolgreiche Nierentransplantation
  (eineiige Zwillinge)

- Modelltransplantation für klinische- und
  grundwissenschaftliche Fragen (Organkonservierung,
  Pathophysiologie, Immunologie)

- Klinische Behandlung ("Methode der Wahl")

- Grundlage für Motivation zur Organspende

Neben den quantitativen Funktions- und Überlebensdaten sind daher vor allem qualitative Ergebnisse bedeutsam. In aller Regel erlaubt eine gute Transplantatfunktion eine weitgehend vollständige Rehabilitation und damit Gesundung. Dies gilt gerade auch für Bereiche, die mit künstlichem Organersatz nicht befriedigend korrigierbar sind, wie Wachstum und Gesamtentwicklung bei Kindern und Jugendlichen sowie hormonelle und metabolische Regulationen. Seit die Frühletalitätsquoten der Nierentransplantation drastisch gesunken sind und die Spätletalitätsquote unter der der langfristigen Dialysebehandlung liegt, ist die Nierentransplantation aufgrund ihrer deutlichen Überlegenheit im qualitativen Behandlungsergebnis gegenüber jeder Dialysebehandlung das prinzipiell zu bevorzugende Verfahren, also die Behandlung der Wahl.

Grenzen

Ein Grundproblem der Versorgung im Bereich der Transplantationsmedizin ergibt sich also aus der zu geringen Zahl von Spenderorganen. So werden bei einer jährlichen Transplantationszahl von etwas über 2.000 z.Zt. in der Bundesrepublik Deutschland ca 30.000 Patienten durch eine Form der künstlichen Niere behandelt, 7.000 sind auf der Transplantationswarteliste registriert, für viele weitere wäre die Transplantation indiziert. Die Situation ist weltweit im Prinzip ähnlich, wenngleich regionale Unterschiede sowohl in der Zahl von Dialysepatienten wie auch in der Relation zu den Transplantationszahlen bestehen.

Neben der zahlenmäßigen Begrenzung haben auch medizinisch noch ungelöste Fragen Bedeutung. Unter ihnen sind die Notwendigkeit zur Dauerimmunsuppression und der im Langzeitverlauf feststellbare Abfall der Funktionsquote der Transplantate besonders wichtig. Zumindest niedrige, jedoch das Immunsystem sicher beeinflussende Dosen von Immunsuppressiva müssen praktisch bei allen soliden Organtransplantationen kontinuierlich gegeben werden. Die Zahl der Patienten, bei denen sich eine Form der Akzeptanz bzw. Toleranz des Transplantats auch ohne Immunsuppression einstellt, scheint klein zu sein; individuell kann das Vorliegen einer solchen immunologischen Situation heute noch nicht genügend analysiert werden, so daß eine besonders starke Reduktion oder gar Unterbrechung von Immunsuppressiva stets mit dem Risiko einer Transplantatabstoßung verbunden ist. Die Hauptgefahren einer Langzeitimmunsuppression liegen in einer Erhöhung des Risikos von Malignomentstehung und in der Organtoxizität der Substanzen.

Der besonders in früheren Jahren dramatische Abfall der Funktionsquote im Langzeitverlauf dürfte heute zwar deutlich gemildert sein, ist jedoch nach wie vor relevant. Sogenannte chronische Transplantatabstoßung, Rezidiv der Grundkrankheit, toxische Medikamenteneinflüsse (besonders des heute allgemein verwendeten Cycloporins) und z.T. auch ungeklärte Ursachen spielen in unterschiedlichen Kombinationen und Prävalenzen die Hauptbedeutung. Der Histokompatibilität zwischen Spender und Empfänger kommt bei der chronischen Abstoßung eine entscheidende Rolle zu. Gerade bei der Nierentransplantation ist ein Effekt des Übereinstimmungsgrades in der Histokompatibilität auf das Transplantationsergebnis nachgewiesen[3]. Der Unterschied ist groß zwischen besonders guten und besonders schlechten Übereinstimmungsgraden. Doch ist hinzuzufügen, daß hier noch viele Fragen gerade bei mittleren Graden der Übereinstimmung offen sind.

---

3   Wüthrich, R.P.: Immunogenetische Aspekte der Nierentransplantation; in: ders.:
    Nierentransplantation - Grundlagen, Vor- und Nachsorge, Langzeitüberwachung; Berlin,
    Heidelberg, New York 1991; 12-21

Die Histokompatibilität muß also bei der Niere als ein wichtiges Kriterium der Organzuweisung angesehen werden. Bei gleicher Histokompatibilität tritt die Wartezeit als weiteres Kriterium hinzu. Es gibt noch eine Reihe anderer medizinischer Gesichtspunkte, die sehr bedeutsam sind. Zum Teil sind sie aber nicht objektivierbar und darüber hinaus im internationalen Rahmen kaum zu beurteilen. Wie soll der Leidensdruck bei einer langfristigen Dialysebehandlung mit anderen Faktoren verglichen werden? Dürfen wir beispielsweise den Gesichtspunkt der Bedeutung einer Transplantation für das berufliche Leben bei jüngeren Patienten unterschiedlich werten?

Je besser die Immunsuppression wird, desto weniger entscheidend werden die Unterschiede in den mittleren Graden der Histokompatibilität. Wir hoffen, daß wir innerhalb der nächsten zehn Jahre die Erzeugung einer immunologischen Toleranz über molekularbiologische Verfahren erreichen können. Allerdings wird damit das Problem einer gerechten Verteilung der nur begrenzt zur Verfügung stehenden Organe noch weiter verschärft.

Möglichkeiten und Grenzen der Nierentransplantation können also in etwa folgendermaßen zusammengefaßt werden:

- Die Transplantation ist wegen der guten Kurz- und Langzeitergebnisse die beste Behandlungsform der terminalen Niereninsuffizienz und umfaßt ein weites Indikationsspektrum.
- Die Zahl möglicher Empfänger wächst jedoch deutlich schneller als die Zahl der Transplantationen.
- Trotz allem Fortschritt gibt es noch ungelöste Probleme bei Risikopatienten, insbesondere älteren und immunisierten Patienten und die Belastung durch die Langzeitimmunsuppression.
- Die Organzuweisung sollte zur Verbesserung der Ergebnisse vor allem nach optimierter Histokompatibilität erfolgen, doch können auch andere Auswahlkriterien, wie die Schwere des körperlichen und psychischen Leidens, individuell Bedeutung haben.

Stand der Lebertransplantation

Die Zahl der Lebertransplantationen in der Bundesrepublik Deutschland liegt z.Zt. bei etwa 450 pro Jahr, was etwa 6 pro 1 Mio. Einwohner entspricht. Diese Relation ist etwa in Frankreich und in Belgien deutlich anders - hier liegt die Transplantationsfrequenz deutlich über der der Bundesrepublik. Dies ist überwiegend auf die relativ höhere Zahl der Organentnahmen in diesen Ländern zurückzuführen.

Sicher erhalten keinesfalls alle Patienten, bei denen die Lebertransplantation indiziert wäre, eine solche Chance. Doch ist hier der Bedarf - in deutlichem Gegensatz zur Nierentransplantation - nicht genau feststellbar. Sicher ist das Leberversagen eine weitaus häufigere Todesursache, als es den Transplantationszahlen entspricht. Dabei ist aber die Frage der Eignung vieler Patienten für einen solchen Eingriff offen, und auch hier ändern sich die Indikationskriterien. Unklar ist vor allem noch die Situation bei der häufigsten Form der Leberzirrhose in unseren Gegenden, nämlich der alkoholischen. Bisher wird die Indikation zur Lebertransplantation bei dieser Erkrankung relativ selten gestellt. Insgesamt verstarben 1989 in der BRD 14.500 Patienten an einer chronischen Lebererkrankung, dagegen wurden in diesem Jahr nur 266 Lebertransplantationen durchgeführt. Dabei ist anzumerken, daß wohl nur ein kleiner Teil dieser 14.500 Patienten für diesen Eingriff geeignet wäre.

Die Ergebnisse der Lebertransplantation weisen eine deutlich stärkere Abhängigkeit von der vorliegenden Risikosituation auf, als die der Nierentransplantation. Doch sind es weniger immunologische Risiken als solche des präoperativen Zustandes und der Art der Grunderkrankung. In der sogenannten elektiven Indikationsgruppe können auch hier hervorragende Ergebnisse mit Überlebensquoten in Höhe von 90% erreicht werden. Doch verringert sich diese Höhe wesentlich in den Patientengruppen mit präoperativ bereits ausgebildeten Komplikationen sowie in Notfallsituationen. Sicher hat die Lebertransplantation auch individuell mehr Unsicherheiten als die Nierentransplantation. Da die gesamten Leberfunktionen nicht technisch substituierbar sind, stellen ein frühes Transplantatversagen oder eine initiale Nichtfunktion des Transplantats hier ein sehr viel höheres Risiko dar. Wiederum ist der präoperative Zustand mit entscheidend für das Überstehen auch schwerer postoperativer Komplikationen.

Eine erfolgreiche Lebertransplantation korrigiert in der Regel die vorher vorhandenen, meist erheblichen Krankheitssymptome weitgehend komplett. Subjektiv wird der Zustand vom Patienten dann als Heilung von schwerer Erkrankung, als Geschenk eines zweiten Lebens empfunden. Auch langfristig sind sowohl subjektive wie objektive Parameter günstig.

Indikation

Benigne Erkrankungen

Die Indikation zur Lebertransplantation umschließt praktisch alle benignen Erkrankungen der Leber in einem entsprechenden Spätstadium. Je nach Grundkrankheit kann das Ergebnis unterschiedlich sein. So haben vor allem Stoffwechselerkrankungen der Leber mit oder ohne Zirrhose allgemein die beste Prognose. Doch dürfte hierbei jeweils die präoperative Ausgangssituation ausschlaggebend sein. Sehr verschieden ist aber das Risiko eines Erkrankungsrezidives. Es ist nach unserem bisherigen Wissen gering bei Erkrankungen mit Autoimmuncharakteristik, also bei Primär Biliärer Zirrhose (PBC) und Primär Sclerosierender Cholangitis (PSC). Hoch dagegen ist es bei Erkrankungen mit viraler Genese, vor allem bei Hepatitis B. Eine Rezidivprophylaxe - verschiedene Protokolle sind in der Erprobung - kann diese Gefahr einschränken und zeitlich verschieben, jedoch bisher nicht voll aufheben. Die Möglichkeit des Rezidivs stellt jedoch heute im allgemeinen keine Kontraindikation gegen eine

Lebertransplantation dar; insbesondere ist Reinfektion nicht gleichbedeutend mit Wiederauftreten der Zirrhose bzw. einer solchen in kürzerem
Zeitabstand.

Maligne Erkrankungen

Hier begrenzt die Gefahr des Rezídivs der Grunderkrankung die Indikationsstellung zur Lebertransplantation erheblich. Zwar sind erfolgreiche
und außerordentlich hoffnungsvolle Verläufe individuell erreichbar, doch
liegen die Gesamtergebnisse dieser Therapie - erwartungsgemäß - in der
Höhe chirurgischer Ergebnisse bei anderen fortgeschrittenen Tumoren. Die
individuelle Unsicherheit über ein mögliches Behandlungsergebnis durch
Lebertransplantation bei Malignomen macht die Indikation zu dieser
potentiell einzig lebensrettenden oder zumindest palliativ wirkenden
Maßnahme besonders problematisch.

Indikation bei Kindern

Seit man von einer insgesamt günstigen Langzeitprognose ausgehen kann,
ist auch eine Lebertransplantation beim Kind und Jugendlichen gerechtfertigt und hat somit eine besondere Bedeutung. Auch hier gilt die Abhängigkeit der Ergebnisse vom Ausgangszustand vor der Operation. Dieser
ist gerade bei angeborenen Störungen wie der Gallengangsatresie mit oft
langfristiger schwerer Vorerkrankung problematisch. Technisch kann eine
Lebertransplantation beim Kind entweder mit einer in der Größe passenden
Gesamtleber oder einer entsprechend größenreduzierten Teilleber vorgenommen werden. Die in diesem Zusammenhang erarbeitete sogenannte
Split-Lebertransplantation ermöglicht es, zwei Patienten mit einer
Spenderleber zu behandeln. In jüngster Zeit ist - ähnlich wie bei der
Lebendspende bei der Nierentransplantation - die Möglichkeit hinzugekommen, daß Verwandte einen Teil ihrer Leber dem eigenen Kind
spenden können. Unabdingbare Voraussetzung dafür sind niedriges Risiko
beim Spender und hohe Erfolgsrate beim Empfänger. Ein wesentlicher
Vorteil dieser Methode wäre eine zeitlich planbare Transplantation mit der
damit verbundenen Verkürzung der Wartezeit. Allerdings ist die Leber-
Lebendspende nach wie vor sehr umstritten, das Spektrum der Diskussions
reicht von der Infragestellung der Methode bis zur Indikationserweiterung
auch auf Notfälle.

Organverteilungssystem

Da bisher eindeutige Abhängigkeiten der Ergebnisse von der Histokompatibilität bei der Lebertransplantation nicht bekannt sind und vor allem
auch ein hoher Übereinstimmungsgrad bei der geringeren Zahl wartender
Patienten und der begrenzten Wartemöglichkeit derzeit nicht erreichbar ist,
müssen andere Kriterien für die Organzuweisung gültig sein. Innerhalb des
Eurotransplant-Bereiches gelten derzeit zwei Dringlichkeitskategorien; für

die höchste bei foudroyantem Leberversagen oder einer akuten Retransplantationsindikation gilt das Prinzip der Organvermittlung des ersten verfügbaren und passenden Organs; für die zweite Kategorie, die natürlich recht unterschiedliche klinische Dringlichkeiten und Situationen umfaßt, gilt ein zentrumsorientiertes System, bei dem Umfang des Lebertransplantationsprogrammes des betreffenden Zentrums, seine momentane Kapazität zur Transplantation, regionale Zugehörigkeit des Organspenders und letztlich Bilanzprobleme mit einfließen. Diese primär nicht patienten-, sondern zentrumsorientierte Zuteilung mag auf den ersten Blick problematisch erscheinen, hat sich jedoch gegenüber der früher praktizierten Zuteilung nach Wartezeit bislang besser bewährt, da für die Indikation bei der Lebertransplantation weder Wartezeit noch sonst eindeutige und allgemein anerkannte Dringlichkeitskriterien geeignet sind. Die damit in das Zentrum verlagerte Verantwortlichkeit der individuellen Zuteilung ermöglicht eine mehr patientenorientierte Indikation je nach klinischem Bild - freilich der innerhalb des Zentrums und nicht innerhalb einer großen überregionalen Gemeinschaft, etwa von Eurotransplant.

Möglichkeiten und Hauptprobleme der Lebertransplantation können somit folgendermaßen zusammengefaßt werden:

- sie stellt die einzig mögliche Behandlungsform für zahlreiche, im Endstadium befindliche, "benigne" Lebererkrankungen dar.
- Die Ergebnisse sind stark abhängig vom präoperativen Zustand, sind bei elektiver Indikationsstellung sehr gut, werden aber durch die Rezidivgefahr bestimmter Erkrankungen etwas abgeschwächt.
- Für die Therapie der Lebermalignome verbleibt nur ein schmales Indikationsspektrum mit großer individueller Unsicherheit.
- Bei höchster Dringlichkeits-Indikation erfolgt die Organzuweisung direkt, sonst über die Transplantationszentren nach individueller Patientensituation.

Ressourcenmangel

Bei Nieren- und Lebertransplantation - wie praktisch bei allen Organtransplantationen - liegt eine in der Medizin glücklicherweise seltene Konstellation vor: Es handelt sich um eine hocheffiziente, von den Patienten erwartete und erhoffte Behandlungsmethode, die nicht in entsprechendem Umfang durchgeführt werden kann. Unter den beschränkten Ressourcen ist der Mangel an Spenderorganen der herausragende und bei der Nierentransplantation praktisch der einzige Faktor. Wie stark die Zahl von verfügbaren Spenderorganen erhöht werden könnte, ist nicht genau bekannt; sicher ist oder wäre sie wesentlich zu steigern. Dies haben Analysen in Deutschland[4] ergeben, und es ist nach den Zahlen anderer Länder auch zu erwarten. Die persönliche Zuwendung aller Ärzte und Schwestern in entsprechenden

---

4   Angstwurm H., Land W.: Organisation der Organspende; Chirurg 59 (1988); 444-6

Krankenhäusern, vor allem auf neurochirurgischen, neurologischen, internistischen und unfallchirurgischen Intensivstationen zu den Aufgaben der Organspende, unterstützt von einer deutlich stärkeren Öffentlichkeitsarbeit und einer Hervorhebung dieser gemeinsamen Aufgabe in unserer Gesellschaft, sind hierfür die wichtigsten Voraussetzungen. Trotzdem wird der Mangel an Transplantaten stets bestehen bleiben.

Als eine weitere Ressourcenbegrenzung kommt häufig, zunehmend regelmäßig, der Mangel an Intensivpflegeplätzen und entsprechend qualifiziertem Pflegepersonal hinzu. Er kann gerade in größeren Zentren gravierend sein und dann vor allem Patienten in kritischem Zustand, d.h. mit einer besonderen Transplantationsdringlichkeit und der Notwendigkeit einer längeren Intensivbehandlung betreffen.

Die Kosten einer Organtransplantation stellen glücklicherweise in Deutschland derzeit keine direkte Begrenzung dar. Doch spielen letztlich finanzielle Gesichtspunkte trotz Zahlung von z.T. hohen Transplantationspauschalen durch die Kostenträger eine indirekt begrenzende Rolle, da personelle, apparative und räumliche Ausstattung von Transplantationseinheiten in aller Regel keineswegs optimal sind, die Verwendung der Transplantationspauschalen unterschiedlich gehandhabt wird und eine Verbesserung von Ausstattungen die Zahl von Organtransplantationen, sicher auch die von Organspenden, erhöhen könnte.

Maßnahmen

Eingrenzung der Indikationen

Es ist besonders problematisch, die Indikation zu einer Transplantation zu stellen, dem Patienten somit Hoffnung hierauf zu machen, diese dann aber nicht oder nicht in der geeigneten Zeit realisieren zu können. Der medizinisch adäquaten Möglichkeit der Indikationserweiterung - eben infolge laufender Verbesserung zahlreicher Faktoren einer Transplantation, insbesondere der Immunsuppression - muß somit eine Indikationseingrenzung entgegengestellt werden. Eine solche muß zumindest durchdacht und ggf. individuell auch realisiert werden. Hierbei kommen verschiedene Gesichtspunkte in Betracht:

Die Zurückstellung von Patienten mit fortgeschrittener Reduktion des Allgemeinzustandes, vor allem aber Patienten mit schlechter Prognose, denen also vermutlich auch durch eine Organtransplantation nicht, nicht entscheidend oder nicht langfristig geholfen werden kann, ist hier zu bedenken - es wurde aber bereits auf die Problematik der individuellen Entscheidung hingewiesen, da Erfolg oder Mißerfolg häufig nicht mit ausreichender Sicherheit vorausbestimmbar sind.

Auch eine Altersbegrenzung nach unten oder nach oben wäre generell kaum vertretbar, da sowohl bei Säuglingen wie bei Patienten in höheren Altersgruppen Erfolge durchaus möglich sind. Freilich wird man gerade nach oben hin ein Limit nicht ausschließen können.

<table>
<tr><td colspan="5">Ressourcenbegrenzung bei den wichtigsten Organtransplantationen</td></tr>
<tr><td></td><td>Niere</td><td>Leber</td><td>Herz</td><td>Lunge</td></tr>
<tr><td>Spenderorgan</td><td>+++</td><td>+</td><td>++</td><td>+</td></tr>
<tr><td>Intensivkapazität</td><td>-</td><td>++</td><td>+</td><td>++</td></tr>
<tr><td>Erfahrung</td><td>-</td><td>+</td><td>-</td><td>+</td></tr>
<tr><td>Finanzmittel</td><td>-</td><td>-</td><td>-</td><td>-</td></tr>
</table>

Weiter ist eine Gruppe von Patienten zu bedenken, deren Erkrankung auf sogenannter "Selbstschädigung" beruht. Hauptbeispiel ist hier die Leberzirrhose bei Alkoholismus. Ohne Zweifel haben auch diese Mitmenschen Anspruch auf eine bestmögliche Behandlung; der Arzt hat weder das Recht noch die Intention, Patienten unterschiedlich, je nach deren Mitverursachung der Erkrankung, zu behandeln. In vielen Fällen handelt es sich ja um eine Sucht-Problematik, die Ausdruck einer psychischen Erkrankung ist. Daher hat der Arzt hier weder das Recht, diesen Patienten anders zu behandeln, noch die Möglichkeit, die Ursache als "nicht medizinische" zu bewerten um sie damit zu einem Ausschlußkriterium zu machen. So ist auch die bisherige Begrenzung der Indikationsstellung zur Lebertransplantation bei dieser Erkrankung medizinisch begründet und von der individuell verschiedenen Prognose abhängig: kompensierte Stadien der Leberinsuffizienz benötigen nicht unbedingt und nicht kurzfristig eine Lebertransplantation; in dekompensierten Stadien ist meist der Gesamtzustand des Patienten für eine erfolgreiche Lebertransplantation zu schlecht. Wie problematisch die Einbeziehung des Aspektes der Selbstschädigung in die Indikation zu einer Behandlung ist, läßt sich danach bemessen, daß dann andere Verhaltensweisen mit selbstschädigendem Charakter wie Rauchen, Medikamentenabusus und Ernährung, ja, die allgemeine Lebensweise letztlich mit bedacht werden müßten. Insgesamt ist also jede andere Einschränkung der Indikation als eine nach medizinischen Gesichtspunkten außerordentlich problematisch. Dennoch ist auch die Anwendung rein medizinischer Kriterien nicht immer einfach: So gilt für die kompensierten Stadien einer Leberzirrhose, daß eine Transplantation zumindest kurzfristig nicht unbedingt nötig ist, in dekompensierten Stadien aber gefährdet der Allgemeinzustand des Patienten bereits häufig den Erfolg dieses Eingriffs. Denjenigen Patienten zu behandeln, der noch gute Voraussetzungen mitbringt bedeutet aber die Indikation in frühere Erkrankungsstadien zu verlegen.

Berücksichtigung des prognostizierbaren Behandlungserfolges

Der generelle Mangel an Transplantaten veranlaßt prinzipiell, diese so "effektiv" wie möglich zu verwenden. Folgte man diesem Prinzip konsequent und stets, so dürfte man Risikopatienten mit statistisch schlechteren Ergebnissen, sei es bezüglich des Überlebens, sei es bezüglich der Transplantatfunktion, nicht für eine Transplantation auswählen, wenn andere Patienten mit günstigerer Prognose damit ebenfalls behandelbar sind. Wie bereits ausgeführt, spielt dieser Gedanke eine Rolle bei mancher Indikationsstellung, besonders bei malignen Erkrankungen, doch kann er nicht in jedem Falle und strikt Anwendung finden. Die würde bedeuten, alle Patienten nicht zu behandeln, die sich in einer akuten Notfallsituation befinden, z.B. bei einem Lebertrauma nach Unfall. Es erscheint auch fraglich, ob es zu rechtfertigen ist, einen Patienten mit einer schlechteren Prognose (um wieviel schlechter?) die Behandlung prinzipiell zu verweigern. Da es hier aber kaum objektive Kriterien gibt und vielleicht auch nicht geben kann, sei zugegeben, daß schwierige Entscheidungen, die ggf. auch anders ausfallen könnten, nicht zu vermeiden sind. Sicher werden solche Fragen auch in verschiedenen Zentren unterschiedlich gewichtet: Die Indikationsbreite, gerade bezüglich Risikogruppen, weist deutliche Unterschiede auf, wobei sicher auch andere Gesichtspunkte, wie der Wunsch nach guten Gesamtergebnissen, die Durchführung von Studienprotokollen u.a. mit eine Rolle spielen.

Ausweitung der Behandlungskapazitäten und alternative Verfahren

Die Eingrenzung der Indikation zu der bestmöglichen bzw. einzigen Behandlung ist stets außerordentlich problematisch. Somit müssen alle Möglichkeiten begangen und weiter ausgeschöpft werden, die Behandlungskapazitäten zu erhöhen. Neben der schon erwähnten vordringlichen gemeinsamen Aufgabe der Steigerung der Organspenderzahlen - zur Diskussion zumindest bei der Nierentransplantation auch der Lebendspende - ist zu hoffen, daß die weitere Verbesserung der Immunsuppression das Risiko des Transplantatverlustes, besonders auch im Langzeitverlauf, mindert und somit auch die Zahl der notwendigen Retransplantationen. Weitere zukünftige Aspekte sind die Möglichkeiten der Verhütung, der frühzeitigen oder andersartigen Behandlung von Erkrankungen, die bisher nur durch Transplantation zu behandeln sind. Hierbei ist vor allem an die Impfung gegen Hepatitis B als eine effektive prophylaktische Maßnahme und vermutlich die Gentherapie mancher Erkrankungen, wie etwa von Stoffwechselerkrankungen der Leber, gedacht. Letztlich stellt auch eine Xenotransplantation zumindest für die Nieren- und Herztransplantation möglicherweise eine Zukunftsperspektive dar, auf deren Problematik hier jedoch nicht weiter eingegangen wird.

Es sei noch darauf hingewiesen, daß eine möglicherweise erreichbare Verdoppelung der Organspenderzahlen zumindest für die Behandlung der jeweils aktuellen neu erkrankten Patienten ausreichen könnte. Diese Aufgabe, die der Erhöhung der Organspenderzahlen, kann also neben den sicher zu erwartenden wissenschaftlichen Weiterentwicklungen nicht hoch genug bewertet werden.

Verbesserung der Relation
Transplantationsindikation zu Transplantation

Transplantierbare Organe:
    Erhöhung der post-mortem Organspende,
    besonders auch der Mehrorganspende
    Organspende vom Lebenden (?)
    Xenotransplantation
Verringerung der Transplantationsnotwendigkeit:
    Verhütung der Erkrankungen bzw. ihrer Endstadien
    (z.B. Impfung gegen Hepatitis B)
    Einschränkung von Noxen (Alkohol, Nikotin u.a.)
Verringerung der Retransplantationshäufigkeit:
    Höhere Histokompatibilitätsgrade
    Weiter verbesserte Immunsuppression
Neue Therapiekonzepte:
    Kurzzeitiger Leberersatz
    Gentherapie (?)

Schlußbetrachtung

Trotz der Hervorhebung der Ressourcengrenzen bei Nieren- und Lebertransplantationen sei nochmals betont, wie segensreich diese Behandlungsmöglichkeit sich für sehr viele Patienten bereits erwiesen hat und welche großen Fortschritte auf diesem Gebiet in den letzten 10 Jahren erreicht wurden. Für die Verfügbarkeit großer finanzieller Ressourcen für das Gebiet der Organersatztherapie und der Organtransplantation ebenso wie für andere Bereiche der sogenannten Hochleistungsmedizin, etwa dem Rettungswesen, der Intensivmedizin und der onkologischen Medizin, können wir dankbar sein. Bedenken über die Berechtigung der Verwendung dieser Mittel für letztlich relativ wenige Patienten können wohl gemindert werden durch den Hinweis, daß die Kenntnisse auf dem Gebiet der Organtransplantation sicher zunehmend auch der Behandlung anderer und zahlenmäßig besonders bedeutsamer Erkrankungen, wie der Malignome, zugute kommen werden.

An dieser Stelle muß aber auf die besondere Bedeutung der absolut korrekten Einhaltung der ethischen Prinzipien der Organtransplantation hingewiesen werden. Es sei hervorgehoben, daß die ethischen Vorgaben, zu denen vor allem die optimale Behandlung jedes Menschen - also auch eines potentiellen Organspenders - bis zu seinem Tode und die Sicherheit der Todesfeststellung vor einer Organentnahme gehören, unverrückt bleiben müssen.

Diskussion

T. Küchler

Herr Pichlmayr, Sie sagten, daß Patienten mit alkoholtoxischer Leberzirrhose nicht oder relativ wenig einbezogen werden. Das wird von Zentrum zu Zentrum sehr unterschiedlich gesehen, und gerade auch Ihre Schüler verfolgen da sehr unterschiedliche Wege. Wie ist die Realität in der Bundesrepublik?

R. Pichlmayr

Ungefähr 7% unserer Patienten sind Alkoholiker. Es wäre nicht ärztlich, die Patienten unterschiedlich zu behandeln, je nachdem, ob sie an ihrer Erkrankung eine Mitschuld tragen oder nicht Dies habe ich ausgeführt.. Wo aber sind dort die Grenzen? Ich glaube, das einzige, was wir dürfen und vielleicht auch müssen, ist die Auswahl nach Erfolgsaussicht. Diese ist allerdings bei Patienten mit schwerster alkohol-bedingter Zirrhose erheblich schlechter. Zum anderen stellen wir bei solchen Patienten zwar wieder eine gute Leberfunktion her, aber wir behandeln nicht die Grunderkrankung. Bei Fortbildungs- und Aufklärungsveranstaltungen im Zusammenhang mit der Organspende stelle ich immer wieder fest, daß die Meinungen sehr unterschiedlich sind, ob man Alkoholikern eine Organspende zukommen lassen soll oder nicht. Ich wiederhole: Vom ärztlichen Standpunkt her betrachtet dürfen wir keine Unterschiede machen, sofern nicht die Prognose sehr unterschiedlich ist.

T. Küchler

Bei den Alkoholikern, die wir in Hamburg transplantiert haben, sind genau 50% Überlebende. Diejenigen, die überlebten, haben eine gute Lebensqualität. Sie sprachen davon, daß 7% der Patienten in Hannover Alkoholiker sind. In Berlin liegt dieser Prozentsatz sehr viel höher, in Hamburg beginnt er höher zu werden. Sie meinten, wir dürften aus ethischen Gründen die Patienten nicht unterschiedlich behandeln, je nach dem Grad der Selbstverursachung ihrer Krankheit. Gleichzeitig ist das aber ein permanenter Diskussionspunkt, um den wir uns nicht herumdrücken können.

R. Pichlmayr

Ich wollte es als offene Frage darstellen. Wir wissen, daß es für viele, wenn wir in ein etwas früheres Stadium gingen, die absolut beste und einzige

Behandlung der Leberzirrhose wäre, gerade auch in der Prophylaxe des Karzinoms. Was wir brauchen ist ein eindeutiges Indikations- und Behandlungsschema auch für diese Patientengruppe, das darauf beruht, daß die Grunderkrankung, d.h. die Suchtproblematik behandelt und die Rezidivwahrscheinlichkeit minimiert ist. Eine Ausweitung der Transplantation aufgrund nur zentrumsbezogen und kurzfristig besserer Ergebnisse verbietet sich nicht nur für diesen Bereich, sondern für jedwede Indikation, die so zu einem unkontrollierbaren Verbrauch begrenzter Ressourcen führen würde.

K.-H. Wehkamp

Gibt es Unterschiede in der Wartezeit und damit auch in der Überlebensrate zwischen Privat- und Kassenpatienten?

R. Pichlmayr

Als damals der österreichische Bundeskanzler Kreisky transplantiert wurde, hat man mir das von vielen Seiten sehr übel genommen und gesagt: Der bekommt das Organ, und ich bekomme es nicht! Ich habe keine Analyse, wie sie in Ihrer Frage angesprochen ist, durchgeführt, bin aber ganz sicher, daß es bei uns keine derartig begründeten Unterschiede gibt. Wir gehen nur unter den Gesichtspunkten der Kompatibilität und des klinischen Verlaufs vor, obwohl ich glaube, daß es nicht mehr ganz richtig ist, allein nach diesen Aspekten zu verfahren. Aber der Status Kassen- bzw. Privatpatient darf selbstverständlich keine Rolle spielen.

H.-B. Wuermeling

Sie haben sich im Zusammenhang mit der Zuteilung von Organen bei Alkoholikern in die Frage nach der Prognose gerettet. Es bleibt ein ethisches Restproblem, das man aber ins Positive wenden kann, indem man einen weiteren Gesichtspunkt für die Zuteilung eines Organs ins Spiel bringt, nämlich die eigene Bereitschaft zur Organspende. Das ist keine rein theoretische Angelegenheit; denn auch der Zirrhotiker kann beispielsweise seine Hornhaut spenden.

Ich glaube, es wäre für die Bereitschaft zur Organspende von großer Bedeutung, wenn man diesen Gesichtspunkt mit einbrächte, daß im Falle sonst gleicher Chancen die zuvor bekundete eigene Bereitschaft zur Organspende ein Vorziehen bewirken könnte. Das ist ein außermedizinischer Gesichtspunkt, genauso wie die Frage nach der selbstverschuldeten Krankheit. Wir kommen auf die Dauer um solche Überlegungen gar nicht herum.

R. Pichlmayr

Man hört von den Patienten immer wieder, daß sie sich bis zu dem entscheidenden Zeitpunkt nie mit solchen Fragen befaßt haben. Das ist ja das

Problem bei der Organtransplantation: Man weiß, daß man einen Krebs bekommen und am Herzinfarkt sterben kann, aber ein Organ braucht man nie. Das ist in den Augen der Öffentlichkeit etwas ganz anderes.

T. Koch

Spontan würde ich entschiedenen Widerspruch gegen die Auffassung von Herrn Wuermeling anmelden. Zu Ende gedacht hieße das ja, daß jemand nur dann eine Bluttransfusion erhält, wenn er vorher einmal als Blutspender aktiv war.

M. Bullinger

Mir ist aufgefallen, daß in der Indikationsliste die Compliance fehlt, d. h. die Wahrscheinlichkeit, mit der ein transplantierter Patient die ärztlichen Maßnahmen so befolgt, daß ein längerfristiger Behandlungserfolg garantiert ist. Ich glaube, das ist ein gutes Beispiel dafür, wie sich ein prognostischer Faktor ins Gegenteil verkehren kann. Es könnte ein Beispiel dafür sein, daß man mit der Förderung von Maßnahmen zur Erhöhung der Compliance den prognostischen Faktor verändern würde. Ich finde, daß wir die Möglichkeiten des Einflusses auf den postoperativen Verlauf noch zuwenig nutzen, um nachher die prognostischen Kriterien kritisch zu prüfen.

R. Pichlmayr

Das ist sicher wichtig. Wir können nie genau wissen, wie sich ein Patient nach der Transplantation verhält. Es ist allerdings eher selten, daß man aus Gründen der Compliance die Transplantation ablehnt.

Möglichkeiten und Grenzen der Knochenmarktransplantation

H. Link*

Die Knochenmarktransplantation ist heute nach der Nierentransplantation die zweithäufigste Transplantationsform. Die Entwicklung auf diesem Gebiet war in den letzten 20 Jahren stürmisch: So zeigt sich in Europa eine deutliche Zunahme der Zahl der Knochenmarktransplantationen bis auf etwa 5000 im Jahre 1990. Dabei handelt es sich überwiegend um Familienspender, also um die Standardknochenmarktransplantationen von Geschwisterspendern, und nicht um Fremdspender-Transplantationen.

Mitte der 70er Jahre begann man in Deutschland in zunächst nur vier Kliniken mit der KMT, mittlerweile führen 16 Teams diesen Eingriff durch, etwa 500 bis 600 pro Jahr. Dadurch wird aber nur ein Drittel des tatsächlichen Bedarfs gedeckt - auch diese Angaben sind auf Geschwistertransplantationen bezogen.

Bisher gilt die Transplantation von HLA-A-, HLA-B-, HLA-C- und HLA-DR-identischen Geschwisterspendern als Standard. Diese vier HLA-Loci befinden sich auf dem Chromosom 6. Sie werden von den Eltern auf die Kinder vererbt. Da hierbei die Mendelschen Regeln gelten, kann man sich ausrechnen, daß es vier Kombinationsmöglichkeiten gibt, das HLA-Muster zu vererben. Bei Geschwistern besteht die Chance von maximal 25%, daß zwei Geschwister komplett HLA-identisch sind. Das heißt, die Wahrscheinlichkeit, keinen Spender zu haben, beträgt 75%. Die Wahrscheinlichkeit, daß in der Familie ein Spender vorhanden ist, ermäßigt sich in Mitteleuropa auch noch dadurch, daß die Familien dort heutzutage nicht besonders groß sind. In seltenen Fällen kann es geschehen, daß ein Elternteil oder ein entfernterer Verwandter als Spender in Frage kommt. Erst dann, wenn in diesem Bereich keine Spender verfügbar sind, wird über Fremdspender-Datenbanken gesucht, ob jemand, der komplett HLA-identisch ist, existiert und sich freiwillig zur Verfügung stellt.

Auch gibt es in Deutschland viel zuwenig Behandlungsplätze. Sehr viele Patienten, insbesondere solche mit einer chronisch myeloischen oder einer akuten Leukämie können nicht entsprechend versorgt werden. Hier besteht ein Unterschied zur Nierentransplantation, weil keine alternative lebensrettende Maßnahme zur Verfügung steht, so daß die Patienten während der Wartezeit am Progress oder am Rezidiv der Grundkrankheit sterben.

---

* Oberarzt im Zentrum Innere Medizin, Abteilung für Hämatologie und Onkologie der Medizinischen Hochschule Hannover; Leiter des Knochenmarktransplantationsprogramms

Grundlagen

Bei der KMT geht es um die pluripotenten Stammzellen, die Mutterzellen aller Blutzellen. Im Zusammenhang mit der Blutbildung denkt man häufig nur an rote und weiße Blutkörperchen sowie an Blutplättchen. In Wirklichkeit kommen sämtliche Zellen, die im Blut vorkommen, aus dem Knochenmark. Vor allem auch die Lymphozyten wandern durch den Thymus und etablieren sich neu im Patienten. Das heißt, diese Patienten haben auch ein neues Immunsystem. Hier liegt ein ganz entscheidender Unterschied gegenüber der sonstigen Organtransplantation, bei der das alte Immunsystem erhalten bleibt.

Das neue Immunsystem kann den Patienten wieder attackieren und die Graft-versus-Host-Reaktion hervorrufen. Es kann den Patienten infektanfälliger machen. Vor allem braucht das neue Immunsystem eine gewisse Zeit, bis es optimal funktioniert. Das heißt, die Patienten sind am Anfang noch einmal anfällig für Krankheiten wie Windpocken usw. Da das Knochenmark eine gewisse Zeit braucht, bis die Zellproduktion funktioniert, muß permanent ein Blutzellersatz möglich sein. Weil weiße Blutkörperchen fehlen, ist eine maximale Prophylaxe von Infektionen erforderlich. Da die Organtoxizität dem Patienten schwer zu schaffen macht, ist es erforderlich, die Patienten durch geschultes Personal gut und rund um die Uhr versorgen zu können. Behandlung und Pflege dieser Patienten sind also mit einem hohen personellen und materiellen Aufwand verbunden.

Indikationen

Maligne Erkrankungen

Wichtig ist, daß eine hochdosierte Chemotherapie, häufig kombiniert mit einer hochdosierten Strahlentherapie, bei diesen Erkrankungen wirksam ist, d.h. es muß eine Dosis-Wirkungs-Beziehung zwischen der gegebenen Dosis an Zytostatika oder an Strahlentherapie und der Empfindlichkeit der bösartigen Grundkrankheit bestehen: Je höher die Dosis ist, desto besser muß das Ansprechen sein. Erst dann, wenn diese Voraussetzung erfüllt ist, macht es Sinn, diese kombinierte Therapie durchzuführen. Wenn das Knochenmark durch eine *allogene Transplantation* wieder ersetzt werden kann, muß ihre toxische Wirkung auf die Stätte der Blutbildung nicht berücksichtigt werden, und die Dosis kann bis an die Grenze der Schädigung anderer Organe gesteigert werden. In diesem Zusammenhang sind die Magen-Darm-Schleimhaut, die Mundschleimhaut, die Lunge und die Leber zu nennen. Maligne Erkrankungen der Immunhämatopoese mit einer dosisabhängigen Wirkung der antineoplastischen Therapie können dann wesentlich intensiver mit einer deutlich höheren Heilungschance behandelt werden als bei der konventionellen Therapie. Die akuten Leukämien und bestimmte maligne Lymphome sind Erkrankungen bei denen dieses Prinzip gilt[1,2,3,4]. Bei der chronisch myeloischen Leukämie oder bei Myelodysplasien können durch die ultrahochdosierte Therapie die malignen Zellen vollständig vernichtet werden[5].

Bei Patienten mit bestimmten malignen Lymphomen oder soliden Tumoren werden die Stammzellen der Blutbildung aus dem eigenen Mark oder Blut des Patienten vor der Tumortherapie gesammelt, in flüssigem Stickstoff eingefroren und nach Abschluß der hochdosierten Therapie zur Knochenmarkregeneration dem Patienten durch Infusion zurückgegeben (*autologe Knochenmark- oder Stammzell-"Transplantation"*). Bei bestimmten Hochrisikoformen des Hodentumors oder Mammakarzinoms wird diese Therapie in jüngster Zeit immer häufiger mit gutem Erfolg durchgeführt.

Eine Sonderform ist die *syngene Knochenmarktransplantation* unter Einschaltung eines eineiigen Zwillingsspenders. Früher betrachtete man dies als die beste Transplantationsform. Das gilt eigentlich nur für eine Ausnahmesituation, beispielsweise bei der schweren aplastischen Anämie oder bei genetischen Erkrankungen.

Benigne Erkrankungen

Patienten mit plötzlichem Fehlen der Blutbildung, wie der schweren aplastischen Anämie, oder Kinder mit angeborener fehlerhafter Hämoglobinsynthese in den Knochenmarkzellen, wie bei der ß-Thalassämie, können durch eine Marübertragung von Geschwisterspendern in den meisten Fällen geheilt werden. Eine weitere Indikation zur Knochenmarktransplantation sind angeborene Stoffwechselkrankheiten mit Enzymdefekten im Kindesalter, bei denen die Leukozyten der übertragenen Blutbildung als "Träger" von intakten Enzymen verwendet werden.

Ergebnisse

Insbesondere bei Patienten mit chronisch myeloischer Leukämie ohne KMT ist das Risiko, daß ein Progress der Grundkrankheit auftritt, der zum Tode führt, permanent gegeben. Die Überlebenswahrscheinlichkeit ist am größten bei Patienten in der ersten chronischen Phase. Hier beträgt die

---

1   Thomas ED, Storb R, Clift RA, et al.: Bone marrow transplantation (1st of two parts); NEJM 1975; 292: 832-834

2   Thomas ED, Storb R, Clift RA, et al.: Bone marrow transplantation (2ndt of two parts); NEJM 1975; 292: 895-902

3   Appelbaum FR, Sullivan KM, Buckner CD et al.: Treatment of malignent lymphoma in 100 patients with chemotherapy, total body irradiation, and marrow transplantation; J.Clin.Oncol. 1987; 5: 1340-1347

4   Appelbaum FR, Fischer LD and Thomas ED: Chemotherapy vs. marrow transplantation for adults with acute nonlymphocytic leukemia: A five-year follow-up; Blood 1988; 72: 179-184

5   Thomas ED and Clift RA: Indications for marrow transplantation in chronic myelogenous leukemia; Blood 1989; 73: 861-864

Rückfallquote etwa 20%. Weitere 20% der Patienten sterben an Infektionen, bedingt durch die Graft-versus-Host-Krankheit. Dabei handelt es sich um eine immunologische Reaktion der Lymphozyten, die gegen den Empfänger wirkt. Sie geht häufig einher mit schweren Infektionen, beispielsweise durch den Zytomegalievirus. In der akzelerierten Phase, also einem fortgeschritteneren Stadium der Erkrankung, sind die Ergebnisse deutlich schlechter, und zwar zum einen wegen eines erneuten Rückfalls bei der Grundkrankheit, zum anderen aber auch deshalb, weil die Patienten in einem schlechteren Zustand sind und es deshalb häufiger zu tödlichen Komplikationen kommt.

Man weiß, daß die Graft-versus-Host-Reaktion durch T-Lymphozyten entsteht, die im Knochenmark enthalten sind. Mit speziellen, gegen diese Lymphozyten gerichteten monoklonalen Antikörpern kann man diese Lymphozyten aus dem Knochenmark herausholen. Bei Patienten mit akuter Leukämie ist die Rezidivrate nun abhängig von der Graft-versus-Host-Reaktion: Wenn eine akute und eine chronische Graft-versus-Host-Reaktion oder nur die chronische Form aufgetreten sind, beträgt das Rückfallrisiko weniger als 20%. Wenn die T-Zellen entfernt worden sind, beträgt das Rückfallrisiko etwa 50%. Das bedeutet: Diese Lymphozyten weisen einen Effekt gegen die bösartige Grundkrankheit auf. Diesen Effekt nennt man Graft-versus-leukemia-Effekt. Dies ist mittlerweile der entscheidende Effekt der allogenen KMT bei dieser Erkrankung. Bei genetisch komplett identischen Zwillingen gibt es keinen Unterschied zwischen den Lymphozyten. Dementsprechend gibt es keinen Graft-versus-leukemia-Effekt. Das Rezidivrisiko beträgt bei Zwillingstransplantationen nach mehreren Jahren noch über 60%.

Eine multizentrische, prospektive randomisierte Therapiestudie aus Hannover zeigte bei Patienten bis zu 50 Jahren, bei denen die allogene KMT noch durchgeführt wird, daß die Wahrscheinlichkeit des rezidivfreien Überlebens 70% betrug, wenn das Transplantat von einem Familienspender stammte. Wenn eine maximale Hochdosistherapie durchgeführt wurde, weil kein Spender vorhanden war, betrug die Wahrscheinlichkeit des rezidivfreien Überlebens etwa 40%[6]. Die Patienten mit einer autologen KMT und identischer Vorbehandlung wie bei der allogenen Knochenmarktransplantation hatten keine bessere Rate als Patienten mit einer konventionellen Hochdosistherapie. Der Unterschied zwischen der allogenen KMT und der autologen Transplantation ist hochsignifikant. Das bedeutet: Bei der autologen KMT fehlt der Graft-versus-leukemia-Effekt, während er bei der allogenen KMT vorhanden ist.

Bei Patienten mit einer schweren aplastischen Anämie beträgt, wenn keine oder nur eine milde Graft-versus-Host-Reaktion auftritt, die Überlebenswahrscheinlichkeit über 80%. Bei schwereren Ausprägungen liegt

---

[6] Link, H., Hübner, G., Meyer, C. et al.: Therapy in adult patients with acute myeloblastic leukemia: high dose cytosine arabinoside versus allogeneic and unpurged autologous bone marrow transplantation; Blood 80 (1992), Suppl. 10: 114a

diese Wahrscheinlichkeit nur noch bei etwa 50%, weil dann verstärkt tödliche Virusinfektionen auftreten können.

Ausblick

Die Zahl von Fremdspenderknochenmarktransplantationen hat sich in den letzten Jahren deutlich erhöht. Allerdings spielt sie quantitativ noch keine große Rolle; sie macht etwa 10% aller Knochenmarktransplantationen aus. Das liegt zum Teil daran, daß die Verfügbarkeit von Spendern noch nicht groß genug ist. Aber auch die Kapazität vieler Kliniken reicht nicht aus, um diese Patienten zu versorgen. Zur Zeit ist die Indikation zur Fremdspenderknochenmarktransplantation nur dann gegeben, wenn kein Geschwisteroder Familienspender vorhanden ist. Das gilt für Erkrankungen, bei denen man keine autologe KMT als Alternative durchführen könnte. Die gemischte Lymphozytenkultur zwischen Spender und Empfänger muß negativ sein; das gilt allerdings auch für die Familienspender. Wir limitieren die Altersgrenze auf 35 Jahre, weil die Ergebnisse deutlich schlechter sind als bei der Geschwistertransplantation.

Wenn man die allogene KMT bei Geschwisterspendern in der Frühphase durchführt, kann man bei der akuten myeloischen Leukämie eine Heilungschance von etwa 70% erreichen, in der Spätphase eine solche von etwa 30%. Die schlechteren Ergebnisse beim späteren Stadium der Grunderkrankung entsprechen etwa den Ergebnissen der Fremdspenderknochenmarktransplantation. Hier liegt noch ein großes Potential zur Verbesserung der Ergebnisse. Da deutlich mehr immunologische Komplikationen auftreten, bedarf es noch erheblicher Arbeit, um die relativ guten Ergebnisse bei der Geschwisterknochenmarktransplantation zu erreichen.

Diskussion

C. Fuchs

Herr Link, Sie haben gezeigt, daß ein hoher Einsatz und Ressourcenverbrauch mit diesen Verfahren verbunden sind. Ich unterstelle, daß die Ressourcen auch bei der KMT nicht beliebig verfügbar sind. Gibt es hier ähnliche Entscheidungskonflikte, wie sie Herr Pichlmayr für die Nieren- und Lebertransplantation aufgezeigt hat?

H. Link

Bei der KMT ist das Spezifikum die Grundkrankheit, die in der Regel bösartig ist, so daß die Wartezeit dieser Patienten letztendlich biologisch limitiert ist. Patienten mit einer chronisch myeloischen Leukämie haben eine mediane Überlebenszeit von dreieinhalb Jahren. Bei einer Wartezeit von ein oder zwei Jahren - wir haben eine lange Warteliste - sind einige

Patienten dann bereits verstorben bzw. ihr Allgemeinzustand hat sich verschlechtert.

Wie werden bei uns die Patienten ausgewählt? Herr Fuchs, Sie haben in Ihrem Referat den Begriff der Triage gebraucht. Da die Zahl unserer Behandlungsplätze sehr niedrig ist, haben wir ganz künstliche Kriterien einführen müssen. Wir entscheiden in der dritten Ebene, indem wir sagen: Wir limitieren unser Einzugsgebiet bzw. wir limitieren es auf bestimmte Krankheiten, d.h. bestimmte Krankheitsentitäten kommen bei uns gar nicht zum Zuge, weil wir das einfach nicht mehr leisten können. Wir bemühen uns, die Selektionskriterien möglichst transparent zu machen, damit sie akzeptabel werden. Wir limitieren z.B. unsere Kapazitäten für Patienten aus dem Ausland auf etwa 10%, so daß die Ausländer, die nicht in Deutschland wohnen, mit etwa vier Transplantationen pro Jahr zum Zuge kommen. Solche Kriterien mußten wir entwickeln.

A. Künschner

Sie haben gesagt, die erste Priorität liege bei der Familienspende, dann komme irgendwann die Fremdspenderdatei. Woher bekommen Sie Ihre Datei? Soweit ich mich erinnern kann, hieß es vor einigen Jahren in einer Antwort der Bundesregierung auf eine Anfrage im Bundestag, man wolle Spenderdateien nicht anlegen. Ich glaube, damals wurde argumentiert, das sei noch nicht soweit. Ich hatte bereits damals den Eindruck, daß es auch an den Kosten lag, weil die HLA-Typisierung, wenn ich recht informiert bin, keine sehr billige Sache ist. Ist nicht anders als bei der Nieren- oder Lebertransplantation hier ein finanzieller Ressourcenmangel entstanden?

H. Link

Damals bestand das Problem, daß die Krankenkassen in ihrem Leistungskatalog nicht die HLA-Typisierung für die KMT von nicht verwandten Spendern aufgeführt hatten. Anders ist es, wenn jemand zur Familie gehört; dann gehört es ja zur Behandlung des Patienten.

Mittlerweile hat die Bundesregierung 25 Millionen DM zur Verfügung gestellt, damit eine Fremdspenderdatenbank aufgebaut werden kann. Zur Zeit gibt es in vielen Kommissionen Verhandlungen, um das zu etablieren. Die Pflege dieser Datenbank soll bis zu einem Pool von etwa 150.000 Freiwilligen von den Krankenkassen finanziert werden. Das wird sicher ab Ende dieses Jahres funktionieren. Man hat die Datenbanken in Deutschland schon verknüpft. Ich glaube, es gibt in bereits fast 100.000 typisierte freiwillige Spender. Das ist aber noch nicht optimal organisiert. Es muß auch die Verbindung zu den Datenbanken in ganz Europa hergestellt werden.

F.-W. Schwartz

Wenn ich Sie richtig verstanden habe, ist trotz der geschilderten Schwierigkeiten das Haupthindernis für Transplantationen in diesem Bereich nicht die Spenderverfügbarkeit, sondern eine relativ größere Bedeutung hat die Verfügbarkeit von Behandlungsplätzen.

H. Link

Richtig.

Schwartz

Nun werden ja sehr hohe Pauschalen bezahlt. Ich glaube, in Hannover liegen sie bei über 250.000 DM.

H. Link

Die Pauschale beträgt 178 000 DM; zusammen mit dem Intensivtagespflegesatz bezahlen die Kassen 220.000 - 250.000 DM. Die tatsächlichen Kosten betragen 140.000 - 160.000 DM pro Patient.

F.-W. Schwartz

Man müßte sagen, daß aus diesen Beträgen natürlich Behandlungsplätze finanzierbar sind. Sie haben angedeutet, daß ein Problem auch die Verfügbarkeit des Pflegepersonals ist. Läßt unser Tarifgefüge eine leistungsgerechte Bezahlung eines so hoch geforderten Personals gar nicht zu? Wenn das Geld an sich da ist, warum wird dies nicht finanziert?

Die Transplantationspauschalen sind nach meinem Wissen eher kalkulatorische Pauschalen, die gegenwärtig von den Ortskrankenkassen als den Verhandlungsführern sehr hoch angesetzt werden. Der Grund dafür ist - ich lasse mich gern korrigieren, wenn ich etwas Falsches sage -, daß sehr hohe Sonderpauschalen für Transplantationen und ähnliche Leistungen den allgemeinen Pflegesatz herabsetzen und damit die Finanzierung ortsansässiger Patienten mit anderweitigen Erkrankungen relativ verbilligen. Das hat scheinbar mit der Debatte über die Transplantationen gar nichts zu tun, wirkt sich aber in solchen Fällen für Fremdpatienten unter Umständen sehr wohl aus.

H. Link

Zu dem von Ihnen zuletzt angesprochenen Punkt müssen die Vertreter der Krankenkassen selber Stellung nehmen. Das, was Sie angesprochen haben, ist sicher auch ein wichtiger Aspekt. Die Patienten aus dem Ostblock - das ist bei uns genauso wie bei Herrn Professor Pichlmayr - haben oft nur das Geld für die Reise. Wer soll die Kosten in Höhe einer Viertelmillion für die Transplantation bezahlen?

Ich komme zu der Frage, warum nicht mehr Behandlungsplätze zur Verfügung gestellt werden. Hier geht es zunächst einmal um eine politische Entscheidung, dafür genügend Kapazitäten zur Verfügung zu stellen. Bei den Entscheidungsträgern erreicht man sicherlich mehr, wenn man stärker an die Öffentlichkeit geht. Hier besteht auf dem Gebiet der KMT gewiß noch ein Defizit. Das ist durch die Aktionen im Rahmen der Fremdspendersuche in den letzten ein bis zwei Jahren etwas besser geworden. Aber in der Öffentlichkeitsarbeit ist sicher noch einiges zu leisten.

Das Pflegepersonal, das wir benötigen muß besonders trainiert, spezialisiert und belastbar sein. Hier wäre es sicher sehr hilfreich, wenn das Tarifgefüge nicht so starr wäre, wenn man Zulagen gewähren könnte, um diese harte Arbeit besser bezahlen zu können. Das gilt aber sicher nicht nur für unsere Intensivstationen, sondern auch für den gesamten Bereich der Organtransplantationen. In Großbritannien und Frankreich gibt es ebenfalls Probleme bei den Krankenschwestern. Die Gründe sind ähnlich. Das Pflegepersonal muß eben erheblich mehr leisten als auf den "normalen" Stationen.

D. von Engelhardt

Ich habe eine Frage zur Bereitschaft, als Spender bei Nieren-, Leber- oder Knochenmarktransplantationen mitzuwirken. Kommt es vor, daß die Geschwister sagen, sie wollten bei der Transplantation ihres Bruders oder ihrer Schwester nicht mitmachen?

H. Link

Ich schätze, bei 1 bis 2% der Patienten kommt es vor, daß aus irgendwelchen Gründen, die fast immer irrational sind, die man aber nicht unbedingt beseitigen kann, die Spende definitiv abgelehnt wird. Die meisten sind allerdings froh, wenn sie die Chance haben, helfen zu können.

Anders ist es bei den Fremdspendern. Die Bereitschaft in der Bundesrepublik ist allerdings sehr groß. Die Datenbanken, die in den letzten ein bis zwei Jahren aufgebaut wurden, haben sich sehr rasch entwickelt. Wenn man die in Frage kommenden Personen richtig anspricht, sind sie in der Regel bereit, sich freiwillig zur Verfügung zu stellen. Man weiß aus Erfahrungen in anderen Ländern, daß bei diesen Datenbanken ein gewisser Schwund in Höhe von etwa 10% pro Jahr zu verzeichnen ist, weil die Spender umziehen oder aus anderen Gründen nicht mehr ausfindig gemacht werden können. Man muß die Datenbanken permanent pflegen und allein zum Ausgleich des erwähnten Schwundes neue Spender mobilisieren.

H.-B. Wuermeling

Geschwisterspender sind meist minderjährig und deshalb rechtlich gesehen nicht einwilligungsfähig. Sehen Sie ein Problem darin, daß hier die Einwilligung von den Eltern gegeben werden muß, die wegen des erkrankten Geschwisternteils in einem schweren Konflikt stehen?

Mit zunehmender Zahl dieser Eingriffe wird es gelegentlich auch zu überlebten Narkosezwischenfällen beim Spender mit schweren Spätfolgen kommen. Gibt es Vorkehrungen, um diese wirtschaftlich aufzufangen?

H. Link

Bei Fremdspendern gibt es für den Fall, daß es sich nicht um einen medizinischen Kunstfehler handelt, eine besondere Risikolebensversicherung. Für verwandte Spender gibt es das derzeit noch nicht. Es kann sein, daß die Regelung bei den Fremdspendern auch auf den Bereich der Familienspender übertragen wird. Es ist aber auch noch nicht die Frage, wer diese Versicherung bezahlt, geklärt. Eine Statistik aus den USA über die Anzahl der Narkosezwischenfälle weist eine Quote von zwei Promille aus. Es geht hierbei sicher um ernstzunehmende Komplikationen.

Möglicherweise gibt es einen Konflikt bei den Eltern, daß sie sich zugunsten des kranken Kindes und zuungunsten des gesunden Kindes entscheiden, das möglicherweise einen Schaden erleidet. Aber weil das Risiko extrem gering ist, kann man dies aus ethischen Gründen dennoch vertreten. Man kann auch argumentieren: Das gesunde Kind hat einen Vorteil davon, wenn sein krankes Geschwister wieder gesund wird. Den Gesichtspunkt, daß auf diese Weise die Familie intakt bleibt, darf man nicht vergessen. Wir haben früher in Tübingen in solchen Fällen durch das Vormundschaftsgericht einen Vormund bestellen lassen. Nachdem die Knochenmarkentnahme auch von Minderjährigen mittlerweile als Standardverfahren gilt, ist man davon wieder abgegangen.

K.-D. Henke

Ihre Abteilung konkurriert doch mit jener von Herrn Pichlmayr. Die Rationalität, die dahinterstehen muß, kann aber doch nicht lauten, daß derjenige, der in der Presse die größte Unterstützung findet, seine Plätze bekommt. Der appellative Charakter der Krankheiten ist doch unterschiedlich. Wenn Sie mit dem Fall eines leukämiekranken Kindes in die Öffentlichkeit gehen, können Sie auf diese Weise Spendenaufkommen generieren. Wenn man über Fälle redet, die nicht so "attraktiv" sind, bekommt man keine Spenden. Welche Komplikationen bezüglich der Verteilung und der Gerechtigkeit ergeben sich aus der Tatsache, daß in manchen Bereichen der Anteil der Spenden, die eingeworben werden, sehr hoch ist, während das in anderen Bereichen fast gar nicht möglich ist?

H. Link

Das ist sicher ein Problem, aber so sind die Menschen nun einmal. Es ist eine bekannte Tatsache, daß Kinder leichter zu Spenden animieren. Das ist auch eine Art Verteilungskampf; aber daran kann man relativ wenig ändern. Wir empfinden es manchmal auch als ungerecht, wenn wir etwa zehnmal soviel erwachsene Patienten mit Leukämie haben wie die Pädiater bei ihren Patienten, aber nur etwa die Hälfte dessen an Spenden erhalten, was die Pädiater bekommen. Ich kenne keine Möglichkeit, das zu ändern. Das ist eine Tatsache, die man nun einmal akzeptieren muß.

H. Bräutigam

Herr Link, haben Sie sich im Kreise Ihrer Kollegen schon einmal überlegt, welche Felder der Medizin eigentlich das Geld verschwenden? Ich denke an unwirksame Arzneimittel und an manche schwachsinnigen selektiven chirurgischen Eingriffe. Was wäre Ihrer Meinung nach in der Medizin, wie Sie sie begründet haben, einer größeren Ressourcenzuteilung wert? Wenn Sie davon ausgehen, daß der Topf insgesamt nicht sehr viel größer werden wird, man die Mittel aber vielleicht anders verteilen muß, auf welche Gedanken kommen Sie dann?

H. Link

Ich erwähne als Beispiel die oralen Antidiabetika. Beispielsweise ist Euglucon ein Medikament, das in Deutschland sehr häufig verwendet wird, in anderen Ländern hingegen relativ selten. Da dieses Mittel ein großer Umsatzrenner ist, werden in anderen Ländern einige hundert Millionen Mark nicht ausgegeben. Es ist medizinisch umstritten, ob eine Verordnung in einem solchen Umfang erforderlich ist.

Ein anderes Beispiel ist das Iscador, ein Mistelpräparat, das kaum eine Wirksamkeit hat, aber teilweise von den Kassen finanziert wird. Es gibt sicher eine ganze Reihe von Substanzen, bei denen man sich ernsthaft überlegen muß, ob es Sinn macht, diese Therapie weiterzuführen.

H.-K. Wellmer

Die Spender bleiben etwa drei Tage in der Klinik. Sie werden wahrscheinlich auf einer normalen Station untergebracht. Doch verursachen sie einschließlich der Eigenblutentnahme und der Retransfusionen Kosten im Krankenhaus. Sie sind möglicherweise auch noch einige Tage arbeitsunfähig. Wer trägt die Kosten für die Spender in dem einzelnen Transplantationsfall?

H. Link

Im konkreten Fall wird die Krankenkasse des Patienten, der behandelt wird, diese Kosten übernehmen müssen. Die Kosten der Lohnfortzahlung trägt selbstverständlich der Arbeitgeber. Es hat im Einzelfall schon Probleme gegeben, weil die Arbeitgeber gesagt haben: Das lehnen wir ab, wir übernehmen diese Kosten nicht. Es ist eine Einzelfallentscheidung, ob die

Krankenkassen in einem solchen Fall einspringen. Es kann auch passieren, daß niemand zahlt.

T. Zickgraf

Wir bereiten gerade eine Gesetzgebung zur Transplantation vor. Dabei hat sich herausgestellt, daß eindeutig gesetzlich geregelt ist, daß der Lebendspender durch die Unfallversicherung abgesichert ist, wenn ihm etwas passiert.

H. Piechowiak

Wie groß muß eigentlich der Spenderpool sein, damit jeder potentiell Bedürftige einen Fremdspender findet? Im Zusammenhang mit der AML haben Sie gezeigt, daß nach dem ersten Rezidiv transplantiert wird, gewissermaßen in der zweiten Teilremission. Hier wäre doch in einem hohen Prozentsatz eine Eigenspende möglich. Ist es tatsächlich so, daß von diesen Patienten - Kinder und auch Jugendliche - in einem hohen Prozentsatz Knochenmark aus der ersten Remissionsphase gewonnen wird?

H. Link

Es gibt eine große Fülle an Möglichkeiten der HLA-Konstellation. Um für eine gängige HLA-Konstellation eine 30%ige Chance zu haben, müßte man einen Spenderpool von etwa 250.000 - 300.000 Freiwilligen haben. Es ist denkbar, daß man auf solche Zahlen kommt, wenn man sich weltweit zusammenschließt und Knochenmark auch aus anderen Ländern bekommen kann. Das funktioniert in Europa bereits ganz gut.

Die Liste mit den Fremdspendertransplantationen in zweiter Remission oder im Rezidiv ist deshalb so gestaltet, weil die Ergebnisse für die Fremdspenderknochenmarkstransplantation noch nicht befriedigend sind. Ich würde einen Patienten mit einer akuten myeloischen Leukämie in erster Vollremission nicht mit einer Fremdspendertransplantation behandeln, weil die Ergebnisse der Hochdosischemotherapie vergleichbar sind, nämlich etwa 40% Überlebenswahrscheinlichkeit. Deshalb würde ich das heutzutage noch nicht machen, sondern erst dann, wenn die Erkrankung weiter fortgeschritten ist. Auch bei der AML im Erwachsenenalter sind die Ergebnisse nicht besser als bei der Hochdosischemotherapie. In der Bundesrepublik führt kaum noch jemand die autologe KMT bei der akuten Leukämie durch. Durch entsprechende prospektive Studien konnte klar gezeigt werden, daß die guten Ergebnisse, die andere Länder zum Teil haben, durch eine Patientenselektion entstanden sind: In der Gruppe der transplantierten Patienten herrschten günstigere prognostische Faktoren als in der Patientengruppe, welche die Hochdosischemotherapie erhalten hat. Festzuhalten ist, daß es bei dieser Erkrankung qualitativ keinen Unterschied macht, ob die autologe KMT oder nur die Hochdosischemotherapie durchgeführt wird.

R. Pichlmayr

Auch ich bin angesprochen worden, wo man sparen könnte. Ich glaube, es wird sich ergeben, daß manche Operation wie z.B. die Vagotomie entfallen kann. Die laparoskopische Cholezystektomie wird billiger sein als der bislang durchgeführte operative Eingriff.

Es ist belastend zu sehen, daß man mit mehr Ressourcen bezüglich der Intensivstationen und der Betten für Knochenmarktransplantationen sehr viel mehr machen und mehr Menschen retten könnte. Da fragt man sich natürlich, weshalb z.B. in Belgien doppelt so viele Lebertransplantationen durchgeführt werden (12/1Mio Einwohner) wie bei uns. Soviel reicher ist Belgien sicher nicht. Die Ressourcenbegrenzung ist bei diesen sicher teuren Therapien zunehmend ein Problem.

Indikation und Bedarf bei der Nieren-, Leber- und Knochenmarktransplantation

Einführung

P. Schölmerich*

Ausgehend von allgemeinen gesundheitsökonomischen und gesundheitspolitischen Erörterungen des ersten Kapitels wurde der gegenwärtige Stand der medizinischen Möglichkeiten auf drei ausgewählten Transplantationsfeldern dargestellt.

Das nun folgende dritte Kapitel behandelt zunächst die Probleme der Indikationsstellung. Aus der Liste der Indikationen ergeben sich dann im Idealfall Anhaltspunkte für die Frage nach dem Bedarf an operativen Eingriffen in diesem Bereich der Hochleistungsmedizin. Damit kann eine Basis gewonnen werden für die wichtigen Angaben über die infrastrukturellen Voraussetzungen, die im vierten Kapitel behandelt werden. Dazu gehören auch ökonomische Daten. Sie vermitteln aber nur einen Aspekt des schwierigen Problems der Verteilungsgerechtigkeit bei begrenzten Ressourcen, können also nicht die einzige Basis von Entscheidungsprozessen sein, die letztlich der Gesellschaft, vertreten durch ihre demokratisch legitimierten Institutionen, auferlegt ist. Entscheidungskriterien jenseits ökonomischer Probleme sind auch der individuelle Leidensdruck, verursacht durch die in Rede stehende Krankheit und die Fragen nach der Lebenserwartung, der sozialen Eingliederung und der Verwirklichung von individuellen Lebenszielen, letztlich also der Lebensqualität.

Damit stellt sich das Problem der Position konkurrierender Ansprüche im Gesundheitswesen, auch im Hinblick auf weitere Bedürfnisse der Gesellschaft. Es läßt sich nicht ohne Berücksichtigung rechtlicher und ethischer Gesichtspunkte behandeln, wenn eine für die Gesellschaft akzeptable Verteilungsgerechtigkeit verwirklicht werden soll. Diese Fragen werden in den Kapiteln 5, 6 und 7 analysiert. Die dramatischen Fortschritte in der Medizin machen gesundheitspolitische Entscheidungen sicherlich nicht einfacher.

Zunächst werden im Beitrag von Herrn Raspe Grundzüge der Indikations- und Bedarfsdiskussion vorgestellt. Stichworte in dieser sehr kontrovers geführten Diskussion sind: Bedürfnis, Bedarf, Effektivität, Effizienz, Opportunitätskosten, Rationalisierung, Rationierung, Ressourcen und insbesondere Allokationsentscheidungen angesichts steigender Ansprüche und Erwartungen im Gesundheitswesen, ebenso aber auch in vielen anderen Bereichen unseres Lebens.

---

*   Ehemaliger Direktor der II. Medizinischen Universitätsklinik Mainz

Indikation und Bedarf

H. Raspe*

Einführung

Die Diskussion des indikationsorientierten Bedarfs an therapeutischen Leistungen erfolgt im Rahmen einiger sozialmedizinischer und gesundheitspolitischer Grundpositionen, die ausdrücklich eingeführt werden sollen:

- Der Begriff "Bedarf" bezieht sich im folgenden auf komplexe medizinische Leistungen wie sie z.B. eine Lebertransplantation darstellt. Im weiteren Sinne umfaßt er auch die einzusetzenden Mittel (Spenderorgane, Medikamente, Verbrauchsmaterialien), die die Leistung tragende sachliche und personelle Infrastruktur und die hier gebundenen bzw. verbrauchten und damit anderweitig nicht zur Verfügung stehenden finanziellen Ressourcen.

- Aus ärztlich-klinischer Sicht lassen sich die bedarfsdeckenden Leistungen auffassen als therapeutische Antworten auf oft sehr heterogene und komplexe individuelle *Notlagen* bei körperlichen oder seelischen Schäden. Das unbehandelt letale Leberversagen mag als ein drastisches Beispiel dienen.

- Will man den jährlichen Bedarf an Lebertransplantationen in der BRD ermitteln, dann muß man unterstellen, daß die sich jeweils einzigartigen und unwiederholbaren individuellen Notlagen typisieren lassen. Nur ihre Reduktion auf gemeinsame und empirisch bestimmbare Merkmale macht solche Problemgefüge objektivierbar, abgrenzbar gegen ähnliche, aber anders zu behandelnde Situationen, zählbar und schließlich vorhersagbar. Erst dies ermöglicht die Planbarkeit von Maßnahmen zur qualitativen und quantitativen Bedarfsdeckung. Unter der "ganzheitlichen" Annahme, daß es "so viele Krankheiten wie Kranke" gäbe, ist eine Bedarfsanalyse kaum möglich.

- Objektivierbarer "Bedarf" in diesem Sinne wird von idiosynkratischen Bedürfnissen ebenso wie von der Nachfrage oder dem Angebot krankheitsbezogener Dienstleistungen auf dem freien Markt und der tatsächlichen Inanspruchnahme bzw. der Veranlassung solcher Leistungen unterschieden. Dabei sollte die Häufigkeit der bedarfskonstituierenden Notlagen idealiter keine Rolle spielen. Man wird nicht deswegen keinen

---

* Leiter der Abteilung für Sozialmedizin an der Medizinischen Universität zu Lübeck, Arzt und Soziologe

Bedarf erkennen wollen, weil die in Rede stehenden Problemlagen so selten sind wie das durch eine Transplantation abwendbare terminale Leberversagen.

- Es ist nicht zu verkennen, daß eine solche Bedarfsfeststellung paternalistisch ist und einer "väterlichen" Fürsorge für aktuelle oder zu erwartende Kranke bzw. Krankheitslagen entspringt. Eine solche Bedarfsfeststellung geschieht primär zum "salus" und nicht zur Erfüllung der "voluntas aegroti". Sie ist dabei auch parteilich im Sinne der betroffenen Kranken und kümmert sich nicht um die Probleme des Grenznutzens oder der Opportunitätskosten der jeweils in Rede stehenden Leistung.

- In einer Bedarfsdiskussion entsteht nahezu unvermeidlich der Eindruck einer Parteinahme auch für die ärztliche Disziplin und ihre Verfahren, die gerne als Fachegoismus etwa "der" Transplantationschirurgen (womöglich gegen "die" Internisten) ausgelegt wird. Wer aber sollte sonst für den Bedarf an Transplantationen eintreten, wenn nicht die damit zuallererst beschäftigten Ärzte. Die Formulierung und Abwägung von konkurrierendem Bedarf können nur in einem getrennten Schritt und von anderer Seite erfolgen. So darf sich eine Bedarfsanalyse zuerst freihalten von Kostenüberlegungen und Kosten-Nutzen-, Kosten-Wirksamkeits- oder Kosten-Nutzwert-Analysen.

- Jede Bedarfsanalyse unterstellt einen Adressaten, dem eine geeignete systemische Reaktion zur Deckung des herausgearbeiteten Bedarfs überhaupt zuzutrauen ist. Bei uns richtet sie sich vorzugsweise an soziale, oft staatliche, aber auch öffentlich-rechtliche Institutionen wie Gesundheits- und Sozialministerien, kassenärztliche Vereinigungen oder Krankenkassen, Rentenversicherungen und Verbände. In der Regel sind diese durch einen rechtlich normierten Sicherstellungs- oder Gewährleistungsauftrag gebunden. Sie verfügen über eine belastbare Zuständigkeit und über Mittel der Bedarfsdeckung. Hinzu tritt eine wirksame innere Bindung an dieses Feld ("commitment").

- *Bedarfsanalysen sind ein typisches Instrument des vorsorglich planenden Sozialstaats.* Sie haben in verschiedenen europäischen Ländern eine unterschiedliche Tradition und Bedeutung, die aber stärker ausgeprägt sind als etwa in den USA.

- Selbstverständlich müssen die auf solche Notlagen bezogenen Leistungen ihrerseits abgrenzbar, objektivierbar, standardisierbar und quantifizierbar sein. Sie müssen erwiesenermaßen mehr nützen als schaden. Sie müssen, anders gesagt, in der Lage sein, den natürlichen Verlauf des Gesundheitsproblems im Nettoeffekt positiv zu beeinflussen. Schließlich müssen sie sozial akzeptiert oder jedenfalls akzeptabel sein - ein Hinweis auf die Bedeutung von Konsensus-Prozessen in diesem Feld.

- Typischerweise unterstellen Bedarfsanalysen und -anmeldungen eine befriedigende Prozeßqualität der angeforderten Leistungen, die, wie wir heute wissen, besonders gesichert werden muß. Sie *unterscheiden deshalb fast nie zwischen der "efficacy" von Leistungen, also der Effektivi-*

*tät, wie man sie etwa in kontrollierten klinischen Studien darstellen
kann, und der realen "community effectiveness" der gleichen Leistungen, ihrer Effektivität unter den Bedingungen der alltäglichen Praxis.*

- Nicht selten leiden von Klinikern vorgetragene Bedarfsanalysen daran,
daß sie eine konstante Inzidenz der in Rede stehenden Krankheitsfälle
unterstellen. Dadurch werden säkulare Inzidenztrends und v.a. ihre aktiv präventierbare Fraktion unterschätzt. Welchen Einfluß eine einfache
und risikoarme Maßnahme für die Inzidenz etwa der Leberzirrhose haben kann, macht das Beispiel der Hepatitis-Impfungen deutlich.

Bedarfsanalysen und ärztliche Indikationsregeln

Der *qualitative* Kern jeder Bedarfsanalyse liegt in der spezifischen Verknüpfung typischer Gesundheitsprobleme mit typischen medizinischen
Leistungen. Solche Verknüpfungen leisten, standardisieren und legitimie-
ren ärztliche *Indikationsregeln.* Sie formulieren *normativ wirksame Kondi-
tionalsätze*: Wenn ein Fall ... (eines akuten Leberversagens einer bestimmten Ätiologie und Prognose) vorliegt, dann ist, sofern keine speziellen Kontraindikationen vorliegen, ... (eine Lebertransplantation) angezeigt.

Von einer solchen Indikationsregel unterschieden werden muß die *fallbezogene Indikationsstellung.* Eine bis heute hervorragende Bestimmung
stammt aus der Feder von F.G. v. Gmelin[1]:

*"Die Erkenntnis der Krankheit einer Seits, und der Beziehung, in wel-
cher die Heilmittel zu ihr stehen andrer Seits, geben ihm (dem Arzt, HR) die
Anzeige, was er zur Heilung derselben zu thun hat. Die Anzeige ist also das
durch den Verstand aufgefundene Vermittlungsglied zwischen der Krankheit und dem ihrer Heilung entsprechenden Verfahren des Arztes. Die Sym-
ptome der Krankheit sind das Anzeigende, die Heilmittel das Angezeigte,
die Anzeige selbst steht zwischen beiden in der Mitte."*

Im weiteren Verlauf des Paragraphen stellt Gmelin klar, daß neben den
Symptomen weitere "indicantia" wie die Krankheit selbst, ihre Dauer, aber
auch das Alter, die Lebensart, der Gemütszustand und die Umgebung des
Kranken zu berücksichtigen sind. Er vermeidet damit den bis heute weit
verbreiteten Irrtum, daß es allein die nosologische Diagnose sei, die die Indikation sozusagen beinhalte. Aus der Diagnose "terminales Leberversagen" ergibt sich per se noch kein Handlungshinweis; äußerstenfalls wird
durch eine solche Diagnose ein Handlungsfeld abgesteckt, das auch die Lebertransplantation beinhaltet. Die sie ansprechende Indikationsregel refe-
riert zusätzlich auf die Ätiologie des Leberversagens und die Prognose der
Grunderkrankung, auf seine vergangene und vermutliche weitere Entwicklung, auf Alter, Allgemeinzustand und Co-Morbidität des Kranken etc..
Grundsätzlich gilt, daß eine Indikationsregel allein den systematischen Teil
einer fallbezogenen Anzeige abdeckt. Weiter sind die konkrete Krank-

---

1   Ersch und Gruber, Hrsg.: Allgemeine Encyclopädie der Wissenschaften und Künste, Leipzig
    1820

heitssituation, die Person des Kranken, Erfahrungen und Möglichkeiten des Arztes u.a. zu berücksichtigen. *So verwandelt sich eine systematische in eine personale Indikation.* Gmelin unterscheidet schließlich rationelle, empirische und hypothetische Anzeigen, je nachdem wie das o.g. Vermittlungsglied begründet werden kann, durch Erkenntnis, Erfahrung oder Vermutung.

Damit ist angedeutet, daß jede fallbezogene Indikation auf bereitliegendes Wissen zurückgreift, das in der Indikationsregel systematisch gefaßt und verdichtet ist. Indikationsregeln sind seit Jahrhunderten der Grundstock der lehr- und lernbaren aber auch einklagbaren Schulmedizin nach dem "jeweils geltenden Stand der medizinischen Erkenntnisse bzw. der medizinischen Wissenschaft". Dieser Stand wechselt in der "Schulmedizin" eventuell sehr rasch. Es ist das Kennzeichen dogmatisch verfaßter Heilkunden, daß sie über Jahrzehnte, manchmal auch Jahrhunderte, an einmal etablierten Indikationsregeln und ihren Begründungen festhalten.

Zusammengefaßt: Indikationsregeln geben bevölkerungsbezogenen Bedarfsanalysen ihren normativen Gehalt und ihr normatives Gewicht. Ein Bedarf an medizinischen Leistungen für bestimmte Populationen läßt sich in dieser Sicht aus der erwarteten Inzidenz bzw. Prävalenz von Krankheitsfällen hochrechnen, die unter die genannte Regel (und ihre möglichen Spezifikationen) fallen. Neben dieser ärztlichen Determinante des medizinischen Bedarfs lassen sich weitere, z.B. gesetzliche Vorschriften, politische, finanzielle und kulturelle Rahmenbedingungen, benennen, die sicher keinen geringeren Einfluß haben.

Was fundiert und begründet Indikationsregeln?

Bis heute (etwa in der anthroposophischen Medizin) wirksam sind Versuche, das Angezeigte aus dem Anzeigenden durch Analogieschlüsse abzuleiten. So ist die Mistel in die onkologische Therapie durch morphologische und als wesensmäßig aufgefaßte Ähnlichkeiten zwischen ihr und bestimmten Karzinomformen hineingekommen. Durch einen verwandten Schluß ist früher die Weidenrinde (und damit die Salicylsäure) für die Fieberbehandlung entdeckt worden: Fieber entsteht an sumpfigen Orten; dort mußte sich unter der Annahme einer Ordnung der Entsprechungen auch das pflanzliche Heilmittel finden lassen. Die Volksmedizin lebt von solchen Signaturen; nicht immer waren sie so erfolgreich wie in diesem Beispiel. Gedanklich geschlossene "systematische" Heilkunden haben ihre therapeutischen Prinzipien oft aus einem mehr oder weniger dogmatischen Grundverständnis von Krankheit bzw. Therapie entwickelt. Hierfür mag die Homöopathie mit ihrem "similia-similibus" Prinzip stehen. Ähnlich ist es mit einer Reihe von strikt diätetischen Behandlungsweisen.

Uns näher sind Ableitungen, die therapeutische Verfahren aus der vermeintlichen oder geklärten speziellen Pathophysiologie der zu behandelnden Störung deduzieren. Dies ist etwa das Rational aller Substitutionstherapien: was fehlt wird spezifisch ersetzt. Sie waren aber auch der Hintergrund für die Einführung von Goldsalzen und des Sulfasalazins in die Behandlung der chronischen Polyarthritis. In beiden Fällen unterstellten die "Erfinder" der Therapie eine infektiöse Genese dieser Erkrankung und versuchten das jeweils modernste "Antibiotikum" einzusetzen; oft hat sich - wie hier - eine solcherart deduzierte Therapie als (begrenzt) erfolgreich herausgestellt, auch wenn die Evidenz für die anfängliche Hypothese immer noch so schwach ist wie vor 65 (Gold) oder 50 (Sulfasalazin) Jahren. In jüngster Zeit beginnt die Entwicklung neuer Therapeutika oft mit pathophysiologischen Deduktionen: Wenn CD4-positive T-Zellen eine zentrale pathogenetische Rolle bei der chronischen Polyarthritis spielen, dann sollte man versuchen, diese Zellen selektiv zu inaktivieren. Dies läßt sich möglicherweise durch CD4-Antikörper verwirklichen. Analoge Überlegungen steuern die Suche nach Cytokinantagonisten und haben die Einführung von Prostaglandin-Analoga befördert.

Auch wenn jeder wohl "rationale" Indikationsregeln vorziehen dürfte, am häufigsten sind nach wie vor "empirisch" begründete. Oft standen an der Wiege einer Neuentwicklung Zufall und Intuition, und eine naturwissenschaftlich fundierte Erklärung für die verblüffende Wirkung einer solcherart gefundenen Substanz (z.B. Cyclosporin A) fand sich erst später. Damit verlagert sich da argumentative Gewicht vom Anzeigenden auf die empirisch nachzuweisenden Effekte des Angezeigten. Man könnte auch sagen: *Nicht im Wissen, sondern im Erfolg liegt die Kraft* dieser Indikationsregeln.

Wir befinden uns mitten in einem *"outcomes movement"*[2], das ganz überwiegend auf die meßbaren und gegen den Zufall und vielerlei Verzerrungen (bias) gesicherte Effekte von Therapie sieht. Läßt sich das Therapieprinzip zudem naturwissenschaftlich begründen, ist es um so besser und verleiht einer Behandlungsweise gelegentlich das epitheton ornans "kausal". Kein Arzt würde einem Kranken eine Therapie vorenthalten, nur weil sie bisher ausschließlich empirisch begründet werden kann. Eine solche Therapie mag nicht "rationell" sein; sie ist dennoch wissenschaftlich und rational, beruht sie doch auf einer besonders raffiniert kontrollierten Erfahrung, die experimentell - und oft weltweit - an größeren Kollektiven gewonnen wurde. Sie unterscheidet sich grundsätzlich von dem, was die kasuistische Erfahrung eines einzelnen Arztes lehren kann. Für die Durchführung solcher Studien existiert nach der "Methodenlehre der therapeutisch-klinischen Forschung" von P. Martini (1932) eine unüberschaubar weitläufige Literatur; eines der bedeutendsten Bücher wurde von A. Feinstein unter dem Titel "Clinical Epidemiology - The Architecture of Clinical Research" (1985) geschrieben. 1990 veröffentlichte die EG die Richtlinie der "Good Clinical Practice for Trials on Medical Products", die in natio-

---

2   Epstein, A.M.: The outcomes-movement - will ist get us where we want to go? NEJM 322 (1990); 1810-3

nale Rechts- und Verwaltungsvorschriften umzusetzen sind[3]. Sie werden auch die Arbeit unserer Ethikkommissionen dadurch prägen, daß sie Standards für die von der amerikanischen Food and Drug Administration geforderten "pivotal studies" (relevante Studien) formulieren.

All dies verstärkt den Trend zur effektorientierten Begründung von Indikationsregeln und weitet ihn auf Bereiche aus, die sich ihm bisher entziehen konnten (Phytotherapeutika, Homöopathika, Psychoanalyse u.a.). Die traditionelle Verbindlichkeit systematischer Heilkunden, therapeutischer Schulen und ärztlicher Autoritäten verblaßt. So hat z.B. der wissenschaftliche Beirat der Ärztekammer 1992 zur Arzneibehandlung im Rahmen "besonderer Therapierichtungen" ausgeführt:

"Die Einbeziehung philosophischer Erkenntnisse und weltanschaulicher Überzeugungen in Anwendungsempfehlungen für z.B. pflanzliche Zytostatika ist mit den Grunderfordernissen wissenschaftlich begründeter Information über Arzneimittelanwendung nicht vereinbar. Vielmehr muß die Verläßlichkeit von Therapieempfehlungen und ihre Erfolgswahrscheinlichkeit statistisch abgesichert sein."

Was Indikationsregeln konstituiert und sich im Diskurs behaupten kann, ist also die geplante und kontrollierte Erfahrung an größeren, genau definierten Gruppen von Kranken. Es ist der gesetzlich geforderte "Wirksamkeitsnachweis" auf dem Boden einer stochastischen Überprüfung[4]. Vom OLG Stuttgart ist (m.E. überspitzt) formuliert worden, daß sich eine Behandlungsmethode dann die allgemeine wissenschaftliche Anerkennung erworben habe, *"wenn sie sich in der Schulmedizin und Praxis so durchgesetzt hat, daß in der überwiegenden Zahl der Fälle nach statistischer Wahrscheinlichkeit ein beliebig reproduzierbarer therapeutischer Erfolg erzielt werden kann"*[5].

Es ist eine faszinierende Beobachtung, daß neben diesem kollektiven und sozusagen gereinigten Gedächtnis der Medizin weiter auch das kasuistische Gedächtnis, d.h. die Erinnerung an mißglückte oder besonders gelungene "Fälle" eine Rolle für individuelle Indikationen spielt und unter der Rubrik "Der interessante Fall" oder "case report" ausdrücklich gepflegt wird. Indikationsregeln werden durch Fallberichte kaum jemals begründet, wohl aber oft in Frage gestellt, z.B. durch die Mitteilung seltener Nebenwirkungen in der Phase nach der Einführung eines neuen Präparates.

[3]   Witte, P.U., Schenk, J., Schwarz, J.A. und Kori Lindner, C. (Hrsg.): Ordnungsgemäße klinische Prüfung; E. Habrich-Verlag, Fürth 1990

[4]   Trampisch, H.J.: Stochastisches Denken als unverzichtbare Grundlage für wissenschaftliche Erkenntnis und praktisches Handeln in der Medizin.; In: Köbberling J. (Hrsg.): Die Wissenschaft in der Medizin; Schattauer Verlag Stuttgart 1992, 43-63

[5]   zitiert in Ostendorf, G.-M.: Die Bedeutung der "Wissenschaftlichkeitsklausel" der privaten Krankenversicherung (§5/1 f MB/KK 76); Versicherungsmedizin 43 (1991), 134-40; cf. Künschner, A.

Empirische Evidenz und normative Standards

Indikationsregeln haben ganz offensichtlich normativen Charakter. Sie geben nicht nur Orientierungen, Begründungen und Rechtfertigungen - sie beinhalten auch Vorschriften und Therapiestandards. Dennoch sind sie in der Regel nicht Normen im Sinne der Soziologie. H. Popitz[6] reduziert die (Nominal-) Definition der Norm mit guten Gründen auf die Merkmale "Verhaltensregelmäßigkeiten" und "Sanktionen". Hier ist nicht der Vollzug von Sanktionen bei Normübertretung gemeint, nicht Sanktionsbereitschaft oder Sanktionsdrohung. Es ist leicht zu sehen, daß ärztliche Indikationsregeln die beiden Merkmale mit einer höheren Wahrscheinlichkeit nur in Grenzfällen sog. absoluter Indikationen erfüllen. Diese sind selten geworden; relative und bedingte Indikationen überwiegen, v.a. in der Inneren Medizin. Deshalb ist der Begriff "Therapiestandard" vorzuziehen. Er läßt der Anpassung einer Indikationsregel an neue Erkenntnisse ebenso Raum wie einer im Alltag flexiblen Anwendung. In Kenntnis der Praxis der Medizinschaden-Begutachtung ist von juristischer Seite angemerkt worden, daß die "Indikationsrüge" vor Gericht kaum greife: Das Gericht verlasse sich auf ärztliche Gutachter, die bisher eher ihre Autorität als die wissenschaftliche Literatur einbrächten. "Die gutachterliche Einschätzung der Indikation wird geprägt durch verständnisvolles Nachempfinden der Entscheidung eines Arztes durch den Sachverständigen... Die Lehre von der Indikation kommt dem Richter nicht als Literatur vor Augen, sondern als gutachterliche Meinungsbildung"[7]. Nicht nur zum Schutze des Patienten, sondern auch im Interesse der Bedarfsdiskussion muß "der Medizin" daran gelegen sein, ihre Indikationsregeln so klar und entschieden wie möglich zu formulieren. Die für die ärztliche Praxis konstitutive Spannung zwischen Fall und Regel[8] mag dadurch schärfer, sie wird aber auch übersichtlicher werden.

Es ist auf den ersten Blick verblüffend, daß die die Regeln fundierende empirische Evidenz der wissenschaftlichen Literatur in beschreibenden Protokollsätzen und deskriptiven Statistiken formuliert wird: Ein Beispiel: "Unter Cyclosporin ergab sich in der xy-Studie eine Ein-Jahres-Überlebensrate der Transplantate von 80%, in der placebo-behandelten Gruppe waren es 30%. Die Differenz ist statistisch signifikant."

Wie ist es möglich, daß sich eine solche Deskription scheinbar ohne weiteres in Präskription verwandelt, daß aus beschreibenden Studienergebnissen Therapiestandards und unter Umständen juristisch einklagbare Behandlungsvorschriften werden? So unterschiedliche Wissenschaften wie die Physik und die Soziologie haben sich doch immer und heftig gegen die Vermengung von Tatsachenfeststellungen und Werturteilen gewandt.

---

6   Popitz, H.: Die normative Konstruktion von Gesellschaft; J.C.B. Mohr, Tübingen 1980

7   Giese, pers. Mitteilung

8   Bochnik, H.J., Gärtner-Huth, C. und Richtberg, W. (Hrsg.): Der einzelne Fall und die Regel; Deutscher Ärzteverlag Köln, 1988

Als ein drastisches und möglicherweise einen Trend anzeigendes Beispiel für die normative Wirkung einer empirisch fundierten und gebrauchten Indikationsregel sei die Entscheidung des Oberlandesgerichts Köln aus dem Jahre 1990 erwähnt. Mit ihr wurde ein Krankenhausträger zu einer Schadensersatzleistung verurteilt, weil die von ihm angestellten Ärzte bei der Behandlung einer Herpes-Enzephalitis ein auf dem Markt befindliches, aber für diese Indikation noch nicht zugelassenes Medikament (Acyclovir) zu spät eingesetzt hätten. Das Urteil erging - gutachterlich unterstützt - unter Hinweis auf "eine klinisch gängige Praxis", auf "Studien an großen Patientenzahlen" und ein Standardlehrbuch. Das Medikament sei, zugelassen oder nicht, "medizinisch wissenschaftlich erprobt und (in seinen) Nebenwirkungen bekannt" gewesen[9].

Wie ist ein solcher Übersprung vom Sein zum Sollen, wie die hier sichtbar werdende "normative Kraft des Faktischen" zu verstehen? Maßgebend scheint mir der grundsätzlich werthafte Charakter von Gesundheit, Krankheit und Therapie. Jede mir bekannte Definition von Gesundheit schreibt ihr einen für das menschliche Leben grundlegenden Wert zu. Jede bedient sich wertender Begriffe. Leben und Gesundheit sind eo ipso wertvoll. Wir können uns nicht davon freimachen, Gesundheit als ein basales Gut aufzufassen und sie gegen Krankheit und Tod als Feinde des Lebens zu stellen. "Die Normalität des Körpers geht unmerklich in eine Normativität, eine Wertbezogenheit des Körpers über"[10]. Entsprechend heißt "krank... unter irgendeinem, aber keineswegs immer gleichen Gesichtspunkt schädlich, unerwünscht, minderwertig"[11]. Daher gibt es in der klinischen Medizin so gut wie keine wertindifferenten Feststellungen, immer enthalten sie implizit oder explizit "Wertstellungen"[12]. Dies schließt nicht aus, daß man eine Krankheit im Verlauf ihrer kognitiven, emotiven und lebenspraktischen "Verarbeitung" einen positiven Wert zusprechen, daß man sie um- und aufwerten kann. Am Anfang steht jedoch nach aller persönlichen und wissenschaftlich dokumentierten Erfahrung die sozusagen instinktmäßige Einschätzung von Krankheit als Bedrohung, Einschränkung oder Verlust einer wesentlichen Lebensgrundlage.

In diesem Kontext ist auch die Therapie nicht wertindifferent. Es ist ja das zentrale Ziel der Handlungswissenschaft Medizin, den "natürlichen" Verlauf einer Krankheit so günstig wie möglich zu gestalten, Heilung oder eine Remission zu bringen oder wenigstens die Situation zu stabilisieren, Beschwerden zu lindern oder einer Verschlimmerung vorzubeugen. Dieses Potential zu belegen, ist das Ziel placebo- und/oder verum-kontrollierter

---

[9]   Rieger, H.-J.: Nichteinsatz eines für eine bestimmte Indikation noch nicht zugelassenen Medikamentes; Dtsch. med. Wschr. 117 (1992); 394-6

[10]   Labisch, A.: Homo Hygienicus; Campus Verlag, Frankfurt, 1992

[11]   Jaspers, K.: Allgemeine Psychopathologie; Springer-Verlag Berlin, 1973 (9. Auflage)

[12]   Raspe, H.-H.: Zur Theorie und Messung der "Lebensqualität" in der Medizin. In: Schölmerich, P., Thews, G. (Hrsg.): "Lebensqualität" als Bewertungskriterium in der Medizin; Medizinische Forschung 2 (1990), 23-40

klinischer Studien. Erst wenn die Effektivität einer neuen Behandlungsweise gezeigt und ihr Schadenspotential geklärt sind, werden Vergleiche mit
konkurrierenden Verfahren und Fragen der Effizienz gestellt werden können. So ist eine Therapie, die erwiesenermaßen mehr nutzt als schadet, an
sich schon wertvoll. Unter unseren gesellschaftlichen Bedingungen ist es
keine Frage, daß eine solche Behandlung jedem Kranken zur Verfügung
gestellt werden sollte, der durch sie gebessert werden könnte. Zeigen also
"pivotal studies" eine solche Überlegenheit eines (neuen) Verfahrens, dann
führt dies unvermeidlich zu einer Umformulierung bestehender Indikationsregeln; es werden neue Behandlungsstandards gesetzt, die Grundlagen der
Qualitätssicherung verändern sich, ärztliches Verhalten wird von jetzt an
anders beurteilt; und natürlich wird durch solche Veränderungen auch der
indikationsbezogene Kern von Bedarfsfeststellungen berührt.

Der Zwang zur Neuorientierung wird umso größer,
- je drängender der Handlungsbedarf ist (ungünstige Gesamtprognose der
  zu behandelnden Krankheit, rasche Verschlechterung bei Untätigkeit,
  bisher unbefriedigende Behandlungsmöglichkeiten);
- je größer die Differenzen zwischen alter und neuer Behandlung in allen
  Wirkungen und Kosten sind (im intraindividuellen Verlauf, prä/post, im
  Gruppenvergleich statistische vs. klinische Relevanz der Wirksamkeits-
  unterschiede);
- je besser die empirische Evidenz für die Überlegenheit der neuen Therapie ist (Zahl konkordanter Studien, Qualität der Studiendesigns und
  der Durchführung und Auswertung der Studien, Qualität der Daten, der
  Arbeitsgruppen und der veröffentlichenden Periodika);
- je wahrscheinlicher ihre weite Verbreitung ist (Akzeptanz und Ökonomie einer breiten Anwendung, klinische vs. "community-effectiveness",
  Kosten-Nutzen-Relation, Rückzugsmöglichkeiten bei Operationen, Einschätzung der Patientencompliance).

Hier werden Bedingungen faßbar, die den Übergang lokaler therapeutischer
Erfahrungen in allgemeine Indikationsregeln und sanktionsbewehrte
Standards regulieren dürften. Hier öffnet sich der Medizinsoziologie ein
wichtiges Feld.

Die Bedeutung von Konsensus-Prozessen

Heute bilden sich die Indikationsregeln vor einer weltweiten Fachöffent-
lichkeit im Verlauf vielseitiger Diskurse. Ihr Motor sind immer neu erscheinende Studienergebnisse und Kasuistiken, in Editorials geäußerte
Meinungen ausgewählter Fachleute, Resultate von Meta- und Entschei-
dungsanalysen und Diskussionen auf Kongressen und Symposien. Es dauert
wenigstens Monate, wahrscheinlich aber Jahre, bis die empirische Evidenz
von Therapiestudien von einer breiteren Kollegenschaft zur Kenntnis ge-

nommen und genügend geprüft wurde, und bis aus der Anwendungsbeobachtung Erfahrungen auch über seltenere Nebenwirkungen und Komplikationen vorliegen. Der Weg von der empirischen Evidenz aus Therapiestudien bis zur Indikationsregel ist in Wirklichkeit länger und unübersichtlicher als es oben in theoretischer Absicht unterstellt wurde. Aber selbst eine exzellent fundierte und diskutierte Indikationsregel wird sich in der ärztlichen Praxis nur durchsetzen, wenn sie individuell akzeptiert und in fallbezogenen Indikationsstellungen realisiert wird. Dabei spielen weitere soziale Prozesse eine Rolle, die schon die Etablierung von Indikationsregeln, wenn auch zu einem geringeren Teil, beeinflußt haben: Marketingstrategien der Produzenten, Einflüsse von Massenmedien, Gewinnerwartungen der "Leistungserbringer", Haltungen der Patienten, Gerichtsurteile u.a.. Im Augenblick erleben wir sehr deutlich, wie wirtschaftliche Überlegungen (Beitragssatzstabilität nach § 71 SGB V) ihren Einfluß verstärken und mit den in § 70 SGB V genannten Gesichtspunkten konkurrieren:

(1) "Die Krankenkassen und die Leistungserbringer haben eine bedarfsgerechte und gleichmäßige, dem allgemeinen Stand der medizinischen Erkenntnisse entsprechende Versorgung der Versicherten zu gewährleisten. Die Versorgung der Versicherten muß ausreichend und zweckmäßig sein, darf das Maß des Notwendigen nicht überschreiten und muß wirtschaftlich erbracht werden."

(2) "... haben durch geeignete Maßnahmen auf eine humane Krankenbehandlung ihrer Versicherten hinzuwirken."

So wie der weite Rahmen der Anwendung von Indikationsregeln öffentlich diskutiert wird, so bestimmen Diskussionen und Konsensbildung auch ihre Etablierung, genauer gesagt: den Übergang von der wissenschaftlichen Evidenz zur Regel.

In letzter Zeit werden zunehmend häufig "consensus-Konferenzen" organisiert. Offensichtlich dienen sie dazu, Indikationsregeln zu formulieren bzw. von interessierter Seite vorformulierte Regeln "abzusegnen" und sie bei ausgewählten Zielpersonen oder "Multiplikatoren" verhaltenswirksam werden zu lassen. Von Ausnahmen abgesehen sind solche Konferenzen nicht sehr hilfreich. Meist geht es darum, den fachlichen Diskurs zu konzentrieren, unter eingeengten Perspektiven zu strukturieren und abzukürzen - das also in einem oder zwei Tagen zu schaffen, wofür die unorganisierte fachliche Diskussion Monate bis Jahre brauchte. Gelegentlich versuchen sie auch nur, für potentiell ertragreiche Behandlungsverfahren Indikationen zu finden bzw. auszuweiten; oft bergen sie die Gefahr, den Diskurs zu monopolisieren und anzuhalten. Da solche Veranstaltungen meist regionale oder nationale Teilnehmer versammeln, erleben wir zunehmend den *Dissenz zwischen Konsensuskonferenzen*, z.B. in der Beurteilung der Bedeutung von Blutfetten für die Prävention der koronaren Herzkrankheit.

Tatsächlich sind soziale Verständigung und Einigung auch in diesem Bereich der klinischen Medizin von herausragender Bedeutung. Selten sind

Studien ganz gut oder ganz schlecht; nicht immer ist klar, was eine klinisch relevante Differenz ist, welche Erfolgsindikatoren die angemessenen und aussagekräftigsten sind, ob die einbezogenen Patienten eine repräsentative Auswahl aus ihrer Grundgesamtheit sind und ob die an Universitätskliniken erzielten Ergebnisse auf die Praxis übertragen werden können. Solche und zahllose weitere Fragen bedürfen einer gelassenen und geduldigen Diskussion zwischen Fachleuten unterschiedlicher Disziplinen und Erfahrungshintergründe; sie kann und darf nicht beliebig abgekürzt werden. Dabei spielt auch eine Rolle, daß die Ausarbeitung neuer Indikationsregeln mit der akzidentellen oder bewußten Verletzung, Überschreitung oder Mißachtung von bereits existierenden beginnt, also eo ipso mit Widerstand rechnen muß. Das Neue muß sich mit guten Gründen gegen Bestehendes und Bewährtes durchsetzen. Als wichtiger Filter wirkt auf allen Ebenen der Prozeß der kollegialen Kritik. Aus diesem Grund hat sich vor kurzem das "New England Journal of Medicine" entschieden, keine Veröffentlichungen ohne "peer review" zuzulassen - selbst dann nicht, wenn zwischen dem Vorliegen von möglicherweise über die Prognose zahlreicher Kranker entscheidenden Studienergebnissen und ihrer Veröffentlichung Monate vergehen mögen. Gerade im Umfeld von AIDS hatte der Druck zugenommen, anscheinend lebenswichtige Forschungsergebnisse unmittelbar und ungeprüft zu veröffentlichen.

Schluß

- Die klinische Medizin befindet sich in einem weltweiten ganz am Erfolg ihrer Maßnahmen orientierten Rationalisierungsprozeß, der andere v.a. technisch geprägte Lebensbereiche schon früher erfaßt hat. Gemeint ist hier "Verwissenschaftlichung", nicht Rationalisierung im betriebswirtschaftlichen Sinn; vielmehr geht es darum, dort intersubjektiv kontrollierte Erfahrung zum Maßstab zu machen, wo lange Zeit subjektive Eindrücke, Gewohnheit, Überlieferung, ungeprüfte Autorität und Dogmatik maßgebend waren.
- Im Kontext der eben beginnenden Rationierungsdiskussion in der Medizin mag man aus der Verwissenschaftlichung der ärztlichen Kunst finanzielle Einsparungsmöglichkeiten erhoffen. Vieles Unwirksame und Unnötige ließe sich bei besserer Datenlage und schärferer Prüfung sicher vermeiden (aktuelles Beispiel: die Flut nicht-indizierter Knochendichtemessungen bei Osteoporoseverdacht). Andererseits werden epidemiologische Studien, die überprüfte Indikationsregeln zugrunde legen, zeigen, daß große Gruppen chronisch Kranker auf der Ebene der Gemeinde heute noch ganz unzureichend versorgt sind. Folgte man den empirisch fundierten Indikationsregeln - und sie dürften schwerer abzuweisen sein als diejenigen ohne solche Evidenz - werden Kranke Kosten verursachen, die bisher, ohne die Inanspruchnahme dort definierter Leistungen, nicht auftraten. Damit dürften die erhofften Einspareffekte

durch Ausgaben zum Ausgleich von Unterversorgung etwa von Kranken mit einer chronischen Polyarthritis[13], einer arteriellen Hypertonie oder einem Diabetes mellitus mehr als aufgezehrt werden.

- Zentraler Orientierungspunkt der Rationalisierungsbewegung sind die therapeutischen Effekte, die "outcomes". Die Mehrzahl unserer heutigen Indikationen sind im Sinne Gmelins empirisch, nicht rationell. *Damit setzt die Klinik stärker auf Handlungs- als auf explikatorisches Wissen.* Dies gilt weltweit; das Prinzip hat aber noch keineswegs alle Disziplinen und medizinischen Systeme in gleicher Weise erreicht. Verschiedene systematisch-dogmatische Heilkunden wie die Homöopathie oder die anthroposophischen Medizin öffnen sich nur sehr zögernd dem Paradigma der kontrollierten klinischen Studie. Manche Therapieverfahren werden sich nicht oder nur sehr schwer auf diese Weise prüfen lassen (chirurgische Operationen, rehabilitative Verfahren). Der genannte Studientyp ist zudem bei chronischen Krankheiten wenig geeignet, den langfristigen Effekte einzelner Therapieverfahren zu prüfen. Seine Domäne ist die kurzfristige Beeinflussung aktiver Krankheitsphasen. So entsteht z.B. in der Rheumatologie das scheinbare Paradox von "disappointing long-term outcomes despite successful short-term clinical trials"[14]. Auch das Problem der "community effectiveness" einer Therapie läßt sich im Design der kontrollierten klinischen Studie nicht adäquat bearbeiten.

- Trotz dieser Einschränkungen wird man sich bei Bedarfsanalysen zuerst an solcherart abgesicherte Indikationsregeln halten müssen. Sie bilden den qualitativen Kern einer Bedarfsfeststellung und geben ihr nach den o.g. Kriterien ein jeweils unterschiedliches normatives Gewicht.

- Indikationsorientierte Bedarfsanalysen sind parteilich im Sinne einer Stellungnahme für eine eingrenzbare Krankengruppe (und für eine ärztliche Disziplin und ihr Verfahren). Sie geben keine Hinweise auf die Vordringlichkeit eines Gesundheitsproblems gegenüber zahlreichen anderen[15]. Sie sind in diesem Sinne unergiebig für Prioritätssetzungen im Rahmen der aufkommenden Rationierungsdiskussion. "Verteilungsgerechte" Allokationsentscheidungen bedürfen weiterer, den Bedarf an dieser oder jener Leistung übergreifenden Kriterien.

- Allerdings sind indikationsorientierte Bedarfsanalysen trotz aller Einseitigkeit für die Rationierungsdiskussion nicht irrelevant. Der Begriff Rationierung gewinnt seine ganze Schärfe nur dort, wo es um die Begrenzung tatsächlich indizierter Leistungen mit empirisch geklärter Schaden-Nutzen-Relation geht. Gewohnheitsmäßig veranlaßte oder ge-

---

[13] Raspe, H.-H., Mau W., Wasmus A.: Treatment Profiles in Different Groups of RA-Sufferers: Description, Analysis, Evaluation; Scand J Rheumatology 79 (1989) Suppl.; 57-65

[14] Pincus, T.: Rheumatoid Arthritis: Disappointing Long-Term Outcomes Despite Successful Short-Term Clinical Trials; J Clin Epidemiol 41 (1988) 1037-41

[15] Weber, I. et al.: Dringliche Gesundheitsprobleme der Bevölkerung in der Bundesrepublik Deutschland; Nomos Verlagsgesellschaft, Baden Baden 1990

währte Leistungen ohne sicheren Erfolgsnachweis (z.B. stationäre Rehabilitation bei Rückenleiden) sollten aus dieser Diskussion a priori herausgehalten werden.

Es ist meine persönliche Überzeugung, daß wir der auf uns zukommenden Rationierungsdiskussion nur gewachsen sein werden, wenn:

- die Rationalisierungsbewegung in der Medizin i.S. des "outcomes-movement" mit allem Ernst weiter verfolgt wird, und
- die Phase des Übergangs von der Therapiestudie zur Indikationsregel, vom "Sein" zum "Sollen", verlängert und besser kontrolliert wird. Dies mag auf eine Verlangsamung des Fortschritts herauslaufen - eine in meinen Augen akzeptablere Lösung als das Vorenthalten von Behandlungsverfahren mit lange gesicherter Indikation;
- Schließlich sind alle Möglichkeiten der Rationalisierung im betriebswirtschaftlichen Sinne ("Erschließung von Wirtschaftlichkeitsreserven") auszuschöpfen. Solange in der Medizin an zahlreichen Stellen noch offensichtlich Unsinniges geschieht und das Sinnvolle noch effizienter erbracht werden kann, wird man kaum Anlaß für echte Rationierung sehen wollen.

Diskussion

P. Schölmerich

Herr Raspe, es ist zuvor mehrfach davon gesprochen worden, daß wir ein klares Defizit in der Gesundheitsberichterstattung haben. Glauben Sie, daß durch eine Verbesserung dieser Situation auch die Frage der Indikationen unter den von Ihnen angeführten Aspekten entsprechend verbessert werden könnte?

H. Raspe

Nein, das sehe ich nicht. Indikationsregeln sind ja etwas, was in der ärztlichen Profession mit Hilfe von Psychologen und anderen Therapeuten geklärt werden muß. Es ist zu fragen, ob es in der Gesundheitsberichterstattung jemals dazu käme, daß die Fälle für bestimmte Indikationen klar genug definiert werden. Ich habe dort bisher überwiegend relativ einfache Morbiditäts- und Mortalitätsstatistiken gefunden. Sicher kann man in der Gesundheitsberichterstattung darstellen, wie viele Menschen an Lebererkrankungen sterben und wie viele Transplantationen es gibt. Aber damit ist nichts über die Indikation und den Kreis derjenigen, die eine Transplantation wirklich benötigen, gesagt. Ich bin nicht sicher, daß wir in der Gesundheitsberichterstattung jemals dazu kommen.

P. Schölmerich

Könnte man nicht zumindest Maximalziffern angeben, die selbstverständlich einer Relativierung durch konkrete Indikationen bedürfen?

H. Raspe

Natürlich ist die Gesundheitsberichterstattung bedeutsam. Es ist nur die Frage, ob man damit im Bereich dieser doch relativ spezifischen Indikationsregeln weiterkäme.

R. Grupp

Herr Raspe, Sie haben am Ende Ihrer Ausführungen gesagt, daß Sie bezüglich der Rationierungsdebatte skeptisch sind, weil Ihrer Meinung nach zunächst eine Rationalisierungsdebatte anstehe. Sie sagten, für aussichtsreicher hielten Sie eine intensivere Kontrolle, ja Verlangsamung des medizinischen Fortschritts. Gibt es denn hier einen Unterschied? Auch hier stellen sich dieselben Abwägungsprobleme: Breitenversorgung versus medizinischer Fortschritt für wenige, Effizienz für viele versus Ressourcenzuteilung für Spitzentechnologie. Wo liegt aus Ihrer Sicht in der Abwägung der Güter der Unterschied zwischen der "Rationierung" des medizinischen Fortschritts und der Rationierung von Leistungen?

H. Raspe

Wir kommen auf eine falsche Fährte, wenn wir die Rationierung von Leistungen nur unter der Frage Hochleistungsmedizin versus Breitenmedizin betrachten. Wir sollten auch das Thema Breitenmedizin versus Breitenmedizin diskutieren.

Lassen Sie mich dazu folgendes Beispiel anführen: Die Osteoporose ist heute ein Modethema, und in jeder Frauenzeitschrift, aber auch in jedem medizinischen Blatt, wird über die Osteodensitometrie berichtet. Dieses Verfahren ist zum einen in sich problematisch, und zum anderen sind auch seine therapeutischen Konsequenzen fragwürdig. Hier ist unter der Fahne des medizinischen Fortschritts etwas in die Praxis gelangt, was beispielsweise im Kammerbezirk Nordwürttemberg pro Quartal etwa 10 Millionen DM bindet und keinen entsprechenden Nutzen hat. Da ist etwas Irrationales geschehen. Das, was man sich in der Rationalisierungsdebatte wünscht, nämlich die Klärung der Frage ob es sich um eine indizierte Leistung handelt, ist dort nicht geschehen; es ist überspielt worden. Im Bereich der medizinischen Großgeräte scheint sich etwas Ähnliches abgespielt zu haben.

Wenn wir uns ein wenig mehr Zeit ließen für den Übergang von der Deskription zur Präskription, Zeit, die wir benötigen, um uns im Diskurs darüber zu verständigen, ob hier eine sinnvolle Maßnahme vorliegt, hätten wir etwas gewonnen.

Ich gebe Ihnen recht, daß die ethischen Abwägungen bei der Frage, welche vorhandenen Leistungen oder welcher medizinischer Fortschritt (vor seiner Aufnahme in das Leistungsspektrum) rationiert werden sollen, sehr ähnlich sind. Doch wäre es besser, wenn eine Steuerbarkeit gegeben wäre, wenn es Institutionen gäbe, die in der Lage wären, manchen Fortschritt hintanzuhalten, wenn es Möglichkeiten gäbe, beispielsweise die Dissemination von Osteodensitometriegeräten in irgendeiner Weise zu kontrollieren. Eine solche Steuerbarkeit ist nicht mehr gegeben, wenn Patient A und Patient B nebeneinanderliegen und Sie entscheiden müssen, was zu tun ist.

C. Fuchs

Es ist wichtig, daß wir uns bewußt sind, daß wir mit zwei unterschiedlichen Definitionen arbeiten, was die Rationalisierung anlangt. Ich hatte von der Befolgung des Wirtschaftlichkeitsprinzips gesprochen, Sie hatten es erweitert und gesagt, es handele sich um einen Bewußtwerdungsprozeß ärztlichen Handelns, was die Indikationsstellung anlangt.

Fortschritt wird in hohem Maße wahrgenommen und verantwortet von der Wissenschaft. In Deutschland ist die wissenschaftliche Forschung einer Eigendynamik unterworfen und kaum steuerbar. Selbst wenn es gelänge, logische Sekunden einzubauen, sehe ich in Ihren Ausführungen einen Widerspruch insoweit, als Sie sagen, die Rationalisierung solle nur dort erfolgen, wo die Indikationen begründet seien. Wenn man den Rationalisierungsprozeß in Ihrem Sinne versteht, wie ist dann mit Bereichen umzugehen, in denen dies nicht der Fall ist wie z.B. bei den Naturheilmitteln?

H. Raspe

Welches ist die Meßlatte für den Fortschritt? Offenbar zählt doch nur das Ergebnis und nicht die Eleganz der Erklärung. Ich finde zwar ästhetische Kategorien in der Forschung wichtig, aber darum geht es im Augenblick nicht. Es geht auch nicht um das bessere Erklärungsmodell, sondern es gilt: *Wer heilt, hat recht. Damit ist nicht nur der individuelle Fall gemeint, sondern derjenige, der zuverlässig und sozusagen "im Mittel" heilt, hat recht.* Es bedarf mehrerer Studien, um Konsens darüber zu erzielen, daß wirklich ein Fortschritt erzielt wurde. Das gilt vor allen Dingen dann, wenn man nicht nur auf die "efficacy" schaut, also auf das, was das Ergebnis von randomisierten klinischen Studien ist, sondern wenn man sich ein bißchen mehr Zeit nimmt, um die "effectiveness" zu prüfen, um zu sehen, was geschieht, wenn die Ergebnisse beispielsweise im primärärztlichen Bereich umgesetzt werden. Es ist sehr wichtig, diesen Prozeß genauer zu untersuchen, sich der Frage zu widmen: Wie können wir uns darüber einigen, ob ein Fortschritt erzielt wurde oder nicht?

Die Studien über Naturheilmittel sind nach meiner Kenntnis nicht so, daß ich sage: Das ist ein wesentlicher Fortschritt oder ein außerordentlich wichtiger Punkt. Wenn es Studien gäbe, die zeigen, daß Homöopathika bei einem Tumorleiden, bei einer chronischen Polyarthritis oder anderen ernsthafteren Störungen etwas nützen, wäre ich der letzte, der sagt: Wir können sie nicht zulassen, weil es Homöopathika sind. Die Logik des "outcomes movement" lautet gerade: Es ist völlig gleichgültig, um was es sich handelt; wenn es im Nettoeffekt besser ist, dann ist es eben besser. Aber wir haben die entsprechenden Daten nicht. Es ist ärgerlich, daß die Naturheilkundigen es geschafft haben, ihre ganzen Medikamente an diesen Wirksamkeitsprüfungen vorbeizulotsen.

M. Bullinger

Wie kann man bei einer gegebenen Indikation herausbekommen, welche Behandlungsmethode effektiv ist, unter der Voraussetzung, daß sie "state of the art" durchgeführt wird? Eine Möglichkeit ist der Weg über die Meta-Analyse. Ich hätte gern Ihre kritische Einschätzung der Meta-Analyse gehört. Was bedeutet es für die Forschungsstrategie, wenn die Meta-Analyse nichts bringt, weil "outcome" zu unterschiedlich gemessen wurde? Bedeutet das, daß wir doch einen Konsens über relevante "outcomes" brauchen? Müssen wir die Forschungspolitik so ausrichten, daß für gegebene Indikationen die verschiedenen Behandlungsmaßnahmen mit vergleichbaren "outcomes" dokumentiert werden?

H. Raspe

Ich kann keine Einschätzung der Meta-Analyse geben, weil ich mich damit nicht ernsthaft beschäftigt habe. Vor kurzem gab es im "Lancet" eine gute Arbeit mit dem Titel "Can meta-analysis be trusted?" Die Meta-Analyse ist kein strenges Verfahren, sondern im Grunde ein vernünftiger Diskurs über vorliegende Studien. Man versucht, diese vergleichbar zu machen und tut ihnen damit immer Gewalt an. Es gibt auch im Bereich der Osteoporose Meta-Analysen, die zeigen, daß man zu unterschiedlichen Ergebnissen kommen kann. Das wäre bei einem standardisierten Verfahren erstaunlich.

Die Vergleichbarkeit wird dann besonders wichtig, wenn wir die "efficacy" eines Behandlungsverfahrens bewerten wollen. Sie wird noch wichtiger, wenn wir Kosten-Nützlichkeits-Analysen durchführen und die Nützlichkeit messen wollen. Deswegen bin ich froh, daß wir gemeinsam ein Instrument aus dem Englischen ins Deutsche übertragen haben, nämlich das "Nottingham Health Profile"[16], mit dem man syndromübergreifend einen Aspekt der Nützlichkeit eines therapeutischen Verfahrens, die Lebensqualität, messen kann und gleichzeitig Anschluß an eine internationale Diskussion hat. Ohne ein solches, standardisiertes Instrument wird es nicht gehen. Aber auch da besteht eine Gefahr, nämlich die der Monopolisierung dieser Instrumente. Das ist auch immer ein ökonomischer Faktor.

---

[16] Kohlmann & Bullinger, 1990

H. H. Bräutigam

Wenn man die Möglichkeit hat, sowohl von innen als auch von außen einen Blick in die Heilkunde zu werfen, wird sehr schnell klar, daß die Ergebnisse von Konsensuskonferenzen eigentlich das Ergebnis des kleinsten gemeinsamen Nenners sind. Die Ärzte sind an dieser Entwicklung nicht unschuldig. Ich verweise in diesem Zusammenhang auf die von Ihnen, Herr Raspe, bereits erwähnte Osteoporosedebatte und die damit zusammenhängende Diskussion um die Behandlung mit Östrogenen. Ich erinnere auch daran, daß in der Geburtshilfe vor einigen Jahren festgelegt wurde, daß Erstgebärende mit Steißlage durch Sectio entbunden werden müssen. Auch das hat die sogenannte Defensivmedizin gefördert. In einer Zeit knapper Ressourcen müßten Ärzte und Wissenschaftler die Verpflichtung verspüren, den Fortschritt nicht zur eigenen Adoration zu benutzen. Dann würden wahrscheinlich manche Ressourcen besser alloziiert werden.

W. Schoeppe

Journalisten sollten Sie da aber nicht ausnehmen!

H. Raspe

Ich glaube, wir alle kennen die Gefahren von Konsensuskonferenzen. Herr Berger hat vor kurzem die wichtige Bemerkung gemacht: Wir brauchen Dissensuskonferenzen - davon haben wir sicherlich mehr. *Das, was unter dem Begriff der Konsensuskonferenz läuft, ist der Versuch, sozusagen ein Meinungsmonopol zu schaffen. Das ist gegen den offenen Diskurs gerichtet, wie er etwa auf der Ebene von Editorials in guten Zeitschriften geführt wird.*

H.-K. Wellmer

Der Übergang von der Deskription zur Präskription und zur Indikationsregel wird sehr stark von Meinungsbildnern promoviert. Wie kann man so etwas steuern? Sie haben die Frage gestellt: Kann der Sprung von der Erkenntnis zur Verwirklichung nicht etwas verzögert werden? Ich denke daran, wie in der Chirurgie die Laparoskopie für die Gallenoperation durchbruchartig eingesetzt wurde, beflügelt von der Industrie, propagiert und geradezu angefeuert von den Medien. Die unbedachte und schnelle Einführung einer Methode führt zwangsläufig zu schlechten Ergebnissen. Gibt es irgendeine Regel, wie wir uns in unserem System in Zukunft dagegen schützen können?

H. Raspe

Gedanklich würde ich dem Fortschritt gerne ein Reich zuweisen, das sich sozusagen hinter einer Mauer befindet. Das, was in diesem Reich erdacht, erprobt, untersucht, entwickelt wird, sollte zunächst einmal hinter diesen Mauern verbleiben und nicht unkontrolliert in die Praxis gegeben werden. Hier könnten die kassenärztlichen Vereinigungen und die Krankenkassen eine Rolle spielen. Man könnte sie fragen, warum sie beispielsweise für die Osteodensitometrie Abrechnungsziffern zulassen, obwohl der Nutzen dieses Verfahrens, wenn es auch technisch etabliert ist, nicht bewiesen ist. Ich meine, das wäre ein Weg, um das Überschwappen des Fortschritts in die Praxis zu rationieren. Das ist keineswegs ein Argument für weniger Forschung oder womöglich sogar weniger Denken, im Gegenteil.

Indikation und Bedarf bei der Lebertransplantation

M. P. Manns[*], K. Böker[**]

Indikation

Seit Anfang der achtziger Jahre haben sich, verbunden mit der Einführung von Cyclosporin und der Weiterentwicklung chirurgischer Techniken, die Überlebenschancen nach Transplantation drastisch verbessert. Dadurch ist auch die Liste der als Indikation akzeptierten Diagnosen immer länger geworden. Heute werden praktisch alle Formen des akuten und chronischen Leberversagens sowie zahlreiche metabolische Störungen als Transplantationsindikation akzeptiert. Zur Übersicht lassen sich die heute anerkannten Indikationsdiagnosen in vier große Gruppen einteilen:

Chronische Lebererkrankungen
(bei fortgeschrittenem Organversagen)
- cholestatisch: primär biliäre Zirrhose, primär sklerosierende Cholangitis, Gallengangsatresie;
- hepatozellulär: Zirrhose bei chronischer Hepatitis B, C oder D, toxische Zirrhose, Zirrhose auf dem Boden einer Autoimmunhepatitis;
- vaskulär: Budd-Chiari-Syndrom;
- degenerativ: polyzystische Erkrankungen;

Irresektable Malignome
- Cholangiozelluläres Carcinom;
- Isolierte Lebermetastasen;

Fulminantes Leberversagen
- Hepatitis A, B, C, D, EBV;
- medikamentös-toxisch: Halothan, Gold, Paracetamol etc.;
- metabolisch: Morbus Wilson, Reye's Syndrom etc.;

---

[*] Leiter der Abteilung für Gastroenterologie und Hepatologie am Zentrum der Inneren Medizin und Dermatologie der Medizinischen Hochschule Hannover

[**] Oberarzt der Abteilung für Gastroenterologie und Hepatologie am Zentrum der Inneren Medizin und Dermatologie der Medizinischen Hochschule Hannover

Metabolische Lebererkrankungen
(mit und ohne chronischeOrganschädigung)

- α-1 Antitrypsin-Mangelsyndrom, Morbus Wilson, familiäre Hypercholesterinämie (LDL-Rezeptormangel), Crigler-Najjar Syndrom Typ I, Erythropoietische Protoporphyrie, Harnstoffzyklusdefekte, Glykogenspeicherkrankheiten (I, IV), Tyrosinämie, Hämochromatose;

Eine ähnlich umfangreiche Liste ergibt sich bei Betrachtung der bisher an der MHH durchgeführten Transplantationen. Die Länge dieser Liste zeigt schon, daß der Bedarf an Transplantationen sich im Laufe der Entwicklung praktisch immer mehr der Gesamtzahl der Patienten annähert, welche an Endstadien von Lebererkrankungen bzw. an akuten Leberausfällen leiden.

Einzelne Indikationsgebiete

Bei dem gegebenen Mißverhältnis zwischen potentiellem Bedarf und tatsächlicher Verfügbarkeit wird die Indikation zur Lebertransplantation langfristig davon abhängen, ob dieses teure und aufwendige Verfahren die Grundkrankheit, die zum Leberversagen geführt hat, mit ausreichender Wahrscheinlichkeit langfristig heilen kann, wobei jedes einzelne Indikationsgebiet im Hinblick auf langfristige Ergebnisse bewertet werden muß.

Virushepatitiden

Bei den Virushepatitiden durch Hepatitis B- oder C-Virusinfektionen hängt die Indikation zur Lebertransplantation langfristig davon ab, ob es durch adäquate antivirale Therapieschemata vor und nach der Transplantation gelingen wird, die heute noch sehr häufige Reinfektion der Transplantatleber und damit das Wiederauftreten der Grundkrankheit zu verhindern. Die dazu gegenwärtig verwendeten Therapieschemata (im Wesentlichen die passive Immunisierung für unterschiedlich lange Zeiträume nach Transplantation) sind unbefriedigend. Sie führen, wenn überhaupt, nur bei einem kleinen Teil der Patienten zur dauerhaften Verhinderung der Reinfektion und sind zudem sehr kostspielig. Da andererseits die Reinfektion insbesondere bei der Hepatitis B häufig mit einer erneuten, unter Umständen rasch progredienten Hepatitis einhergeht, so daß die Prognose der Patienten im Vergleich mit anderen Indikationsgruppen schlecht ist, wird die Transplantationsindikation bei HBV induzierten Zirrhosen kontrovers diskutiert. In jüngster Zeit sind kombinierte Therapieansätze aus präoperativer antiviraler Therapie und postoperativer passiver Immunisierung entwickelt worden, die möglicherweise eine Reinfektion sicherer verhindern können als gegenwärtig möglich.

Autoimmunkrankheiten

Autoimmune Leberkrankheiten wie die Autoimmunhepatitis, die primär
biliäre Zirrhose und die primär sklerosierende Cholangitis haben demgegenüber eine deutlich bessere Langzeitprognose nach Transplantation.
Zwar berichten einige Autoren über ein recht häufiges Wiederauftreten der
primär biliären Zirrhose nach Transplantation, die Mehrheit der Transplantationszentren hat aber die Erfahrung gemacht, daß autoimmune Lebererkrankungen nach der Transplantation nur äußerst selten wiederkehren und
gegebenenfalls unter der Immunsuppression milde verlaufen. Möglicherweise übt hier die i.d.R. fehlende HLA-Klasse II Übereinstimmung zwischen Spender und Empfänger eine Schutzfunktion aus, so daß die Patienten unfreiwillig vom mismatch profitieren. Es bleibt abzuwarten, ob bei ge-
nauerem HLA-matching die Rate der Wiederkehr von autoimmunen Lebererkrankungen steigen wird.

Genetisch bedingte Erkrankungen

Bei metabolischen Lebererkrankungen mit fortgeschrittener Zirrhose (α-1-
Antitrypsin-Mangelsyndrom, Morbus Wilson) hängt die Indikation vom
Ausmaß bereits eingetretener extrahepatischer Organschäden ab (ZNS,
Lunge). Sind diese gering, so ist die Indikation zur Lebertransplantation bei
diesen Erkrankungen gegeben, zumal sie als einziges Verfahren hier einen
kurativen Therapieansatz bieten kann, da ja der zugrundeliegende geneti-
sche Defekt mit der Transplantation behoben wird.

Toxische Leberschäden

Bei den zahlenmäßig bedeutenden toxischen Leberschäden durch Alkohol
ist die Langzeitprognose der Patienten nach Transplantation publizierten
Zahlen zufolge erstaunlich gut. Auch scheint demnach nur eine Minderheit
der Patienten nach der Transplantation erneut Alkoholabusus zu betreiben.
Ob sich diese Einschätzung langfristig bestätigt, muß abgewartet werden;
rein medizinisch sind die Aussichten der Transplantation bei alkoholtoxischer Leberzirrhose durchaus zufriedenstellend, wenn die Patienten
präoperativ noch nicht kachektisch sind. Selbstverständlich gilt dies nur für
Patienten, die vor der Operation längerfristig abstinent waren.

Maligne Erkrankungen

Maligne Grunderkrankungen sind als Transplantationsindikation insgesamt
umstritten. Bei hochdifferenzierten, kleinen und solitären Leberzell-
karzinomen, wie sie gelegentlich auch als Zufallsbefund post transplanta-
tionem in explantierten zirrhotischen Lebern gefunden werden, ist die Prognose jedoch u.U. nicht wesentlich schlechter als in den anderen Indikationsgruppen. Fortgeschrittenere Malignome sind demgegenüber u.E. keine
Indikation zur Transplantation mehr.

Transplantationszeitpunkt

Hierbei ist zu differenzieren zwischen dem Indikationszeitpunkt bei chronischer Organschädigung und bei akutem Leberversagen.

Bei chronischen Organschäden wird der Zeitpunkt immer früher gewählt, weil absehbar ist, daß ohne Transplantation eine Lebensverlängerung nicht mehr möglich sein wird und ein Zuwarten häufig das Operationsrisiko erhöht. Andererseits wird man bei einem akuten Leberversagen solange warten, bis die Wahrscheinlichkeit des Überlebens sehr gering wird, bzw. irreversible Schäden drohen. Diese Überlegung stützt sich darauf, daß bei akutem Organversagen, sofern dieses überlebt wird, eine restitutio ad integrum erfolgen kann, während nach einer erfolgreichen Transplantation eine lebenslange Immunsuppression notwendig wird.

Ohne Transplantation ist die Prognose fortgeschrittener Lebererkrankungen im wesentlichen abhängig vom Auftreten und der Entwicklung bestimmter Komplikationen, welche zugleich die Lebensqualität des Patienten einschränken, häufige stationäre Behandlungen erforderlich machen und das Risiko einer Operation erheblich erhöhen. Zu diesen Komplikationen gehören:

- Ikterus und Juckreiz,
- Neurologische Komplikationen (besonders ungünstig wenn gleichzeitig die hepatische Leistung abnimmt),
- Ascites,
- spontane bakterielle Peritonitis,
- intestinale und anderweitige Spontanblutungen bei Gerinnungsfaktorenmangel und Thrombozytopenie.

Das Eintreten solcher Komplikationen bedeutet in aller Regel, daß der Zeitpunkt für die Transplantation gekommen ist. Für die Abschätzung eines elektiven Transplantationszeitpunktes ist daneben die Erarbeitung von Prognosekriterien besonders bedeutsam. Zunächst läßt sich die Prognose an klinisch-chemischen Befunden messen; so zeigen die Cholesterinesteraseaktivität wie auch die Albumin- und Gerinnungsfaktorenkonzentration im Plasma die hepatozelluläre Syntheseleistung an, Serumgallensäuren und Bilirubin sind Indikatoren der biliären Exkretionsleistung, Transaminasen und γ-Globulinfraktion deuten die Aktivität der Zellschädigung an. Nachlassende Leberfunktion, hohe Aktivität der Zellschädigung, spontane Dekompensationen sowie fehlendes Ansprechen auf konservative Therapie über mehr als vier Wochen stationärer Behandlung sind prognostisch besonders ungünstige Zeichen.

Alle neu etablierten, teilweise rechnergestützt ausgewerteten Prognosekriterien müssen sich an der Stadieneinteilung der Leberzirrhose nach

Child-Pugh[1] messen, die auf einfachen klinischen Kriterien beruht. Mit Hilfe von Serumalbumin, Quickwert, Encephalopathie und Bilirubinkonzentration läßt sich hiernach mit ziemlicher Sicherheit die kurzfristige Überlebenswahrscheinlichkeit von Zirrhosepatienten einschätzen[2].

Es wurden besonders in jüngster Zeit aufgrund verschiedenster Kriterien Prognoseindizes erarbeitet. Die meisten dieser Scores entstanden aber aus der retrospektiven Analyse von Krankheitsverläufen und konnten darüber hinaus oft nur relativ kleine Fallzahlen langfristig verfolgen. Besondere Beachtung genießt der sogenannte Mayo-Score zur Beurteilung der Überlebensprognose bei Patienten mit primär biliärer Zirrhose[3]. Ähnlich wie die Child-Pugh Klassifikation stützt er sich auf das Bilirubin, die Albuminkonzentration im Serum sowie die Prothrombinzeit und nimmt zusätzlich noch das Patientenalter und das Vorliegen von Ödemen in die Berechnung auf. Hiermit lässt sich noch zuverlässiger als mit vergleichbaren, in Europa entwickelten Score-Modellen die mittel- bis langfristige Prognose von Patienten dieser wichtigen Indikationsgruppe vorhersagen[4]. Mit Hilfe dieser Indikatoren konnte auch gezeigt werden, daß die Lebertransplantation in der Tat die Prognose für Patienten mit fortgeschrittener primär biliärer Zirrhose verbessern kann[5].

Immer wieder hat man auch versucht, sogenannte "dynamische" Leberfunktionsteste zu etablieren. Diese beruhen meistens auf der Messung einer Partialfunktion der Leber, z. B. der Aktivität eines mikrosomalen Enzymsystems (P450). Der erste Test dieser Reihe war der Aminopyrin-Atemtest. Der jüngste und vielleicht hoffnungsvollste ist der MEGX-Test. Hierbei wird der Metabolismus für das Arzneimittel Lidocain als Maßstab für die Leberfunktion verwendet[6]. Ob diese Funktionsteste wirklich zu einer verbesserten, zuverlässigeren Prognoseeinschätzung führen können, muß indes noch gezeigt werden. Die Frage ist auch, inwieweit allgemeine Prognosekriterien für den einzelnen Patienten den optimalen elektiven Operationszeitpunkt wirklich zuverlässig und mit ausreichender Genauigkeit erkennen lassen.

---

1   Pluger RNH et al., Transsection of the Oesophagus for Bleeding Oesophageal Varices, British Journal of Surgery 1983, Vol. 60, 646-649

2   Infante-Rivard C, Esnaola S, Villeneuve J-P, Clinical and Statistical Validity of Conventional Prognostic Factors in Predicting Short Term Survival Among Cirrhotics, Hepatology 1987, Vol. 7, 660-664

3   Dickson ER, Grambsch PM et al., Prognosis in Primary Biliary Cirrhosis: Model for Decicion Making, Hepatology 1989, Vol. 10, 1-7

4   Christensen E et al., Benificial Effect of Azathioprine and Prediction of Prognosis in Primary Biliary Cirrhosis. Final Results of an International Trial, Gastroenterology 1985, Vol.89, 1084-1091

5   Esquivel CO et al., Transplantation for Primary Biliary Cirrhosis, Gastroenterology 1988, Vol. 94, 1207-1216

6   Oellerich M et al., Predictors of One-Year Pretransplant Survival in Patients with Cirrhosis, Hepatology 1991, Vol. 14, 1029-1034

Bei Beobachtung großer Kollektive neudiagnostizierter Zirrhosepatienten findet man eine Fünf-Jahres-Überlebenswahrscheinlichkeit für schon initial dekompensierte Patienten von ca. 20%[7]. Initial nicht dekompensierte Patienten haben mit etwa 65% zwar eine erheblich höhere Fünf-Jahres-Überlebensrate, doch entwickeln etwa 50% dieser Patienten innerhalb dieser fünf Jahre eine erste Dekompensation, womit sich im weiteren ihre Prognose ebenfalls deutlich verschlechtert. Insgesamt beträgt demnach die Fünf-Jahres-Überlebensrate bei erwachsenen Zirrhosepatienten nur etwa 40%.

Anders stellt sich die Situation beim akuten Leberversagen dar. Hier ist das Überleben in erster Linie von der Ätiologie des Leberversagens abhängig[8]. Die Überlebenswahrscheinlichkeiten bei Einsatz aller konservativen Therapiemöglichkeiten variieren hier von fast 70% bei akuter Hepatitis A bis zu wenig über 10% bei der Non-A-non-B-Hepatitis und bei narkoseinduziertem Leberversagen. Zur Abschätzung des individuellen Risikos wurde von der King's College Gruppe aus London ein Kriterienkatalog für die Indikationsstellung zur Lebertransplantation aufgestellt. Auch bei diesem Score finden Bilirubin, Prothrombinzeit und Encephalopathie als Indikatoren Verwendung. Zusätzlich werden die Ätiologie des Leberversagens und das Alter des Patienten berücksichtigt[9]. Retrospektiv konnte mit Hilfe dieser Kriterien zwischen Patienten, welche ihr akutes Leberversagen ohne Transplantation überlebten und solchen, die verstarben, differenziert werden. Ebenfalls aufgrund retrospektiver Analysen hat die Arbeitsgruppe um Benhamou aus Frankreich auf die prognostische Bedeutung der Faktor-V-Konzentration und des α-Fetoproteinspiegels bei akutem Leberversagen viraler Ursache hingewiesen[10]. Patienten mit Faktor-V-Konzentrationen unter 20% verstarben ohne Transplantation alle. Für die Tauglichkeit solcher Prognosekonzepte ist es indessen wichtig, daß sich die postulierten Kriterien auch prospektiv an anderen Zentren als nützlich erweisen.

Konservative Therapie mag in der Lage sein, den Fortschritt der Erkrankung und die Verschlechterung des Zustandes bei terminaler Leberinsuffizienz aufzuhalten, eine substantielle Verbesserung des klinischen Bildes wird sie jedoch nur in den seltensten Fällen erreichen können. Nach Diagnosestellung ist deshalb die Verlaufsbeobachtung wichtig, um den richtigen Zeitpunkt für die Indikation zur Lebertransplantation nicht zu versäumen. Dieser Zeitpunkt lässt sich hypothetisch beschreiben als Schnittpunkt der Kurven für Spontanüberlebenswahrscheinlichkeit und Operationsrisiko. Mit längerem Zuwarten nimmt dabei die Spontanüberlebenswahrscheinlichkeit ab, während sich das Operationsrisiko erhöht.

---

[7]   D`Amico G et al., Survival and Prognostic Indicators in Compensated and Decompensated Cirrhosis, Dig Dis Sci 1989, Vol 31, 468-475

[8]   Gastroenterology 1988, Vol. 94, 1186-1192

[9]   Gastroenterology 1989, Vol. 97, 439-445

[10]   Hepatology 1986, Vol. 6, 648-651

Kontraindikationen

Die Diskussion über die Kontraindikationen der Lebertransplantation ist sicher noch im Fluß. Mit der Verbesserung der chirurgischen Technik und vermehrter Übung der Operationsteams sind einzelne Kontraindikationen der Vergangenheit heute nur noch von geringer Bedeutung. So galt z. B. ein porto-cavaler Shunt in der Vergangenheit als absolute Kontraindikation, heute wird er allenfalls noch als relative Kontraindikation angesehen. Gegenwärtig gelten als

absolute Kontraindikationen:
- schwere cardiopulmonale Begleiterkrankungen,
- floride Sepsis,
- Metastasen bei maligner Grundkrankheit,
- maligne Zweiterkrankung und
- AIDS.

Die Liste der relativen Kontraindikationen ist ungleich länger. Hier sind vor allem die Folgen der Lebererkrankung selbst von Bedeutung:
- fortgeschrittener Muskelschwund,
- intrapulmonale Shunts,
- Pfortaderthrombose,
- chronisches Nierenversagen und
- Alter über 65 Jahre sind hier zu nennen.

Auch aktiver Alkohol- oder Drogenkonsum sowie ein soziales Umfeld ohne ausreichenden Rückhalt für mögliche schwierige Phasen nach der Transplantation stehen einem solchen Verfahren entgegen.

Bedarfszahlen

Die Diskussion der Bedarfszahlen ist besonders problembeladen. Hier muß prinzipiell in unserem Land, in dem das Gesundheitswesen von der Solidargemeinschaft der Versicherten getragen wird, anders argumentiert werden, als in Ländern wie den Vereinigten Staaten, in denen jeder weitgehend individuell für seine medizinische Behandlung aufkommen muß. Ausgehend von der Voraussetzung, daß grundsätzlich *jede lebensbedrohliche benigne Lebererkrankung vor dem 66. Lebensjahr eine Transplantationsindikation sein kann*, und daß bei engmaschiger Diagnostik vielleicht die meisten der hepatischen Malignome vor der ersten Metastasierung entdeckt werden könnten, lassen sich maximale Bedarfszahlen für die Lebertransplantation errechnen. Es ist jedoch unbedingt erforderlich und sinnvoll, zwischen benignen und malignen Grunderkrankungen zu unterscheiden. Bei letzteren ist längerfristig die Transplantationsindikation noch nicht geklärt.

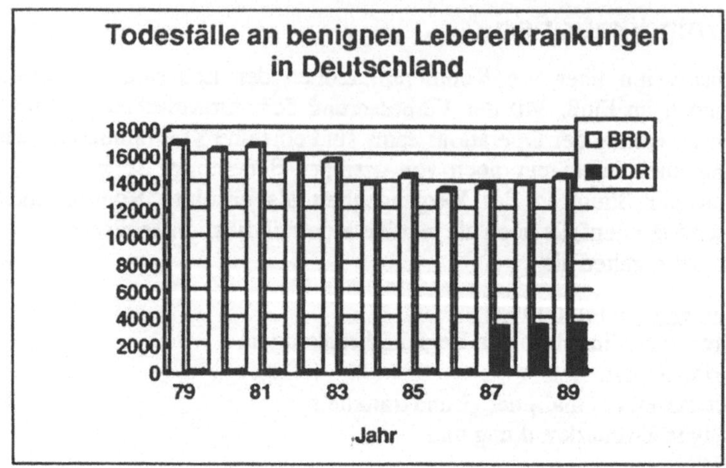

Auf dem Gebiet der ehemaligen DDR und der alten Bundesrepublik zusammengenommen verstarben ausweislich des statistischen Jahrbuchs im Jahre 1989 17.738 Menschen an "chronischen Lebererkrankungen und Zirrhosen" (11.371 Männer und 6.367 Frauen) entsprechend einer Sterbeziffer von etwa 21 pro 100.000 Einwohner. Überblickt man die Jahre seit 1979, so ergibt sich ein leicht rückläufiger Trend - damals lag die Ziffer in der alten Bundesrepublik bei 27,5 pro 100.000. Aufgeschlüsselt nach Alter zeigt sich, daß die Todesfälle bei chronischen Lebererkrankungen und Zirrhosen zu etwa 40% erst jenseits des 65. Lebensjahres eintraten, sodaß also 10.564 Menschen (7.479 Männer und 3.085 Frauen) unter 65 Jahren 1989 an diesen Erkrankungen verstarben.

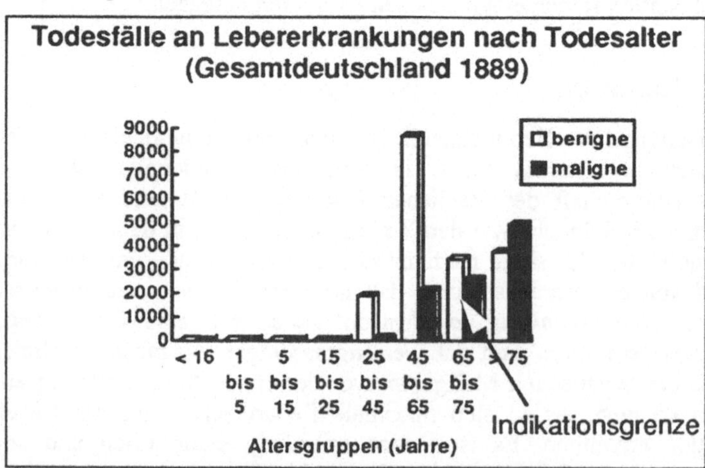

Für die bösartigen Neubildungen der "Leber, Gallenblase und Gallenwege", verzeichnet die Todesursachenstatistik 1989 für Gesamtdeutschland 9.729 Todesfälle (3.754 Männer und 5.937 Frauen), entsprechend einer

Sterbeziffer von 12.4/100.000 Einwohner - hier ist in den letzten Jahren kein Trend zu einem Anstieg oder einer Abnahme der Zahlen erkennbar. Die Altersverteilung der Verstorbenen zeigt, daß hier 77% der Todesfälle in der Gruppe der über 65-jährigen auftraten; nur 2.248 Patienten unter 65 Jahren (1.176 Männer und 1.072 Frauen) verstarben an einem Leber- oder Gallenwegskarzinom.

Zusammengerechnet würde sich also für die Bevölkerung unter 65 Jahren in Deutschland auf der Basis der Zahlen von 1989 ein maximaler Bedarf von jährlich etwa 12.000 Lebertransplantationen errechnen. Die Häufigkeit von Kontraindikationen lässt sich demgegenüber schwerer abschätzen. Nach eigenen Erfahrungen meinen wir, daß sie etwa bei 50% liegen dürfte, zumal der behandelnde Arzt im Einzelfall eher zu einer für den Patienten günstigeren - und damit in der Regel weiteren - Auslegung des Begriffs "relative Kontraindikation" neigen dürfte. Hier ergibt sich zukünftig auch die Frage eines (evtl einklagbaren?) "Anrechts" auf die Transplantation bei Vorliegen solcher relativer Kontraindikationen. Demnach muß u.E. mit einer Bedarfszahl von ca. 6.000 Lebertransplantationen im Jahr in Deutschland gerechnet werden.

Bedarfszahlenrechnung Lebertransplantation Deutschland 1989		
Diagnosen	benigne	maligne
Todesfälle gesamt	17.738	9.727
unter 65	10.564 (59.5%)	2.248 (23.1%)
abzüglich 50% Kontraindikationen	5.200	1.100

Selbst bei optimistischer Einschätzung der Wachstumsmöglichkeiten unseres Gesundheitswesens müssen solche Zahlen als vollkommen unerreichbar erscheinen. Im Jahre 1991 wurden an allen deutschen Transplantationszentren zusammengenommenan nur 452 Lebertransplantationen durchgeführt[11]. Daher wird es die wichtigste Aufgabe der medizinischen Indikationsdebatte werden, wissenschaftlich fundierte Kriterien zur Einschränkung der Indikation vorzulegen, d.h. diejenigen Patienten erkennbar zu machen, die mit größter Wahrscheinlichkeit am meisten von der Durchführung einer Transplantation profitieren werden.

Diskussion

G. Gubernatis

Über kurz oder lang wird die Transplantation als extrem teures Verfahren sicherlich nicht mehr für alle zur Verfügung stehen. Wer entscheidet dann darüber, wie ausgewählt wird? Entweder geschieht die Auswahl nach der Verteilung der Häufigkeit der einzelnen Erkrankungen in der Bevölkerung,

---

[11] Prof. Neuhaus, Berlin, pers. Mitteilung

dann ist sicher die alkoholtoxische Zirrhose die überwiegende Indikation, oder danach, was akademisch interessant ist wie zum Beispiel die Hepatitiden, oder danach, wo die besten Aussichten bestehen. Dann stellt sich die Frage: Woran werden die Aussichten letzten Endes gemessen?

M. P. Manns

Selbstverständlich müssen wir in die Diskussion über die Verteilungsgerechtigkeit die Ätiologie der Grundkrankheiten mit einbeziehen. Wenn man aber über alkoholische Zirrhosen diskutiert, kann man natürlich auch über die Resektion z.B. des Bronchialkarzinoms bei einem Raucher diskutieren.

Es gibt etwa 10.000 Todesfälle durch benigne Erkrankungen der Leber und der Gallenwege bei Patienten unter 65 Jahren (darunter auch die alkoholischen Leberzirrhosen, die etwa 60% aller Leberzirrhosen in unserem Land ausmachen). Wie bereits erläutert kommen etwa 50% dieser Patienten wegen anderer Kontraindikationen nicht für eine Transplantation in Frage. Die hochgerechnete Zahl liegt also bei etwa 5000 Patienten pro Jahr, darüber muß man diskutieren.

W. Schoeppe

Sie haben über eine ganze Reihe von Verstößen gegen die Regeln des Übergangs von der Forschung zur Therapie, wie sie von Herrn Raspe in seinem vorangegangenen Beitrag dargestellt wurden, berichtet. Ist beispielsweise die Gabe des Immunglobulins, die ja nicht kontrolliert und randomisiert untersucht worden ist, noch der experimentellen Medizin zuzurechnen? Bringt uns das weiter, so daß wir es anwenden müssen? Wo sehen Sie die Grenze zwischen experimenteller und etablierter Medizin am Beispiel des Immunglobulins?

M. P. Manns

Ich glaube, das ist eine experimentelle Therapie. Sie wird so verstanden und auch so ausgewertet. Man könnte den Begriff auch so weit fassen, daß weite Bereiche der Organtransplantation zur klinisch-experimentellen Medizin gehören. Wir haben die Pflicht, alles zu untersuchen, was wir machen. Die Immunglobulinprophylaxe ist sicherlich eine experimentelle Therapie. Sie ist die einzige in diesem Zusammenhang, für die bisher eine Effektivität nachgewiesen ist, aber sie ist sehr teuer. Es stellt sich die Frage, ob die Rekurrenz hinausgeschoben wird. Wir müssen sicherlich nach neuen Wegen suchen. Das Verfahren wird bereits über viele Jahre angewendet. In dieser Zeit sind wesentliche neue Erkenntnisse zur Hepatitis B gewonnen worden. Sie müssen rasch Eingang in die Therapie finden.

A. Künschner

Bei Ihrer Bedarfsberechnung lag die Altersgrenze bei 65 Jahren. Das verstehe ich so, daß im Einzelfall auch noch weit über diese Altersgrenze hinaus eine Indikation vorliegen kann. Für die Bedarfsberechnung ist dies aber irrelevant, weil die Fälle so selten sind, daß man es dort als marginale Größe unberücksichtigt lassen kann. Ich meine, man muß sich vor der generalisierenden Aussage hüten: Jenseits von 65 Jahren machen wir keine Transplantationen, also liegt auch keine Indikation vor.

M. P. Manns

Diesen Schnitt wurde nur deshalb vorgenommen, weil das Alter lange Zeit als Ausschlußkriterium galt. Im Zusammenhang mit der Nierentransplantation wurde bereits gesagt, daß das Alter der Patienten, die für eine Nierentransplantation in Frage kommen, kontinuierlich ansteigt. Auch die Zahl älterer Patienten mit einer Leberzirrhose steigt an. Wir wissen beispielsweise, daß bei der primär biliären Zirrhose der Gipfel jenseits des 60. Lebensjahres liegt und daß die Non-A-Non-B-Hepatitis bzw. die Hepatitis C wahrscheinlich für 45% der Leberzirrhosen im Alter verantwortlich sind.

Es gibt auch Vergleiche hinsichtlich der Ätiologie der Erkrankungen. Danach führen die alkoholischen Lebererkrankungen vorwiegend vor dem 60. Lebensjahr zur Leberzirrhose, während die Virushepatitiden, wenn man die Hepatitis D ausschließt, häufig auch erst jenseits des 60. Lebensjahres zur Zirrhose führen. So glaube ich, daß die Diskussion über den Alterszeitpunkt bestehenbleiben wird, aber das 65. Lebensjahr kann so kategorisch als Kontraindikation nicht bestehenbleiben. Fortbestehen wird aber die Diskussion über andere Kontraindikationen. Die extrahepatischen, kardiovaskulären und pulmonalen Erkrankungen nehmen zahlenmäßig mit fortschreitendem Alter zu. So wird in der Altersgruppe der über 65jährigen sicherlich der Prozentsatz jener, die auf Grund von Komplikationen extrahepatischer Art nicht transplantiert werden können, größer sein als im Gesamtkollektiv.

C. Fuchs

Wenn der Bedarf nicht gedeckt wird, muß es eine Indikationseinengung geben. Welches sind aus der Sicht des Internisten die Kriterien einer solchen Indikationseinengung?

M. P. Manns

Unter internistischen Gesichtspunkten meine ich, daß bei allen genetischen Lebererkrankungen transplantiert werden sollte, denn da wird eine kausale Therapie betrieben. Wenn man bei der Virushepatitis von rationalen Kriterien ausginge, würde man bei der Hepatitis B nur diejenigen Patienten transplantieren, die präoperativ B-Virus-negativ im Blut sind. Ferner sollten alle Patienten mit Autoimmun-Lebererkrankungen transplantiert werden. Bei malignen Lebererkrankungen sollte man nicht transplantieren. Dabei ist allerdings zu berücksichtigen: Diejenigen Patienten, bei denen in einer zirrhotischen Leber bei der Transplantation zufällig ein kleines Karzinom entdeckt wird, haben eine sehr gute Prognose.

F.-W. Eigler

Ihre Zahlen beruhen auf Schätzungen, so daß die Diskrepanzen noch nicht real sind. Wir befinden uns bei der Lebertransplantation ungefähr in dem Stadium, in dem sich die Nierentransplantation vor 20 Jahren befand. Die Kenntnisse über die Möglichkeiten der Lebertransplantation wachsen erst allmählich, so daß realistische Prognosen gar nicht vorliegen. Wir befinden uns in einer Phase, in der wir durch die Beobachtung eine Rationalisierung im Sinne von Herrn Raspe herbeiführen können. Hier gibt es keine Industrielobby, die uns zu etwas zwingt.

M. P. Manns

Natürlich sind die Zahlen im Fluß. Gestern wurde hervorgehoben, daß die Nierentransplantation die billigste Form der Behandlung des terminalen Nierenversagens ist. Ich glaube, insofern ist die Nierentransplantation über das experimentelle Stadium hinaus. Aber bei der Lebertransplantation ist die Situation ganz anders. Dort gibt es keine Dialyse. Dort muß man rasch entscheiden, vor allem beim akuten Leberversagen.

H. Franzki

Ist es denn unter dem Gesichtspunkt der Verteilungsgerechtigkeit geboten, denjenigen, der durch einen Alkoholabusus seine Leber ruiniert hat, dem anderen, der schicksalhaft an der Leber erkrankt ist, gleichzustellen? Ich habe die Befürchtung, daß aus der Sorge vor den Juristen der Eindruck entsteht, hier dürfe nicht differenziert werden. Das ist so sicher nicht richtig. Es stimmt natürlich, daß der Arzt nicht generell seine Mitwirkung verweigern darf, wenn der Patient durch eigenes Verschulden erkrankt ist. Es gilt auch kein anderer Sorgfaltsmaßstab.

Wenn aber nur eine begrenzte Anzahl von Organen zur Transplantation zur Verfügung steht und bei im übrigen gleicher Ausgangslage auf der einen Seite ein Patient steht, der schicksalhaft erkrankt ist, auf der anderen Seite ein Patient, der durch eine unvernünftige, meist jedenfalls bis zu einem bestimmten Zeitpunkt vorwerfbare, d. h. schuldhafte Lebensweise sein Organ ruiniert hat, dann sind dies keine gleichen Fälle, so daß hier eine Differenzierung durchaus gerechtfertigt ist. Im übrigen ist die Prognose in diesen beiden Fällen meistens nicht gleichzustellen, weil bei demjenigen, der in der Vergangenheit unvernünftig gelebt hat, nicht gewährleistet ist, daß er nun zur Besinnung kommen wird. Es wäre gefährlich, wenn sich in

der Bevölkerung die Mentalität ausbreitete, man könne getrost Alkoholabusus treiben, man habe ja den Anspruch auf ein Austauschorgan.

M. P. Manns

Im Bereich der Kardiologie gibt es Vorbilder: Viele Herzzentren führen
nicht einmal eine Bypassoperation durch, wenn der Patient nicht eindeutig
belegt hat, daß er nicht mehr rauchen wird.

H. Raspe

Kann überhaupt von einem Bedarf gesprochen werden? Der Begriff ist in
dem Sinne eingeführt, daß es sich um den Bedarf für die Versorgung der
Bevölkerung handelt; hier wurde aber gesagt, daß die Lebertransplantation
noch eine experimentelle Therapie sei, etwas, das sozusagen noch unter
Versuchsbedingungen angegangen wird. Es könnte ja auch einen ganz anderen Bedarf geben, nämlich den an kontrollierter Forschung, sei es aus
biomedizinischen oder aus klinischen Gründen. Wer kommt für ihn auf?
Dann lautet die Frage, wieviele Lebertransplantationen durchgeführt werden müssen, um die damit verbundenen Probleme lösen zu können. Erst
dann können wir auch darauf eingehen, ob das etwas für die Breitenversorgung ist. Es muß unterschieden werden zwischen dem Bedarf für die Versorgung und dem Bedarf für die Forschung. Wir können ohne versuchswei-
sen Serien, ohne kontrollierte Studien keine Fragen beantworten.

M. P. Manns

Ich betrachte das nicht als reines Experiment. Bei der primär biliären Zirrhose ist gezeigt worden, daß das Überleben verlängert wird. Wer solche
Patienten und ihren Juckreiz kennt - Juckreiz ist schlimmer als jeder
Schmerz; gegen Schmerzen gibt es Analgetika, gegen Juckreiz gibt es keine
effektive Therapie -, erkennt, daß diesen Patienten ein verlängertes Leben
in einer verbesserten Qualität geschenkt wird. Man muß sich einmal die
neurologischen Komplikationen eines Morbus Wilson bei einer 30jährigen
Frau betrachten und daran denken, wie man sie hätte bessern oder verhindern können. Ich glaube, eines der Ergebnisse dieses therapeutischen Ansatzes ist, daß wir Erkrankungen definieren können, die wir heilen und bei
denen wir für die Patienten etwas Gutes tun können.

Andererseits aber gibt es Erkrankungen, bei denen wir wider Erwarten
wahrscheinlich irgendwann einmal den therapeutischen Versuch abschlie-
ßen müssen. Dazu mögen leider einige Tumorerkrankungen gehören.

R. Pichlmayr

Ich möchte auf die Zahl 5000 zurückkommen. Wir müssen sehr glücklich
sein, daß im Moment dies nicht zum realen Bedarf geworden ist, die Patienten noch nicht vor der Tür stehen. Wir müssen die Zeit jetzt sehr gut nut-

zen, um die Indikationen zu finden. Auch bin ich ein bißchen skeptisch, daß die Kalkulation, daß wir so viele Organe bekommen können, stimmt. Bei der erhofften rückläufigen Tendenz der Zahl von Verkehrsunfällen sind wir bei den Organspenden mehr auf nicht unfallbedingte Todesfälle angewiesen und werden weniger geeignete Spenderorgane haben. Können Sie sich auf Grund Ihrer Indikationsstellungen vorstellen, daß wir in den nächsten Jahren zu einer sehr viel besser kalkulierten Größenordnung kommen können? Auf einer Virus-Hepatitis-Konferenz in Italien war ich sehr überrascht zu hören, daß nach eigenen Aussagen die Italiener nur ganz wenige alkoholbedingte Zirrhosen feststellen. Die Lösung war: Alle diese Fälle wurden als Hepatitis C bezeichnet. So kann man auch einen Ausweg aus dem Dilemma finden.

Früher wurde gesagt, man dürfe Patienten mit einer Hepatitis B nicht für Transplantationen vorsehen. Wir haben auf Grund des logischen Ansatzes der Immunglobulinprophylaxe, der damals von internistischer Seite erarbeitet wurde, gemeint, wir könnten es doch riskieren. Es hat sich allmählich ganz klar herausgestellt, daß es die wirksamste Form der Nachbehandlung ist. Allerdings hat die kurze Zeitspanne von der ersten Erkenntnis bis zum kompletten Umsetzen auf diesem schmalen Sektor eine horrende Kostensteigerung bewirkt.

M. P. Manns

Die Immunglobulinprophylaxe muß ersetzt werden, und zwar erstens aus Kostengründen und zweitens vom therapeutischen Prinzip her; das ist ganz klar. Ein Ansatzpunkt ist sicher, daß jetzt bekannt ist, welches HLA-Molekül welchen Teil des Virus im Immunsystem präsentiert. Das ist der Weg für synthetische Peptide, diese Attacke zu blockieren. Wir müssen untersuchen was mit dem Virus unter der Immunglobulingabe passiert. Jedes Virus verändert sich; wir kennen die Variabilität des Aids-Virus. Wir wissen, daß das C-Virus hypervariabel ist. Wir kennen die Varianten des Hepatitis-B-Virus. Wir wollen untersuchen, ob unter Immunglobulingabe Varianten entstehen.

Wir arbeiten auch daran, den Bedarf zu verringern. Vielleicht können wir einige klassische Indikationen wieder herausnehmen. Beispielsweise ist man beim α-1-Antitrypsinmangel einen sehr weiten Weg gegangen[12]: Man hat jetzt ein Experiment durchgeführt, indem man in Hepatozyten eines Tieres, das defizient für α-1-Antitrypsin ist, über Retroviren α-1-Antitrypsin-Gen implantiert und in die Milz spritzt. Über die Milz wandern die Hepatozyten in die Leber und produzieren ausreichende Mengen dieses Enzyms. Gerade bei den Gendefekten ist es so - das wissen wir von der Hämophilie -, daß 10% des normalen Niveaus ausreichen, um den Patienten lebensfähig zu erhalten. Wir arbeiten daran, auch auf diesem Wege Spielräume für die Transplantation zu gewinnen.

---

[12] Hepatocyte transplantation: back to the future., Hepatology

Indikation und Bedarf bei der Nierentransplantation

W. Schoeppe*

Die Nierentransplantation ist integraler Bestandteil der Behandlung von Patienten mit endgültigem Nierenversagen. Die Nieren haben im Verlaufe chronisch entzündlicher Erkrankungen, toxisch bedingter Gewebszerstörungen oder hochdruckbedingter Durchblutungsstörungen ihre Fähigkeit verloren, Wasser, Salze und stickstoffhaltige Restprodukte des Eiweißstoffwechsels auszuscheiden, die Gleichgewichte im Extrazellularraum einzustellen und zu kontrollieren sowie Regulationsfunktionen im Hormonhaushalt auszuüben, die für den Auf- und Abbau des Knochens und für die Blutbildung von Bedeutung sind. Ein solcher Zustand der absoluten Niereninsuffizienz ist ohne Hilfe einer Nierenersatztherapie nicht mit dem Leben vereinbar. Es handelt sich um eine definitiv tödliche Endphase einer chronischen Erkrankung.

Das Behandlungssystem für das Nierenversagen umfaßt folgende Komponenten:
- die Hämodialyse in ihren verschiedenen Anwendungsformen in der Klinik, in Dialysezentren oder zu Hause als Heimdialyse
- die Bauchfell- bzw. Peritonealdialyse, die im wesentlichen als Heimdialyse vorgenommen werden kann
- die Nierentransplantation, in der Regel vom toten Spender, hierzulande seltener unter nächsten Blutsverwandten als Organspende vom Lebenden.

Die Indikation zur Nierenersatztherapie, einschließlich der Nierentransplantation, ist in geringerem Ausmaß qualitativ beeinflußt durch die bestehende, ins Endstadium gelangte primäre Nierenerkrankung. Quantitative Probleme bestehen jedoch in Abhängigkeit von der Größe der zur Behandlung kommenden Patientenpopulation.

Das quantitative Moment ist bestimmt durch folgende Grundsätze:
- Alle Patienten mit Nierenversagen können behandelt werden;
- Alle Patienten mit Nierenversagen sollen behandelt werden;
- Alle Patienten sollten die jeweils adäquate Form einer Behandlung erhalten können, was bedeutet, daß die individuell notwendigen Maßnah-

---

* Leitender Arzt im Zentrum der Inneren Medizin der Johann Wolfgang Goethe Universität Frankfurt am Main

men, die sich aus den jeweiligen - nun wiederum qualitativ durch die Dauer der Erkrankung gegebenen - Bedingungen ergeben, für sie bereitgestellt und zugänglich gemacht werden können.

Alle diese Überlegungen und daraus resultierenden Bemühungen gehen von dem Grundsatz aus, den vorzeitigen - weil weitestgehend und sicher vermeidbaren - Tod eines Individuums abzuwenden mit der Eröffnung neuer zukünftiger Lebenschancen.

Es besteht kein Zweifel, daß die genannten, bisher erfüllbaren Forderungen an die Gesamtheit der Nierenersatztherapie und der sie beanspruchenden Kranken die unterschiedlichsten individuellen Möglichkeiten oder Begrenzungen erfahren, sei es medizinischer, sei es regionaler oder ökonomischer Art. Dies ergibt sich sowohl für die grundsätzlichen Möglichkeiten der gesetzten Prämisse, daß alle urämischen Patienten behandelt werden können. Qualitative Momente wie Alter, Vorerkrankung oder Multimorbidität spielen genauso eine Rolle wie sozialer, familiärer und psychologischer Hintergrund oder Variabilität der Kausalketten, die unterschiedlich die Prognose quo ad vitam bestimmen.

Ein solcher Katalog gilt im besonderen für die Nierentransplantation, deren Prognose unterschiedlich allein durch die genannten qualitativen Merkmale, z. B. des Alters oder der Multimorbidität, bestimmt sein kann. *Würde man zum Beispiel, wie das in anderen Ländern geschieht, Nierenkranke im Alter von über 60 Jahren von der Dialysebehandlung ausschließen, so würde ein solches Verdikt in Deutschland etwa ein Drittel der Dialysepatienten treffen, also 10 000 Menschen und deren Familien.* Eine entsprechende Verkürzung der Warteliste würde dann im Hinblick auf die Nierentransplantation eintreten und für die etwa 55jährigen Patienten eine ungeheure Belastung von dem Augenblick an bedeuten, zu dem sich ein solcher Kranker für die Nierentransplantation entschlossen hat und auf ein geeignetes Organ wartet.

Statistisch beeinflussen die individuellen biologischen Grundkonstanten der genetisch vorgegebenen besseren oder schlechteren Bedingungen, die prognostisch zu erwartende Funktionszeit des transplantierten Organs, eine wichtige Komponente der sogenannten Warteliste. Die jeweils gegebenen Kompatibilitäten zwischen Empfänger und Spender einerseits sowie in den vergangenen Jahren aufgezeigte und genutzte Möglichkeiten der Therapie andererseits sind daher wichtige zusätzliche Faktoren der Organverteilung.

Indikation und Chancen der Nierentransplantation sind als solche bestimmt sowohl durch die genannten individuellen Faktoren als auch beeinflußt durch die absolute Größe einer unter den diskutierten Voraussetzungen behandelten Patientenpopulation, deren epidemiologische Erwartungsziffer wir nicht sicher kennen, sondern nur ableiten können. Wie sich aus dem Beispiel des Zugangs oder Nichtzugangs zur Dialysebehandlung durch Altersbegrenzung ergibt, kann sich die Intensität, mit der die jeweiligen Teilkomponenten des gesamten Behandlungssystems entwickelt und vorgehalten werden, durch die gegebenen Grundbedingungen laufend ändern.

Wie stellt sich das Problem in Deutschland quantitativ dar?

Nach schon vor Jahren angestellten Hochrechnungen und deren leider lückenhaften Aktualisierungen sind zur Zeit zirka 30.000 Patienten hier einer Nierenersatztherapie zugeführt. Zusätzlich leben etwa 8000 Patienten mit einem funktionierenden Nierentransplantat.

Die Schätzungen des jährlichen Zuwachses der Gesamtpopulation geben immer wieder zu Verwirrungen Anlaß, je nach Definition der Voraussetzungen. So unterscheidet sich naturgemäß die Zahl der pro Jahr auf Grund des Krankheitsstadiums einer Nierenersatztherapie zuzuführenden Patienten von der Gesamtzahl der absolut in den Teilbereichen Dialyse oder Transplantation behandelten Patienten, weil durch Übergänge zwischen den einzelnen Behandlungsformen und durch die Mortalität Änderungen in der Gesamtpopulation bewirkt werden.

Nach den Schätzungen des KfH liegt der jährliche Zuwachs an jeweils zusätzlich zu behandelnden Patienten vor Abzug der Transplantationsrate und unter Berücksichtigung einer Sterberate von zirka 8%, bei 4 bis 5 Patienten pro 100.000 Einwohner und Jahr, wobei sich hier regional erhebliche Schwankungen und höhere Zuwachsraten, z.B. in Ballungsgebieten, ergeben können. Durch Transplantation wechseln zirka 3 Patienten pro 100.000 Einwohner das Behandlungssystem, so daß die Zahl der durch Dialyse zusätzlich zu versorgenden Patienten derzeit um (netto) 2 pro 100.000 zunimmt.

Wir müssen also zur Zeit bei weiterem Anwachsen der insgesamt zu versorgenden Patientenpopulation mehr Behandlungskapazität im gesamten System bereitstellen, weil bei Beibehaltung der flexiblen oberen Altersgrenze die Veränderungen durch die Nierentransplantation noch nicht ausreichend sind, um den jährlichen Zuwachs auszugleichen.

Die Entwicklung der Zahl der Nierentransplantationen in der Bundesrepublik Deutschland seit 1978 zeigt bei stetig steigender Tendenz gewisse Wachstumsverlangsamungen wie beispielsweise 1984/85 oder 1990/91. Andererseits sind die Steigerungen von 1985/86 oder 1989/90 beachtlich. Die letztere Zahl ist erklärt durch das Zusammenfügen der Patientenpopulationen in West und Ost, wobei sich 1992 nach den derzeit vorliegenden Zahlen eine wesentliche Steigerung nicht mehr erkennen läßt.

Zweifellos ist dieses Wachstum durch verschiedene Faktoren bestimmt. Während Ende der 70er, Anfang der 80er Jahre die Kapazitäten zur Nierentransplantation noch nicht vollständig ausgebaut waren, war in der Folge eine Steigerung der Zahl der Patienten auf der Warteliste zu beobachten. Dies war bestimmt zum einen durch die begrenzte Zahl verfügbarer Organe, zum anderen auch durch das wachsende Zutrauen zum Erfolg der Operation als echtes Entlastungs- und Befreiungsmoment zusammen mit einer Erweiterung der Indikationen z.B. auch auf Systemerkrankungen wie den Diabetes mellitus. Darüber hinaus gilt dies nicht nur für den Vorgang

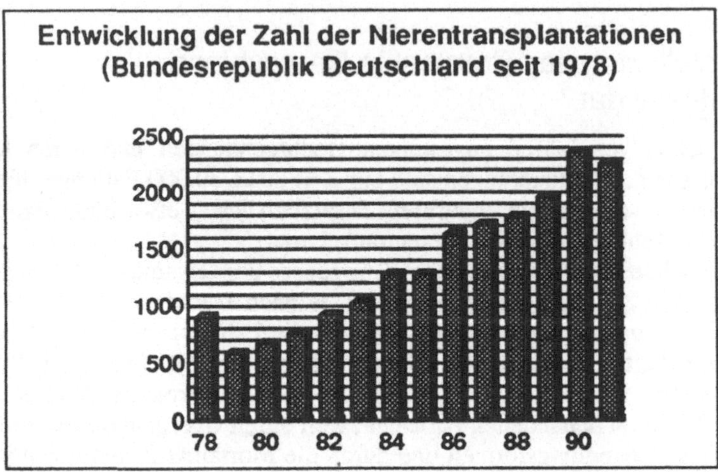

der Nierentransplantation allein, sondern auch für komplizierende Begleiterkrankungen, wie z.B. die Zytomegalie und deren Behandlungschancen, es gilt aber auch für die Verbesserung der Immunsuppression und die Intensität der Nachsorge. Da sich aus der gesamten Entwicklung der Nierentransplantation auch eine wesentlich bessere Prognose hinsichtlich der Funktionszeit ergeben hat, war dies und ist dies naturgemäß von erheblicher Konsequenz für den Gesamtumfang der Nierenersatztherapie.

Spekulation bleibt, bis zu welchem Zeitpunkt ein Ausgleich zwischen der Zahl transplantierter Patienten und der Zahl neu hinzukommender Patienten im Nierenversagen erreicht werden kann. Wir rechnen hier noch mit mehreren Jahren. Aus dem Anwachsen der Organspenderzahlen ist ein großer Optimismus nicht abzuleiten, doch steigen auch hier die Nennungen von Organspendern deutlich an, regionale Unterschiede sind beachtlich. Zweifellos ist die Altersstruktur der versorgten Patienten von Bedeutung.

Der Gipfel der Alterspyramide liegt bei Patienten mit 61-65 Jahren. Möglichkeiten und Chancen der Nierentransplantation nehmen in diesem Bereich ab, so daß die Verteilungen zwischen solchen Populationen ebenfalls sehr unterschiedlich sein können, wie das Beispiel aus Berlin zeigt (Abbildung 2)[1]:

Daraus ergeben sich wiederum Unsicherheiten hinsichtlich der Frage, welcher Anteil der mit Dialyse versorgten Patienten überhaupt einer Transplantation zugeführt werden kann. Auch hier sind die Altersgruppen sehr unterschiedlich, im allgemeinen kann man jedoch davon ausgehen, daß mindestens 40% der Pateinten tansplantationsfähig sind. Solche Altersunterschiede lassen sich auch im Bereich der Dialysetherapie zeigen, wo wiederum die Gruppe der jüngeren Patienten die Heimdialyse durchführt oder sich der CAPD, der kontinuierlichen ambulanten Peritonealdialyse

---

[1] Offermann, G., Berlin, persönliche Mitteilung

unterzieht. In der Gruppe der über 55jährigen Patienten nimmt die zahlen-mäßige Bedeutung dieser Behandlungsverfahren deutlich ab.

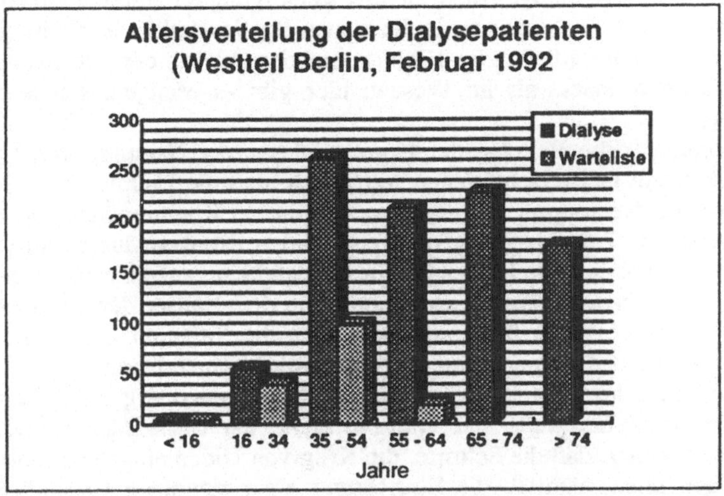

Aus den Entwicklungen und Tendenzen läßt sich ableiten, daß das Ge-samtversorgungssystem der Nierenersatztherapie flexibel gehandhabt wer-den muß, anpassbar an neue Probleme, die sich aus den unterschiedlichsten Gründen stellen. Wir können derzeit noch keine genauen Angaben über die Frequenz notwendiger Retransplantationen machen und wir haben nur un-genaue Daten über die Zahl der neu in die Dialyse aufzunehmenden Patien-ten.

Entlastungen innerhalb des Versorgungssystems werden sich zweifellos bei weiter zu erwartenden Verbesserungen in der Transplantationschirurgie dann ergeben, wenn die Intensität der Nachsorge vorzeitige Organverluste weiterhin zu vermeiden hilft und die Zahl der Spenderorgane weiter gestei-gert werden kann. Doch ist dies nicht so einfach wie es manchem erschei-nen mag. Trotz ihrer Notwendigkeit sind gesetzliche Regelungen allein keine Lösung, denn sie haben z.B. in der früheren DDR keineswegs dazu geführt, daß es bei bestehender Widerspruchslösung zu einer kontinuierli-chen Steigerung der Organentnahmen gekommen ist.

Von den 1.795 Spendermeldungen 1991 wurden etwa zwei Drittel rea-lisiert. 16% waren zwar potentielle Spender, die Organentnahme wurde je-doch abgelehnt, 17% wurden aus medizinischen Gründen (Vorschädigun-gen durch Hochdruck, die Entdeckung von Nierenerkrankungen zum Zeit-punkt der zum Tode führenden Erkrankung, Tumorleiden sowie Drogen-abusus) abgelehnt. In einigen Fällen war der Hirntod nicht festgestellt, so daß es sich nur um eine potentielle Meldung handelte, die nicht realisiert werden konnte.

Gibt es ein Potential zur Bedarfsdeckung, das noch nicht erfaßt oder noch nicht ausgeschöpft ist? Traumatisch bedingte Organspenden sind im Alter von 16 bis 40 Jahren häufiger. Aber auch nicht traumatisch bedingte

Todesfälle sind zahlreich. Die Begründung, die oft genannt wird, nämlich daß die Veränderung der Zahl von Verkehrstoten einen Einfluß habe, ist daher nicht stichhaltig. Auch ist die Versorgungssituation regional sehr unterschiedlich. Insbesondere in den neuen Bundesländern ist sie in quantitativer Hinsicht und auch im Hinblick auf den Aufbau der entsprechenden Organisation anders als im Westen; hier gibt es Mangelzustände ersten Ranges.

Wenn wir die Beiträge der Krankenhäuser zur Nennung von Organspendern mit in Betracht ziehen, zeigt sich, daß die Hauptlast die Häuser der Maximalversorgung betrifft. Aber es gibt ein Kommunikationsproblem zwischen den Transplantationszentren und den Krankenhäusern im Lande, das wahrscheinlich die Ursache dafür ist, daß keine ausreichende Nennung von Organspendern erfolgt. So könnten die 467 Häuser der Grundversorgung bei verbesserten Strukturbedingungen die Situation hinsichtlich der Deckung des Bedarfs an Spenderorganen wohl noch verbessern.

Leibniz schrieb an Krug von Nidda, den brandenburgischen Leibarzt: *"Es ist gewiß, daß außer der Thugend nichts der Gesundheit vorzuziehen ist."* und weiter, daß die Schritte, die Krug von Nidda eingeleitet habe, die richtigen seien, nämlich die Einrichtung einer ständigen Gesundheitsbehörde und die systematische Sammlung medizinischer Daten. So sehr viel weiter als damals sind wir heute nicht. Gleichwohl hatte der Nierenkranke zu Leibniz' Zeiten keine Chance, sein Leben zu verlängern.

Eine systematische Sammlung der Daten mit der Möglichkeit der Bewertung der Teilbereiche des ganzen Versorgungssystems der Nierenersatztherapie ist freilich erforderlich, um auch in Zukunft alle Therapiemöglichkeiten zu sichern.

Diskussion

H. Raspe

Sie haben gesagt, es gebe regionale Differenzen in der Inzidenz des terminalen Nierenversagens. Wie groß schätzen Sie den Prozentsatz des langfristig vermeidbaren terminalen Nierenversagens durch Kontrolle der Analgetika, der Gicht, des Hypertonus, des Diabetes ein?

W. Schoeppe

Analgetikaabusus-Cluster gibt es regional in sehr unterschiedlichem Ausmaß. Das ist mit großer Wahrscheinlichkeit vermeidbar, aber eigentlich erst, seit die entsprechenden Analgetikakombinationen aus dem Verkehr gezogen sind und auf breiter Front die Erkenntnis Platz gegriffen hat, daß diese Kombinationen zum Nierenversagen führen. Bei der großen Versorgungsdichte in den Ballungsgebieten gibt es früher die diagnostischen Schritte zur Erkennung, früher eine Erfassung von chronisch Nierenkranken, früher die Möglichkeiten zur konventionellen Therapie, selbst wenn es nur um die Beschränkung des Proteinverbrauchs geht.

Das gilt auch für die Erfassung und Organisation der Behandlungsmöglichkeiten in den Fällen, in denen das Nierenversagen bereits eingetreten ist. Hier müssen Übergänge geschaffen werden, die für die Transplantationszentren eine Entlastung bedeuten. Das alles ist in Ballungsgebieten leichter zu realisieren als in der Peripherie.

Die Frage nach der Gesamtzahl der Fälle mit vermeidbarem Nierenversagen kann man wirklich nicht beantworten. Heutzutage lassen sich einzelne Frühformen der Entzündung besser erfassen und auch besser behandeln. Beispielsweise hat man heute beim Morbus Wegener ganz andere Möglichkeiten der Behandlung und kann damit das Nierenversagen hinausschieben. Doch stecken wir da noch in den Kinderschuhen. Bislang können wir nur indirekt, aus den Zuwachszahlen bei der Dialyseversorgung oder auch der Gesamtversorgung, Rückschlüsse auf die Zahl vermeidbarer Nierenerkrankungen ziehen.

H.-K. Wellmer

Sie haben gezeigt, daß selbst in der Gruppe der jüngeren Menschen etwa nur 40% der Dialysepatienten auf der Warteliste stehen. Je größer die Zahl der möglichen Empfänger ist, desto größer ist die Wahrscheinlichkeit, eine optimale Match-Situation vorzufinden. Wenn nur eine kleine Zahl gemeldet ist, stelle ich mir vor, daß in Deutschland nicht alle Nieren unter optimalen Match-Verhältnissen transplantiert werden können.

Gibt es bei den Dialysezentren Kriterien - psychologische oder auch monetäre -, die dazu führen, Patienten erst verzögert auf die Warteliste zu nehmen? Die Dialyse ist ja eine Art Spezialgebiet geworden, das die Dialyseärzte ernährt. Ich weiß, daß das provokativ gefragt ist, aber diese Dinge müssen wir in unsere Diskussion mit einbeziehen.

W. Schoeppe

Man muß dabei berücksichtigen, daß es sich um eine Momentaufnahme handelt. Die Population der jüngeren Patienten wechselt sehr viel rascher. Das hat sich konzentriert nach der Auswahl der Patienten, die nicht transplantiert werden können, auch unter den Jüngeren. Man kann sicher nicht den Vorwurf erheben, daß irgendwo eine spezielle Selektion stattfindet.

Für eine verzögerte Meldung bei der Transplantationswarteliste gibt es die vielfältigsten Faktoren. Wenn man eine limitierte Population hat, wie das z.B. in Berlin bis zum Fall der Mauer der Fall war, beeinflußt das auch die Möglichkeiten und ebenfalls die Meldewilligkeit sowohl der Zentren als auch der Patienten. Ich wiederhole: Das ist regional sehr verschieden. Vor allem spielt das wachsende Zutrauen zur Transplantation eine Rolle. Früher haben viele Patienten gesagt: Ich fühle mich wohl, ich bin mit meiner Heimdialyse zufrieden. Das ist heute völlig anders. Es wollen sehr viel mehr Patienten auf die Warteliste.

Es ist auch eine Frage der Ökonomie der Dialysezentren bzw. der Dialysepraxen, ob sie sich durch Meldung und dann aktive Abgabe der Patienten zur Transplantation die wirtschaftliche Grundlage entziehen. Auch dieser Faktor kann eine Rolle spielen. Beweisen kann das in der Bundesrepublik niemand, weil entsprechende Zahlen nicht verfügbar sind. Doch habe ich auch dabei den Eindruck, daß das eher überbewertet wird. Die Wahrheit wird auch hier in der Mitte liegen. Durch die nicht ausreichende Kapazität der Transplantationszentren ergibt sich bei den Dialysezentren eine gewisse Zurückhaltung, weil man sich fragt, ob man die Patienten dem zusätzlichen Streß des Wartens aussetzen soll, wodurch unter Umständen die Dialysebehandlung, die 10 oder 20 Jahre durchgeführt werden kann, zur unendlichen Qual wird.

R. Pichlmayr

Wir werden, so sehr wir auch die Bereitschaft zur Organspende steigern mögen, die Patienten, die wir jetzt auf die Warteliste setzen, nicht in den nächsten fünf Jahren mit einer Transplantation behandeln können. Sollen wir den Patienten weiterhin die Hoffnung geben, indem wir sie auf die Warteliste setzen, sehr wohl wissend, daß dies in absehbarer Zeit keine Chance auf Realisierung hat? Oder müssen wir mit der Indikationsstellung zurückgehen? Käme dann wirklich das etwas fortgeschrittenere Alter ins Spiel? Man konnte Ihren Darstellungen, Herr Schoeppe, entnehmen, daß bei Ihnen kaum jemand, der auf der Warteliste steht, über 55 oder 60 Jahre alt war. Eine solche Einschränkung fällt zunehmend schwer, wenn man weiß, daß man ältere Patienten bei internistischer Kooperation und entsprechender Behandlung sehr gut und erfolgreich transplantieren kann.

Indikation und Bedarf bei der Konchenmarktransplantation

H. Riehm*

In meiner bisherigen Lebensarbeit als Pädiater bin ich mehr der konventionellen Chemotherapie verpflichtet, die ja besonders bei den neoplastischen Erkrankungen des Kindes, speziell bei der Leukämie, sehr erfolgreich war. Heute stehe ich aber auch in der Verantwortung für eine Knochenmarktransplantationseinrichtung und befinde mich also etwas zwischen den Fronten. So will ich versuchen, ein nach beiden Seiten faires Urteil abzugeben, denn beide Bereiche, obwohl sie sich historisch gesehen unabhängig voneinander entwickelt haben - die konventionelle Chemotherapie und die in der Basisforschung mehr immunologisch orientierte Knochenmarktransplantation -, sollten ja nicht miteinander konkurrieren, sondern sich sinnvoll ergänzen.

Formen

Grundsätzlich muß unterschieden werden zwischen der *allogenen Knochenmarktransplantation* als einer Organspende und der sogenannten *autologen Knochenmarktransplantation*, die eigentlich nichts mit einer Transplantation zu tun hat. Vielmehr hilft man hier an dem Zeitpunkt der Chemotherapie, an dem sie ausreichend toxisch für das Knochenmark ist, diesem durch die Eigengabe von Knochenmark wieder auf die Beine und dehnt damit das therapeutische Spektrum etwas aus. Diese autologe KMT wird in großem Umfang durchgeführt. Weltweit, europaweit und auch in Deutschland ist jede zweite Transplantation eine autologe Knochenmarktransplantation und dies, *obwohl sie oft keineswegs indiziert und maßgeblich für die Kostenexplosion mitverantwortlich ist.* M.E. ist sie derzeit nur im Rahmen von klinischen Studien bei ganz bestimmten Indikationen gerechtfertigt. In vielen Bereichen aber ist sie bisher überhaupt noch nicht kontrolliert untersucht worden und hält einer kritischen Bewertung nicht stand.

Anders ist dies bei der allogenen KMT. Für eine Reihe von Indikationen ist *die allogene Knochenmarktransplantation eine geprüfte Methode mit hoher Kurabilität dort, wo die Alternativen entweder versagt haben oder irrelevant sind.* Das gilt aber ausschließlich für die allogene Knochenmarktransplantation bei Geschwisterspendern. Verwandte Spender, bei denen die Übereinstimmung im HLA-System besteht, stellen eine kleine Minderheit dar.

---

* Leiter der Abteilung für pädiatrische Hämatologie und Onkologie an der Kinderklinik der Medizinischen Hochschule Hannover

Indikationen

Für die autologe Transplantation gibt es nur einige wenige Indikationen, die hilfreich sind, besonders bei den rasch proliferierenden neoplastischen Erkrankungen wie den malignen Lymphomen oder den Hodentumoren.

Die chronisch myeloische Leukämie ist eine klassische Indikation für die allogene Knochenmarktransplantation bei Geschwisterspendern, aber auch bei verfügbarem Fremdspender, besonders dann, wenn man die Spenderauswahl noch rigider und sorgfältiger ausführt als in der Vergangenheit. Weitere Indikationen mit ganz unterschiedlicher Erfolgsaussicht sind das akute Knochenmarkversagen (schwere aplastische Anämie), die schwere Immundefizienz - zumeist der angeborene schwere Immundefekt - und die akuten Leukämien. Hier gibt es sehr viel Ermessensspielraum und Subjektivität; es ist sehr schwer, zwischen den Zentren in einem Land und über die Ländergrenzen hinaus zu anerkannten Konventionen zu kommen

Natürlich ist die Heilungschance von der Selektion abhängig. Bisher kommt eine verhältnismäßig günstige Selektion zur allogenen Transplantation. Das werden mir die Transplantationsmediziner vielleicht nicht ganz abnehmen, aber so ist meine Erfahrung. Es kann sein, daß bei sich qualitativ verbessernder konventioneller Chemotherapie die Selektion negativer wird. Es kann sein, daß eine Reihe von Indikationen, die bisher als einigermaßen günstig für die allogene Knochenmarktransplatation angesehen werden, im Laufe der Zeit disqualifiziert werden, weil sich hier auch diese Methode als nicht weiterführend erweist.

Grenzen

Die Knochenmarktransplantation ist auch eine sehr gefährliche Therapiemethode, und in den Medien wird diese Gefährlichkeit kaum jemals ernsthaft betont. Obwohl die konventionelle Chemotherapie, die ein Vielfaches an Heilungen produziert, wird sie dort, auch in den Fachmedien, durchaus kritisch hinterfragt. Das geschieht bei der Knochenmarktransplantation nicht, deren Frühmortalitätsrate um ein Vielfaches höher ist als jene der konventionellen Chemotherapie. Ganz besonders gilt diese Aussage für Patienten im Kindesalter.

Die Besonderheit der allogenen KMT liegt darin, daß wir auf die Geschwister im eigentlichen Sinne beschränkt sind. Wenn der Spender nicht verwandt, aber HLA-identisch ist, steigt die Mortalität, die sich auf das erste Jahr nach der Transplantation bezieht, noch einmal um den Faktor 2 bis 4. Sie beträgt hier in den besten Zentren in den Vereinigten Staaten zwischen 20 und 40% der behandelten Patienten. Damit stellt sich für den Arzt ein unglaublich schwieriges ethisches Problem. Er kann sich einigermaßen leicht für eine solche Transplantation entscheiden, wenn die Alternativen ohne jede Aussicht sind. Wenn diese hingegen einen gewissen Erfolg versprechen, ist das auch für den Patienten ein sehr schwieriges Thema. Bei aller Sorgfalt in der Gesprächsführung ist es hier sehr schwierig, zu einem Konsens zu kommen.

Die Abstoßungsreaktion bedrückt uns als Ärzte besonders. Wenn das beim einzelnen Patienten zu antizipieren wäre, müßte man sich wahrscheinlich aus humanitären und ethischen Gesichtspunkten gegen die Methode entscheiden. Zum Glück ist eine solche Reaktion nicht die Regel, sondern die Ausnahme. Bei der Fremdspendertransplantation ist diese Ausnahme allerdings deutlich häufiger. Deshalb ist in den letzten zehn Jahren nur ein sehr zögerlicher Anstieg bei der Fremdspendertransplantation zu verzeichnen, weil die Probleme prinzipiell nicht auf einem ausreichenden Niveau gelöst sind, um eine solche Maßnahme einem Kranken wirklich anraten zu dürfen.

Spenderverfügbarkeit

Im wesentlichen sind die Empfänger von Allo-grafts von der Verfügbarkeit eines Geschwisterspenders abhängig. *In der Bundesrepublik haben ca. 25 bis 30% unserer Bevölkerung einen allogenen Spender.*

Darüber hinaus ist eine Spenderverfügbarkeit zu generieren. Die Generierung der Verfügbarkeit eines Fremdspenders ist sehr teuer und wird von den Medien unglaublich lanciert. Sie ist vom Sachkenner sehr kritisch zu hinterfragen. Selbst wenn sehr viel Mittel investiert und ein sehr großes Potential an prospektiven Spendern aufgebaut wird, man kann doch nicht verhindern, daß jeder zweite potentielle Empfänger keinen Spender findet - trotz der Verfügbarkeit von bis zu einer Million Probanden in Deutschland. Da aber die Fremdspendertransplantation noch immer einen hoch experimentellen Charakter hat, ist es auch keineswegs attraktiv, die Datenbanken so sehr zu vergrößern, denn dadurch geraten wir in einen Zugzwang, die Fremdspendertransplantation auch durchzuführen. Für alle, die damit befaßt sind, ist es eine außerordentliche Belastung, eine so hohe Sterblichkeit in Kauf nehmen zu müssen. Hier muß es auch in den Medien zu einer Beruhigung kommen.

Bedarf

Weltweit werden heute zirka 10.000 Knochenmarktransplantationen pro Jahr durchgeführt. In der Bundesrepublik sind es 600, davon 50% autologe Transplantationen. Deutschland verfügt bei rund 80 Millionen Einwohnern über 14 Transplantationszentren. Während in Frankreich pro 100.000 Einwohner eine allogene Transplantation durchgeführt wurde, kam in der Bundesrepublik eine allogene Transplantation auf 290.000 Einwohner. Das entspricht etwa einem Drittel. Nun ist die Frage, ob dieses Drittel zum Nachteil der Patienten hier bei uns war oder ob z.B. in Frankreich ein künstlicher Bedarf gedeckt wurde.

Ein Faktor für die geringe Zahl an Transplantationen in Deutschland ist neben anderen die Tatsache, daß bei uns sehr sorgfältige und gute Arbeit hinsichtlich der konventionellen Therapie besonders bei Leukämien geleistet wird. Deshalb war der Bedarf in den letzten 10 bis 15 Jahren nicht ganz so hoch.

In Deutschland kommt auf sechs Millionen Einwohner ein Transplantationszentrum, in Frankreich auf nur 1,5 Millionen Einwohner. Dort müssen die Transplantationszentren also notwendigerweise kleiner sein. Es ist gar keine Frage, daß die Qualität eines Transplantationszentrums von der Zahl der dort akkumulierten Erfahrung abhängig ist, die in Beziehung zur Patientenzahl steht. Das ist sicherlich eine stringente Relation, wobei es nach oben und unten Grenzen gibt. Ich hielte eine Zahl von 90 bis 100 Transplantationen pro Jahr für ausreichend, um alle Erfahrungen umsetzen zu können.

Wie wird sich in Zukunft der Bedarf darstellen? Wenn nur diejenigen Indikationen berücksichtigt werden, die derzeit existieren, mag ein Steigerungsfaktor 2 für die nächsten zehn Jahre ausreichend sein. Hier in Deutschland mag es außerdem noch einen bestimmten Nachholbedarf geben. Wenn allerdings die Indikationsliste erweitert wird - das ist besonders im Bereich der nicht-neoplastischen Erkrankungen absehbar, sofern die immunologischen Grundvoraussetzungen verbesserbar sind -, wird sich die Zahl der Transplantationen noch weiter erhöhen.

Die autologe Knochenmarkentnahme wird zukünftig bei genetisch bedingten Erkrankungen an Bedeutung gewinnen. Für eine Reihe solcher Krankheiten werden wir sicher lernen, das autologe Knochenmark genetisch zu manipulieren, um es dann wieder zu implantieren.

Im Zusammenhang mit dem Bedarf an allogenen Kochenmarktransplantationen will ich als ein Indikationsbeispiel die Hämoglobinopathien herausgreifen. Sie spielen zwar in der Bundesrepublik auf Grund der geringen Zahl der Betroffenen keine große Rolle, aber weltweit sind sie ein großes Problem, an dem sich auch die ethischen Implikationen der Indikationsstellung und damit der Bedarfsanalyse veranschaulichen lassen: Kinder mit der homozygoten ß-Thalassämie können ohne maßgebliche supportive Therapie nicht überleben. Aber bei systematischer Bluttransfusion und Enteisungstherapie - besonders letzteres ist sehr teuer - haben diese Patienten eine Lebenserwartung von garantiert 10 Jahren, sehr wahrscheinlich von 20 Jahren und möglicherweise von 30 Jahren, ohne wesentliche Komplikationen. Die Transplantation aber, in den ersten zwei oder drei Lebensjahren durchgeführt, ist eine hervorragende therapeutische Methode, bei der die Kinder gesund werden und gesund aufwachsen. 80% von ihnen führen ein total normales Leben, während die supportiv behandelten Kinder unentwegt den Leidensdruck der häufigen Klinikbesuche und der vielen Bluttransfusionen sowie die Nebenwirkungen der Eisenüberladung, die wir bisher noch nicht ausreichend gut kontrollieren können, über viele Jahrzehnte zu ertragen haben. Ist es daher gerechtfertigt, eine für jede allogene Transplantation noch immer meßbare Mortalität zu akzeptieren?

Auf europäischer Ebene wird der Versuch unternommen, für die häufigste Krebskrankheit des Kindes, die akute lymphoblastische Leukämie, im Rahmen einer multizentrischen Studie festzulegen, welches Kind mit einer akuten lymphoblastischen Leukämie bereits in der Initialtherapie einer so einschneidenden Maßnahme wie der allogenen Knochenmarktransplantation mit einer auch für dieses Kollektiv bei etwa 10% liegenden Akutsterblichkeit bedarf. Hier wird der Versuch einer Konvention unternommen. Es sollten einige möglichst einfache Meßdaten zumindest als Orientierungshilfe vorgegeben werden, wann solche Maßnahmen gerechtfertigt sind. Dem schließt sich ein schwieriger Entscheidungsprozeß zwischen Arzt, Eltern und Patient an.

Wir brauchen diese Konventionen, wir brauchen groß angelegte Studien mit vielen Probanden. Wenn die Probandenzahl unter 500 oder 1000 liegt, können wir keine repräsentativen Aussagen mehr treffen. Wir haben es uns in der pädiatrischen Onkologie längst abgewöhnt, nur noch im nationalen Rahmen zu denken. Wir müssen hier zumindest im europäischen Rahmen denken.

Diskussion

R. Grupp

Die Bundesregierung hat sich gemeinsam mit der Krebshilfe dafür entschieden, eine Fremdspenderdatei aufzubauen, natürlich auch in Übereinstimmung mit den Ärzten, die nicht die Skepsis, sondern die Hoffnung in den Vordergrund gerückt haben, daß dieses die einzige Möglichkeit ist, vielen Patienten zu helfen. Sie haben auf die unsicheren Ergebnisse sowie darauf verwiesen, daß Einrichtung und Aufrechterhaltung einer zentralen Datei Folgekosten verursachen werden, indem sie zu einer Ausweitung der Kapazitäten zwingen.

Hielten Sie es in der Abwägung der Interessen für gerechtfertigt zu sagen: Wir verzichten auf diese Datei, weil die Ergebnisse noch zu unsicher sind, und begnügen uns mit zaghaften Forschungen? Ginge das nicht überhaupt nur dann, wenn eine einheitliche Meinung der Wissenschaft vorhanden ist? Die öffentliche Hand, die Kassen, die Bundesregierung könnten der Bevölkerung so etwas nicht vorenthalten und wollen es auch nicht, wenn von Seiten der Medizin artikuliert wird, diese Datei sei die einzige Möglichkeit, den betroffenen Patienten zu helfen.

H. Riehm

Die Entscheidung, die Datei einzurichten, war richtig. Die Argumente dafür kommen nicht allein aus unserem Land, sondern sind auch international zu vernehmen. Wir müssen einer bestimmten Zahl von prospektiven Empfängern diese Chance öffnen. Daraus darf sich aber nicht der Zwang ergeben, die Transplantation, nachdem der Spender identifiziert ist und die technischen Voraussetzungen gegeben sind, auch gegen die Einschätzung des Individuums, das sich vor den Folgen fürchten mag, durchzuführen. Wenn bei einem solchen Vorgehen der dritte, vierte oder gar fünfte Patient an den Folgen dieser Maßnahmen verstirbt, laufen die Ärzte davon, besonders aber auch das Pflegepersonal. Wir brauchen in unserem Lande eine funktionierende Datenbank. Sie muß groß genug sein, daß sie den etwa 20%igen Zuwachs an prospektiven Empfängern abdecken kann. Dabei müssen wir uns bewußt sein, daß 50% der Bevölkerung, die in diese Notlage kommt, nicht durch einen verfügbaren Spender abgesichert werden kann.

Struktur, Organisation und ökonomische
Grundlagen der medizinischen Versorgung im
Hinblick auf die Allokationswirklichkeit

Ökonomische Grundlagen der Krankenhausfinanzierung

K.-H. Tuschen*

Als Ökonom finde ich es interessant, daß sich zumindest auf der Ebene der an diesem Symposium teilnehmenden Mediziner erfreulich viel Verständnis für ökonomische Überlegungen und die Einsicht zeigen, daß sich auch die Medizin ein wenig um ihre Ressourcen kümmern muß. Oft herrscht allerdings noch die Denkweise vor, der einzelne Patient habe immer einen Anspruch auf das Maximum an Versorgung. Bislang wurde deutlich, daß im Bereich der Transplantationsmedizin - wenn ich das als Ökonom so vereinfachend sagen darf - standardisierte Kriterien für Entscheidungen sowie Mechanismen, die vorhandenen Gedankenansätze zusammenzuführen und in politisch verwertbares Handeln umzusetzen, noch weitgehend fehlen.

Der zahlen- und volumenmäßig größte Teil des Krankenhausbereichs aber liegt unterhalb der Ebene der Hochleistungsmedizin. Auch dort gibt es erhebliche Probleme, Strukturen, Abläufe und Planungsmechanismen, die nicht optimal sind. Auch dort werden begrenzte Ressourcen volkswirtschaftlich gesehen "verschwendet". Diesem Bereich und den ökonomischen Grundlagen der Krankenhausfinanzierung möchte ich mich in meinem Beitrag zuwenden.

Kosten und Leistungen

Seit Jahren stehen die Krankenhäuser in der öffentlichen Diskussion als "Kostentreiber", als diejenigen, die die Beitragssatzstabilität vor allen anderen gefährden. *Dies liegt auch daran, daß wir im Grunde immer nur über Kostensteigerungen diskutieren, ohne daß jemand genau beschreiben könnte, wie es auf der Leistungsseite im Krankenhausbereich aussieht.* Das Bundesgesundheitsministerium fördert daher ein Forschungsprojekt, daß am Beispiel der Nieren- und Lebertransplantation ermitteln soll, welches die Kosten der einzelnen Leistungen sind und wie der zukünftige Bedarf an dieser medizinischen Leistung aussieht, wie hoch damit die Belastung der Volkswirtschaft insgesamt sein wird. Diese Daten fehlen heute noch.

Die gesetzliche Krankenversicherung gibt ungefähr 50 Milliarden DM im Jahr für die Krankenhausversorgung aus. Wenn es gelänge, die Kosten und die Zuwächse nur um 2% zu senken, stünde eine ganze Milliarde zusätzlich zur Verfügung, u.a. auch für die Hochleistungsmedizin.

---

*   Diplom-Kaufmann und Regierungsdirektor im Bundesministerium für Gesundheit, zuständig für wirtschaftliche Fragen im Krankenhausbereich

Bereits in den 60er Jahren wurde eine Gefährdung der Krankenhausversorgung befürchtet. Damals gab es auf Grund des Preisrechts von 1954 massive Defizite der Krankenhäuser, insbesondere im Investitionsbereich. Das führte zu einer erheblichen Überalterung der Krankenhaussubstanz. Die Lage war damals so kritisch, daß man sogar das Grundgesetz geändert hat, getragen von allen Parteien. Der Bund erhielt eine begrenzte Gesetzgebungskompetenz für die Krankenhausfinanzierung. In diesem Rahmen ist er befugt, Vorgaben für die Krankenhausfinanzierung festzulegen.

Das duale Finanzierungsprinzip

Es mußten insbesondere neue Investitionsmittel aufgebracht werden. Damals war allen Beteiligten klar, daß die finanziellen Mittel im Krankenhaus selbst begrenzt waren und daß die Sozialleistungsträger diese zusätzliche Finanzierung nicht tragen konnten. Zumindest war man politisch der Meinung, daß sie an der Grenze ihrer Belastbarkeit angelangt waren, daß man zusätzliche Finanzierungsquellen benötigte und entschied sich für die duale Finanzierung. Es entstand ein gesellschaftlicher Konsens: Die Vorhaltung von Krankenhäusern wurde als gesellschaftliche Aufgabe angesehen und somit öffentlich gefördert.

Im Rahmen dieses dualen Finanzierungsprinzips, das auch heute noch gilt, werden Bauten und Einrichtungen von Krankenhäusern aus öffentlichen Mitteln (der Länder) finanziert; die laufenden Betriebskosten der Krankenhäuser werden über den Pflegesatz und damit über die Patienten bzw. die Krankenkassen abgerechnet. Zielsetzung war die wirtschaftliche Sicherung der Krankenhäuser mit der plausiblen Maßgabe, daß Fördermittel und Erlöse aus den Pflegesätzen zusammen die Selbstkosten eines Krankenhauses decken sollten. Damit wurde das sogenannte *Selbstkostendeckungsprinzip* eingeführt, um weitere Defizite im Krankenhausbereich zu vermeiden. Grundsätzlich sollte jedes Krankenhaus einen Anspruch auf die Deckung seiner Selbstkosten haben, allerdings mit einer wesentlichen Einschränkung: *soweit die Krankenhausversorgung und die Leistung des Krankenhauses als solches wirtschaftlich erbracht werden.*

Die Euphorie über dieses System - es wurde als "Jahrhundertwerk" bezeichnet - ist relativ schnell verflogen. Zwar hat es uns einen recht guten Stand der Krankenhäuser und ihrer Ausstattung gebracht, aber auf der ökonomischen Seite haben sich einige Probleme ergeben. *Ein gravierender Nachteil des dualen Finanzierungssystems ist, daß die Investitionsentscheidungen, zumindest soweit sie die Errichtung von Krankenhäusern und ihre Ausstattung betreffen, von den Überlegungen über die Folgekosten abgekoppelt wurden.* Das heißt, die duale Finanzierung reduziert im Grunde die Investitionsentscheidung darauf, ob überhaupt Mittel vom Land zur Verfügung gestellt werden können. Die Frage der Folgekosten für die nächsten fünf oder zehn Jahre wird verdrängt. Tendenziell muß ein solches System zu höheren Folgekosten und damit zu oft unnötigen Belastungen der gesetzlichen Krankenversicherung führen.

Bedarfsplanung

Eine weitere Folge des dualen Finanzierungssystems war, *daß die Bedarfsplanung auf die Bundesländer überging*. Es wurden als Hilfsmittel Krankenhauspläne und Investitionsprogramme ausgearbeitet. Dabei beschränkt sich die Krankenhausplanung im Krankenhausbereich in der Regel auf grobe Vorgaben: An welchen Orten werden welche Krankenhäuser mit welchen medizinischen Fachabteilungen und mit welcher Bettenzahl vorgehalten? Dabei werden die Anzahl und die Kombination der Fachabteilungen und damit die Funktion des Krankenhauses in einem Versorgungsgebiet im Rahmen sogenannter Versorgungsstufen vorgegeben. Man unterscheidet hierbei die Stufe der Grundversorgung, der Regelversorgung und der Maximalversorgung. Im Rahmen seiner Einordnung in diese Versorgungsstufen erhält das Krankenhaus Fördermittel: Je höher es in der Versorgungsstufe angesiedelt ist, desto höher ist die Zuweisung der pauschalen Fördermittel. Der Bund hat in der Vergangenheit mehrfach versucht, über bundesgesetzliche Vorgaben einige zusätzliche Elemente in die Krankenhausbedarfsplanung einzubauen, ist aber jeweils im Bundesrat gescheitert. Die Vorgaben über Bettenzahl und Fachabteilungen als solche sind recht grob. Sie können nicht das beschreiben, was im Sozialgesetzbuch als Versorgungsauftrag des Krankenhauses genannt ist.

Unterhalb dieser Planung auf Länderebene, gibt es noch weite Bereiche, in denen das Krankenhaus selbst tätig werden kann. Oft bestimmt der jeweilige Chefarzt, welches Leistungsprogramm durchgeführt wird, wo er seine Schwerpunkte setzt. Das hat zum Teil etwas mit der historischen Entwicklung der Krankenhäuser zu tun, oft aber auch etwas mit den "Hobbys" der jeweiligen Chefärzte. Die Höhe der Zuweisung an pauschalen Fördermitteln ändert sich durch diese Feinbestimmung des Leistungsprogramms und der Kapazitäten des Krankenhauses nicht. Das muß zu Problemen führen. Wenn das ausgesuchte Leistungsprogramm mit den gewährten Fördermitteln nicht mehr ausreichend finanziert werden kann, dann gibt es entsprechende Reaktionen der Krankenkassen: Bei einem Chefarztwechsel und einem entsprechenden Wechsel des Leistungsspektrums des Krankenhauses, sträuben sich diese dann, höhere Kosten eines anderen Leistungsangebots ohne weiteres zu übernehmen.

Anders sieht die Situation im Bereich der Hochleistungsmedizin aus. Dort ist man sehr wohl in der Lage, über Wartelisten und publikumswirksame Hinweise auf fehlende Kapazitäten Entscheidungen über Fördermittel und Kapazitätserweiterungen durchzusetzen. Nur wenn Planungsfehler vorliegen, Haushaltsmittel der Länder fehlen oder es zu einem Zeitverzug zwischen Planung und Ausführung gekommen ist, treten Engpässe auf.

Grundsätzlich wird in unserem Gesundheitswesen auch die Frage gestellt, ob nicht-staatliche Formen der Kapazitätsplanung günstiger wären. Hierzu haben verschiedene Kommissionen getagt und ihre Vorschläge bereits 1983/84 vorgelegt. Dabei tauchten Überlegungen auf wie jene, Versorgungsaufträge durch die Krankenkassen auszuschreiben. Das hieße, die

Krankenkassen würden definieren, welche Leistungen gebraucht werden, und das Krankenhaus müßte solche Leistungen in Konkurrenz zu anderen Krankenhäusern anbieten. Dann würde die Kasse unter Preisgesichtspunkten entscheiden, welches Krankenhaus welche Leistungen zu erbringen hat. Ich glaube, diese Überlegungen werden so schnell nicht umsetzbar sein. Das hat sich schon beim Krankenhausneuordnungsgesetz 1985 gezeigt. Es wird bei den jetzt kommenden Änderungen wohl auch so bleiben. Eine Änderung, die an die Bedarfsplanungskompetenz der Länder heranginge, scheint mir derzeit nicht durchsetzbar zu sein.

Vor dem Hintergrund zunehmender Haushaltsprobleme der Bundesländer, aber auch der Krankenkassen, ist deshalb aus meiner Sicht in einer Allokationsdiskussion grundsätzlich zu unterscheiden zwischen generell zu niedrigen oder falsch bemessenen Investitionsmitteln im Bereich der allgemeinen Krankenhausfinanzierung und den Behandlungskapazitäten in der Hochleistungsmedizin.

Benutzerkosten

Pflegesatz

Jedes Krankenhaus hat grundsätzlich Anspruch auf Deckung seiner Selbstkosten, soweit die Leistungserstellung wirtschaftlich ist. Diese Einschränkung ist leider oft vergessen worden. In der Praxis hat sich meist nur festgesetzt: Das sind unsere Selbstkosten, das sind die Leistungen, die wir erbringen, und die Kassen haben diese Leistungen zu bezahlen. Der Gesetzgeber hat deshalb im Krankenhausneuordnungsgesetz 1985 die Elemente in der Bundespflegesatzverordnung und im KHG verstärkt, die deutlich machen sollen, daß trotz dieses grundsätzlichen Selbstkostendeckungsanspruchs nicht immer die tatsächlichen Kosten ersetzt werden, sondern daß die Krankenhäuser sich an finanzielle Begrenzungen halten müssen. Deshalb wurde der Grundsatz des *prospektiven Selbstkostendeckungsprinzips* etabliert. Er knüpft an die Kosten eines sparsam wirtschaftenden und leistungsfähigen Krankenhauses an, d.h. an ein idealtypisches Krankenhaus.

Nach dem heutigen System verhandeln Krankenhäuser und Krankenkassen vor Beginn einer Wirtschaftsperiode. In § 16 KHG ist außerdem niedergelegt, daß sie sich über die Kosten- und Leistungsstruktur eines Krankenhauses unterhalten sollen. Die mögliche Entscheidung der Krankenkassen, eine bestimmte Leistung auszuschließen, führt aber nicht automatisch zu Verlusten der Krankenhäuser. Diese haben noch die Möglichkeit zu reagieren und eine wirtschaftlich schlechte Situation zu vermeiden. Im übrigen ist der gesetzgeberische Anspruch der Beurteilung von Wirtschaftlichkeit und Leistungsfähigkeit eines Krankenhauses auch unter Berücksichtigung des Kriteriums "vergleichbare Krankenhäuser" äußerst schwierig umzusetzen. Das zeigt die Erfahrung der Vergangenheit. Das Leistungsspektrum der Inneren Abteilung in einem Krankenhaus ist oft nicht vergleichbar mit dem einer Inneren Abteilung in einem anderen

Krankenhaus, selbst wenn es sich um ein Haus der gleichen Größenordnung handelt. Hier fehlen detaillierte Informationen darüber, was in den einzelnen Krankenhäusern geschieht. Es gibt also noch erhebliche Beurteilungs- und Verhandlungsspielräume bei den Pflegesatzverhandlungen, weil das Krankenhaus heute gar nicht in der Lage ist nachzuweisen, welche Leistungen es überhaupt erbringt, und weil damit die Krankenkasse Unterschiede zwischen den Krankenhäusern nicht entsprechend berücksichtigen kann.

Das Entgeltsystem ist der Steuerungsmechanismus, der finanzielle Mittel verteilt und zuordnet. Das Gesundheitswesen eignet sich grundsätzlich nicht für völlig freie marktwirtschaftliche Systeme. Aber auch in einem solidarisch verpflichteten System muß über verbesserte Zuordnungsmechanismen und Entgeltsysteme nachgedacht werden. Heute - auch das ist eine Änderung aus dem Jahre 1985 - werden die Krankenhäuser über ein sogenanntes flexibles Budget finanziert. Die Krankenhausleistungen und die Krankenhauskosten werden mit den Krankenkassen prospektiv verhandelt und für das kommende Jahr als Gesamtbetrag festgelegt. Dieser Gesamtbetrag wird im Rahmen einer flexiblen Budgetierung an Belegungsschwankungen angepaßt, und zwar in Höhe von 25%. Das ist die Rate, innerhalb derer man dem Krankenhaus Kostenvariabilität zugesteht. Es gibt also einen Finanzierungsrahmen, an den sich das Krankenhaus halten muß. Unterhalb dieses Gesamtfinanzierungsrahmens läuft ein einigermaßen pauschaliertes System.

Sonderentgelte

1985 wurden Sonderentgelte eingeführt, eine neue Variante der Entgeltabrechnung für besonders teure Leistungen, insbesondere auch für die Transplantationsmedizin. Sonderentgelte haben den betreffenden Krankenhäusern sicherlich zusätzlichen Spielraum gebracht, weil die Zustimmung der örtlichen Kasse leichter erreichbar war: Man konnte jetzt Umlandkrankenkassen stärker an den Kosten der Versorgung beteiligen, da spezifische und kostenintensive Leistungen nicht mehr auf den allgemeinen Pflegesatz umgelegt werden mußten. Sonderentgelte führen jedoch nicht generell dazu, daß dem Krankenhausbereich als solchem zusätzliche Mittel zur Verfügung gestellt werden. Sie sind lediglich ein anderer Abrechnungsmodus für das, was Krankenkassen und Krankenhäuser verhandeln. Sie sind aber sicherlich geeignet, über eine verbesserte, leistungsgerechte Abrechnung bessere Verhandlungsgrundlagen zu schaffen.

Gegenwärtig stehen wir vor einer neuen gesetzgeberischen Änderung. Das Entgeltsystem im Krankenhausbereich muß verbessert werden. Insofern hat der Bundesminister für Gesundheit vorgeschlagen, die Zahl der Sonderentgelte auf 180 Leistungen zu erhöhen, und zwar nicht nur im Bereich der Hochleistungsmedizin, sondern auch für gewöhnliche Leistungen wie z.B. Blinddarm- oder Leistenbruchoperationen. Generell möchten wir Abteilungspflegesätze einführen, um auch die Chefärzte als die für die Kosten ihrer Abteilung Verantwortlichen stärker mit der Kostendiskussion und der Einhaltung von Budgetvorgaben zu konfrontieren.

Schlußfolgerung

Dies alles wird die Leistungs- und auch Kostenstrukturen im Krankenhausbereich verdeutlichen und zu einer veränderten Diskussion führen. Doch fehlen uns noch weitere und dringend notwendige medizinische Orientierungsdaten, die seit Jahren angefordert sind. Die Diagnosestatistik, die man vor einigen Jahren zwangsweise eingeführt hat, läuft auch bezüglich der Datenqualität schlecht an. Es fehlen Prozeduren, Klassifikationen und auch Basisdaten beispielsweise über Operationen in den Krankenhäusern. Bis vor kurzem befanden wir uns noch in der schlechten Lage, daß wir nicht einmal richtig wußten, wieviel Krankenhausbetten es bei den unterschiedlichen Abgrenzungen in den Ländern eigentlich gibt. Hier wird die neue Verordnung über die Krankenhausstatistik einiges verbessern.

Ärzte sollten sich dieser Ressourcendiskussion stellen - auch im Rahmen der ganz normalen Krankenhausversorgung. Sie sollten überlegen, ob nicht vielleicht bestimmte medizinische Leistungen unterbleiben können. Sie müssen prüfen, ob man den normalen Betriebsablauf verbessern und verändern kann. Auf diesem Wege könnten Ressourcen eingespart werden, die in der Hochleistungsmedizin dringend benötigt werden.

Diskussion

K.-D. Henke

Im Zusammenhang mit der Kostenanalyse stellen sich m.E. verschiedene grundlegende Fragen und methodische Probleme: Wie können wir die Kosten ermitteln? Welches sind überhaupt die Kosten? Ärzte werden sagen: Das kann nicht so schwierig sein; das sind Materialverbrauch, medizinische Verrichtungen, Zeitbedarf. Das alles kann man notieren. Selbst wenn so etwas vorliegt, stellt sich die Frage: Welche Preise legt man zugrunde? Von Krankenhausverwaltungsleitern hört man häufig die Aussage: Wenn ich so einkaufen könnte, wie ich es tun möchte, wäre manches im Vergleich zu den mir vorgegebenen Preisen gar nicht so teuer. Die Verwaltungsleiter in privatrechtlich organisierten Krankenhäusern sagen: Bei uns läuft das wunderbar, wir können im Personalbereich Fluktuationen auffangen, wir können ganz elastisch reagieren und kommen zu völlig anderen Preisen als die Kollegen in den öffentlich-rechtlichen Krankenhäusern.

Noch schwieriger wird es, wenn man die Sonderentgelte anspricht. Welche Kosten finden dort ihren Niederschlag? Warum gibt es überhaupt Sonderentgelte? Nur wegen der regionalen Verwerfungen, weil die lokalen Kassenverwalter nicht einsehen wollen, daß sie soviel bezahlen müssen, und deswegen fordern, daß der allgemeine Pflegesatz dadurch gesenkt werden soll, daß 180 Sonderentgelte herausgenommen werden? Wieso kommt man gerade auf die Zahl 180? Was wird beispielsweise im Zusammenhang mit der Transplantationsmedizin einbezogen? Der Patient wird zunächst ambulant behandelt und kommt dann ins Krankenhaus. Es gibt - je nach Indikationsgebiet - eine lange voroperative Phase. Es folgen die operative Phase, die Organtransplantation, die nachoperative Phase. Was wird in die preisliche Gewichtung einbezogen? Wenn man 180 Sonderentgelte für besonders teure Leistungen schafft, wie wird gemessen, was besonders teuer ist? Wird die operative Phase zugrunde gelegt? Wird die ganze Patientenkarriere berücksichtigt? Damit sind die Ergebnisse manipulierbar.

Gleichzeitig müssen wir uns fragen: Wozu brauchen wir das eigentlich? Müssen die Informationen über die inneren Abläufe im Krankenhaus verbessert werden? Können Ärzte dann für die Patienten medizinisch besser tätig werden? Oder brauchen Sie Informationen für die Öffentlichkeit, der ständig suggeriert wird, daß der Krankenhausbereich so teuer ist?

K.-H. Tuschen

Wir befinden uns in der Situation, daß einfach etwas geschehen muß. Unser Weg ist die schrittweise Weiterentwicklung des Entgeltsystems. Wir sind gezwungen, etwas zu tun, was weiterführt, keine zukünftigen Wege verschüttet und Fehlsteuerungen vermeidet. Sonderentgelte sind der erste Schritt. Eine Alternative dazu gibt es nicht. Das System der Fallpauschalen wird diskutiert. Wir werden mit Sicherheit, wenn man an eine breitere Umsetzung denkt, einen Zeitraum von etwa zehn Jahren benötigen.

Man kann auch über Preise steuern. Wir wollen für Sonderentgelte einen bundesweiten Katalog vorgeben, der Punktzahlen enthält. Sie werden heute in Modellkrankenhäusern bereits kalkuliert. Wir werden das unter Qualitätssicherungsgesichtspunkten und weiteren Aspekten bereinigen und einen Preis vorgeben. An diesem Preis werden sich die Krankenhäuser orientieren müssen. Dann tritt genau das ein, was Sie gesagt haben: Wer günstiger einkauft, hat Vorteile. Wer dann immer noch schläft, hat Nachteile.

Nur so ist es möglich in der Praxis etwas zu ändern. Die Ärzte, die ja im medizinischen Bereich in erster Linie die Kosten verursachen, müssen sich auf diese Diskussion einlassen. Informationen müssen sich sowohl an die Gesundheitspolitiker als auch intern an das Krankenhaus richten; denn die Leistungsstrukturen sind in vielen Krankenhäusern intern noch nicht bekannt bzw. man zieht im Management noch nicht die richtigen Konsequenzen daraus.

K.-H. Wehkamp

Ich kenne die Situation im Krankenhaus. Ich weiß, daß beispielsweise in Bremen sozusagen schon bis zum Anschlag Medizin unter dem Aspekt der Ökonomisierung betrieben werden muß. Ich habe die Sorge, daß bei diesem Leitsystem die Medizin schlicht und einfach kaputtgeht. Hier werden massenhaft Motivationen zerstört. Die meisten Ärzte erleben das System, unter dem sie zur Zeit arbeiten müssen, bei dem sie mehr Zettel ausfüllen müssen, als daß sie Medizin betreiben können, als einen totalen Schwachsinn, als die Idiotie per se. Dadurch entsteht ein großes Potential an Frustration, Resignation und Aggression, auch gegenüber der Transplantationsmedizin, weil man im eigenen Bereich nicht mehr klarkommt. Wir müssen in diese Diskussion auch anderen Aspekte einführen, um der Komplexität des Problems gerecht zu werden. Wir müssen die Ebene der Betroffenen - nicht nur der Leidenden - in die Diskussion einbeziehen. Der Pflegebereich muß sich zu Wort melden, die Assistenzärzte und auch die Patienten müssen etwas sagen. Ich kann mir nicht vorstellen, daß wir in der Diskussion über die Kosten und darüber, welche Richtung die Medizin einschlagen soll, ohne diese Ebenen weiterkommen, denn hier werden noch ganz andere Möglichkeiten der Kosteneinsparung sichtbar. Erfahrene Ärzte sagen beispielsweise: Ich erkenne, ob jemand, der auf der Station arbeitet, ein Anfänger ist daran, wie dick die Kurve ist. Viele Untersuchungen werden aus Unerfahrenheit und aus Gründen der Absicherung durchgeführt.

F. Anschütz

Ich habe zweieinhalb Jahrzehnte lang die Leitung einer internistischen Klinik der Maximalversorgung innegehabt, und es war oft sehr schwer, die Frage zu beantworten, welche neuen Methoden eingeführt werden sollen. Ich erinnere an das von Herrn Raspe angeführte Beispiel der Densitometrie.

Gar nicht genannt wurde bisher die Personalentwicklung. Ich habe die erwähnte Klinik 1964 als Chef übernommen. Es gab bei 230 Betten zwei Oberärzte und zehn Assistenten. 1986 gab es bei 290 Betten - die Dialyse war hinzugekommen - 5 Chefs, 14 Oberärzte und 48 Assistenten. Da der Pflegesatz überwiegend von den Personalkosten abhängt, ist dieser Aspekt ganz entscheidend. Die Arbeitszeiten werden immer kürzer, und die Kontinuität der Versorgung im Krankenhaus wird eigentlich durch die Oberärzte und die Chefs aufrechterhalten. Vom übrigen Personal hat der eine nachtdienstfrei, der zweite hat Urlaub, der dritte feiert Überstunden ab usw. Die Entwicklung ist so verlaufen, daß ich, ehrlich gesagt, 1986 ganz gern gegangen bin.

H. Franzki

Es ist klar, daß die Länder Ihren Vorstellungen, Herr Tuschen, nicht so recht zugestimmt haben, denn der Bund hat sich ja aus der Krankenhausbaufinanzierung zurückgezogen.

K.-H. Tuschen

Der Bund zahlt heute noch 1 Milliarde DM, nur auf anderem Wege.

H. Franzki

Wenn Sie den Bedarf im Krankenhausbau betrachten, sind eine Milliarde DM für den Bund nichts. Die Mischfinanzierung im Krankenhausbaubereich hat von seiten des Bundes schon in den 80er Jahren aufgehört. Insofern sehe ich das nicht als das entscheidende Problem an. Ich halte die Feststellung für wichtig, daß das jetzige Finanzierungssystem versagt. Wir haben in den alten Bundesländern nur für Rationalisierung und Modernisierung, also keine Bettenkapazitätserhöhungen - angelegentlich einer Baumaßnahme werden die Bettenkapazitäten i.d.R. sogar abgebaut -, einen Bedarf von rund 30 Milliarden DM. Wenn man in den neuen Bundesländern ebenfalls von 30 Milliarden DM ausgeht, fragt man sich: Woher sollen die 60 Milliarden DM für neue Transplantationsabteilungen, für neue Einrichtungen der Hochleistungsmedizin, für die Herzchirurgie kommen? Wir helfen uns in Hannover mit Stiftungslösungen, mit privaten Eigenmitteln, die von den Krankenhausträgern jenseits des KHG aufgebracht werden. Die Zahlung erfolgt auch für Investitionen jetzt über die Benutzerkosten.

Wie wollen Sie dieses Desaster im Investitionsbereich, angerichtet durch das Krankenhausfinanzierungsgesetz, beseitigen? Ist die duale Finanzierung nicht am Ende?

K.-H. Tuschen

Wenn Sie sagen, das System habe versagt, muß ich daraus zunächst einmal ableiten: Die Länder kommen ihren Finanzierungsverpflichtungen nicht nach bzw. können dies nicht, obwohl sie den gesetzlichen Auftrag dazu haben. Wenn das so ist, muß man über andere Finanzierungswege nachdenken; dann muß man - da gebe ich Ihnen recht - das duale Finanzierungssystem in Frage stellen. Das ist genau die Diskussion, die 1985 stattfand und die jetzt voraussichtlich auch wieder stattfinden wird. Sie wird ihre Grenzen dort finden, wo sich die Länder auf Grund des Föderalismus und ihres Anspruchs auf Zuständigkeit und Planungshoheit für den Krankenhausbereich diesem Bestreben entgegenstellen werden.

Zum Thema Frustration kann ich nur sagen: Sie sind frustriert auf Grund des jetzigen Systems. Es wurden überflüssige Leistungen angesprochen, bürokratische Abläufe und anderes. Ich kenne diese Diskussion seit 10 oder 15 Jahren und muß ganz deutlich sagen: Das ist häufig, insbesondere in großen Krankenhäusern und in Universitätskliniken; es ist auch die Folge mangelhaften Managements und damit der Vernachlässigung der eigenen Aufgabe. Mir geht es darum, daß Sie die Leistungsstrukturen sowohl innerhalb des Krankenhauses als auch nach außen nur deutlich machen können, wenn die Rahmenbedingungen geändert werden. Es nützt uns nichts, wenn auf bürokratische Weise Statistiken erstellt werden. Die Leistungsstrukturen müssen auch über ein differenzierteres Entgeltsystem offengelegt werden.

Was im Bereich der Krankenhäuser möglich ist, sehen Sie an der Tatsache, daß die Stadt München voraussichtlich drei ihrer großen Krankenhäuser in Gesellschaften mit beschränkter Haftung umwandeln wird. Das ist eine Forderung der Betriebswirte seit 10 oder 15 Jahren. Ich kenne die Probleme selbst aus der öffentlichen Verwaltung: Man hat die falsche EDV, man hat die falsche Organisation, es sprechen zu viele Leute mit. Das sind jene Dinge, die Sie frustrieren, nicht das Entgeltsystem. Diese Dinge müssen die Krankenhausträger selber ändern. Vielleicht trägt das Beispiel der Stadt München dazu bei, daß auch in anderen Krankenhäusern einiges geändert wird.

Kosten-Nutzen-Analysen im Gesundheitswesen

J.-M. Graf v. d. Schulenburg[*], O. Schöffski[**]

Begründung für den Einsatz von Ökonomen bei Entscheidungen im Gesundheitswesen

In diesem Beitrag wird die Frage behandelt, was Wirtschaftswissenschaftler aus ihrem Fachgebiet zur Lösung von Verteilungskonflikten im Gesundheitswesen, hier exemplarisch für das Gebiet der Transplantationsmedizin, leisten können. Während es im allgemeinen unstrittig ist, daß medizinische, juristische und ethische Gesichtspunkte zur Beurteilung von Maßnahmen im Gesundheitswesen zu berücksichtigen sind, so werden doch ökonomische Bewertungen häufig heftig kritisiert[1].

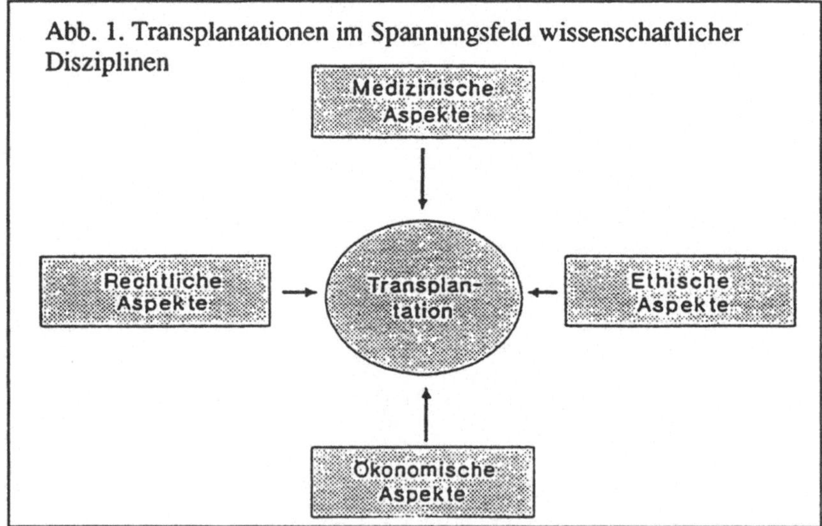

Abb. 1. Transplantationen im Spannungsfeld wissenschaftlicher Disziplinen

---

[*] Leiter des Instituts für Versicherungsbetriebslehre am Fachbereich Wirtschaftswissenschaften der Universität Hannover

[**] Dipl.-Ökonom, Insitut für Versicherungsbetriebslehre am Fachbereich Wirtschaftswissenschaften der Universität Hannover

[1] Diese unterschiedlichen Ansatzpunkte werden am Beispiel der Transplantationsmedizin diskutiert bei Schöffski, O. (1992): Aspekte der Transplantationsmedizin, Diskussionspapier Nr. 1, Institut für Versicherungsbetriebslehre, Universität Hannover.

Dieses liegt daran, daß den Wirtschaftswissenschaftlern vorgeworfen wird, daß sie sich ausschließlich mit monetären Kriterien beschäftigen, die jedoch bei Fragen, bei denen es um das Leben von Menschen geht, in den Hintergrund treten müssen. Außerdem hat der Patient im Regelfall einen Anspruch auf eine angemessene Versorgung, die Kosten dafür trägt die Krankenkasse.

Der Einsatz von Ökonomen im Gesundheitswesen wäre tatsächlich unnötig, wenn die zur Verfügung stehenden Mittel für das Gesundheitswesen unbegrenzt wären. Leider ist dieses nicht der Fall. Das Weltbild eines Ökonomen beruht daher auf drei fundamentalen Beobachtungen[2]:

1. Ressourcen sind im Gegensatz zu den Bedürfnissen der Menschen beschränkt.
2. Ressourcen können unterschiedlich verwendet werden.
3. Menschen haben unterschiedliche Bedürfnisse.

Der erste Punkt wird allein dadurch deutlich, daß die an der gesundheitlichen Versorgung der Bevölkerung Beteiligten durch das im Jahre 1989 in Kraft getretene Gesundheits-Reformgesetz verpflichtet wurden, neben dem Auftrag zur wirtschaftlichen Erbringung der Leistungen[3], für Beitragssatzstabilität zu sorgen[4]. Dieses macht deutlich, daß die Ausgaben für Gesundheitsleistungen nicht über alle Grenzen wachsen können, sondern daß ihrer Entwicklung durch die allgemeine Wirtschaftsentwicklung Grenzen gesetzt sind.

Hier ist nun das Betätigungsfeld des Wirtschaftswissenschaftlers, der mit seinen Methoden Hinweise dafür erarbeiten kann, daß die knappen Mittel dort eingesetzt werden, wo der größte Output zu erwarten ist, d.h. in diesem Fall, wo mit den eingesetzten finanziellen Mitteln am meisten Gesundheit "gekauft" werden kann. Jede zusätzliche Mark, die für Gesundheitsleistungen ausgegeben wird, soll deshalb in dem Bereich verwendet werden, wo sie den größten Nutzen stiftet. Dieses Problem stellt sich sowohl bei der Aufteilung der Mittel auf die Bereiche Prävention, Kuration und Rehabilitation als auch bei der Bewertung alternativ möglicher Behandlungsformen einer speziellen Krankheit.

Die These, daß im Krankheitsfall keine Diagnose oder Behandlung zu teuer ist, gilt vielleicht im konkreten Fall, bei der direkten Beziehung zwischen Arzt und Patient. Sie kann aber aus den oben angeführten Gründen auf einer höheren Ebene, in der über die Bereitstellung der Ressourcen für die einzelnen Gebiete des Gesundheitswesens entschieden wird, nicht gelten. Hier muß sich jede am Gesundheitswesen beteiligte Gruppe (seien es

---

2   Vgl. Fuchs, V.R. (1974): Who shall live? Health, economics and social choice, New York. S. 4. Als Ressourcen werden in der Ökonomie alle Bestände an Produktionsfaktoren (Arbeit, Kapital, Boden) bezeichnet, die als Input für die Produktion, hier also speziell für die Produktion von Gesundheit, eingesetzt werden können.

3   Vgl. §§ 2(I) u. 12 SGB V.

4   Vgl. §§ 71 u. 141 SGB V.

Arzneimittelhersteller, Krankenhäuser, Facharztgruppen oder auch Transplantationszentren) darum bemühen nachzuweisen, daß in ihrem Bereich nicht nur effektiv gearbeitet wird, d.h. daß die Gesundheit des Patienten tatsächlich verbessert wird, sondern auch effizient. Diese Effizienz beinhaltet dabei eine Gegenüberstellung der tatsächlich eingesetzten Mittel und der damit zusätzlich gewonnenen Gesundheit der Patienten. Jeder medizinische Bereich muß ein besseres Verhältnis nachweisen als andere am Gesundheitswesen Beteiligte, nur so kann volkswirtschaftlich begründet werden, warum das Angebot gerade auf diesem Gebiet ausgeweitet werden soll.

Die Wirtschaftlichkeitsuntersuchungen werden von Ökonomen mit ihrem speziellen Instrumentarium durchgeführt. Zu nennen sei hier beispielsweise die Diskontierung jedes einzelnen Wertes auf den heutigen Zeitpunkt, um eine zeitliche Vergleichbarkeit zu gewährleisten. Die Hauptforderung, die an diese Untersuchungen gestellt wird, ist die Vergleichbarkeit, damit überhaupt Aussagen über die Vorziehenswürdigkeit bestimmter Maßnahmen getroffen werden können.

Im folgenden soll nun ein kurzer Überblick über die Entwicklung der unterschiedlichen Wirtschaftlichkeitsuntersuchungen gegeben werden. Dabei wird deutlich, daß die Ökonomen durchaus auf die Kritik, sie würden die wahren Ziele der Medizin, nämlich die Verbesserung der Lebensqualität[5] und die Verlängerung des Lebens der Patienten, nicht berücksichtigen, reagiert haben und anstatt einer reinen Betrachtung der monetären Komponenten, wie sie noch vor wenigen Jahren üblich war, mittlerweile weitergehende Konzepte entwickelt haben.

Die Verknüpfung zwischen medizinischer und ökonomischer Dimension

Bei den weitergehenden Konzepten von Wirtschaftlichkeitsuntersuchungen wird davon ausgegangen, daß jede medizinische Maßnahme anhand der medizinischen und der ökonomischen Dimension beurteilt werden muß. Die ethischen und rechtlichen Aspekte werden hierbei ausgeklammert, da sie für die ökonomischen Fragestellungen nur von sekundärer Bedeutung sind. Die Verknüpfung zwischen der medizinischen und ökonomischen Dimension erfolgt dabei anhand der Lebensqualität des Patienten, die für beide Disziplinen von überragender Bedeutung ist.

Die Beurteilung der medizinischen Dimension ist die Domäne der Mediziner und wurde bereits an anderer Stelle ausführlich dargestellt. Hier muß die Effektivität einer Maßnahme anhand geeigneter medizinischer Parameter nachgewiesen werden. Dieser Nachweis der Effektivität ist die

---

[5] Unter Lebensqualität soll im folgenden nur der Zustand verstanden werden, der durch die Gesundheit des einzelnen Individuums determiniert wird. Eine weitergehende Definition würde auch Umweltfaktoren mit einschließen, beispielsweise Möglichkeiten zur intellektuellen Weiterentwicklung, verfügbare Kindergartenplätze, Freizeit usw.

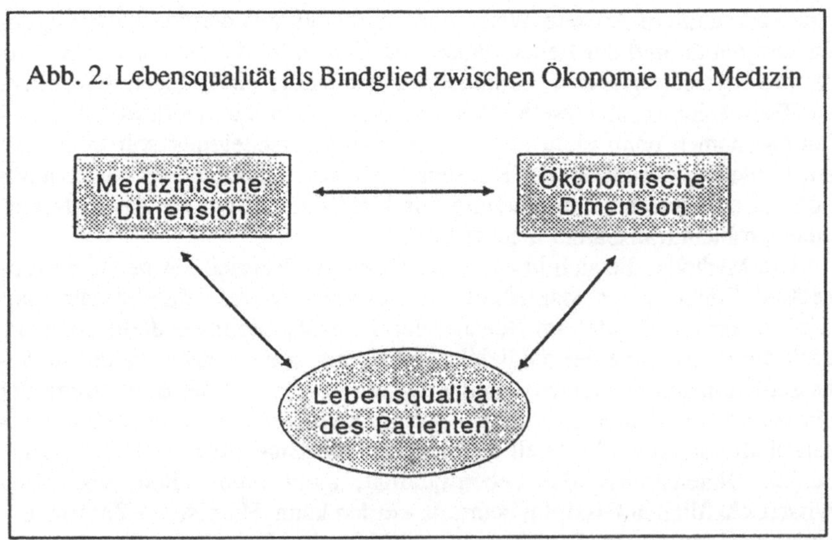

Mindestvoraussetzung für eine positive Beurteilung einer Maßnahme. Kann diese Effektivität nicht nachgewiesen werden, erübrigt sich auch die Betrachtung der ökonomischen Dimension, da eine neuere Behandlungsform, die schlechtere Ergebnisse bringt als schon vorhandene, sicherlich nicht eingeführt wird.

Die ökonomische Dimension des Problems wird von Wirtschaftswissenschaftlern analysiert. Dabei geht es um die geeignete Erfassung und Bewertung aller Größen, die sowohl auf der Kosten- als auch auf der Nutzenseite von monetärer Relevanz sind[6]. Welche Größen dieses speziell bei der Transplantationsmedizin sind, wird im folgenden Abschnitt untersucht[7].

Wie bereits erwähnt, beschränken sich die Effekte einer medizinischen Maßnahme aber nicht auf Größen, die sich in Geldeinheiten bewerten lassen. So werden Innovationen im Gesundheitswesen in der Regel nicht zur Kostenersparnis entwickelt, sondern um positive Auswirkungen auf die Lebensdauer und/oder die Lebensqualität des Menschen zu bewirken. Dieses wird auch von Ökonomen nicht angezweifelt. Aber auch solche Effekte müssen irgendwie bewertet werden, um die medizinische Maßnahme anhand ihrer Effizienz beurteilen zu können. Dabei maßen sich Ökonomen aber nicht an, einem bestimmten "Leben" einen monetären Wert zuzuweisen und diesen Wert als obere Grenze für die noch vertretbaren Kosten einer medizinischen Maßnahme anzunehmen. Dieses wäre sicherlich moralisch (aber auch ökonomisch) nicht vertretbar. Ökonomen gehen dabei auf

---

6   Jeweils etwa 100 solcher ökonomischer Studien aus dem angelsächsischen Raum sind bei Drummond, M. F. (1981): Studies in economic appraisal in health care, Oxford. und bei Drummond, M. F., Ludbrook, A., Lowson, K. V., Steele, A. (1986): Studies in economic appraisal in health care: volume two, Oxford, gesammelt.

7   Vgl. dazu auch beispielsweise Krueger, H. (1989): Economic analysis of solid organ transplantation: a review for policy makers, in: Health Policy 13, S. 1 - 17.

eine viel subtilere Art und Weise vor. Sie bilden aus der Veränderung der Lebensqualität und der Lebensdauer eine Kennzahl, der sie die Kosten, die für die Erreichung dieser Veränderung notwendig sind, gegenüberstellen. Die Entscheidung, ob diese Maßnahme letztendlich durchgeführt wird, treffen Ökonomen dann nicht selbst. Über diese Entscheidung soll möglichst ein breiter gesellschaftlicher Konsens vorliegen. Ökonomen sind letztendlich bei der Entscheidungsfindung nur behilflich, indem sie das Entscheidungsproblem transparent machen[8].

Die Methode, die sich in der letzten Zeit zur Beurteilung der nicht-monetären Effekte einer Maßnahme im Gesundheitswesen durchgesetzt hat, wird im dritten Kapitel am Beispiel der Transplantationsmedizin erläutert. Fällt die Beurteilung der medizinischen Ebene, wie bereits erwähnt, in den ausschließlichen Kompetenzbereich der Mediziner und die Beurteilung der ökonomischen Dimension in den Kompetenzbereich von Wirtschaftswissenschaftlern, so wird schnell deutlich, daß das Bindeglied zwischen diesen beiden Dimensionen, die Lebensqualität, nicht mehr allein von einer wissenschaftlichen Disziplin beurteilt werden kann. Hier ist ein Zusammenspiel von Medizinern, Sozialwissenschaftlern, Epidemiologen, Psychologen und nicht zuletzt Ökonomen dringend erforderlich, um aussagekräftige Ergebnisse zu erhalten.

Formen der Wirtschaftlichkeitsuntersuchung und die in ihnen enthaltenen Komponenten

Die Kosten-Analyse

An dieser Stelle soll nun kurz darauf eingegangen werden, welche Möglichkeiten einem Ökonomen zur Verfügung stehen, die rein monetären Auswirkungen von Maßnahmen im Gesundheitswesen zu ermitteln, und welche Komponenten berücksichtigt werden müssen. Dabei wird schnell deutlich, daß diese Analyseformen nicht speziell für das Gesundheitswesen entwickelt wurden, sondern für andere Bereiche von öffentlichen Investitio-

---

[8] Der interessierte Leser sei zum tieferen Einstieg in diese Thematik verwiesen auf:
- Berg, R. L. (Hrsg.) (1973): Health status indexes, Hospital Research and Educational Trust, Chicago.
- Culyer, A. J. (Hrsg.) (1983): Health indicators, Oxford.
- Culyer, A. J., Horisberger, B. (Hrsg.) (1984): Technologie im Gesundheitswesen. Medizinische und wirtschaftliche Aspekte, Berlin u.a.
- Drummond, M. F., Stoddard, G. L., Torrance, G. W. (1987): Methods for the economic evaluation of health care programmes, Oxford.
- Horisberger, B., Eimeren, W. v. (Hrsg.) (1986): Die Kosten-Nutzen-Analyse, Berlin u.a.
- Hunt, S. M., McEwen, J., McKenna, S. P. (1986): Measuring health status, London u.a.
- McGuire, A., Fenn, P., Mayhew, K. (Hrsg.) (1991): Providing health care. The economics of alternative systems of finance and delivery, Oxford.
- Schöffski, O. (1990): Wirtschaftlichkeitsuntersuchungen von Arzneimitteln. Prinzipien, Methoden und Grenzen der Gesundheitsökonomie, Hannover.
- und Teeling Smith, G. (Hrsg.) (1983): Measuring the social benefits of medicine, Office of Health Economics, London.

nen (z.B. Straßenbau). Die einfachste Form einer Wirtschaftlichkeitsuntersuchung ist die reine Kosten-Analyse. Diese umfaßt, wie der Name schon
sagt, ausschließlich die Kosten einer bestimmten Maßnahme, d.h. den
Input[9]. Bei einem Vergleich zweier Maßnahmen ist daher das Ergebnis dieser Maßnahmen, der Output, nicht entscheidungsrelevant.

Welche Kosten müssen hier nun aber berücksichtigt werden? Es bietet
sich an, zwischen direkten und indirekten Kosten der Maßnahme zu unterscheiden. Die folgenden Beispiele sollen dabei anhand der Transplantationsmedizin gewählt werden, ein Anspruch auf Vollständigkeit wird nicht
erhoben. Die direkten Kosten bestehen aus den Kosten für die Behandlung
selbst sowie den komplementär notwendigen Aufwendungen. Folgende
Kostenarten müssen hier unbedingt berücksichtigt werden:

<u>Personalkosten</u>
Dazu muß die Zeit erfaßt werden, die jede Arbeitskraft in der Transplantationsabteilung beschäftigt ist. Dieses gilt nicht nur für Mediziner und
Pflegekräfte, sondern auch für Aushilfs-, Reinigungs- und Verwaltungs-
personal. Hat man eine strikt abgegrenzte Einheit, in der nur Transplantationen durchgeführt werden (z.B. das geplante Transplantationszentrum der
Medizinischen Hochschule Hannover), so ist die Erfassung relativ einfach,
da alle Mitarbeiter ausschließlich für dieses Zentrum arbeiten. Existiert aber
nur eine Abteilung, in der neben Transplantationen auch andere
Operationen durchgeführt werden, so ist eine Abgrenzung erforderlich. Die
so erfaßte Arbeitszeit ist mit den gültigen Arbeitsentgelten
(Haushaltsbelastung) zu bewerten, welches in der Regel keine größeren
Schwierigkeiten bereitet, da die Durchschnittssätze bekannt sind.

<u>Kosten für Medikamente, Blutkonserven etc.</u>
Auch eine Erfassung dieser Komponenten ist mühselig. Die Bewertung
erfolgt hier anhand von Marktpreisen und nicht anhand der Kosten, die der
Klinik tatsächlich entstanden sind. So entstehen bei einer Blutspende direkt
in der Klinik geringere Kosten als beim Fremdbezug der Konserve. Dieses
darf allerdings nicht darüber hinwegtäuschen, daß der Wert der Konserve
dem Marktpreis entspricht.

<u>Kosten für Verbrauchsmaterial</u>
Auch hier muß der Verbrauch anhand geeigneter Erfassungsbögen ermittelt
und gemäß den Anschaffungskosten bewertet werden. Nur wenn die Kosten
vergleichsweise gering sind, kann man auf eine detaillierte Erfassung
verzichten und Pauschalwerte annehmen, die allerdings auch erst einmal
ermittelt werden müssen und in gewissen Abständen überprüft werden
sollten.

₉ Einige Autoren sprechen deshalb auch von einer Kosten-Minimierungs-Analyse, vgl.
Drummond, M. F. (1983): Economic assessment of therapy, in: Teeling Smith, G. (Hrsg.),
Measuring the social benefits of medicine, Office of Health Economics, London, S. 9.

Kosten für Laboruntersuchungen, Röntgenaufnahmen etc.
Gerade bei Transplantationen fallen diese Formen der Diagnostik und der
Transplantatkontrolle kostenmäßig sehr stark ins Gewicht. Hier besteht
allerdings das große Problem, daß in bundesdeutschen Krankenhäusern
keine innerbetriebliche Leistungsverrechnung existiert, d.h. man kann zwar
recht einfach ermitteln, wieviel Untersuchungen welcher Art vorgenommen
werden, man kann jedoch keine Bewertung vornehmen, da man die Preise
nicht kennt. Auch die abgebenden Abteilungen im Krankenhaus wissen in
der Regel nicht, wie hoch die Selbstkosten für die jeweilige Leistung sind.
Notwendig wäre hier der Aufbau einer kompletten Kostenrechnung im
Krankenhaus[10]. Da dieses jedoch in absehbarer Zeit nicht zu bewerkstelligen ist, muß man andere Formen der Leistungsbewertung anwenden. Auch
hier ist ein Rückgriff auf die Preise externer Anbieter dieser Leistungen
denkbar (z.B. private Labore). Im ungünstigsten Fall muß man sich auf
reine Schätzungen verlassen. Dieses ist jedoch in der Wirtschaftlichkeitsuntersuchung zu vermerken. Die Auswirkungen einer eventuellen Fehlein-
schätzung müssen durch eine sogenannte Sensitivitätsanalyse, bei der die
Endergebnisse bei alternativen Schätzungen verglichen werden, offengelegt
werden.
       Diese Sensitivitätsanalyse muß in der Regel auch bei den indirekten Ko-
sten durchgeführt werden, die nicht so unproblematisch zu ermitteln sind
wie die direkten Kosten. Zu nennen sind hier beispielsweise:

Kosten für die Behandlung von Nebenwirkungen
Hierbei wird gerade am Beispiel der Transplantationsmedizin deutlich, daß
eine strikte Abgrenzung zwischen direkten und indirekten Kosten nicht
möglich ist. Sind bei anderen Behandlungsformen die Nebenwirkungen
eher die Ausnahme oder so unbedeutend, daß eine Behandlung kostenmäßig kaum ins Gewicht fällt, so gilt für die Transplantationsmedizin,
daß Nebenwirkungen (z.B. Abstoßungsreaktionen, Infektionen) den Nor-
malfall darstellen und auch kostenmäßig sehr stark ins Gewicht fallen.

Komplementäre Kosten (z.B. Wartezeiten, Wegzeiten)
Auch wenn der Patient diese Kosten wegen der Lohnfortzahlung oder des
Krankengeldes nicht direkt spürt, so fallen diese Kosten doch bei einer
Wirtschaftlichkeitsuntersuchung aus volkswirtschaftlicher Sicht an. Weiter
unten wird noch darauf eingegangen, wie diese Zeiten zu bewerten sind.
       Insgesamt kann an dieser Stelle festgehalten werden, daß eine Ermitt-
lung der Kosten (direkt oder indirekt) einer Behandlungsmethode relativ

---

[10] Vgl. Nagel, E., Berger, H.-R., Pichlmayr, R. (1991): Zur Bedeutung der Kostenrechnung im
      Gesundheitswesen am Beispiel der Transplantationsmedizin, in: Ethik in der Medizin, Berlin
      u.a., S. 13 - 25.

unproblematisch und wenig anspruchsvoll ist[11]. Die reine Kostenanalyse eignet sich aber nicht zum Vergleich zweier unterschiedlicher Handlungsformen, da ausschließlich die Kosten, nicht aber der Nutzen, sei er monetär oder nicht-monetär, berücksichtigt werden. Durchaus sinnvoll kann diese reine Kostenbetrachtung aber als Sonderform der Krankheitskosten-Analyse sein. Hier werden die volkswirtschaftlichen Kosten einer bestimmten Krankheit ermittelt. Je größer diese Kosten sind, desto eher werden Gesundheitspolitiker bereit sein, geeignete Maßnahmen als Gegenprogramme zu initiieren. Auch Pharmaunternehmen werden auf diese bestimmten Krankheiten aufmerksam, sie können anhand der ermittelten Kosten den wirtschaftlichen Erfolg von neu zu entwickelnden Medikamenten abschätzen.

Die Kosten-Nutzen-Analyse

Die Kosten-Nutzen-Analyse ermöglicht den Vergleich von unterschiedlichen Behandlungsformen, da als Ergebnis jeweils eine Nettogröße ermittelt wird, die verglichen werden kann[12]. Allerdings darf nicht unerwähnt bleiben, daß bei der Kosten-Nutzen-Analyse im klassischen Sinn auch der Nutzen nur in rein monetären Komponenten gemessen wird. Eine Betrachtung der intangiblen Effekte, d.h. der Effekte, die sich einer problemlosen monetären Bewertung entziehen (z.B. Lebensdauer, Lebensqualität), wird in der Regel nicht vorgenommen.

Zusätzlich zu den direkten und indirekten Kostenkomponenten müssen hier auch die direkten und indirekten Nutzenkomponenten erfaßt und bewertet werden. Der direkte Nutzen ist dabei definiert als die Kostenersparnis durch den Wegfall bisher erforderlicher Therapiemaßnahmen. In der Regel stehen für die Behandlung einer bestimmten Krankheit unterschiedliche Therapieformen zur Verfügung. Soll nun eine neu entwickelte Form bewertet werden, so kann man oft davon ausgehen, daß die neue Form die alte Form ersetzt, deren Kosten daher entfallen[13].

Ein gutes Beispiel, an dem diese Vorgehensweise erläutert werden kann, stellt die Nierentransplantation dar. War bis vor einigen Jahren die Dialyse

---

[11] Trotz dieser relativen Problemlosigkeit der Kostenermittlung variieren bisher ermittelte
       Ergebnisse enorm. So wird die Spannweite der Kosten einer Lebertransplantation zwischen
       100.000 und 500.000 USD angegeben, vgl. Hammer, C., Eberbach, W. (1990):
       Zukunftsperspektiven der Organtransplantation, in: Hiersche, H.-D., Hirsch, G., Graf-
       Baumann, T. (Hrsg.), Rechtliche Fragen der Organtransplantation, Berlin u.a., S. 19.
       Kankaanpää, J. (1990) ermittelt für unterschiedliche Indikationen 270.303 bis 299.560 USD
       als durchschnittliche Kosten pro Patient; Kankaanpää, J. (1990): Cost-effectiveness of liver
       transplantations - How to apply the results in resource allocation, in: Preventive Medicine 19,
       S. 700 - 704.

[12] Vgl. Mildner, R. (1983): Die Nutzen-Kosten-Untersuchung als Beurteilungsverfahren für die
       Wirtschaftlichkeit und Leistungsfähigkeit im Gesundheitswesen, in: Medizin Mensch
       Gesellschaft 1, S. 42 - 51.

[13] Leider ist es im Gesundheitswesen aber auch häufig der Fall, daß eine neue
       Behandlungsmethode die alte nicht ersetzt, sondern ihr nur additiv hinzugefügt wird. In diesem
       Fall muß der direkte Nutzen gleich Null gesetzt werden.

Abb. 3. Nutzen und Kosten einer Maßnahme im Gesundheitswesen

Nutzen	Kosten
direkter Nutzen (z.B. nicht notwendige Krankenhaustage einer alternativen Behandlung)	direkte Kosten (z.B. Medikamente, Arztkosten)
indirekter Nutzen (z.B. Produktivitätsgewinn durch Wiederherstellung der Arbeitskraft)	indirekte Kosten (z.B. Behandlungskosten von Nebenwirkungen, Wartezeiten)
	Nettogewinn

Intangible Effekte (z.B. QALYs)

die einzige Therapieform bei Nierenversagen, so stehen heute mit der Nierentransplantation zwei alternativ mögliche Behandlungsformen zur Verfügung. Mit beiden Formen können Patienten am Leben erhalten werden, weitere Differenzierungen bezüglich der Auswirkungen auf die Lebensqualität und die Lebenserwartung sollen an dieser Stelle nicht vorgenommen werden. Führt man nun eine Kosten-Nutzen-Analyse für die Nierentransplantation durch, so wird deutlich, daß man die Differenz aus den Kosten der Transplantation und dem Nutzen, d.h. den Kosten für die lebenslange Dialyse, die nun entfällt, bilden muß. Als Kosten für die Heimdialyse eines Patienten wurden 45.000 DM pro Jahr ermittelt. Eine Zentrumsdialyse kostet 60.000 DM pro Jahr und die Kliniksdialyse sogar 90.000 DM pro Jahr. Demgegenüber werden nur einmalige Kosten in Höhe von ca. 40.000 DM für eine Nierentransplantation angegeben[14]. Es ergibt sich in diesem Fall, daß sich für die Nierentransplantation ein Nettonutzen ergibt, d.h. daß die Kosten geringer sind als der Nutzen, und daher das Entscheidungsproblem schon so gut wie gelöst ist, wenn man von der Annahme ausgeht, daß die Ergebnisse der Nierentransplantation mindestens so gut sind wie die der Dialyse.

An dieser Stelle sei noch kurz auf den indirekten Nutzen eingegangen. Als indirekter (volkswirtschaftlicher) Nutzen ist hier insbesondere die zusätzliche produktive Arbeitszeit des Patienten zu berücksichtigen, die einer-

---

[14] Vgl. Kuratorium für Dialyse und Nierentransplantation e.V. (1990): Aufgaben und Ziele des KfH, Neu-Isenburg, S. 15.
Charro, F. T. d. (1988), ermittelt als Kosten für eine Nierentransplantation für das erste Quartal (incl. Operation) 48.300 HFL, für das zweite bis vierte Quartal nach der Transplantation 6.900 HFL und für jedes folgende Jahr 6.200 HFL; Charro, F. T. d. (1988): Kosten-effectiviteitsanalyse van het nierfunktievervangingsprogramma in Nederland, Eburon, S. 112.

seits aus der Verkürzung der Krankheit und andererseits aus der Verlängerung des Lebens ermöglicht wird. Dadurch wird ein Produktivitätsgewinn
für die gesamte Volkswirtschaft erzielt, der bei einer solchen Untersuchung
berücksichtigt werden muß.

Leider ist es nur bei den wenigsten medizinischen Innovationen der
Fall, daß, wie bei dem oben angeführten Beispiel, ein neues Verfahren
"billiger" ist als ein bisher gebräuchliches. Der Regelfall wird sein, daß eine
Maßnahme zwar für den Patienten bessere Ergebnisse bringt, dafür aber
auch mehr kostet, als sich mit ihr einsparen läßt. Genau dieser Fall kann
jedoch in der Regel mit einer normalen Kosten-Nutzen-Analyse nicht mehr
beurteilt werden. Eine Beurteilung ist nur in dem Spezialfall möglich, in
dem angenommen wird, daß die nicht monetär bewertbaren Ergebnisse der
verschiedenen Behandlungsformen identisch sind. Um diese Form der
Wirtschaftlichkeitsuntersuchung trotzdem noch verwenden zu können,
wurden bei älteren Untersuchungen die monetär nicht bewertbaren Komponenten quasi als "Merkposten" im Anhang der Untersuchung als intangible
Effekte aufgelistet, ohne aber entscheidungsrelevant zu sein.

Die bisher beschriebenen Größen und Methoden können auch in Form
einer Bilanz dargestellt werden, dabei sind, wie die Abbildung 3 zeigt, auf
der Aktivseite der Nutzen und auf der Passivseite die Kosten aufgeführt.

Die Kosten-Wirksamkeits-Analyse

In der Kosten-Wirksamkeits-Analyse werden diese Effekte bei der ökonomischen Bewertung mit berücksichtigt[15]. Dabei werden die nicht in monetären Größen bewertbaren Nutzenkomponenten in naheliegenden natürlichen Einheiten wie beispielsweise "erfolgreich behandelte Fälle" oder
"Lebensverlängerung in Jahren" gemessen und der Differenz aus monetären
Kosten und Nutzen gegenübergestellt[16]. Als Ergebnis erhält man dann beispielsweise folgende Aussagen: "Ein erfolgreich behandelter Fall kostet x
DM" oder "Für y DM erhält man bei der Durchführung der Behandlung im
Durchschnitt bei den Patienten eine Lebensverlängerung um ein Jahr".

Die Nutzwert-Analyse

Bei der Kosten-Wirksamkeits-Analyse wird bisher nicht berücksichtigt, daß
die Qualität eines hinzugewonnenen Lebensjahres durchaus unterschiedlich
ist, denn der Sinn der modernen Medizin ist ja nicht die Lebensverlängerung um jeden Preis. Auch die Lebensqualität muß berücksichtigt
werden. Deshalb soll im folgenden die weitestgehende Form der Wirt-

---

15 Vgl. Bundesminister für Arbeit und Sozialordnung (Hrsg.) (1984):
    Kostenwirksamkeitsanalysen im Gesundheitswesen, Forschungsbericht Bd. 98, Bonn.

16 Vgl. Drummond, M. F., Teeling Smith, G., Wells, N. (1989): Wirtschaftlichkeitsanalyse bei
    der Entwicklung von Arzneimitteln, Medizinisch Pharmazeutische Studiengesellschaft e.V.,
    Bonn, S. 23.

schaftlichkeitsuntersuchung dargestellt werden, die speziell für Analysen im Gesundheitswesen entwickelt wurde, nämlich die Nutzwert-Analyse[17].

Diese baut auf dem Konzept der QALYs (=quality-adjusted life-years, qualitätsbereinigte Lebensjahre) auf, mit dem die Effekte einer bestimmten Behandlung bezüglich der Lebenserwartung und der Lebensqualität erfaßt und zu einer einzigen Zahl zusammengefaßt werden[18]. Dieser statistischen Kenngröße wird dann der Saldo aus den monetären Kosten und dem monetären Nutzen gegenübergestellt, der wie schon bei den vorigen Verfahren ermittelt wurde. Das Ergebnis einer solchen Untersuchung würde dann folgendermaßen lauten: "Ein zusätzliches qualitätskorrigiertes Lebensjahr erfordert den Aufwand von x DM"[19].

Der Ökonom wird allerdings keine Aussage darüber treffen, wieviel so ein QALY maximal kosten darf, d.h. wie hoch der Wert eines Lebensjahres ist. Ob eine bestimmte Maßnahme, die mit einem bestimmten Ressourcenverbrauch ein bestimmtes Ergebnis bringt, durchzuführen ist oder nicht, muß auf der politischen Ebene entschieden werden. Der Ökonom liefert dafür nur Entscheidungshilfen. Er gibt Hinweise darauf, welche Behandlungsformen, Präventionsprogramme oder Großprojekte bezogen auf ihren Ressourcenverbrauch tendenziell mehr positive Einflüsse auf die Gesundheit der Gesamtbevölkerung haben als andere.

Die Berücksichtigung von Lebensqualitätseffekten

Das Konzept der QALYs

Wie gelangt man nun zu qualitätskorrigierten Lebensjahren? Es geht dabei um die Bewertung der häufig als "intangibles" bezeichneten zwei Dimensionen des menschlichen Lebens, der "Lebensdauer" und der "Lebensqualität", die einerseits die quantitative und andererseits die qualitative Dimension darstellen. Anhand dieser beiden Dimensionen wird eine Kennzahl, nämlich die Anzahl von QALYs, ermittelt.

In Abbildung 4 ist exemplarisch für die Nierentransplantation das Konzept der QALYs schematisch dargestellt worden. Sie stellt die fiktive Lebensqualität eines Patienten im Zeitablauf dar, und zwar einmal bei einer Behandlung mittels Hämodialyse und zum anderen bei einer Nierentransplantation. Im ersten Fall wird die Lebensqualität für eine gewisse Zeit

---

[17] Es gilt zu beachten, daß die Bezeichnungen der Formen der Wirtschaftlichkeitsuntersuchungen in der Literatur durchaus unterschiedlich verwendet werden. Einige Autoren verwenden die Bezeichnungen Kosten-Wirksamkeits-Analyse und Nutzwert-Analyse synonym, andere verwenden Kosten-Nutzen-Analyse als Überbegriff für alle Formen.

[18] Vgl. Drummond, M. F., Teeling Smith, G., Wells, N. (1989), a.a.O. S. 23.

[19] Ein Beispiel solch einer Nutzwert-Analyse, allerdings für den Arzneimittelmarkt, findet sich bei Schulenburg, J.-M. Graf v.d., Klein, S., Piojda, U., Schöffski, O. (1990): The German case study, in: Leese, B., Hutton, J., Maynard, A. (Hrsg.), The costs and benefits of the use of erythropoietin in the treatment of anaemia arising from chronic renal failure: a european study, York, S. 35 - 52.

stabilisiert, wenn auch auf einem relativ niedrigen Niveau. Die Gründe für diese eingeschränkte Lebensqualität folgen aus der mit der Behandlung einhergehenden Behinderung des normalen Lebensrhythmus des Patienten. Er empfindet Schmerzen und Widerwillen bei der Behandlung, er leidet an den Auswirkungen des Mangels an roten Blutkörperchen und den diversen Begleiterscheinungen der Krankheit und der Behandlung. Nach einer gewissen Zeit ist aber auch diese eingeschränkte Lebensqualität nicht mehr aufrechtzuerhalten, am Ende jedes menschlichen Lebens steht der Tod.

Bei einer Nierentransplantation ergibt sich für den Verlauf der Lebensqualität dagegen ein anderes Bild[20]. Es ist zuerst ein signifikanter Abfall zu verzeichnen, der durch die Operation selbst und die daran anschließende Pflege auf der Intensiv- und später auf der Normalstation zu begründen ist. Nach einer gewissen Zeit steigt die Lebensqualität aber rapide auf einen stabilen Wert, der höher ist als bei der Hämodialyse, an. Dieser Wert kann für einen relativ langen Zeitraum konstant gehalten werden, am Ende des Lebens des Patienten steht allerdings auch hier ein Abfall des Lebensqualitätsindex bis zum Eintritt des Todes. Anhand dieser Abbildung kann sichtbar gemacht werden, daß jegliche medizinische Behandlung den Tod nicht verhindert, sondern nur hinauszögert.

Zusammenfassend läßt sich feststellen, daß die Lebensqualität des Patienten bei einer Nierentransplantation im Vergleich zu einer lebenslangen Hämodialyse in diesem fiktiven Beispiel

1. am Anfang wesentlich schlechter ist,
2. später auf einem wesentlich höheren
   Niveau stabilisiert wird,
3. länger den stabilen Wert beibehält,
4. langsamer abfällt und
5. der Tod erst später eintritt.

Hat man diese Kurven durch empirische Untersuchungen ermittelt, so wird zunächst die Frage behandelt, welches der beiden Felder I oder II größer ist. Ist das Feld I größer als II, so wird eine Lebensverlängerung durch erhebliche Einbußen in der Lebensqualität erkauft. Hier muß der behandelnde Arzt überprüfen, ob diese Verlängerung des Lebens "um jeden Preis" überhaupt zu rechtfertigen ist. Ist jedoch, wie auch in Abbildung 4 unterstellt, das Feld II größer als Feld I, dann errechnet man in einem zweiten Schritt die Differenz der Integrale der beiden Felder. Als Ergebnis erhält man die Zahl von QALYs, die durch die Nierentransplantation im Vergleich zur Hämodialyse gewonnen wird. Durch die Berechnung der Integrale wird implizit von der Annahme ausgegangen, daß ein QALY immer gleichviel wert ist, egal in welchem Lebensalter sich der Patient befindet oder wie dieses QALY errechnet wurde. So kann ein QALY ein Lebensjahr

---

[20] Zur Lebensqualität nach einer Lebertransplantation vgl. beispielsweise Pennington, J. C. (1989): Quality of life following liver transplantation, in: Transplantation Proceedings 21, S. 3514 - 3516.

Abb. 4. Ermittlung der qualitätsbereinigten Lebensjahre (QALYs)

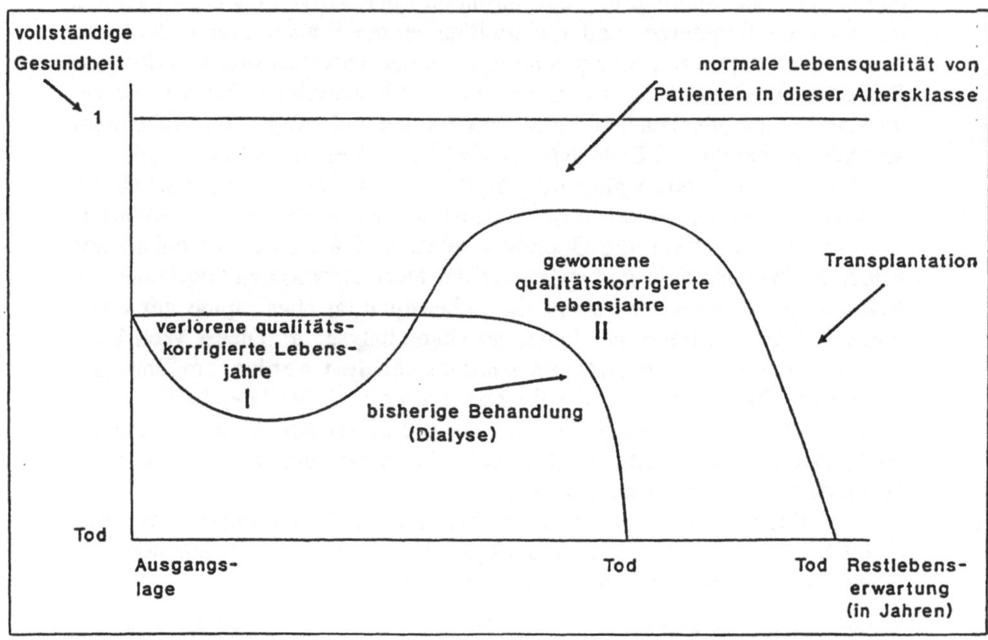

mit vollständiger Gesundheit, d.h. keinerlei Einschränkung der Lebensqualität, darstellen. Es kann sich aber auch um 4 Lebensjahre mit einer stark eingeschränkten Lebensqualität mit einem Indexwert von 0,25 handeln.

Die Operationalisierung der Lebensqualität

Das Konzept der QALYs ist einfach nachvollziehbar und in sich plausibel. Dabei muß allerdings eine besondere Schwierigkeit betont werden. Ist die Ermittlung der quantitativen Dimension, d.h. der Lebenserwartung, relativ einfach durchzuführen (hier kann man auf Erfahrungen der Epidemiologen zurückgreifen), so ist die Erfassung der Lebensqualität problematisch. Mediziner haben seit Jahrzehnten versucht, unterschiedliche Lebensqualitätszustände in eine Rangfolge zu bringen, um Hinweise auf die effektivste von alternativen Behandlungsmethoden zu erhalten. Für diesen Zweck genügt eine ordinale Rangfolge der verschiedenen Zustände, die sich relativ einfach ermitteln läßt. Für ökonomische Untersuchungen ist allerdings eine kardinale Skala unabdingbar, die bis vor wenigen Jahren noch nicht verfügbar war[21]. Außerdem sollten diese Skalen möglichst krankheitsübergreifend konzipiert sein, um auch Vergleiche zwischen den unterschiedlichsten Bereichen des Gesundheitswesens zuzulassen. Mediziner hingegen bevorzugen krankheitsspezifische Beurteilungssysteme, mit denen bestimmte Zustände besser diskriminiert werden können.

Eine Methode, die die Anforderungen der Ökonomen erfüllt und auch relativ einfach zu handhaben ist, ist die sogenannte "Rosser-Matrix"[22]. Hier wird eine Matrix aus vier verschiedenen Schmerzgraden und acht verschiedenen Behinderungsgraden erstellt. Die beiden Kriterien "Schmerz" und "Behinderung" sollen dabei die Lebensqualität determinieren. Die 32 entstehenden Felder der Matrix wurden in umfangreichen empirischen Untersuchungen (Befragungen von Ärzten, Schwestern, Patienten und Angehörigen) mit Gewichten ausgefüllt, die die Lebensqualität repräsentieren sollen und auf die Werte zwischen 1 (= völlig gesund, keinerlei Einschränkung der Lebensqualität) und 0 (= Tod) normiert sind. Eine Besonderheit dieses Ansatzes ist es, daß hier zum ersten Mal auch negative Lebensqualitätswerte ermittelt werden. Sie implizieren, daß es Zustände gibt, die schlechter als der Tod beurteilt werden.

Die Rosser-Matrix ist allerdings nicht das einzige für ökonomische Untersuchungen verwendbare Erhebungsinstrument. Zu nennen sei hier noch der "Health-Status-Index"[23] und der "Index-of-Well-being"[24]. Welche dieser drei Methoden letztendlich für die Erhebung der Lebensqualität von Transplantationspatienten am geeignetsten ist, kann hier nicht abschließend diskutiert werden und hängt von der jeweiligen konkreten Fragestellung ab.

Völlig kritiklos sollten Wirtschaftlichkeitsuntersuchungen, die auf dem Konzept der QALYs beruhen, allerdings nicht akzeptiert werden[25]. In der Vergangenheit beruhten diese Untersuchungen oft auf ungenauem Datenmaterial und schwacher methodischer Fundierung (z.B. der Verwendung von Durchschnitts- statt Marginalwerten). Auch sind die Annahmen, auf denen dieses Verfahren beruht, vom Verwender zu berücksichtigen. Die Hauptannahme besagt, daß jedes QALY gleichviel wert ist. Zehn QALYs bei einer Person haben demzufolge denselben Wert wie ein QALY bei zehn Personen, ohne daß zwischen den einzelnen Personengruppen differenziert wird (z.B. nach Alter). Die Frage, ob ein inter- und intrapersoneller Nut-

---

[21] Zur Entwicklung von Meßsystemen zur Erfassung von Lebensqualität und deren Einbeziehung in Wirtschaftlichkeitsuntersuchungen vgl. Schöffski, O., a.a.O. (1990).

[22] Vgl. Kind, P., Rosser, R., Williams, A. (1982): Valuation of quality of life. Some psychometric evidence, in: Jones-Lee, M. W. (Hrsg.), The value of life and safety, Amsterdam u.a., S. 159 - 170.

[23] Vgl. Fanshel, S., Bush, J. W. (1970): A health-status index and its application to health-services outcomes, in: Operations Research 18, S. 1021 - 1066.

[24] Vgl. Kaplan, R. M., Bush, J. W., Berry, C. C. (1976): Health status: Types of validity ans its index of well-being, in: Health Services Research 11, S. 478 - 507.

[25] Eine ausführliche Diskussion der Ansatzpunkte für Kritik an diesem Konzept findet sich bei Drummond, M. F. (1991): Output measurement for resource-allocation decisions in health care, in: McGuire, A., Fenn, P., Mayhew, K. (Hrsg.), Providing health care. The economics of alternative systems of finance and delivery, Oxford, S. 114 - 118.

zenvergleich überhaupt möglich ist, ist in den Sozialwissenschaften umstritten[26]. Trotzdem kann durch dieses Verfahren die Diskussion über
Änderungen in der Ressourcenverteilung im Gesundheitswesen, die bisher
immer sehr emotional geführt wurde, versachlicht werden. Liegt eine solche
Wirtschaftlichkeitsuntersuchung erst einmal auf dem Tisch, so kann über
sie diskutiert, und die in ihr enthaltenen Annahmen können überdacht
werden. Eine Modifikation der Ergebnisse ist somit immer noch möglich.
Damit können ökonomische Untersuchungen eine sinnvolle Ent-
scheidungshilfe auf allen Ebenen des Gesundheitswesens darstellen. Die
Entscheidung für den einzelnen Patienten verbleibt aber immer noch beim
behandelnden Arzt.

Die Rosser Matrix						
		Schmerzgrad Behinderungsgrad	A Kein Schmerz	B Milder Schmerz	C Mäßiger Schmerz	D Schwerer Schmerz
I		Keine Behinderung	1,000	0,995	0,990	0,967
II		Geringfügige gesellschaftliche Behinderung	0,990	0,986	0,973	0,932
III	* *	Schwere gesellschaftliche Behinderung und/oder leichte Beeinträchtigung bei der Arbeitsverrichtung Fähig zur Verrichtung von Hausarbeit außer besonders schweren Aufgaben	0,980	0,972	0,956	0,912
IV	* *	Starke Beeinträchtigung bei der Arbeitsverrichtung Hausfrauen und alte Menschen sind nur noch zur Verrichtung leichter Hausarbeiten fähig, können aber noch Einkäufe tätigen	0,964	0,956	0,942	0,870
V	* * * *	Keine Möglichkeit zur Ausübung bezahlter Tätigkeiten Keine Möglichkeit der Teilnahme an weiterer Ausbildung Alte Leute sind bis auf kurze Spaziergänge an das Haus gebunden und können nicht mehr allein einkaufen gehen Hausfrauen sind nur zur einfachen Hausarbeit fähig	0,946	0,935	0,900	0,700
VI	*	An den Stuhl oder den Rollstuhl gebunden, häusliche Bewegung ist nur noch mit Unterstützung möglich	0,875	0,845	0,680	0,000
VII		An das Bett gebunden	0,677	0,564	0,000	-1,486
VIII	*	Bewußtlos	-1,028	-	-	-

<hr>

[26] Vgl. Lerner, M. (1973): Conceptualization of health and social well-being, in: Berg, R. L.
(Hrsg.), Health status indexes, Hospital Research and Educational Trust, Chicago, S. 4.

Diskussion

M. Bullinger

Werden die Gewichtungen bei den QALYs von sogenannten Health experts vorgenommen, oder erfolgt die Gewichtung ebenso wie die Beurteilung der Lebensqualitätsdimensionen durch die Patienten?

J.-M. Graf v. d. Schulenburg

Im idealen Fall interessiert uns die Sichtweise des Patienten und nicht die des "Health expert". Im letzteren Falle ist es doch so, daß sich der Arzt überlegt: Was ist das Beste für meinen Patienten? Wir wissen aus Studienergebnissen, daß die Einschätzung der Lebensqualität des Patienten durch den Arzt in vielen Fällen nicht korrespondiert, daß die Lebensqualität der Patienten von den Ärzten systematisch überschätzt wird. Deshalb geht man beim Rosser-Kind-Williams-Index so vor, daß man den Patienten typische Fälle vorträgt *und* Schwestern, Angehörige und Ärzte fragt. Anschließend wertet man die Divergenzen aus.

Wir verwenden bei dieser Matrix einen Querschnitt aus den verschiedenen Gruppen der Gesellschaft - eigentlich nur eine Zwischenstufe auf dem Weg zu einer echten Bewertung der Lebensqualität durch den Patienten selbst. Dies ist das Ziel.

M. Bullinger

Das regt zum Nachdenken darüber an, ob ein solcher Durchschnittsindex überhaupt möglich ist. Ich betrachte das als ein Forschungsprojekt.

J.-M. Graf v. d. Schulenburg

Damit wäre es unter Wert verkauft. Jedes Maß des Therapieerfolgs, auch das medizinische Maß, ist ein künstliches Maß und "lebt" nur dann, wenn man es bewertet. Es sind alles nur Annäherungen an etwas, was wir letztlich nicht messen können. Insofern ist es kein Forschungsschritt, sondern eine ausgefeilte Methode, die natürlich noch zu verbessern ist. In Großbritannien ist es bereits der Regelfall, daß vor der Einführung einer jeden neuen Therapie eine Lebensqualitätsstudie durchgeführt wird. In Australien hat man gerade ein entsprechendes Gesetz verabschiedet.

H. L. Schreiber

Ich habe eine Frage zu der Rosser-Matrix. Wie kommt es zu den Abstufungen zwischen dem Wert 1 und den negativen Werten? Wie wird der starke Schmerz im Vergleich zur Bewegungsfreiheit oder zur Fähigkeit, Einkäufe tätigen zu können, bewertet? Wie könnten solche Indizes die Übergänge zu Präferenzentscheidungen ermöglichen? Kann das nur aus der Selbsteinschätzung der Patienten heraus geschehen? Könnte man sagen: Bis

0,9 werden die Patienten behandelt, unterhalb dieses Wertes nicht mehr, weil die Qualität sinkt? Sind solche Erwägungen angestellt worden?

J.-M. Graf v. d. Schulenburg

In der Frage nach der Abstufung stecken zwei Probleme. Das eine ist ein Aggregationsproblem: Wie aggregiert man die Meßdaten zu den verschiedenen Dimensionen der Lebensqualität? Wir haben einen siebenseitigen Fragebogen für den Patienten, dessen Daten hinterher in einem Punktsystem aggregiert werden müssen. Wie man das macht, ist, wenn man so will, arbiträr.

Das zweite Problem lautet: Wie bewertet man verschiedene Kombinationen solcher Kriterien, z.B. Schmerz und Behinderung? Denen, die es zu bewerten haben, und den Patienten werden verschiedene Fälle, die genau in ein Feld passen, vorgeführt, und dann erfolgt die eigene Einstufung im Vergleich dazu. Es wird zunächst eine ordinale Rangskala erstellt, die später zu einer kardinalen weiterentwickelt wird. Eine solche kardinale Rangskala muß man haben, um hinterher die Patienten aggregieren zu können.

Wenn man mit diesem Instrument einigermaßen zufrieden ist und meint, es sei die beste derzeit verfügbare Methode, dann fließt es als Entscheidungskriterium mit ein, und man fragt: Welche Kosten sind notwendig, um eine bestimmte neue Therapie einzuführen? Welche QALYs bringt das? Auf Grund einer Studie von Herrn Schöffski und mir ist in England das Erythropoeitin nicht eingeführt worden, weil man dort gesagt hat: Andere Maßnahmen bringen bei denselben Kosten mehr Lebensqualität. In Deutschland führt man diese Diskussion jetzt noch nicht so, aber in ein paar Jahren wird es soweit sein.

H.-K. Wellmer

Stimmen Sie mir zu, daß zur Erfassung der Kosten in jedem Bereich, auch im Krankenhausbereich, zunächst eine investive Vorgabe - EDV-Einrichtung, Know-how, Programmgestaltung und Erfassung der tatsächlich angebrachten Leistungen - erforderlich ist? Gegenwärtig müssen wir sozusagen aus der hohlen Hand Kosten pro Tag errechnen, ohne daß dafür Vorgaben existieren.

J.-M. Graf v. d. Schulenburg

Wir haben genügend Daten. Das Problem besteht eher darin, was wir mit den Daten machen. Wir müssen nicht erst die EDV haben und Daten erfassen, bevor wir Kosten messen können, sondern es muß umgekehrt sein: Erst muß die Fragestellung klar sein, und wenn klar ist, was nachgewiesen werden muß, wird man sehr schnell ein EDV-System schaffen, um die entsprechenden Daten erfassen zu können. Man sollte nie Daten erfassen oder eine Gesundheitsberichterstattung ins Leben rufen, wenn es keine Fragen gibt, die mit diesen Daten beantwortet werden sollen.

P. Schölmerich

Beim individuellen Krankheitsverlauf kann man die Rosser-Matrix sicher sehr gut verwenden. Schwierg wird es nur beim Gruppenvergleich, weil das individuelle Bewältigungspotential so unendlich unterschiedlich ist. Man kann den Schmerz gar nicht eindeutig definieren. Der eine erträgt ihn ohne Reflexion, der andere leidet schon unter geringen Schmerzen so elementar, daß seine Lebensqualität reduziert erscheint.

Voraussetzungen für Nieren- und Lebertransplantationen

E. Nagel*

In den vorangegangenen Beiträgen ist deutlich geworden, daß Entscheidungen über Ressourcen im Gesundheitswesen nur dann sinnvoll möglich sind, wenn Handlungsabläufe und notwendige Leistungen bei einzelnen Therapieverfahren definiert sind. Das ist die Voraussetzung für jedwede Kosten-Nutzen- oder Kosten-Wirksamkeits-Analyse. Dabei kann es durchaus schwierig sein, Leistungen im Krankenhaus zu messen. Deshalb soll hier nach einer Übersicht über die Voraussetzungen und Strukturbedingungen für ein abdominelles Transplantationsprogramm auf das Unterfangen eingegangen werden, Leistungsanalysen in diesem Bereich durchzuführen. In einem dritten Schritt wird der Versuch vorgestellt, Leistungen in geldlichen Äquivalenten auszudrücken.

Strukturelle Voraussetzungen

Zur Durchführung von Nieren- und Lebertransplantationen bedarf es eines umfangreichen und komplexen medizinischen Apparates, der sich auf die Betreuung von Schwerstkranken konzentriert. Die Notwendigkeiten ergeben sich aus diesem Patientenklientel. Aus der Breite des bereits beschriebenen Indikationsspektrums läßt sich auf die Breite der benötigten Infrastruktur schließen.

Da es sich um die Behandlung von schweren Organfunktionsstörungen handelt, sind die Patienten bereits vorher intensivmedizinisch betreut worden. Es ist davon auszugehen, daß alle diese Patienten, auch ohne die Möglichkeit zu einer Transplantation, eine aufwendige Betreuung in unserem Gesundheitswesen bräuchten. Zwar ermöglicht erst die flächendeckende Hämodialyse wie sie in den letzten 20 Jahren in vorbindlicher Weise durch das KfH in der BRD geschaffen wurde, daß immer mehr Patienten auf die Wartelisten der Nierentransplantationszentren gelangen. Diese Leistung ist aber nicht originär der Transplantationsmedizin zuzurechnen. Das gilt auch nicht für die medizinische Behandlung von Lebererkrankungen. Transplantationsmedizin beginnt dort, wo der Patient der zuständigen Fachabteilung vorgestellt wird, wo die Entscheidung fällt, ob ein Patient auf die Warteliste aufgenommen wird oder nicht.

Hierbei ist eine Reihe von Untersuchungen notwendig, die ambulant oder stationär durchgeführt werden.

---

* Klinik für Abdominal und Transplantationschirurgie der Medizinischen Hochschule Hannover

---

Präoperative medizinische Evaluation

- Sicherung der Diagnose
- stat. Abklärung der Indikation und Durchführung von Voruntersuchungen (z.B. Gastroskopie Lungenfunktion)
- Virologischer Status (CMV, HBV, HIV)
- Blutgruppe
- Aufklärung der Patienten (Meldung, Einbestellung, Ablauf der LTx, postoperative ambulante Betreuung, Medikamente)
- psychologischer Befund
- soziales Umfeld

Parallel zu der Empfängerevaluation ist die Organbereitstellung und damit die "Organgewinnung" eine Voraussetzung für die Durchführung dieses therapeutischen Verfahrens. Es ist bereits auf die umfangreichen Aufgaben in diesem Bereich hingewiesen worden, die folgendermaßen zusammengefaßt werden können:

Organentnahme und Organdistribution

- Einrichtung und Betrieb der Organisationszentralen der Transplantationszentren
- Sicherstellung der Hirntoddiagnostik
- Spender- und Empfängertypisierung
- Organisation der Organentnahme
- Nationaler und internationaler Organaustausch
- Erfassung und Verarbeitung aller relevanten Transplantationsdaten

---

Das grundlegende Problem des Organmangels und die sich daraus ergebende Notwendigkeit zur weitgehend "gerechten" Verteilung machen eine Infrastruktur notwendig, die außergewöhnlich - aber in mancher Hinsicht auch vorbildlich - für die medizinische Versorgung über Grenzen hinweg ist. Die umfangreichen Probleme von der Bereitstellung eines Organentnahmeteams oder der Ausbildung lokaler Bereitschaftsdienste mit Gratifikationsproblemen vor Ort bis hin zu den komplexen Transportanfordernissen, sind nur durch überregional organisierte Experten, wie z.B. in Form der Deutschen Stiftung Organtransplantation (DSO) oder der EUROTRANS-PLANT in Leiden, zu gewährleisten. Daß deren Arbeit - wie die Arbeit jeder Institution - effektiver werden könnte, ist sicher richtig, aber vornehmlich auch abhängig von der Effizienz der angeschlossenen Bereiche, sprich: der Transplantationszentren.

Mit dem Vorhandensein eines Organs wird die eigentlich Transplantation und damit eine stationäre Behandlung ermöglicht. Der Verfahrensablauf läßt sich gliedern in

- die initiale Aufnahme (präoperative stationäre Behandlung z. B. in Form einer noch einmal notwendigen Dialyse, EKG, ärztlichen Einschätzung des Gesundheitszustandes, Narkoseevaluation, pflegerische Vorbereitung etc.)
- den eigentlichen operativen Eingriff und
- den postoperativen Intensiv- und später normal-stationären Aufenthalt.

Während der präoperative Bereich überschaubar ist und die Operation durch speziell ausgebildete Fachkräfte durchgeführt wird, bedarf es in der Nachsorge der Einbindung des Zentrums in einen umfassenden medizinischen Versorgungsrahmen, da Komplikationen und Probleme in allen Bereichen auftreten können. Dann muß aber unterschieden werden zwischen Routineversorgungsschritten und solchen, die nur äußerst selten geleistet werden müssen:

Diagnostische und therapeutische Verfahren

- Anästhesiologie und Innere Medizin
- Klinischer Chemie, Hämatologie, Mikrobiologie, Virologie und Pathologie
- Transfusionsmedizin / Blutbank
- Immunologie
- Radiologie und Nuklearmedizin
- Neurologie, Psychiatrie und Neurochirurgie
- HNO- und Augenheilkunde
- Physikalischer Medizin

Hier ist natürlich zwischen Nierentransplantation und Lebertransplantation zu differenzieren, die ein erheblich anderes Versorgungsmuster aufweisen:

Beispiele diagnostischer und therapeutischer Verfahren

	NTx (n=52)	LTx (n=50)
Röntgen-Thorax	3,08	14,50
Computertomographie	0,04	0,28
Sonographie	1,48	1,70
Angiographie	0,02	0,06
Biopsie	0,67	2,24
Pathologie	0,77	3,56
Phys. Therapie	0,02	22,56
Endoskopie	0,06	1,26
Konsile	1,04	5,80

Angaben in Anzahl/Patient

Auch in Abhängigkeit von der Indikation kann der postoperative Verlauf kompliziert oder weniger kompliziert sein. Daher muß zwischen Zentren unterschieden werden, die in einem Umfeld der Maximalversorgung anzusiedeln sind, und solchen - wie z. B. bei der Nierentransplantation -, die mit einem speziell abgesteckten Rahmen auskommen. Ohne näher auf den Problemkreis der regionalen und überregionalen Versorgung eingehen zu wollen, erscheint es offensichtlich, daß Transplantationszentren sich entsprechend ihrem Programm als eine zentrale Einrichtung verstehen sollten, die Leistungsangebot und Leistungsmöglichkeit bündelt. Da die Behandlungsqualität unter Erfahrungsmangel leidet und dieser auch immer mit erhöhtem Ressourcenverbrauch einhergeht, sind Organisationsstrukturen wie z. B. in den USA, wo teilweise innerhalb eines Programmes weniger als fünf Lebertransplantationen im Jahr durchgeführt werden, nicht wünschenswert.

Eine spezielle medizinische Versorgung bedeutet eo ipso auch besonderes pflegerisches Können. Der Mangel an Pflegekräften stellt auch für die Transplantationsmedizin einen zentralen Punkt dar. Es bedarf speziell geschulten Personals für die intensivmedizinische Versorgung wie auch für die Betreuung auf Normalstation. Dabei ist wiederum in Rechnung zu stellen, daß es sich bei Transplantationspatienten um chronisch Kranke handelt, die einer besonderen und kontinuierlichen Zuwendung bedürfen. Das Spektrum der Anforderungen an das Pflegepersonal ist weitläufig, ohne daß es bis heute einen zufriedenstellenden Überblick über einzelne Positionen gäbe. Krankenschwestern und -pfleger auf der Transplantationsstation der Klinik für Abdominal- und Transplantationschirurgie der MHH haben begonnen, die Handlungsabläufe zu differenzieren, zusammenzutragen und bis dato eine Liste mit über 500 Einzelpunkten erstellt:

Beispiele pflegerischer Betreuungsmaßnahmen

- Allgemeine Körperpflege
- Pneumonie-, Dekubitus-, Kontaktur- und Thromboseprophylaxe
- Wundbehandlung
- Ergotherapie
- Vorbereitung, Bereitstellung, Kontrolle und Entsorgung von Apparaten
- Beatmungspflege z.B. mit Bronchiallavage
- Aufgaben im apparativen Bereich, z.B. ZVD, transcutane Messungen, Stationslabor u.a.
- Assistenz bei ärztlichen Maßnahmen, z.B. Intubation, Biopsien, Punktionen u.ä.
- Ausführliche Dokumentation

Diese Liste muß vervollständigt werden, um dann zu klären, welche Pflegeschritte welche Bedeutung haben, welchen Zeitaufwand und welche Ausbildung man benötigt, damit die Voraussetzung für eine qualitätsorientierte Pflege geschaffen und erhalten werden kann. Hier besteht ein akuter Handlungsbedarf.

Mit der Entlassung der Patienten nach dem primären Krankenhausaufenthalt ist die Behandlungs- und Betreuungspflicht des Transplantationszentrums keineswegs erloschen. Vielmehr bedarf es eines engen und umfassenden Kontaktes mit den weiterbehandelnden Institutionen, z. B. Nachsorgekliniken oder im ambulanten Bereich. Nur so kann gewährleistet werden, daß die Patienten die speziell notwendige Versorgung adäquat erhalten. Weitere Betreuung schließt die wichtigen Fragen nach psychischem Wohlbefinden und Wiedereingliederung des Patienten mit ein. Auch hier sind in Zukunft besondere Anstrengungen erforderlich, damit die Transplantierten gerade in bezug auf die Lebensqualität weitere und anhaltende Fortschritte erzielen können. Einen Beginn solcher Bemühungen stellt z.B. die Stiftung "Rehabilitation nach Organtransplantation" in Stronach (Österreich) dar.

Zusammenfassend ist festzuhalten, daß es eines komplexen Systems speziell ausgebildeter Ärzte, Krankenschwestern und Pfleger wie vor allem auch einer Infrastruktur bedarf, um die transplantationsmedizinische Versorgung so ergiebig wie möglich zu gestalten. Ressourcenengpässe beziehen sich vor allem auf die Anzahl der Intensiv- und Normalbetten, die Anzahl ausgebildeten Personals, den Mangel an Hilfestellung für externe Krankenhäuser, die Organspender melden wollen, und den Mangel an psychosozialer Vor- und Nachsorge.

Leistungsanalyse

Die kontrollierte Darstellung des Leistungsspektrums der abdominellen Transplantationsprogramme konnte bis dato nicht verwirklicht werden. Dieses Ziel muß in den nächsten Jahren mit hoher Aufmerksamkeit verfolgt werden.

Für die Nieren- wie für die Lebertransplantation gibt es zwar international abgestimmte Behandlungsvorschläge, aber ein Therapiestandard, der auch Grundlage für eine anzustrebende Qualitätssicherung ist, besteht bis jetzt nur zentrumsintern. Die Überprüfung erfolgt in der Regel empirisch und retrospektiv bezogen auf spezifische medizinische Fragestellungen.

Die Darstellung des Leistungsgefüges im Sachleistungsbereich - so wie sie für die Kosten-Minimierungs-Analyse gefordert wurde - ist am Transplantationszentrum Hannover im Ansatz in den Bereichen

- stationäre präoperative Behandlung
- operativer Eingriff
- therapeutische Verfahren und
- medikamentöse Therapie durchgeführt worden.

Es zeigte sich, daß der klinische Verlauf das Mengengerüst bestimmt. Da dieser in Abhängigkeit von der Grunderkrankung steht, *bedingt die Indikationsstellung auch den Sachleistungsbedarf.* Die Variationsbreite bei der Nierentransplantation ist eher gering und bezieht sich vornehmlich auf eine Abstoßungsreaktion, die dann aufwendige Therapieverfahren beansprucht. Beispielhaft sei auf einen unkomplizierten und einen komplizierten Verlauf nach Nierentransplantation hingewiesen.

Der am größten divergierende Parameter ist i. d. R. die medikamentöse Therapie:

Kosten einer Nierentransplantation
(berechnet nach DKG-NT - Vollkosten)

	a	**b**
Organgewinnung	10.000	10.000
stat. prae-op. Behandlung	1.616	2.544
operative Eingriffe	2.075	3.469
therapeutische Verfahren		
(Konsile, Labor, Nuklearmedizin)	10.847	24.752
medikamentöse Therapie	2.660	15.773
Gesamtkosten	**27.198**	**56.538**

Berechnet nach Preisen 1992 für einen stationären Aufenthalt von
a 27 Tagen, davon 2 Intensivpflegetage
b 36 Tagen, davon 5 Intensivpflegetage

Deutlichere und vor allem häufigere Schwankungen sind bei der Lebertransplantation festzustellen. Klinische Ausgangssituation und Sachleistungsbedarf korrelieren auch hier, was sich z. B. am Verbrauch von Konserven und Blutersatzstoffen zeigen läßt.

Transfusion bei Lebertransplantation

Derzeitiges Vorgehen (Op und postop. Verlauf)	Durchschnitt 1990	Schwankungs- breite
Erythrozytenkonzentrate	41	0-287
FFP	43	0-138
Thrombozytenkonzentrate	54	0-340
Gerinnungsfaktoren:		
II, VIII, IX, X	10 x 400 I.E.	0-68
III	9 x 500 I.E.	0-58
XIII	1,5 x 1250 I.E.	0-19

<u>Versuche der Einschränkung beim Blutverbrauch:</u>
  Operationstechnik
  Porto-cavaler Bypass
  Cell-saver
  Aprotinin

Die größten Aufwendungen fanden sich wiederum im Bereich der medi-
kamentösen Therapie, die auch die Transfusionen mit einschließt, sowie im
Bereich anderer notwendiger Leistungen, z.B. Laboranalysen. Aus der Variationsbreite erklärt sich, warum Stichprobenanalysen, die die Kompli-
kationsfrequenz nicht ausreichend berücksichtigen können, für eine verbindliches Datenspektrum keine Grundlage darstellen können. Daher ist
eine kontinuierliche Datenerfassung bei allen Patienten notwendig.

**Kosten einer Nierentransplantation in Abhängigkeit
von der immunsuppressiven Therapie**

Behandlungsgruppe:	**Kostenvergleich:**
<u>primärer stationärer Aufenthalt:</u> Patienten ohne Cyclosporin-A	kostengünstiger
<u>Therapiekosten im ersten postoperativen Jahr nach NTx:</u> Patienten mit / ohne Cyclosporin-A	gleich
<u>Kostenrelation über 10 Jahre nach NTx:</u> Cyclosporin-A vs. med. Standardtherapie	80%
med. Standard vs. Hämodialyse	37%

Aus: Schneider et al.: Health Policy 1988

Auch Therapieinnovationen könnten so angemessen Berücksichtigung
finden. Welche Konsequenzen sich aus einer Umstellung oder Neuerung
ergeben, ist zwar primär am Vergleich des klinischen Verlaufs ersichtlich.
Die Auswirkungen auf den Ressourcenverbrauch ergeben sich jedoch erst
bei einem zusammenfassenden Leistungsvergleich. Über die Definition ei-

nes Therapiestandards wäre es zudem möglich, den wissenschaftlichen Rahmenbedingungen Rechnung zu tragen, die erfüllt sein müssen, um eine Behandlungsveränderung zu erproben und zu evaluieren. Die immer wieder geforderte Transparenz der Handlungsabläufe muß gerade auch für die klinisch etablierten Verfahren der Nieren- und Lebertransplantation erarbeitet werden und medizinische Neuerungen kontinuierlich mit berücksichtigen.

Monetäre Aspekte

Daß Transparenz Vorurteile abbauen hilft, ist wohl in allen gesellschaftlichen Zusammenhängen richtig. Beim Vergleich Nierentransplantation vs. Hämodialyse ergab sich ein finanzieller Vorteil für das vermutet teurere Transplantationsprogramm. Auch medizinische Innovationen wie die des Cyclosporins A als eines wesentlichen Fortschritts in der Immunsuppression post transplantionem führten zu Kosteneinsparungen.

Während solche Berechnungen einleuchtend erscheinen, ergeben sich bei dem Versuch, die dargestellten Leistungsparameter in monetäre Äquivalente umzurechnen, erhebliche Unsicherheiten. Die Ausführungen der Ökonomen haben deutlich gemacht, daß es z.Zt. nur möglich ist, sogenannte geldliche Relationswerte, z.B. anhand von gebräuchlichen Gebührenordnungen für medizinische Leistungen zu entwerfen, wenn das Leistungsspektrum in DM beziffert werden soll. Das aber ist gefordert, denn die Kosten für eine Transplantation werden im wesentlichen über Sonderentgelte finanziert. Diese Sonderentgelte sollen - so ist ihre ursprüngliche Aufgabe - direkt die über den Pflegesatz hinausgehenden Kosten abdecken.

In dem Bewußtsein, mit "nicht marktwirtschaftlichen" also "fiktiven Preisen" zu hantieren, die in der Regel jenseits von Angebot und Nachfrage nach regierungsamtlichen Vorlagen festgelegt (wie bei der GOÄ[1]) oder durch Verhandlungen zwischen öffentlich-rechtlichen Körperschaften bestimmt werden (DKG-NT[2]; BMÄ[3]; EGO[4]) ergeben sich für die oben erläuterten Leistungsprotokolle z.B. für eine unkompliziert verlaufende Lebertransplantation Kosten von rund 55.000 DM.

Kosten einer Lebertransplantation
(berechnet nach DKG-NT - Vollkosten)

	a	b
Organgewinnung	20.000	20.000
stat. prae-op. Behandlung	1.627	1.343
operative Eingriffe	5.620	8.283
therapeutische Verfahren		
(Konsile, Labor, Nuklearmedizin)	14.233	14.763
medikamentöse Therapie	13.356	129.511
Gesamtkosten	**54.836**	**173.900**

Berechnet nach Preisen 1992 für einen stationären Aufenthalt von
a 35 Tagen, davon 4 Intensivpflegetage
b 47 Tagen, davon 13 Intensivpflegetage

[1] Gebührenordnung für Ärzte

[2] Deutsche Krankenhausgesellschaft - Normaltarif

[3] Bewertungsmaßstab für kassenärztliche Leistungen

[4] Ersatzkassen-Gebührenordnung

Der Kostenrahmen für einen komplizierten Verlauf läge bei 174.000 DM:

| **Vereinbarung von Sonderentgelten nach § 6 BPflV** | |
| **(Med. Hochschule Hannover; in DM):** | |
	1989	1993
Knochenmark-Tx	175.000	201.820
Herz-Tx	115.000	134.482
Lungen-Tx	-	182.049
Nieren-Tx	32.000	52.155
Leber-Tx	90.000	169.734

Geht man von einer Komplikationsrate um 20 % aus und legt man 100 Patienten pro Jahr als Operationskapazität eines Zentrums zugrunde, dann würde die Lebertransplantation im Durchschnitt 91.000 DM an Sachleistungen verbrauchen. Der Begriff Sachleistungen ist aber irreführend, da in den Gebührenordnungen sehr wohl schon die Personalkosten für einzelne Therapieleistungen mit berücksichtigt worden sind. Insofern wären lediglich die Kosten für die Ärzte und Pflegekräfte der Transplantationsabteilung hinzuzurechnen, um auf die Gesamtkosten des Verfahrens zu kommen.

Nun argumentieren die Krankenhäuser damit, daß bei den Kosten sehr wohl auch die gesamte Infrastruktur der Krankenhausanlage, Verwaltung, teilweise Reinvestition etc. mit eingerechnet werden müssen. Diese Kosten ließen sich aber über die Tagespflegesätze amortisieren. Ein Blick auf die Sonderentgeltregelungen für die MHH verdeutlicht, daß solche Überlegungen nicht zutreffen können. Hier findet sich eine Kostensteigerung für die beiden abdominellen Transplantationsprogramme von über 50% in den beiden zurückliegenden Jahren:

Für den Außenstehenden und damit für die Diskussion auf den Ebenen der Makroallokation wäre anhand solcher Daten festzustellen, daß entweder die Ausgangslage falsch eingeschätzt wurde oder hier besonders unwirtschaftlich gearbeitet wird. Nach den erläuterten Preis-Leistungs-Kalkulationen sind die Änderungen aber so zu verstehen, daß auf dem Rücken der Transplantationsmedizin größere Ausgabensummen aus dem Gesamtbudget in diesen Bereich verlagert wurden, um insgesamt die Tagespflegesätze niedrig zu halten. Daß dies eine Gefahr und einen Prestigeverlust für die Transplantationsmedizin bedeutet, stand dabei im Hintergrund.

Aber auch die angestrebte Reform der Sonderentgeltregelungen und die Einführung von abteilungsbezogenen Pflegesätzen durch das BMG greifen für diesen Bereich unzureichend. Der vom Deutschen Krankenhausinstitut in Düsseldorf erarbeitete Katalog für Sonderentgelte chirurgischer Therapieformen konzentriert sich auf die Kosten, die intraoperativ entstehen. Das mag für viele kleinere und mittlere Operationen - insbesondere alle standardisierten Verfahren - durchaus eine richtige Vorgehensweise sein. Für die

Transplantationen aber greift dies viel zu kurz. Entstehen doch wesentliche Leistungsnotwendigkeiten erst in der postoperativen Phase.

Ausblick

Nur eine weitgehende Transparenz der direkten, indirekten und der Opportunitätskosten (Wert des entgangenen Nutzens) wird es möglich machen, eine monetäre Bewertung einzelner Therapieverfahren durchzuführen. Dazu fehlen im Moment die logistischen Voraussetzungen. Diese müssen geschaffen werden, um in der Diskussion über Ressourcenzuteilung handlungsfähig zu bleiben.

Deutlich ist, daß Transplantationsmedizin keineswegs einen unüberschaubaren Leistungsbereich darstellt. Ganz im Gegenteil: Durch therapeutische Innovationen zeichnen sich Möglichkeiten zur Kostenersparnis ab. Im Vergleich zu anderen Bereichen der Hochleistungsmedizin, z.B. den erwähnten 1,5 Mrd. DM für Unfallopfer in Niedersachsen im Jahre 1988, erscheinen die Aufwendungen angemessen.

Es ist jedoch auch nicht daran zu zweifeln, daß Einsparungen im Bereich der Transplantationen selbst möglich wären. Diese durchzuführen, setzt aber das detaillierte Wissen um die und die Dokumentation der Behandlungsstrukturen voraus. Es wird das Ziel sein, in solchen Bereichen zu reduzieren, in denen inadäquat gewirtschaftet wird, um die Bereiche weiter auszubauen, die innerhalb der Transplantationsmedizin heute noch zu kurz kommen und damit dem Ziel des größtmöglichen Nutzens für die Patienten näher zu kommen.

Diskussion

W. Schoeppe

Die Proliferation der Verfahren der Organtransplantation, insbesondere bei der Lebertransplantation, ist zur Zeit im Hinblick auf den Erhalt und die Weiterentwicklung des Standards nicht anzuraten, da bin ich mit Ihnen, Herr Nagel, einer Meinung. Zur Zeit muß unbedingt eine Konzentrierung des Expertenwissens an den Zentren erfolgen. Es geht nur um die Beteiligung der kleineren Krankenhäuser an der Spendernennung. Wie bisher muß auch zukünftig die Meldung aller transplantationsfähigen und transplantationswilligen Patienten erfolgen. In diesen sauren Apfel müssen wir beißen, bis wir es über eine ausreichende Organspende geschafft haben, die Situation zu verbessern. Anderenfalls entstünde eine Diskriminierung, die unter dem Gesichtspunkt der Erfolgsträchtigkeit des Eingriffs in keiner Weise gerechtfertigt wäre. Dazu sind wir inzwischen zu gut.

H.-L. Schreiber

Bezüglich der Sonderentgelte bei den Transplantationen, Herr Nagel, haben
Sie gesagt, da sei in den letzten Jahren vieles auf dem Rücken der
Transplantationsmedizin abgeladen worden. Kann man das nicht auch genau andersherum sehen? Sind nicht jetzt nach der Kostenermittlung kosten-
deckende Entgelte bewilligt worden. Hat sich die Transplantationsmedizin
nicht sehr mühsam ihr Entgelt erkämpfen müssen? Wurde bisher nicht auf
Kosten der allgemeinen Behandlung in den Kliniken gehandelt? Hat man
sich nicht deshalb gegen die Ausweitung der Transplantationsmedizin
gewehrt, weil die Kosten aus den allgemeinen Pflegesätzen bezahlt wurden?

E. Nagel

Ich glaube, erst dann, wenn wir die Möglichkeit haben, unser Leistungsspektrum auf der Station ständig zu registrieren, sind wir in der Lage,
genauere Zahlen als die genannten vorzustellen. Erst nach einer reellen Kostenermittlung wird es uns möglich sein, die Frage nach der Kostendeckung
bei Sonderentgelten zu beantworten.

Die abwehrende Haltung der Transplantationsmedizin gegenüber beruht
oft auf dem Eindruck, sie sei ein überproportional teures Verfahren und
lebe gar auf Kosten der anderen. Die Kosten im Sachleistungsbereich für
einen Peritonitis-Patienten mit einer notwendigen Behandlung auf der
Intensivstation über 54 Tage liegen bei 92.000 DM und sind damit den von
uns errechneten Kosten einer Lebertransplantation bei komplikationslosem
Verlauf vergleichbar. Ich glaube also nicht, daß man sagen kann, die
Transplantationsmedizin sei ein besonders teurer Bereich.

F.-W. Eigler

Stellen die Summen, die Sie genannt haben, die Beträge dar, die Sie als
Kostenpauschale erhalten?

E. Nagel

Das zahlen die Krankenkassen pro Transplantation.

F.-W. Eigler

Letztlich geht es doch auch um Möglichkeiten der Rationalisierung im
Bereich der Transplantationsmedizin. Wer aber kommt hier für die Kosten
auf? In einem Forschungsmodell, wie Sie es vorgestellt haben, sehe ich
wenig Spielraum. Da die zuständigen Wissenschaftsministerien dafür auch
kein Geld zur Verfügung stellen, wüßte ich gern, wie man diesen Prozeß
unterstützen kann, gerade in der sogenannten Hochleistungsmedizin.

K.-H. Tuschen

Es gibt - bundesweit gesehen - Unterschiede bei den Sonderentgelten, da verschiedene Faktoren in ihre Berechnung einbezogen werden. Daher entsteht der Eindruck, die Kosten der einzelnen Institutionen seien unterschiedlich. Das ist zumindest aus diesen Preisen nicht ableitbar da sie zum Teil einfach interessenbedingt verhandelte sind. Deshalb schlagen wir vor, bundesweit modellhafte Kalkulationen anzustellen und das zunächst einmal als Verrechnungseinheit vorzugeben, um überhaupt einen einheitlichen Ausgangswert zu haben.

Sonderentgelte sind kein abschließender Preis; das können sie auch nicht sein, weil die Kalkulationsverfahren noch nicht ausgereift sind. Die Sonderentgelte werden aus den übrigen Kosten des Krankenhauses herausgenommen, sie sind eine gesonderte Abrechnungseinheit. Das, was damit nicht gedeckt wird, verbleibt im restlichen Budget und wird wie bisher behandelt.

Die Befürchtung, daß Sie hinter den heutigen wissenschaftlichen Stand in einem besonders innovativen Verfahren zurückgeworfen werden könnten, wenn die zukünftige Berechnung der Sonderentgelte nach dem heutigen rechtlichen Ansatz auf die Operation als solche beschränkt bleibt, möchten wir dadurch begegnen, daß für Bereiche wie die Transplantationsmedizin und die Herzchirurgie der Kostenumfang erweitert und damit in etwa an das angepaßt wird, was Sie heute bereits über die Sonderentgelte erhalten. Daher wird sich Ihre Situation nicht verschlechtern.

Soweit die Rationalisierung in der Medizin Forschung und Lehre betrifft, ist dies entsprechend unserem rechtlichen System aus den Länderhaushalten zu finanzieren. Wenn andere Apparate oder andere bauliche Voraussetzungen benötigt werden, ist dies Sache der Länder, es sei denn, wir schaffen es bei der anstehenden Novellierung dieses Rechts, einen Schritt in Richtung einer monistischen Finanzierung zu tun. Dies würde es erlauben, die entsprechenden Investitionen über die Pflegesätze zu finanzieren. Die politische Diskussion wird zeigen, ob das möglich ist. Ich kann es Ihnen nicht versprechen.

K. Günther

Bei den Sonderentgelten, die hier für die MHH genannt wurden, handelt es sich immer auch um politische Preise. Das ist in den letzten Jahren für den Bereich der Knochenmarktransplantation immer wieder deutlich geworden, der darunter auch unmittelbar zu leiden hatte.

Bei den strukturellen Voraussetzungen darf die Tatsache nicht unerwähnt bleiben, daß eine Klinik nur begrenzte Ressourcen hat, was sich u.a. in der Zahl der Pflegekräfte und der Betten ausdrückt. So hat der Ressourcenverbrauch in der Transplantationsmedizin Auswirkungen auf alle anderen Bereiche einer Klinik. Wenn der eine Bereich ausgeweitet wird, muß irgendwo anders die Bettenzahl vermindert werden. Dann müssen dort die Versorgungs- und Forschungsaufgaben bei geringerer Bettenzahl und verstärkter Personalkonkurrenz erfüllt werden. Wenn man einen neuen Bereich schafft, darf man nicht nur die strukturellen Voraussetzungen in diesem engeren Bereich betrachten, sondern muß den Gesamtkontext der Klinik oder des Versorgungsgebiets berücksichtigen.

W. Schoeppe

Als Geschäftsführender Direktor eines Zentrums habe ich seit Jahren mit diesen Problemen zu tun. Ich möchte noch einmal ganz deutlich machen: Die Idee des Sonderentgelts ist eine kosmetische Operation am allgemeinen Pflegesatz. Man könnte natürlich, wenn beispielsweise die MHH in großer Zahl Leber- und Nierentransplantationen durchführt, auch sagen: Der allgemeine Pflegesatz der MHH beträgt 4000 DM pro Tag; darin ist alles enthalten. Das ist aus vielerlei Gründen einfach nicht zu machen. Man nimmt also ein Splitting vor, und für Sonderleistungen werden Sonderentgelte im Einvernehmen mit den Kassen vereinbart. Für die Krankenkassen ergibt sich der Vorteil, daß sie wissen, für wie viele Sondereingriffe sie eine bestimmte Summe zahlen. Zum anderen muß beispielsweise der Direktor der Ortskrankenkasse Hannover nicht zunächst einmal in Vorlage treten für den Direktor der Ortskrankenkasse in Celle. Aber am gesamten Aufwand des Krankenhauses ändert sich nichts.

Eine weitere Stufe bei dieser Philosophie ist die Frage, wie das Krankenhaus die Kosten ermittelt und das Sonderentgelt kalkuliert. Natürlich möchte man das möglichst wirklichkeitsnah ermitteln.

Darüber hinaus stellt sich die Frage nach der Verwendung der Erlöse innerhalb des Krankenhauses. Es geht natürlich nicht, daß die Erfüllung bestimmter Aufgaben darunter leidet, daß Sonderleistungen wie Leber- oder Nierentransplantationen in großer Zahl erbracht werden. Man kann andererseits von einem Krankenhaus der Maximalversorgung nicht ohne weiteres verlangen, daß es beispielsweise die hochspezialisierte Handchirurgie, die dort gepflegt wird, aufgibt, weil nicht mehr genügend Ressourcen zur Verfügung stehen.

G. Krauel

Als Beteiligter an Verhandlungen über Sonderentgelte möchte ich schildern, wie sich die Entwicklung hier in Hannover dargestellt hat. Wir haben die Sonderentgelte in erster Linie als Unterstützung für neue und kostenintensive Verfahren gesehen. Wir haben mit dem Land Niedersachsen abgesprochen, daß Sonderentgelte für diese Bereiche gedacht sind. Das ist seitens der Hochschulverwaltung nicht eingehalten worden. Dort sieht man Sonderentgelte als Teil des Gesamtbudgets an. Daraus entstehen natürlich auch Spannungen. Die Summe in Höhe von 186.000 DM für eine Lebertransplantation, die hoch erscheint, resultiert zu einem Teil aus der Tatsache, daß andere Abgrenzungskriterien zugrunde gelegt wurden. Was man in die Sonderentgelte hineinrechnet, ist eine pragmatische Entscheidung. In den erwähnten 186.000 DM sind z.B. auch noch Nachzahlungen für die

Vergangenheit enthalten. Es sind also ganz unterschiedliche Ausgangswerte in die Berechnungen eingeflossen.

Ein Problem stellt auch die Abgrenzung der Kosten für die Versorgung einerseits und für die Wissenschaft andererseits dar. Hier sind die Grenzen fließend, und wir wollen uns als Kostenträger nicht zu sehr einmischen. Ich denke, daß die Transplantationschirurgie insgesamt heute sozusagen zur Standardversorgung gehört.

Ich habe zwar die Sorge, daß die psychosozialen Belange bei den Berechnungen und der Zurverfügungstellung des Personals zu kurz kommen, aber auch die Hoffnung, daß sich diese Situation auch auf der Seite der Krankenkassen ändert. Vor zehn Jahren beispielsweise hat keine einzige Krankenkasse einen Sozialarbeiter über das Krankenhausbudget finanziert; heute ist dies Standard.

Im Grunde genommen kann man mit den heutigen Kriterien leben. Auch dann, wenn man mit Punktwerten arbeitet, Herr Tuschen, wird man unterschiedliche Preise haben. Herr Professor Pichlmayr hat von Anfang an höhere Dosen von Cyclosporin gegeben als andere. Er hat das auch begründet. Wir von der Verwaltung sind überfordert zu sagen, das ist richtig oder falsch. Wir haben es akzeptiert.

H. L. Schreiber

Wenn die Situation bezüglich der Pflegesätze so ist, wie Herr Krauel es ausgeführt hat, erscheint es im Moment das Beste, nicht daran zu rühren. Man sollte dann aber nicht aus der Höhe der Sonderentgelte eine besonders teure Transplantationsmedizin ableiten und behaupten, solche Summen würden dort wirklich verbraucht.

Insofern sind Ihre Berechnungen, Herr Nagel, für die Pflegesatzverhandlungen möglicherweise kontraproduktiv. Wenn sich nämlich bei den Detailberechnungen ergeben sollte, daß das alles sehr viel preiswerter durchgeführt werden kann als angenommen, wenn die Transplantationsmedizin in den Nachholbedarf und die allgemeinen Kosten des Krankenhauses eingebettet wird, befindet sie sich im Verteilungskampf in den Kliniken.

Voraussetzungen für die Knochenmarktransplantation

H. Link*

Einführung

Die verschiedenen Möglichkeiten der Knochenmarkübertragung, wie sie im II. Kapitel dargestellt wurden, verlangen unterschiedliche technische und strukturelle Voraussetzungen sowie ein unterschiedliches Maß an praktischem Können und theoretischem Wissen. Die autologe Knochenmarktransplantation kann mit geringerem Aufwand realisiert werden als eine Knochenmarktransplantation von einem nicht verwandten Spender. Wenn in einer Klinik ausschließlich die autologe Stammzelltransplantation durchgeführt wird, entfallen die Anforderungen an die Immungenetik zur Spenderauswahl.

Konditionierung

Die hochdosierte Behandlung einer bösartigen Grunderkrankung und die Auslöschung des Immunsystems des Empfängers vor der allogenen Knochenmarktransplantation wird als Konditionierung bezeichnet. Es ist nicht einfach, die optimale hochdosierte Therapie festzulegen, weil oft nur wenige publizierte Erfahrungen vorliegen. Außerdem können bei der hohen Zytostatikadosierung bisher unbekannte Nebenwirkungen und Wechselwirkungen mit anderen Pharmaka oder der Strahlentherapie auftreten. Man versucht diese Probleme durch vorherige Tierexperimente einzugrenzen, jedoch sind diese auch nur limitiert durchführbar. Bei der hochdosierten Chemotherapie können pharmakologische Untersuchungen von großem Nutzen sein, wie mit Spiegelbestimmungen bei den Zytostatika VP-16 und Busulfan gezeigt werden konnte. Die Ganzkörperbestrahlung gilt als eine Standardkonditionierung in Kombination mit dem hochdosierten, das Immunsystem supprimierenden Cyclophosphamid. Die Strahlendosis kann maximal 15Gy betragen, jedoch nur, wenn sie über mehrere Tage fraktioniert wird. Die Lunge darf wegen des hohen Risikos einer tödlichen interstitiellen Pneumonie nicht mit mehr als 10 Gy bestrahlt werden. Üblicherweise wird mit Linearbeschleunigern oder Kobaltquellen bestrahlt. Die Dosis der einzelnen Körperregionen muß vorher von einem Physiker exakt für jeden Patienten mit Computermodellen, basierend auf Computertomo-

* Oberarzt im Zentrum Innere Medizin, Abteilung f. Hämatologie und Onkologie der Medizinischen Hochschule Hannover; Leiter des Knochenmarktransplantationsprogramms

grammen des Körpers, erstellt werden. Nur so können tödliche Nebenwirkungen durch Überdosierung oder eine erhöhte Leukämierezidivrate durch Unterdosierung vermieden werden.

Die Grenzen der hochdosierten Therapie werden erreicht, wenn außer der Immunhämatopoese weitere Organe bedrohlich geschädigt werden. Bevor diese Grenze erreicht wird, treten jedoch schon schwerwiegende Organveränderungen auf. In der Regel wird das Wachstum der Schleimhaut des Gastrointestinaltraktes vorübergehend unterbrochen, wodurch eine ausgeprägte und schmerzhafte Entzündung in Mund und Darm entsteht. Seltener treten Lungen- oder Leberschäden auf, die jedoch schwerer zu behandeln sind und häufiger tödlich verlaufen. Das bedeutet, Analgetika maximal einzusetzen, den Patienten rund um die Uhr optimal zu pflegen und geringste Zeichen einer Infektion oder Blutung in der Phase der Leukozytopenie und Thrombozytopenie rechtzeitig zu erkennen und adäquat zu behandeln.Dies gelingt nur mit einem gut geschulten Team an belastbaren Pflegekräften und Ärzten.

Da mit Komplikationen und Problemen auf allen Sektoren der Medizin gerechnet werden muß, ist die Einbettung einer Station für Knochenmarktransplantation in ein Zentrum mit allen Fachdisziplinen erforderlich.

Entnahme und Transplantation des Knochenmarkes

Das Knochenmark wird dem gesunden Spender innerhalb von ein bis zwei Stunden in Intubationsvollnarkose entnommen. Dazu wird der Markraum des Beckens über beide Spinae iliacae posteriores mehrfach punktiert und die erforderliche bzw. maximal zulässige Markmenge aspiriert und nach Filtration in Transfusionsbeuteln gesammelt. Die einfache Technik kann sehr schnell erlernt werden. Es sind nur spezielle Punktionsnadeln, Aspirationsspritzen, Siebe und Beutel erforderlich. Nachdem überflüssiges Plasma und rote Blutkörperchen mit einer speziellen Zentrifuge abgetrennt worden sind, können die Zellen zum Einfrieren weiterverarbeitet oder dem Empfänger sofort über einen venösen Zugang transfundiert werden.

Infektionsprophylaxe

Die hochdosierte Chemo- und Strahlentherapie vernichtet sämtliche Blutzellen, die zur Infektionsabwehr benötigt werden. Das höchste Infektionsrisiko besteht während der Phase der absoluten Granulozytopenie. In dieser Zeit müssen die Patienten vor gefährlichen Krankenhauskeimen und Bakterien der körpereigenen Flora geschützt werden. Dies geschieht in der Regel durch die Einnahme von Antibiotika und Antimykotika und einer Verringerung der Keimbelastung von außen. Hierzu zählt in erster Linie, daß Nahrung und sämtliche Gegenstände für die Patienten keimfrei oder zumindest keimarm sind. Dementsprechend muß die Sterilisationskapazität der Sterilzentrale und der Intensivstation bemessen werden. Gefährlich sind

Schimmelpilze, die sich überall vermehren und an feuchten und alten Gemäuern, aber auch in Kartons gut absiedeln können. Ein hohes Infektionsrisiko geht von deren Sporen aus, die sich über die Luft ausbreiten. Am besten können die Patienten durch Hochleistungsschwebstoffilteranlagen am Bett mit laminarer Luftströmung geschützt werden. Zur weiteren Abschirmung des Patienten werden häufig Isolationswände aus durchsichtigem Plastikmaterial am Patientenbett installiert, wodurch die Keimübertragung von Besuchern oder Personal deutlich vermindert wird. Das Wasser aus den Wasserhähnen in den Patientenzimmern muß steril gefiltert werden, um Infektionen durch die gefürchteten Legionellen und andere Erreger zu vermeiden. Die Patienten müssen sich regelmäßig mit Desinfektionslösungen waschen und Medikamente zur Verhütung von Lungenentzündungen einnehmen. Die Nahrung wird in vielen Kliniken durch Erhitzen sterilisiert, und nur bestimmte sicher keimfreie Getränke können verwendet werden. Nach der Regeneration der Granulozyten kann diese Isolation und Infektionsprophylaxe gelockert werden, jedoch besteht mindestens sechs Monate noch ein erhöhtes Infektionsrisiko durch das Cytomegalievirus und andere DNA-Viren, opportunistische Erreger und Pilze.

Blutzellersatz

Die Knochenmarktransplantation kann nur erfolgreich durchgeführt werden, wenn regelmäßig und jederzeit Erythrozyten und Thrombozyten transfundiert werden können. Insbesondere starke Blutungen nach der Konditionierung (aufgrund der bereits erwähnten Schleimhauttoxizität) können den Bedarf an Thrombozytentransfusionen drastisch erhöhen. Optimale Thrombozytenspender haben dieselben HLA-Merkmale wie der Patient. Dementsprechend müssen Datenbanken für den wichtigen Pool der Thrombozytenspender aufgebaut werden. Die versorgende Blutbank muß über ein Blutbestrahlungsgerät verfügen, mit dem die Blutprodukte mit 30 Gy bestrahlt werden können, um darin enthaltene Lymphozyten abzutöten. Anderenfalls besteht das Risiko einer tödlichen Graft-versus-Host-Reaktion durch fremde Lymphozyten.

Immungenetische Spenderauswahl

Bisher gilt die Transplantation von HLA-A-, HLA-B-, HLA-C- und HLA-DR-identischen Geschwisterspendern als Standard. Die HLA-Merkmale werden mit Antiseren auf den Lymphozyten bestimmt. Dazu ist ein immungenetisches Labor mit entsprechendem Know-How erforderlich. Darüberhinaus muß die gemischte Lymphozytenkultur (mixed lymphocyte culture = MLC) bei allen Spender-Empfänger-Paaren durchgeführt werden, um das Risiko einer späteren Graft-versus-Host-Reaktion abschätzen zu können. Bei der Auswahl von nicht verwandten, aber HLA-identischen Knochenmarkspendern muß die gemischte Lymphozytenkultur negativ sein, da anderenfalls das Risiko der tödlichen, akuten oder chronischen Graft-versus-Host-Reaktion sehr groß ist. Hier werden in Zukunft feinere Untersuchungsmethoden auf der DNA-Ebene eine Verbesserung der Spenderauswahl ermöglichen. Das bedeutet jedoch, daß zusätzliche molekularbiologische Techniken unerläßliche Voraussetzung für die Spenderauswahl sind.

Fremdspendersuche

Für die Suche von nicht verwandten freiwilligen Knochenmarkspendern werden in allen westlichen Ländern Datenbanken mit den relevanten HLA-Merkmalen aufgebaut, in denen bis zu 500.000 Personen registriert sind. Die Organisation einer Anfrage, Vermittlung von Blut der möglichen Spender im In- und Ausland für immungenetische Tests etc. verlangen einen großen logistischen Aufwand.

Immunologisches Monitoring

Mit der Knochenmarktransplantation wird nicht nur eine neue Blutbildung, sondern auch ein völlig neues Immunsystem übertragen. Dieses ist einerseits insuffizient und daher für die Infektionsabwehr nach der Knochenmarktransplantation noch nicht ausreichend, jedoch kann es auch zu stark reagieren und eine Graft-versus-Host-Reaktion auslösen oder durch Virusinfektionen gestört sein. Es ist daher eine regelmäßige Immunphänotypisierung der regenerierenden Lymphozyten mittels Durchflußzytometrie, Immunzytochemie, limiting dilution und anderer Methoden erforderlich, um den aktuellen Zustand des Immunsystems abschätzen zu können. Dies gilt insbesondere, wenn die Behandlung der akuten und chronischen Graft-versus-Host-Reaktion mit spezifischen, gegen bestimmte T-Zell-Epitope gerichteten Antikörpern erfolgt.

Knochenmarkdiagnostik

Das transplantierte Organ kann durch Knochenmarkpunktionen sehr leicht aspiriert und untersucht werden. Es müssen Fragen der Transplantatfunktion, -abstoßung und des Leukämierezidivs untersucht werden. Hierzu werden die Zytologie, Immunzytochemie, Durchflußzytometrie, DNA-Analyse, In-situ-Hybridisierung, Southern-Blot-Assays, Polymerase-Ketten-Reaktion, Stammzellkulturassays und andere Verfahren eingesetzt. Insbesondere die Chimärismusdiagnostik kann durch molekularbiologische Methoden auf DNA-Ebene sehr gezielt eingesetzt werden. Dementsprechend müssen die Laboratorien methodisch ausgerüstet sein.

Knochenmarkbehandlung

Es müssen die technischen, räumlichen und personellen Bedingungen vorhanden sein, um Knochenmark außerhalb des Körpers behandeln zu können. Hierzu zählen die Entfernung von roten Blutkörperchen oder Plasma bei einer Blutgruppenunverträglichkeit, die Entfernung von T-Zellen zur GvHD-Prophylaxe oder die Entfernung von bösartigen Zellen bei der autologen Knochenmarktransplantation. Hier müssen entsprechende Lagerbedingungen mit überwachten Stickstofftanks und Qualitätskontrollen des Knochenmarkes vorhanden sein.

Diagnostik von Infektionen

Es können praktisch alle erdenklichen Infektionserreger eine Rolle spielen, jedoch kommen in erster Linie Bakterien, Pilze und Viren vor. In der Regel können Antikörperbewegungen bei den Patienten nicht erwartet werden, da das Immunsystem noch nicht adäquat reagieren kann. Dementsprechend müssen direkte Nachweismethoden, zum Beispiel an Flüssigkeit aus der bronchoalveolären Lavage, eingesetzt werden. Neben der klassischen Kulturtechnik müssen mikroskopische, immunzytochemische und molekularbiologische Methoden kompetent verwendet werden. Wichtig ist die kurzfristige Verfügbarkeit der Untersuchungsergebnisse.

Ambulante Voruntersuchung und Nachsorge

Patienten und Spender müssen vor der Therapie gründlich auf mögliche Risikofaktoren und Infektionen untersucht werden. Außerdem müssen sehr intensive Informations- und Aufklärungsgespräche geführt werden. Vier bis sechs Wochen nach der Knochenmarktransplantation können die Patienten nach Hause entlassen werden. Aufgrund des hohen Infektionsrisikos und der möglicherweise neu auftretenden Graft-versus-Host-Reaktion müssen die Patienten regelmäßig untersucht und die Immunsuppression überwacht werden, d.h. während der ersten drei Monate mit zunehmender Vergrößerung der Intervalle von 2x pro Woche bis alle 14 Tage, danach alle 14 Tage bis alle vier Wochen. In dieser Zeit werden Immunglobuline wöchentlich bis 14tägig substituiert, häufig im Transplantationszentrum, so daß hierfür Räume vorgesehen werden müssen. Einige Patienten benötigen bei nicht ausreichender Funktion des Knochenmarkes Bluttransfusionen. Andere Patienten kommen erneut in die Ambulanz zurück, nachdem eine Verschlechterung des Allgemeinzustandes aufgrund eines Rezidivs oder einer interkurrenten Infektion aufgetreten ist.

Nachsorgestation

Die Hälfte der Patienten muß nach der Entlassung von der Intensivstation wegen einer Komplikation, meist durch eine Infektion oder Graft-versus-Host-Reaktion, erneut stationär behandelt werden. Die durchschnittliche Wiederaufnahmezeit innerhalb des ersten Jahres beträgt etwa 14 - 21 Tage pro Patient. Hierfür ist meistens keine Intensivstation erforderlich, jedoch entsprechend qualifiziertes Personal einer hämatologisch-onkologisch ausgerichteten Station.

Bettenbedarf

Bei einem Einzugsbereich von ca. 7 Millionen Einwohnern kann mit einem Bedarf an allogenen und autologen Knochenmarktransplantationen von ca. 250 Behandlungen pro Jahr gerechnet werden. Diese Zahl wird durch die zunehmende Verbreitung der autologen Knochenmarktransplantation und der peripheren Stammzelltransplantation sowie der Verbesserung der Datenbank für freiwillige Spender noch weiter anwachsen. Mit einem Behandlungsbett auf der Intensivstation können durchschnittlich sieben Patienten pro Jahr behandelt werden. Dazu kommt noch für die Wiederaufnahme der Patienten ein Bettenbedarf von etwa 50-60% der Intensivbettkapazität.

Dementsprechend müßten beispielsweise in Niedersachsen bei 250 Behandlungen pro Jahr 36 Intensivbetten und etwa 18 Nachsorgebetten für die Erwachsenen zur Verfügung stehen. In der Bundesrepublik Deutschland besteht insgesamt ein großer Mangel an Behandlungsplätzen, der im Süden und Westen weniger ausgeprägt ist als im Norden und Osten der Republik. Aufgrund dieses strukturellen Mangels können viele Patienten nicht kurativ behandelt werden, obwohl die medizinischen Voraussetzungen gegeben sind. Man wird daher wieder Patienten in ausländische Kliniken mit suffizienter Kapazität überweisen müssen.

Pflegepersonal

Das Pflegeteam ist der wichtigste Faktor für eine erfolgreiche Station für Knochenmarktransplantation. Es müssen rund um die Uhr genügend qualifizierte Pflegekräfte vorhanden sein. In der Regel können von einer Pflegekraft maximal zwei Patienten pro Schicht gleichzeitig versorgt werden. Dementsprechend ist der Personalschlüssel auszulegen.

Ärzte

Die behandelnden Ärzte müssen genügend nachweisbare Erfahrungen mit der autologen oder allogenen Knochenmarktransplantation besitzen. In den Bereichen Immungenetik, Immunologie, Blutbank, Mikrobiologie,

Virologie, Strahlentherapie sind ebenfalls entsprechend qualifizierte Ärzte erforderlich.

Psychosoziale Betreuung

Die intensive und sehr lange Behandlung stellt eine extreme Belastung für den Patienten und seine Familie dar. Eine kontinuierliche psychologische Betreuung ist daher bereits ab der Planung der Transplantation bis zur Integration in die private und berufliche Umgebung nach der Therapie unbedingt erforderlich.

Qualitätskontrolle

Die Amerikanischen Gesellschaften für Hämatologie und Onkologie haben folgende Mindeststandards für die Durchführung der Knochenmarktransplantation festgelegt[1]: Es sollten jährlich mindestens 10 - 20 Transplantationen durchgeführt werden und außerdem so viele, daß die Station immer belegt ist. Es sollten mindestens 10 autologe oder allogene Transplantationen durchgeführt werden, damit die technischen Aspekte jeder Prozedur vertraut bleiben. Neue Stationen sollten dieses Ziel innerhalb von zwei Jahren erreichen. Die wesentlichen weiteren Punkte sind bereits im vorliegenden Beitrag ausgeführt. Ein sehr wichtiger Aspekt ist die regelmäßige interne Datenerfassung aller Transplantationen und deren statistische Auswertungen mit dem Ziel, die Ergebnisse mit publizierten Daten und denen anderer Kliniken zu vergleichen. Nur dadurch können eigene Schwächen und Mängel im Therapieprotokoll erkannt werden. Es wird außerdem erwartet, daß Ärzte ihre Daten an nationale oder internationale Datenbanken weitermelden. Außerdem sollten wichtige Beobachtungen in der medizinischen Literatur publiziert werden.

Dem wissenschaftlichen Austausch kommt bei der Knochenmarktransplantation eine große Bedeutung zu, da aufgrund der geringen Zahl der pro Klinik behandelten Patienten nur jeweils limitierte Erfahrungen gewonnen werden können. Es ist daher von größter Wichtigkeit, nicht nur publizierte Daten zu bekommen, sondern auch in engem persönlichen Kontakt auf nationalen und internationalen Kongressen die unterschiedlichen Aspekte dieser komplizierten Materie zu diskutieren und rasch Erfahrungen, insbesondere bei Neuentwicklungen, auszutauschen.

Das bedeutet, die Knochenmarktransplantation sollte unter wissenschaftlichen Bedingungen mit Forschungsprojekten in der Klinik und im Labor durchgeführt werden.

---

1   The American Society of Clinical Oncology and American Society of Hematology
     recommended criteria for the performance of bone marrow transplantation. J Clin Oncol 1990;
     8: 563-564

Diskussion

H. Raspe

Wieviel Prozent der im Augenblick sich in diesem Programm befindlichen Patienten sind Studienpatienten? Dies wäre doch ein Indikator für den noch experimentellen Charakter der Methode. Wenn es um 100% geht und wenn man die Wissenschaftlerstellen noch direkt neben dem Bett braucht, könnte dies ein Indikator dafür sein, daß die Diskussion um die Indikationen, die Prädiktoren des Erfolgs, die Outcomes noch nicht völlig abgeschlossen ist.

Dann könnte man auf die Unterscheidung zwischen dem Bedarf für die Versorgung und dem Bedarf für die dringend notwendige Klärung der Frage, ob es sich um etwas handelt, was für die Routineversorgung geeignet ist, zurückkommen. Ich bin nicht sicher, daß wir diese Unterscheidung immer richtig getroffen haben. Man muß sich fragen, ob es so weitergehen soll wie bisher, daß ein Teil der klinischen Forschung über die Krankenkassen abgewickelt wird. Wir alle tun dies; wir haben Studien laufen, die, ohne mit der Wimper zu zucken, den Krankenkassen untergeschoben werden. Soll man das trennen? Wer käme dann für die Finanzierung dieses Forschungsbedarfs in Frage?

K.-D. Henke

Manchmal meine ich, der Kostenbegriff müßte um das erweitert werden, was die Ökonomen Transaktionskosten nennen, die im Umfeld des Patienten und seiner Angehörigen anfallen. Ich weiß aus der Kinderonkologie, daß von auswärts kommende Eltern an der MHH in besonderen Wohngebäuden untergebracht werden. Das hat auch gute Gründe. Die dadurch anfallenden Kosten können erheblich sein. Sie müßten zumindest bei Knochenmarktransplantationen in diesem Bereich berücksichtigt werden. Ich weiß nicht, wie es derzeit finanziert wird. Ich denke aber, in einem weiteren Sinne sind sie ein unverzichtbarer Bestandteil der Behandlungskosten.

Man müßte auch diejenigen Transaktionskosten einbeziehen, die aus der Fürsorglichkeit der Eltern und Angehörigen, die die Kinder regelmäßig betreuen und besuchen, resultieren. Mir kommt die psychosoziale Seite generell etwas zu kurz. Wenn von den strukturellen Voraussetzungen im Bereich der Transplantationsmedizin die Rede ist, könnte man durchaus etwas liebevoller differenzieren, was damit im psychosozialen Bereich gemeint sein könnte. Ebenso, wie man die pflegerischen Dienste genau notiert, könnte man den Bereich der psychosozialen Versorgung - nicht nur der Patienten und der Angehörigen, sondern auch der Ärzte -, sozusagen die seelsorgerische Komponente, spiegelstrichartig auflisten. Hierbei geht es um essentielle Teile, die mit zur Therapie gehören.

Mein persönlicher Wunsch lautet, diese Dimension stärker mit einzubeziehen, damit es nicht so steril medizinisch bleibt.

T. Küchler

Die Psychotherapeuten sind zwar nicht über den Pflegesatz, aber über die Sonderentgelte finanzierbar, wie wir das in Hamburg durchsetzen konnten. Bis 1991 haben wir in Hamburg bei den Lebertransplantierten die psychosoziale Betreuung unentgeltlich durchgeführt.

R. Pichlmayr

Wir hatten in Hannover eine Abteilung für die psychosoziale und seelsorgerische Betreuung der Patienten sowohl als Forschungs- als auch als Versorgungsaufgabe in der Planung. Gerade diese ist bei der Begutachtung durch einen externen Gutachter gestrichen worden, und zwar mit der Begründung, man müsse sparen.

Ich habe sehr große Bedenken gegen die Verwendung des Begriffs "Experiment" oder "Behandlungsversuch". Ich glaube, das ist in der Transplantationschirurgie außerordentlich eingeschränkt. Ich kenne kaum eine Situation bei der Nierentransplantation und sehr wenige Situationen bei der Lebertransplantation, bei denen es gerechtfertigt wäre, von einem klinischen Behandlungsversuch zu sprechen. Wir wissen z.B. im Zusammenhang mit der Lungentransplantation bei der Mukoviszidose, daß wir die Patienten zu einem großen Prozentsatz retten können. Wir wissen natürlich nicht genau, wie die Situation in vier oder in acht Jahren aussieht. Ich glaube, wir dürfen nicht davon reden, daß es sich um ein Experiment oder um einen Rettungsversuch handelt, der noch keine klinische Behandlungscharakteristik hat.

Auch bei den klinisch erprobten und weitgehend eingeführten Behandlungen brauchen wir unbedingt eine begleitende klinische Forschung. Es wird uns immer wieder vorgehalten, das gebe es in Deutschland zu wenig. Ich glaube, hier brauche ich nicht zu betonen, daß die Transplantation eines der Gebiete ist, bei denen man durch weitere klinische Forschungen auch für andere Erkrankungen Erkenntnisse gewinnen kann. Die Tatsache, daß wir an diesen Patienten klinisch forschen müssen, soll nicht die Meinung implizieren, daß es sich um Experimente handelt.

H. L. Schreiber

Dazu möchte ich bemerken, daß es gar kein Gegensatz ist, wenn der einzelne Eingriff kaum noch einen experimentellen Charakter aufweist, das Gebiet insgesamt aber unbedingt der Forschung bedarf.

Medizinische Verteilungsentscheidungen und ihre Rechtfertigung

Einführung

G. Patzig[*]

Die folgenden Beiträge beschäftigen sich mit der Frage, welche Kriterien es für medizinische Verteilungsentscheidungen geben könnte und wie sie philosophisch begründet werden können. Zunächst wird der Begriff der "Lebensqualität" als *ein* mögliches Kriterium für medizinische Verteilungsentscheidungen von Frau Bullinger (München) vorgestellt und kritisch besprochen. Danach werden die Herren Renner (Köln) und Eigler (Essen) am Beispiel der Nieren- bzw. Lebertransplantation die Kriterien für Verteilungsentscheidungen in diesen Gebieten besprechen. Im folgenden Abschnitt sollen dann ethische Prinzipien in den Vordergrund rücken, wobei zuerst Herr Nida-Rümelin (Tübingen) den Gerechtigkeitsbegriff und speziell den Begriff der Verteilungsgerechtigkeit (justitia distributiva) zum Gegenstand seiner Betrachtungen machen wird; danach wird Herr Kliemt (Duisburg) über die Anwendung von Gerechtigkeitskriterien in der Transplantationsmedizin sprechen.

Verteilungsgerechtigkeit ist ein normatives Konzept, das sinnvolle Anwendung nur dort finden kann, wo menschlichen Bedürfnissen begrenzte Ressourcen gegenüberstehen, die es nicht zulassen, daß jeder beliebige Anspruch befriedigt wird. Im Hinblick auf Gesellschaften, in denen es keine gesetzliche Krankenversicherung gibt, ist diese Bedingung offenbar weithin erfüllt: Viele Mitglieder der Gesellschaft können sich kostspieligere ärztliche Versorgung, die sie brauchen, nicht leisten und erhalten sie nicht. Wir empfinden das wohl allgemein als ungerecht. Man sollte sich aber immer wieder daran erinnern, daß die Norm, nach der jeder die medizinische Versorgung finden sollte, die er braucht, noch sehr jung ist. Bis weit ins 19. Jahrhundert hinein behandelten Ärzte nur diejenigen, die dafür angemessen bezahlen konnten, mit standesethischen Ausnahmen, z.B. gegenüber Kollegen und ihren Familien. Was darüber hinausging, war Barmherzigkeit, nicht Gerechtigkeit oder Pflicht.

Es ist für die gegenwärtige Lage in unserem Land nicht unumstritten, ob eine Mangellage vorliegt, die Verteilungsgerechtigkeit zu einem akuten und fundamental wichtigen Thema macht. Die Sozialgesetzgebung rechnet nicht mit der Möglichkeit, daß einem Patienten eine notwendige Behandlung aus Mangel an Ressourcen vorenthalten werden könnte. Im Sozialgesetzbuch V heißt es in §12:

"Die Leistungen müssen ausreichend, zweckmäßig und wirtschaftlich sein; sie dürfen das Maß des Notwendigen nicht überschreiten"

---

[*] Philosophisches Seminar der Georg-August-Universität, Göttingen

Die Verlautbarungen von Regierungen und Parteien setzen voraus, daß jeder Versicherte die für ihn notwendige medizinische Leistung erhalten muß, daß die erprobten Fortschritte der Medizin nach ihrer Einführung jedem zugänglich sein sollen. Das Prinzip der Beitragssatzstabilität, d.h. der Festschreibung der Beiträge in Prozent der Bruttolöhne, wird zwar als wichtiger Planungsfaktor angenommen, doch diesem Ziel soll keineswegs die Zugänglichkeit notwendiger und medizinisch indizierter Versorgung untergeordnet werden.

Es ist schon jetzt zweifelhaft, ob die reale Lage in der Bundesrepublik Deutschland diesem offiziellen Bild entspricht. Die Transplantationsmedizin ist dabei ein naheliegendes Beispiel; die Probleme der Verfügbarkeit von Spenderorganen sind allgemein bekannt. Dazu kommen fehlende Stellen bei der Intensivversorgung und für die komplizierte logistische Vorbereitung von Transplantationen. Es besteht auch ein empfindlicher Mangel an geschultem und hinreichend spezialisiertem ärztlichem Personal und an Pflegepersonal.

Auch außerhalb der Transplantationsmedizin gibt es Engpässe z.B. in der allgemeinen Intensivmedizin, bei anspruchsvollen konventionellen Operationen (z.B. in der Herz- und Thorax-Chirurgie) ebenso wie in der Psychiatrie und Psychotherapie. Immer wieder hört man von langen, allzu langen Wartelisten.

Es scheint relativ sicher, daß ärztliche Leistungen, wenn sie denn erbracht sind, auch bezahlt werden; aber es scheint nicht ebenso gesichert, daß ärztliche Leistungen, wenn sie notwendig sind, auch erbracht werden können. Die Vorstellung, solche Versorgungsengpässe seien normale vorübergehende Erscheinungen bei Einführung neuer und anspruchsvoller medizinischer Verfahren, die, wie z.B. bei der Dialyse, nach einer Anlaufzeit regelmäßig überwunden werden, ist nicht recht überzeugend: Spitzenmedizin ist vermutlich nicht beliebig expandierbar. Wenn sich schon jetzt, wenn auch vielleicht erst implizit, eine Deckungslücke hinsichtlich des medizinischen Bedarfs abzeichnet, so sind die Perspektiven für die überschaubare Zukunft noch erheblich ungünstiger: Die Altersstruktur der Bevölkerung wird zunehmend alterslastig (auch aufgrund medizinischer Errungenschaften in der Erhaltung menschlichen Lebens in der Altersphase und in der Empfängnisregelung). Bekanntlich steigen die Anforderungen an die medizinische Versorgung mit dem 65. Lebensjahr steil an. 1976 entfielen etwa in Schweden auf die 10% der Bevölkerung, die 70 Jahre und älter waren, 60% der Bettentage in allen Krankenhäusern[1].

Der medizinische Fortschritt wird weitere, aber auch kostenintensive diagnostische und therapeutische Verfahren zur Verfügung stellen. Es ist offensichtlich, daß diese Entwicklung die Ressourcen für die medizinische Versorgung zunehmend belasten wird. Dabei ist es sehr ungewiß, ob ange-

---

[1] Jönsson, B.: Economic aspects of health care provision - is these a current crisis? in: Briggs, A., Shelley, J. (Hrsg.): Science, Medicine and the community, Excerpta Medica 728; Amsterdam, Oxford, Princeton 1986, 173-182, bes. 175/6

sichts der wachsenden Umweltprobleme das der Vergangenheit entsprechende Wachstum des Bruttosozialprodukts erreichbar sein wird; realistisch scheint eher ein Szenario, in dem steigende Ansprüche an das Gesundheitswesen aus einem eher stagnierenden Volkseinkommen finanziert werden müssen. Es muß dann zu schwierigen Allokationsentscheidungen kommen. Angesichts solcher Perspektiven erscheint es angezeigt, sich mit den ethischen Prinzipien einer Verteilungsgerechtigkeit, bei knappen Ressourcen, zu beschäftigen.

Dazu einige Anmerkungen:

1. Es scheint mir nützlich, sich bei diesen Diskussionen im Interesse der Klarheit auf das Schema zu beziehen, das uns als "Vier-Stufen-Schema" der Allokation medizinischer Ressourcen bereits im Beitrag von Herrn Fuchs (siehe Kapitel I) vorgestellt worden ist.

Es ist klar, daß die Gerechtigkeitskomponente in den hier anstehenden Allokationen auf der Stufe "Mikroallokation II" am stärksten ins Gewicht fallen muß; auf der Stufe "Makroallokation I" ist sie am schwächsten ausgeprägt, und die Verteilung ist weitgehend nach politischen und dezisionistischen Gesichtspunkten zu regeln. Das könnte dadurch begründet werden, daß die Makroallokation alle (Mitglieder einer Gesellschaft) in gleicher Weise betrifft, daß bei der "Mikroallokation I" zwar schon Gruppeninteressen gegeneinander abgewogen werden, das Individuum aber eben nur als Angehöriger einer Gruppe, also nach allgemeinen Gesichtspunkten betroffen ist, während die Gefahr einer Ungleichbehandlung oder gar Willkürentscheidung dort am größten ist, wo es um die individuellen Interessen einer Einzelperson, des konkreten Patienten, geht.

2. Alle an der Diskussion Beteiligten sind sich darüber einig, daß eine Mikroallokation II, z. B. also die Zuteilung einer Niere zu Transplantationszwecken an einen bestimmten Patienten, nach Grundsätzen der Gerechtigkeit erfolgen soll.

Leider sagt das noch nichts über die Kriterien, nach denen eine gerechte Entscheidung erfolgen könnte. "Gleichheit", ein sehr naheliegendes Kriterium, wäre gesichert, wenn alle Nachfrager berücksichtigt werden könnten, ebenso aber auch, wenn - bei knappen Ressourcen - eine Warteliste eingerichtet würde (das wohl übliche Verfahren) oder eine Losentscheidung getroffen würde (doch wohl unüblich). Sollte die "Leistung", die ein Patient für die Gesellschaft bisher erbracht hat oder die er in Zukunft wahrscheinlich noch erbringen könnte, bei der Allokationsentscheidung eine Rolle spielen? Auch dies, als Zuteilung nach "Verdienst", könnte als ein Gerechtigkeitskriterium in Anspruch genommen werden, und dieses Kriterium wird z.B. von N. Rescher[2] bevorzugt. Jedoch würden wohl die meisten dies als eine allzu elitäre Verfahrensweise ansehen, die in einer - in gewissen Grenzen auf Egalität angelegten - Demokratie fehl am Platze wäre. Einleuchtender scheint demgegenüber das Kriterium des möglichst großen Vorteils für den Patienten: Welcher Patient bietet aufgrund der medizinischen Gegebenheiten die bestmögliche Chance für den Erfolg der Transplantation dieses bestimmten Organs? Und bei gleichen Chancen: Welcher Patient oder welche Patientin hätte nach erfolgreicher Transplantation die größte Zahl von "qualitätskorrigierten Lebensjahren" zu erwarten (also "Zeit mal Lebensqualität")? Unabhängig davon dürfte aber auch die Dringlichkeit des Bedürfnisses ins Gewicht fallen: Bei nierenkranken Patienten würde dann derjenige bevorzugt berücksichtigt, für den eine Dialysebehandlung nicht (oder nicht mehr) längere Zeit aufrecht erhalten werden könnte. Persönlich würde ich auch den Familienstatus als relevantes Kriterium ansehen: Eine Mutter kleiner Kinder erschiene mir ceteris paribus vortrittsberechtigt gegenüber einem beruflich erfolgreichen Junggesellen, weil das Leben der Mutter für die Kinder so ausschlaggebende Bedeutung hat. Aber ich bin nicht sicher, ob ich das auch im Rahmen eines philosophischen Ansatzes plausibel machen könnte, und auf bloße Intuitionen sollte man sich in einem so diffizilen Gebiet nicht berufen.

3. Wenn über ethische Probleme der Verteilungsgerechtigkeit auf dem Medizinsektor gesprochen wird, so darf man nicht verkennen, daß die Konzentration auf die Verteilungsprobleme innerhalb einer der prosperierenden Industrienationen eine gewisse moralische Einäugigkeit mit sich bringt.

Können wir es uns (moralisch) leisten, den klaffenden Abstand zwischen der Versorgung mit Gesundheitsgütern in den Industrieländern und dem Standard der medizinischen Versorgung in den Ländern der Dritten Welt ganz aus dem Blick zu verlieren? Können wir es moralisch vertreten, wenn wir immer kostspieligere Verfahren in der Organtransplantation, der In-vitro-Fertilisation, in der Aufzucht von extrem Frühgeborenen, in der Gentherapie entwickeln, solange viele Millionen Menschen hungern und von Seuchen bedroht werden, die mit relativ geringen Kosten pro gerettetes Menschenleben wirksam bekämpft werden können, aber oft aus Mangel an Geld nicht bekämpft werden?

Ich glaube nicht, daß es die Aufgabe dieses Symposiums ist, die Probleme einer weltweiten Verteilungsgerechtigkeit zum Gegenstand der Diskussion zu machen. Aber wir sollten uns darüber klar sein, daß die Allokation medizinischer Ressourcen innerhalb einer der westlichen Industriegesellschaften in einen größeren Zusammenhang eingebettet ist, der ebenfalls erhebliche moralische Probleme aufwirft.

---

2 Rescher, N.: Distributive Justice; Bobbs-Merrill Company, Indianapolis 1966, 73-112

Lebensqualität - Entscheidungshilfen durch ein neues evaluatives Konzept?

M. Bullinger*

Das Problem

Mit den Fortschritten in der Transplantationsmedizin ist der Bedarf nach Organen im Verhältnis zu deren Verfügbarkeit überproportional gewachsen.In der Diskussion über Kriterien für die Vergabe dieses "knappen Guts" wird in letzter Zeit zunehmend der Begriff Lebensqualität genannt. Die Frage, ob die Lebensqualität der "Transplantationskandidaten" in der Zuweisung von Organen eine Rolle spielen sollte, führt zu unterschiedlichsten Reaktionen. Zum einen eine vehemente Ablehnung, gepaart mit Assoziationen zum gläsernen Menschen, Orwell'schen Verhältnissen und sozialdarwinistischen Denkmustern; zum anderen eine pragmatische Zustimmung, gepaart mit einer Orientierung am maximal zu erwartenden Nutzen, der Ansicht, daß die Lebensqualität implizit sowieso in die Indikationsstellung einfließe, und dem Bedürfnis nach einer transparenten Entscheidungsfindung. Die häufigste Reaktion ist allerdings eine skeptische Nachfrage danach, was unter Lebensqualität zu verstehen sei, inwiefern sie sich überhaupt als Allokationskriterium eignen könne und auf welcher empirischen Basis die Debatte über "Pro" und "Kontra" beruhe. Dieser letztgenannte Zugang zum Problem liegt den folgenden Ausführungen zugrunde.

Zum Begriff Lebensqualität

Die Berücksichtigung der Lebensqualität ist eine neuere und durchaus kontrovers diskutierte Entwicklung in der medizinischen Evaluationsforschung[1]. Entstanden aus der zunehmenden Skepsis bezüglich der Aussage-

* Institut für Medizinische Psychologie, München

[1] Najman JM, Levine S: Evaluating the impact of medical care and technology on the quality of life: A review and critique. Soc. Sci. Med. 15F, 107-115 (1981)

- Kerekjarto M: Considerations for the impact of medical therapy on quality of life. Experientia 41, Suppl. 388-396 (1982)

- Bullinger M, Pöppel E: Lebensqualität in der Medizin: Schlagwort oder Forschungsansatz? Deutsches Ärzteblatt 85, 679-680 (1988)

- Raspe HH: Zur Theorie und Messung der "Lebensqualität" in der Medizin. In: Schölmerich P, Thews G: Lebensqualität als Bewertungskriterium in der Medizin.Gustav Fischer Verlag Stuttgart - New York, 23-40 (1990)

- Sass HM: Behandlungsqualität oder Lebensqualität? Ethische Implikationen von "Lebensqualität" als Bewertungskriterium in der Medizin In: Schölmerich P, Thews G: Lebensqualität als Bewertungskriterium in der Medizin. Gustav Fischer Verlag Stuttgart - New York, 225-245 (1990)

kraft klassischer Indikatoren des Therapieerfolges reflektiert der Begriff den Versuch, die Perspektive der Patienten über Krankheit und Behandlung einzubeziehen. Diese sogenannte "gesundheitsbezogene Lebensqualität"[2] ist nicht direkt beobachtbar, sondern ein psychologisches Konstrukt, das sich nach Definition seiner Bestandteile und deren Umsetzung in meßbare Komponenten erfassen läßt. Die gesundheitsbezogene Lebensqualität kann operational definiert werden als das Befinden und die Funktionsfähigkeit in psychischer, körperlicher und sozialer Hinsicht, wie sie vom Patienten selbst, aber auch von externen Beobachtern beurteilt wird[3] . Zur Erfassung der Lebensqualität und ihrer Komponenten existieren verschiedene standardisierte und psychometrisch geprüfte Meßinstrumente, die inzwischen in verschiedenen Bereichen medizinischer Evaluationsforschung eingesetzt wurden[4]. In den letzten fünf Jahren mehrt sich auch zunehmend ihr Einsatz in der Transplantationsmedizin.

Zur Fragestellung

Voraussetzung für die Diskussion über die Eignung des Konstrukts Lebensqualität als Allokationskriterium ist eine Präzisierung der Fragestellung hinsichtlich des Bezugspunkts, der Inhalte und der Operationalisierung. Beim Bezugspunkt ist zu klären, ob es sich um die aktuelle Lebensqualität des Patienten, die postoperativ zu erwartende Lebensqualität oder um den differentiellen Zugewinn an Lebensqualität von vor zu nach der Transplantation handelt. Bei den Inhalten ist zu klären, ob alle in die Lebensqualität eingehenden Komponenten berücksichtigt werden sollen oder nur bestimmte als wesentlich herauszugreifen sind (z.B. Leistungsfähigkeit im Beruf). Bei der Operationalisierung geht es um die Frage, wer die Lebensqualität beurteilt, nach welchen Verfahren dies geschieht und auf welchen Zeitraum sich die Beurteilung bezieht.

---

[2] Patrick DL, Erickson P: Assessing health-related quality of life for clinical decision making. In: Walker SR, Rosner RM (eds) Quality of life: assessment and application. MTP-Press, Lancaster (1988)

[3] Siegrist J: Grundannahmen und gegenwärtige Entwicklungsperspektiven einer gesundheitsbezogenen Lebensqualitätsforschung. In: Schölmerich P, Thews G: Lebensqualität als Bewertungskriterium in der Medizin. Fischer, Stuttgart - New York, 59-66 (1990)

- Bullinger M, Ludwig M: Lebensqualität in der Medizin. In: Höfling H, Butollo W (Hrsg.) Psychologie für Menschenwürde und Lebensqualität. Deutscher Psychologen Verlag, Bonn, 336-345 (1990)

[4] Aaronson NK, Ahmedzai S, Bullinger M, et al.: The EORTC Core quality of life questionaire: interim results of an international fieldstudy. In: Osoba D (ed.) Effect of Cancer on Quality Life, CRC Press, Vancouver, 136-154 (1991)

- Bullinger M, Hasford J: Evaluating quality of life measures for german clinical trials. Controlled Clinical Trials 12, 915-1055 (1991)

- McDowell I, Newell C: Measuring Health: A guide to rating scales and questionnaires. Oxford University Press, New York (1987)

- Walker SR, Rosser RM: Quality of life: assessment and application. MTP Press, Lancaster (1988)

Zur Datenbasis

Vor dem Hintergrund der Klärung des Begriffs und der Meßmöglichkeiten hängt die Frage nach der Verwendbarkeit des Lebensqualitätskriteriums zunächst davon ab, ob und inwiefern der Forschungsstand seinen prognostischen Wert nahelegt. In der Literatur sind zwar theoretische Arbeiten zur Indikationsstellung anhand der Lebensqualität zu finden[5], empirische Arbeiten liegen aber nur aus der Evaluationsforschung vor. Anhand dieser ist zu fragen,

a) wie sich die Lebensqualität transplantierter Patienten darstellt,
b) von welchen Determinanten sie abhängt,
c) welche präoperativen Faktoren sich als Prädiktoren für die postoperative Lebensqualität der Patienten eignen.

Der Forschungsstand

Eine computergestützte Literatursuche (MEDLINE) für das Jahr 1991 unter den Stichworten "Quality of Life" und "Transplantation" erbrachte 55 Nennungen. Diese beziehen sich hauptsächlich auf die Nierentransplantation (30%), gefolgt zu je 20% von der Herztransplantation bzw. Herz-Lungen-Transplantation, von der Leber- und von der Knochenmarktransplantation sowie 10% zur Pankreastransplantation.

Studiendesigns

Die Arbeiten beschäftigen sich hauptsächlich unter evaluativem Aspekt mit der Darstellung der postoperativen Lebensqualität transplantierter Patienten. Hierbei überwiegen Querschnittsstudien, prospektive Untersuchungen an Patienten vor und nach der Transplantation sind unterrepräsentiert. Zudem werden nur in wenigen Arbeiten standardisierte Instrumente zur Erfassung der Lebensqualität eingesetzt. Bei den etablierten Verfahren handelt es sich um krankheitsübergreifende Meßinstrumente aus der anglo-amerikanischen Epidemiologie bzw. Gesundheitsforschung wie z.B. das Nottingham Health Profile (NHP)[6] oder das Sickness Impact Profile (SIP)[7].

---

5   Losse B: Indications and selection criteria for cardiac transplantation. Thorac. Cardiovasc. Surg. 38 (5), 276-279 (1990)
-   Federlin K, Florack G, Hopt UT, Land W, Landgraf R, Mehnert H: Indikation zur Pankreastransplantation. Langenbecks Arch. Chir. 375 (3), 186-191 (1990)
-   Halasz NA: Medicine and ethics. How to allocate transplantable Organs. Transplantation 52 (1), 43-46 (1991)
-   Levine AB, Levine TB: Patient evaluation for cardiac transplantation. Prog. Cardiovasc. Dis. 33 (4), 219-228 (1991)
-   Smith SL: Limiting care: the case of organ transplantation. AACN Clin. Issues Crit. Care Nurs. 1 (1), 225-231 (1990)
6   Hunt S: The Nottingham Health Profile. In: Assessment of quality of life in clinical trials of cardiovascular therapies. LeJacq Publishers, New York, 170-183 (1984)

Klinisch psychologische Verfahren speziell zur Messung der Befindlichkeit sind das Profile of Mood-States (POMS)[8] oder der Psychological General Well-Being Index (PGWB)[9]. Häufig wird in der Transplantationsliteratur von klinischen Daten oder über ad hoc konstruierte Fragen auf die Lebensqualität der Patienten geschlossen.

Einbezogen in den folgenden Überblick wurden vorzugsweise Arbeiten, die im Querschnitt oder Längsschnitt die Lebensqualität der Patienten mit standardisierten Erhebungsinstrumenten untersuchen. Als standardisierte Verfahren gelten sowohl bereits etablierte Verfahren als auch Neuentwicklungen, die eine detaillierte psychometrische Prüfung hinsichtlich Reliabilität und Validität, vorzugsweise auch Sensitivität erfahren haben[10].

Eingegangen wird dabei zunächst auf die Nieren-, Leber- und Knochenmarktransplantation. Danach werden transplantationsübergreifend Gemeinsamkeiten in den Befunden entsprechend der Fragestellung zusammengefaßt. Schließlich werden Forschungslücken thematisiert.

Transplantationsspezifische Ergebnisse

Nierentransplantation

Die ersten Arbeiten zur Nierentransplantation stammen aus einer nationalen US-amerikanischen Erhebung[11]. Hier wurden 859 niereninsuffiziente Patienten aus elf Zentren anhand des Sickness Impact Profile (SIP) verglichen im Hinblick auf vier Behandlungsarten: Transplantation (n=116), Heimdialyse (n=227), Zentrumsdialyse (n=2771) und kontinuierliche Peritonealdialyse (n=37). Nach Adjustierung potentieller Einflußfaktoren wie Alter und Geschlecht ergab sich eine signifikant bessere Funktionsfähigkeit der Transplantationspatienten speziell hinsichtlich Beruf, Freizeit, häuslicher Aktivitäten und Entspannung. Auch die psychosozialen Indikatoren des SIP wiesen auf eine Überlegenheit der Transplantation hin[12].

[7] Bergner M, Bobbit RA, Carter WB, Gilson BS: The sickness impact profile. Development and final revision of a health status measure. Med. Care 19, 787-805 (1981)

[8] McNair D, Lorr M, Droppleman LF: Manual for the Profile of Mood states. California: Educational and Industrial Testing Service, San Diego (1971)

[9] DuPuy HJ: The Psychological General Well-Being (PGWB) Index. In: Wenger NK, Mattson ME, Furberg CD, Ellinson J: Assessment of quality of life inclinical trials of cardiovascular therapies. LeJacq Publishers, New York, 170-183 (1984)

[10] Ware JE: Standards for validating health measures Definition and content. J. Chron. Dis. 40, 503-512 (1987)

[11] Evans RW, Manninen DL, Garrison LP, Hart L, Blagg CR, Gutman RA, Hull AR, Lowrie EG: The quality of life of patients with end-stage renal disease. New Engl. J. Med. 312, 553-559 (1985)

[12] Hart LG, Evans RW: The functional Status of ESRD Patients as measured by the Sickness Impact Profile. J. Chron. Dis. 40, Suppl. 1, 117S-130S (1987)

Ähnliche Ergebnisse werden aus einer deutschen Studie berichtet, in der ebenfalls obige Behandlungen verglichen wurden[13]. Hier zeigten sich bei 761 Transplantationspatienten hinsichtlich der Befindlichkeit, der aktuellen Lebenszufriedenheit und speziell der familiären Situation sowie der Rehabilitationsrate (31% vollzeitberufstätig) wesentlich günstigere Ergebnisse als für die 290 Zentrumsdialysepatienten. Auch Simmons und Mitarbeiter[14] fanden bei 766 Patienten günstigere Lebensqualitätsergebnisse bei den Transplantationspatienten verglichen mit den Dialysepatienten.

Im Gegensatz zu diesen auf großen Fallzahlen basierenden Ergebnissen fand eine israelische Arbeitsgruppe beim Vergleich zweier nach Alter, Familienstand und Bildung parallelisierter Gruppen von je 31 Transplantations- und Hämodialysepatienten keine signifikanten Unterschiede in der selbstberichteten Lebensqualität[15].

Allerdings zeigen sich auch in den großen Studien spezifische ungünstige Einflußfaktoren auf das Lebensqualitätsergebnis wie Art der Immunsuppression[16] und diabetische Grunderkrankung[17]. Andere Studien beschreiben auch eine mäßige behandlungsspezifische Beeinträchtigung der Patienten durch Blutdruckprobleme, Medikamentennebenwirkungen, Angst vor Komplikationen, Nervosität und Zukunftsängste[18]. Auf der Grundlage solcher Einschränkungen sind auch Arbeiten zur Streßbelastung, Krankheitsverarbeitung und Lebensqualität von Patienten, Spendern und Familienangehörigen entstanden, die zu einer verbesserten psychosozialen Betreuung der Patienten anregen[19].

Zusammenfassend zeigt die Literatur zur Nierentransplantation neben ermutigenden Daten zur 10-Jahres-Überlebensrate (n=114; 51% überle-

---

[13] Muthny FA, Broda M, Dinger A, Koch U, Stein B: Aspekte der Lebensqualität bei verschiedenen Behandlungsverfahren der chronischen Niereninsuffizienz - ein empirischer Vergleich. In: Franz HE (Hrsg.): Blutreinigungsverfahren - Technik und Klinik; Stuttgart, New York: Thieme, 205-210 (1990)

[14] Simmons RG, Anderson CR, Abress LK: Quality of life and rehabilitation differences among four end-stage renal disease therapy groups. Scand. J. Urol. Nephrol. Suppl. 131, 7-22 (1990)

[15] Sayag R, Kaplan De Nour A, Shapira Z, Kahan E, Boner G: Comparison of psychosocial adjustment of male nondiabetic kidney transplant and hospital hemodialysis patients. Nephron. 54 (3), 214-218 (1990)

[16] Manninen DL, Evans RW: The costs and outcomes of kidney transplantation according to initial immunosuppressive drug protocol. Clin. Transpl. 269-275 (1987)

[17] Manninen DL, Evans RW: A longitudinal assessment of the health status of diabetic and nondiabetic renaltransplant recipients. Clin. Transpl. 203-209 (1988)

[18] Koch U, Muthny FA: Lebensqualität bei Patienten mit chronischer Niereninsuffizienz. Praxis der klinischen Verhaltensmedizin und Rehabilitation 16, 266-273 (1991)

[19] Voepel-Lewis T, Starr A, Ketefian S, White MJ: Stress, coping, and quality of life in family members of kidney transplant recipients. ANNA J. 17 (6), 427-431 (1990)

-    Gouge F, Moore J Jr., Bremer BA, McCauly CR, Johnson JP: The quality of life of donors, potential donors and recipients of living-related donor renal transplantation. Transplant. Proc. 22 (5), 2409-2413 (1990)

-    Devins GM, Mandin H, Hons RB, Burgess ED, Klassen J, Taub K, Schorr S, Letourneau PK, Buckle S: Illness intrusiveness and quality of life in end-stage renal disease: comparison and stability across treatment modalities. Health. Psychol. 9 (2), 117-142 (1990)

bend, 90% ganz rehabilitiert[20]) und 20-Jahres-Überlebensrate (n=14, exzellente Ergebnisse zu akuter Arbeitsfähigkeit und sexueller Funktion[21]) auch positive Effekte auf die Lebensqualität von nierentransplantierten Kindern[22]. Auffallend bei erwachsenen Überlebenden ist, trotz spezifischer Probleme, die Überlegenheit der Transplantation gegenüber Dialyseverfahren und der übereinstimmende Befund, daß hoher Bildungsstand und niedriges Alter, nicht aber die Krankheitsdauer mit hohen Lebensqualitätsscores korrelieren[23].

<u>Lebertransplantation</u>
Im Gegensatz zur Nierentransplantation mehren sich erst in jüngerer Zeit Arbeiten zur Lebensqualität nach Lebertransplantation[24]. Die neueste Arbeit liegt aus dem laufenden holländischen nationalen Lebertransplantationsprogramm vor, in dem bisher 28 transplantierte Patienten im Querschnitt mit standardisierten Verfahren (z.B. NHP) und offenen Fragen zu ihrer Lebensqualität interviewt wurden, weitere 18 Patienten wurden bisher jährlich im Längsschnitt untersucht. Die Ergebnisse[25] zeigen vor der Transplantation eine deutliche Einschränkung in allen Lebensbereichen, besonders hinsichtlich der Energie. Nach der Transplantation, speziell ein Jahr danach, verbessern sich die Werte, erreichen aber nicht die Werte einer gesunden Referenzpopulation. Obwohl selten standardisierte Verfahren zur Lebensqualitätserfassung eingesetzt wurden, ergibt sich aus den Studien, daß der Effekt der Transplantation positiv ist[26]. Dies ermutigt offen-

---

[20] Yasumura T, Oka T, Omori Y, Nakane Y: Long-term results of living related kidney transplantation: a retrospective study on 114 recipients followed over 10 years. Jpn. J. Surg. 21, 138-144 (1991)

[21] Slavis SA, Novick AC, Steinmuller DR, Streem SB, Braun WE, Straffon RA, Mastroianni B, Graneto D: Outcome of renal transplantation in patients with a functioning graft for 20 years or more. J. Urol. 144 (1), 20-22 (1990)

[22] Almond PS, Morell P, Matas AJ, Gillingham KJ, Chau KS, Brown A, Kashtan CE, Mauer SM, Chavers B, Nevins TE, et al.: Transplanted children with long-term graft function have an excellent quality of life. Transplant. Proc. 23, 1380-1381 (1991)

[23] Hart LG, Evans RW: The functional Status of ESRD Patients as measured by the Sickness Impact Profile. J. Chron. Dis. 40, Suppl. 1, 117S-130S (1987)

-     Muthny FA, Broda M, Dinger A, Koch U, Stein B: Aspekte der Lebensqualität bei verschiedenen Behandlungsverfahren der chronischen Niereninsuffizienz - ein empirischer Vergleich. In: Franz HE (Hrsg.): Blutreinigungsverfahren - Technik und Klinik; Stuttgart, New York: Thieme, 205-210 (1990)

[24] Pennington JC: Quality of life following liver transplantation. Transplant. Proc. 21, 3514-3516 (1989)

-     Hockerstedt K: Liver transplantation today. Scand. J. Gastroenterol. 25 (1), 1-10 (1990)

-     Bonsel GJ, Klompmaker IJ, Essink-Bot ML, Habbema JD, Slooff MJ: Cost-effectiveness analysis of the Dutch liver transplantation programme. Transplant. Proc. 22 (4), 1481-1484 (1990)

[25] Bonsel GJ, Essink-Blot ML, Klompmaker ID, Slooff MJH: Assessment of quality of life before and following liver transplantation: first results. Transplantation (1992, in press)

[26] Van Thiel DH, Kumar S, Gavaler JS, Tarter RE: Effect of liver transplantation on the hypothalamic-pituitary-gonadal axis of chronic alcoholic men with advanced liver disease. Alcohol. Clin. Exp. Res. 14 (3),, 478-481 (1990)

bar auch zu neuen klinischen Indikationsstellungen wie zur Transplantation HIV-infizierter Hämophilie-Patienten[27]. In einer Untersuchung an Langzeitüberlebenden wurde gezeigt, daß Überlebenszeit und Lebensqualität bei verschiedenen Grunderkrankungen sich unterscheiden, indem bei Zirrhosepatienten bessere Ergebnisse als bei Krebspatienten zu erwarten seien[28]. Da die Lebertransplantation im Vergleich zur Herztransplantation noch wenig etabliert ist, beschäftigen sich die ersten Berichte aus der Tranplantationsmedizin eher selten mit ihren psychosozialen Implikationen für die Patienten. Hier ist die Arbeit von Küchler et al.[29] hervorzuheben, die die psychologischen Anpassungsprozesse bei der Lebertransplantation untersucht haben und Anregungen für die psychosoziale Betreuung der Patienten geben.

Knochenmarktransplantation

Bei der Knochenmarktransplantation stehen sowohl Erwachsene als auch Kinder und Jugendliche im Zentrum des Interesses. In einer Studie an 135 erwachsenen Überlebenden ein Jahr nach KMT wurden standardisierte Verfahren zur Erfassung der Befindlichkeit (POMS) und der Zufriedenheit in verschiedenen Lebensbereichen eingesetzt[30]. Es zeigte sich, daß die Lebensqualität der Patienten weniger von klinischen Variablen abhing als von der Fähigkeit, ihre sozialen Rollen im Alltag, d.h. im Beruf und in der Familie, aufrechtzuerhalten. Andrykowski und Mitarbeiter[31] verglichen 29 erwachsene Patienten (allogene KMT) mit 22 parallelisierten Nierentransplantationspatienten und einer Gruppe von Krebspatienten. Sie berichteten, daß alle Gruppen von einer "normalen Lebensqualität" weit entfernt waren, gemessen mit dem POMS und dem SIP. In der Transplantationsgruppe verbesserte sich die Lebensqualität zwar im Verlauf, aber dennoch korrelierten hohes Alter und geringer Bildungsstand mit ungünstigen Lebensqualitätsbewertungen, während die Zeit seit KMT keinen Einfluß hatte. Über 60% der Patienten klagten über Energielosigkeit und Gedächtnisstörungen; Schlafstörungen, sexuelle Probleme und Atembeschwerden wurden ebenfalls genannt. Nur 20% der vorher ganztags beschäftigten Patienten

---

-    Mentha G, Meyer P, Huber O, Le-Coultre C, Villinger A, Cereda JM, Widmann JJ,Pittet D, Gunn-Sechehaye A, Schneider PA, et al.: Liver transplantation. Preliminary results in the district University Hospital of Geneva. Schweiz. Med. Wochenschr. 120 (29), 1037-1044 (1990)

27   Ragni MV, Bontempo FA, Lewis JH: ,Organ transplantation in HIV-positive patients with hemophilia [letter]. N. Engl. J. Med. 322 (26), 1886-1887 (1990)

28   Hotta SS: Assessment of liver transplantation. Health. Techn. Assess. Rep. (1), 1-43 (1990)

29   Küchler T, Kober B, Brolsch C, Henne-Bruns D, Kremer B: Quality of life after liver transplantation: can a psychosocial support program contribute? Transplant. Proc. 23, 1541-1544 (1991)

30   Baker F, Curbow B, Wingard JR: Role retention and quality of life of bone marrow transplant survivors. Soc. Sci. Med. 32 (6), 697-704 (1991)

31   Andrykowski MA, Altmaier EM, Barnett RL, Otis ML, Gingrich R, Henslee-Downey PJ: The Quality of life in adult survivors of allogeneic bone marrow transplantation. Correlates and comparison with matched renal transplant recipients. Transplantation 50 (3), 399-406 (1990a)

kehrten in den Beruf zurück. In einer Folgestudie fanden sie[32], daß die Bestrahlung negative Auswirkungen auf die mentale Kompetenz der Patienten hat, gemessen mit neuropsychologischen Tests zu Konzentration, Lernen und Gedächtnis.

In einer Studie zur Lebensqualität von KMT-transplantierten Jugendlichen ergab sich im Vergleich zur gesunden Referenzgruppe ein höheres Maß an globalem, psychischen Streß, aber kein Unterschied hinsichtlich Verhaltensauffälligkeiten oder schulischer Leistung. Der Streßscore lag unter dem einer psychiatrischen Vergleichsgruppe und rechtfertigte nicht die Diagnose psychopathologischer Morbidität. Zudem erwies sich der familiäre Zusammenhalt als ein wichtiger protektiver Faktor für psychiatrische Probleme[33].

Zur Lebensqualität von Kindern nach KMT gibt es im Gegensatz zu einer Fülle von Literatur über Familienfunktion und psychologische Adaptationsprozesse nur wenig Studien. Verwiesen wird auf Spätfolgen der KMT, unter anderem auf Entwicklungsverzögerungen und fragliche kognitive Leistungseinbußen[34]. Dennoch rechtfertigt fraglos sowohl bei den Leukämien[35] als auch bei neueren Indikationen wie der Sichelzellanämie[36] die anderenfalls kürzere Lebenszeit eine Transplantation.

Transplantationsübergreifende Ergebnisse

<u>Lebensqualität transplantierter Patienten</u>
Der kurze Literatureinblick zeigt organspezifisch eine heterogene Bewertung der postoperativen Lebensqualität. Besonders deutlich wird dies, wenn die zahlreichen Arbeiten zur Lebensqualität herztransplantierter Patienten miteinbezogen werden. Obwohl immer wieder spezielle, z.B. sexuelle, Probleme beschrieben werden[37], weisen diese Ergebnisse auf eine gute bis sehr gute Lebensqualität der überlebenden Patienten hin, gemessen sowohl an den individuellen Veränderungserwartungen, als auch an der

---

[32] Andrykowski MA, Altmaier EM, Barnett RL, Burish TG, Gingrich R, Henslee-Downey PJ: Cognitive dysfunction in adult survivors of allogeneic marrow transplantation: relationship to dose of total body irradiation. Bone Marrow Transplant. 6 (4), 269-276 (1990)

[33] Lesko LM: Surviving hematological malignancies: stress responses and predicting psychological adjustment. Prog. Clin. Biol. Res. 352, 423-437 (1990)

[34] Sanders JE: Long-term effects of bone marrow transplantation. Pediatrician 18 (1), 76-81 (1991)

- Hanigan, MJ: Complex problems of children following allogenic bone marrow transplantation. J. Pediatr. Oncol. Nurs. 7, 73-75 (1990)

[35] Philip T, Zucker JM, Bernard JL, Lutz P, Bordigoni P, Plouvier E, Robert A, Roche H, Souillet G, Bouffet E, et al.: Improved survival at 2 and 5 years in the LMCE1 unselected group of 72 children with stage IV neuroblastoma older than 1 year of age at diagnosis: is cure possible in a small subgroup? J. Clin. Oncol. 9 (6), 1037-1044 (1991)

[36] Kodish E, Lantos J, Siegler M, Kohrmann A, Johnson FL: Bone marrow transplantation in sickle cell disease: the trade-off between early mortality and quality of life. Clin. Res. 38 (4), 694-700 (1990)

[37] Mulligan T, Sheehan H, Hanrahan J: Sexual function after heart transplantation. J. Heart Lung Transplant. 10 , 125-128 (1991)

Bandbreite der Werte in den Meßinstrumenten und in den Vergleichen mit gesunden Personen[38].

Bei den Nierentransplantierten steht weniger der Vergleich mit einer Normalpopulation im Vordergrund, als der Vergleich mit der Hämodialyse. Hier ergibt sich ebenfalls aus den großen Studien ein deutlicher Hinweis auf die Überlegenheit der Transplantation hinsichtlich der Lebensqualität. Bei der Knochenmarktransplantation erscheint das Resumé nicht ganz so günstig. Hier werden weniger die "Erfolge" als die "Problembereiche" des Verfahrens beleuchtet. Und bei der Lebertransplantation wie auch bei der Lungentransplantation[39], der Pankreastransplantation[40] und den kombinierten Transplantationen wie Herz-Lunge oder Pankreas-Niere reicht die Datenbasis zu kaum mehr als Hypothesen über den Zugewinn an Lebensqualität[41]. Diese Uneinheitlichkeit in der Beschreibung des Outcome betrifft allerdings primär die Querschnittsstudien; die wenigen Beobachtungsstudien zeigen unabhängig vom Organ deutlich eine Verbesserung der Lebensqualität von vor zu nach der Transplantation.

Zusammenfassend zeigten die empirischen Untersuchungen also, daß die Transplantation trotz behandlungsspezifischer Einschränkungen und bestehender postoperativer Probleme der Reintegration ins Berufsleben mit einer Verbesserung der Lebensqualität im Vergleich zu vorher verbunden ist.

---

38 Bullinger M, Hasford J: Evaluationg quality of life measures for german clinical trials. Controlled Clinical Trials 12, 915-1055 (1991)

- Bullinger M, Angermann C, Kemkes B: Psychological wellbeing of heart-transplant patient - cross sectional and longitudinal results. In: Walter P (ed): Quality of Life after Open Heart Surgery. Kluwer Publishers, Amsterdam (1992, in press)

- Künsebeck I: Lebensqualität nach Herztransplantation. Z. med. Psychologie, im Druck (1992)

- Bunzel B, Grundbock A, Laczkovics A, Holzinger C: Surgical success following heart transplantation in relation to preoperative status. Wien. Klin. Wochenschr. 102 (13), 375-378 (1990)

- Shapiro PA: Life after heart transplantation. Proc. Cardiovasc. Dis. 32 (6), 405-418 (1990)

- Mai FM, McKenzie FN, Kostuk WJ: Psychological adjustment and quality of life following heart transplantation. Can. J. Psychiatry 35 (3), 223-227 (1990)

- Caine N, Sharples LD, English TA, Wallwork J: Prospective study comparing quality of life before and after heart transplantation. Transplant. Proc. 22 (4), 1437-1439 (1990)

39 Craven IL, Bright J, Dear: Psychiatric, psychosocial and rehabilitative aspects of lung transplantation. Clin. Chest. Med. 11, 247-257 (1990)

40 Federlin K, Florack G, Hopt UT, Land W, Landgraf R, Mehnert H: Indikation zur Pankreastransplantation. Langenbecks Arch. Chir. 375 (3), 186-191 (1990)

- Johnson JL, Schellberg J, Munn SR, Perkins JD: Does pancreas transplantation really improve the patient's quality of life? Transplant. Proc. 22 (2), 575-576 (1990)

41 Caine N, Sharples LD, Smyth R, Scott J, Hathaway T, Higenbottam TW, Wallwork J: Survival and quality of life of cystic fibrosis patients before and after heart-lung-transplantation. Transplant. Proc. 23, 1203-1204 (1991)

- Nakache R, Tyden G, Groth CG: Quality of Life in Diabetic Patients After Combined Pancreas-Kidney or Kidney-Transplantation. Diabetes Vol. 38, Suppl. 1, 40-42 (1989)

Determinanten der Lebensqualität

Die Frage, von welchen Faktoren die Lebensqualität abhängt, läßt sich differenzieren in den klinischen, den psychologischen und den sozialen Aspekt. In klinischer Hinsicht sind die Grunderkrankung, die Prognose und unerwünschte Wirkungen der Behandlung von Bedeutung. Psychologische Faktoren beziehen sich auf die Verarbeitungsprozesse, d.h.Bewertung und Bewältigung von Krankheit und Therapie[42]. Soziale Aspekte beziehen sich auf den Rückhalt durch andere Personen wie z.B. das medizinische Team oder die Familie[43]. Zudem bestehen Korrelationen der Komponenten der Lebensqualität mit der Globalbewertung. Hier ist zunächst das psychische Befinden und erst danach die körperliche Verfassung besonders wichtig[44].

Übereinstimmend kristallisiert sich aus den Studien die Bedeutung des Alters und Bildungsstandes für die postoperative Lebensqualität heraus[45]. Damit ist allerdings weder eine Taxonomie noch eine Hierarchie der potentiellen Einflußfaktoren erstellt. Diese muß erst erarbeitet werden, sich eng an die jeweilige Transplantationsform halten und mit studienübergreifend einheitlicher Methodik erstellt werden.

Prognose der Lebensqualität

Während sich zeitgleiche Determinanten der Lebensqualität aus Querschnittsstudien extrahieren lassen, sind Längsschnittstudien zur Identifikation prognostischer Faktoren notwendig. Aus den Arbeiten zur postoperativen Befindlichkeit ergibt sich eine im allgemeinen hohe Korrelation zwischen prä- und postoperativer Verfassung; ähnlich haben Lebensqualitätsstudien eine hohe Korrelation der Lebensqualität vor der Intervention mit Messungen danach gefunden[46]. Die Frage, ob die präoperative Lebensqualität mit dem postoperativen klinischen Outcome zusammenhängt, ist in der Transplantationsmedizin bisher ebensowenig systematisch bearbeitet worden wie die umgekehrte Frage nach klinischen Prädiktoren für die postope-

---

[42] Küchler T, Kober B, Brolsch C, Henne-Bruns D, Kremer B: Quality of life after liver transplantation: can a psychosocial support program contribute? Transplant. Proc. 23, 1541-1544 (1991)

[43] Lesko LM: Surviving hematological malignancies: stress responses and predicting psychological adjustment. Prog. Clin. Biol. Res. 352, 423-437 (1990)

[44] Bullinger M, Angermann C., Zellner M, Spes C, Kemkes BM: Lebensqualität nach Herztransplantation - Ergebnisse einer Querschnittstudie. In: Bullinger M, Ludwig M, Steinbüchel N: Lebensqualität bei kardiovaskulären Erkrankungen - Grundlagen und Methoden der Erfassung. Hogrefe, Stuttgart, 153-163 (1991a)

[45] Hart LG, Evans RW: The functional Status of ESRD Patients as measured by the Sickness Impact Profile. J. Chron. Dis. 40, Suppl. 1, 117S-130S (1987)

-    Andrykowski MA, Altmaier EM, Barnett RL, Otis ML, Gingrich R, Henslee-Downey PJ: The Quality of life in adult survivors of allogeneic bone marrow transplantation. Correlates and comparison with matched renal transplant recipients. Transplantation 50 (3), 399-406 (1990)

[46] Bullinger M, Angermann C, Kemkes B: Psychological wellbeing of heart-transplant patient - cross sectional and longitudinal results. In: Walter P (ed): Quality of Life after Open Heart Surgery. Kluwer Publishers, Amsterdam (1992, in press)

rative Lebensqualität. Aus eigenen Studien ergab sich, daß eine hohe präoperative Lebensqualität sich positiv auf den klinischen Verlauf auswirkt, während ein in klinischen Variablen abbildbares körperliches Funktionsdefizit vor der Therapie einen negativen Einfluß auf die postoperative Lebensqualität hat[47]. Problematisch erscheint allerdings der Versuch, höchst spezifische Indikatoren des klinischen Status wie z.B. Laborwerte mit Lebensqualitätsindizes zu assoziieren.

In der Transplantationsliteratur gibt es nur wenige Arbeiten, die über prognostische Faktoren einen Hinweis auf die Indikation und damit indirekt auf das Allokationsproblem geben. Lediglich Bunzel et al. 1990 fanden in ihrer Beobachtungsstudie an 31 Herztransplantationspatienten keine Beziehung zwischen der präoperativen Lebensqualität und klinischem Operationsergebnis (Kendall's Tau - B=.07, p=0.33). Selbst in den Arbeiten speziell zur Patientenselektion zeigt sich außer dem Hinweis auf die genaue Prüfung der vorwiegend klinischen Eignungskriterien, der Beschränkung auf bestimmte Altersgruppen, dem Ausschluß von Suchtpatienten und der Notwendigkeit präoperativer Verlaufsmessungen kein empirischer Ansatz zur Bearbeitung der Frage nach der Lebensqualität als Allokationskriterium[48].

Das Allokationsproblem

Zum Bezugspunkt

Nur die Längsschnittstudien erlauben eine vorsichtige Stellungnahme zum Bezugspunkt in der Lebensqualitätsdiskussion. Wie bereits dargestellt, zeigt sich, daß die präoperative Lebensqualität allein kein hinreichendes Kriterium für die Allokationsfrage sein kann. Die präoperative Lebensqualität wird durch eine Vielzahl von Faktoren beeinflußt und hat keinen gesicherten Effekt auf die postoperative Verfassung des Patienten - sei es in klinischer oder psychosozialer Hinsicht. Die postoperative Lebensqualität erscheint hier aussichtsreicher, wenn sie auch hinsichtlich ihrer klinischen Relevanz mit den Werten von Referenzgruppen verglichen werden müßte und durch einen oder mehrere präoperative Faktoren mit akzeptabler Wahrscheinlichkeit vorhersagbar sein müßte. Ebenso würde sich der erwartete differentielle Zugewinn an Lebensqualität von vor zu nach der Therapie eignen, wobei hier präoperative Meßzeitpunkte für diese erwartete Differenz einzubeziehen sind.

---

[47] Kirchberger I, Ullrich A, Ludwig M, Müller Uibrig M, Bullinger M: Lebensqualität von Brustkrebs Patienten im Verlauf der stationären Nachsorge. In: Muthny A, Haag G (eds): Psychosoziale Forschung in der Onkologie. Fragen, Kontroversen, aktuelle Ergebnisse, künftige Anforderungen. Münchner Medizinischer Verlag, München, im Druck (1992)

[48] Levine AB, Levine TB: Patient evaluation for cardiac transplantation. Prog. Cardiovasc. Dis. 33 (4), 219-228 (1991)
   -   Losse B: Indications and selection criteria for cardiac transplantation. Thorac. Cardiovasc. Surg. 38 (5), 276-279 (1990)

Inhalte

Hier stellt sich die Frage nach den Komponenten der Lebensqualität, die in die Entscheidung mit einzubeziehen sind. Diese sollten sich entsprechend der multifaktoriellen Definition der gesundheitsbezogenen Lebensqualität nicht nur auf eine, sondern mindestens auf folgende Komponenten beziehen:

- die körperliche Verfassung (krankheits- und therapiebedingte Beschwerden),
- das psychische Befinden (Stimmungsdimensionen),
- die soziale Integration (Anzahl und Güte der Beziehungen zu anderen Menschen) und
- funktionale Kompetenz (Aktivitäten in Beruf, Haushalt und Freizeit).

In den Untersuchungen, die mit standardisierten Erhebungsinstrumenten gearbeitet haben, sind diese multiplen Komponenten mit berücksichtigt. Dies gilt weniger für ad hoc konstruierte Instrumentarien und nicht für sogenannte "Proxy-Indikatoren" wie z.B. Dauer des stationären Aufenthaltes oder postoperative Komplikationen. Erwägenswert ist auch die Einbeziehung individualisierter Verfahren, mit denen der Patient seinen persönlichen Vorstellungen entsprechend subjektrelevante Lebensqualitätsdimensionen vor der Transplantation identifiziert und im Verlauf danach evaluiert. Solche Verfahren wurden allerdings bisher in Transplantationsstudien noch nicht eingesetzt.

Operationalisierung

Obwohl auch die soziale Umwelt ihren Eindruck von der Lebensqualität des Patienten mitteilen kann, ist es unabdingbar, die Patienten selbst zu Wort kommen zu lassen. Nur sie sind die Experten für ihre Lebensqualität, und sie sollten und können gehört werden (unabhängig von Alter, Bildungsstand und mentaler Kompetenz). In den dargestellten Studien steht ebenfalls der Patientenbericht im Vordergrund, wobei hier, wenn technisch möglich, eine Ergänzung des standardisierten Verfahrens durch einen Interviewer sinnvoll erscheint. Beim hinsichtlich der Lebensqualität zu beurteilenden Zeitraum empfiehlt sich eine mittlere Dauer von einer Woche, wobei im Verlauf von vor zu nach der Transplantation mindestens vier Meßzeitpunkte abgedeckt werden sollten: vor der Transplantation, unmittelbar vor stationärer Entlassung, und/oder zu Hause, drei Monate nach der Transplantation sowie ein halbes oder ein Jahr nach Transplantation und möglicherweise auch jährlich im längerfristigen Verlauf.

Stellungnahme

Angemessenheit des Begriffs

Gesundheitsbezogene Lebensqualität ist ein schillernder Begriff und ein Synonym für das Bestreben, die Auswirkungen von Krankheit und Therapie aus der Sicht der betroffenen Patienten zu verstehen. Die Verwendung des Begriffs garantiert nicht, daß alle relevanten Komponenten auch tatsächlich im Blick sind, ebensowenig wie die Erfassung der Lebensqualität mit psychometrisch geprüften und standardisierten Methoden sicherstellt, daß das Erleben des Einzelnen umfassend berücksichtigt wird.

Dennoch - und hier sind Parallelen zur Intelligenzforschung durchaus beabsichtigt - ermöglicht der Begriff und seine operationale Definition einen Konsens über ein Minimum an Bestimmungsstücken, die zur vergleichenden Beschreibung der Befindlichkeit und Funktionsfähigkeit des Einzelnen bzw. von Gruppen herangezogen werden können. Mit einer solchen auf Abstraktion beruhenden Vereinheitlichung des Blickwinkels - verankert in sogenannten Meßinstrumenten - drängt sich allerdings der Verdacht eines normativen Aktes auf: Durch die Definition und Erfassungsanleitung werde zementiert, was gesellschaftlich erwünscht scheint (z.B. Fröhlichkeit statt Betrübtsein, berufliche Aktivität statt Nichtstun), und ein kranker Mensch daran gemessen, inwieweit er in der Lage ist, diesen Anforderungen nachzukommen. Damit rückt der Begriff in gefährliche Nähe zum Euthanasiebegriff des Nationalsozialismus[49]. Dies ist und bleibt ein strittiger Punkt. Tatsache ist aber auch, daß in sogenannten "offenen Befragungen" zu den Themen Glück, Zufriedenheit und Lebensqualität immer wieder die Aspekte thematisiert werden, die auch der operationalen Definition der Lebensqualität zugrundeliegen[50]. Das bedeutet, daß mit der Definition der Lebensqualität das repräsentiert wird, was als kulturelles Stereotyp, vielleicht sogar kulturübergreifend, während der Sozialisation vermittelt wird und somit dem Erleben der Menschen inhärent ist. Wenn dies zutrifft, wäre die Verwendung des Begriffs Lebensqualität in der Allokationsdiskussion zumindest prinzipiell berechtigt.

Funktion der Lebensqualitätsdiskussion

Die Funktion der Lebensqualitätsdiskussion im Rahmen der Verteilungsgerechtigkeit reflektiert auf der einen Seite die Skepsis bezüglich medizinischer Allokationskriterien, auf der anderen Seite das Bedürfnis, ein knappes Gut nicht zu "verschwenden", sondern so zu vergeben, daß maxi-

---

[49] Helmchen H.: Lebensqualität als Bewertungskriterium in der Psychiatrie. In: Schölmerich P, Thews G: Lebensqualität als Bewertungskriterium in der Medizin. Gustav Fischer Verlag Stuttgart - New York, 93-117 (1990)

[50] Glatzer W, Zapf W: Lebensqualität in der Bundesrepublik Deutschland. Campus Verlag, Frankfurt (1984)
- Bullinger M, Ludwig M, Steinbüchel N: Lebensqualität bei kardiovaskulären Erkrankungen - Grundlagen und Methoden der Erfassung. Hogrefe, Stuttgart (1991)

maler Nutzen garantiert wird, sowohl gesundheitsökonomisch als auch sozialpolitisch und individuell[51]. Nur so sind die in den Arbeiten zum Selektionsproblem von Transplantationspatienten immer wieder genannten "psychosozialen Aspekte" zu verstehen. Mit ihnen ist die Wahrscheinlichkeit angesprochen, mit der der Patient nach der Transplantation ein subjektiv befriedigendes und gesellschaftlich lohnendes Leben führt. Davon sind anscheinend nicht alle Patienten überzeugt: Ein wichtiger Verweigerungsgrund für die Herztransplantation ist eine erwartete Verschlechterung der Lebensqualität[52].

Zu den implizierten Kriterien für eine hohe postoperative Lebensqualität gehören der familiäre Rückhalt, die soziale Integration und die erwartete Selbstkontrolle z.B. hinsichtlich der Compliance. Allerdings sind solche Kriterien im Fluß: Die Altersgrenze für Transplantationen lockert sich, auch alkoholabhängige Patienten können lebertransplantiert werden. Dennoch scheinen solche soziodemographischen und psychosozialen Kriterien wahrscheinlich immer schon und auch weiterhin in die individuelle Indikation einzugehen - unausgesprochen und trotz der Vergaberegeln im Euro-Transplant-Netz. Wenn dies so ist - so die Argumentation -, könne und solle dies doch offengelegt werden. Die Funktion der Diskussion um die Lebensqualität ist aber nicht nur die Erreichung größtmöglicher Transparenz, sondern reflektiert auch den Versuch, eine "gerechte" Lösung zu finden. Die kann es aber im idealtypischen Sinn nicht geben; es kann nur eine mehr oder weniger an gesellschaftlich erwünschten Zielen orientierte Wahl stattfinden. Das Konzept des individuellen Lebensqualitätszugewinns kann allein kein Kriterium sein, weil dieser jedem Menschen zusteht. Die postoperative Lebensqualität als Kriterium würde zur Erfassung nicht nur ein einheitliches Meßverfahren voraussetzen, sondern auch einen gesellschaftlichen Konsens über die Bewertung des Nutzens der so erfaßten Lebensqualität. Während Ersteres vorhanden ist, ist Letzteres, wenn überhaupt, nur in einem Diskurs zu erreichen.

Fazit

Wenn diese Wahl nicht nach Gutdünken getroffen werden soll, sondern auf intersubjektiv nachvollziehbaren Grundlagen, bleibt der Blick in die Literatur unvermeidlich. Dort allerdings sind deutliche Forschungslücken zu verzeichnen. Es fehlen methodisch saubere prospektive Studien, in denen anhand identischen oder vergleichbaren Instrumentariums eine größere Gruppe von Patienten von vor bis zu mindestens einem Jahr nach der Transplantation untersucht wird. Wichtig hierbei ist auch die Erhebung präoperativer Daten, die als prognostische Faktoren für die postoperative

---

51 Graf-Baumann T: "Lebensqualität": Gesundheitsökonomische Folgerungen. In: Schölmerich P, Thews G: Lebensqualität als Bewertungskriterium in der Medizin. Gustav Fischer Verlag Stuttgart - New York, 271-282 (1990)

52 Frierson RL, Tabler JB, Lippmann SB, Brennan AF: Patients who refuse heart transplantation. J. Heart Transplant. 9 (4), 385-391 (1990)

Lebensqualität bzw. deren Zugewinn gelten können, und die Einbeziehung von klinischen, psychologischen und sozialen Prädiktoren, die die Varianz in der postoperativen Lebensqualität aufzuklären helfen.

Erst wenn eine empirische Grundlage vorliegt, kann die Diskussion um die Lebensqualität als Allokationskriterium fundiert geführt werden. Nur dann nämlich ist kritisch zu beurteilen, ob überhaupt und welches der Kriterien inwiefern eine hohe postoperative Lebensqualität bzw. einen deutlichen diesbezüglichen Zuwachs erbringt. Wie wünschenswert dieser Zuwachs ist, kann nur durch Konsensfindung in einer breiten Prioritätsdiskussion in der Gesundheitsökonomie entschieden werden.

Damit ist auch eine Aussage über die Grenzen der Lebensqualitätserfassung gemacht: der im Problem der Verteilungsgerechtigkeit immanente ethische Konflikt kann nicht durch Einführung des Konstrukts Lebensqualität bewältigt werden. Er wird hiermit lediglich auf eine andere Ebene verlagert, denn auch mit der - inzwischen methodisch adäquat durchführbaren - Erfassung der Lebensqualität können Ergebnisse nur dargestellt, nicht aber hinsichtlich ihres gesellschaftlichen Nutzens bewertet werden.

Als Konsequenz der bisherigen Lebensqualitätsbewertung in der Transplantationsmedizin bleibt damit aber, die Ergebnisse zu nutzen zur systematischen Unterstützung der Patienten vor, während und nach der Transplantation mit dem Ziel, ein gutes Ergebnis zu ermöglichen durch fundierte Patienteninformation, innovative Behandlungsschemata und fachliche psychosoziale Betreuung.

Diskussion

T. Küchler

Wir finden bei den Lebertransplantierten in Hamburg, retrospektiv betrachtet, präoperativ natürlich eine signifikant schlechtere Lebensqualität bei denjenigen, die nach der Transplantation versterben. Deshalb können wir retrospektiv sagen: Das ist ein Kriterium. Wenn wir uns aber die Verteilung der Stichprobe anschauen, stellen wir fest, daß es sowohl bei den Überlebenden als auch bei den Verstorbenen Überlappungen gibt. Deshalb möchte ich, Frau Bullinger, ausdrücklich Ihre These stützen, daß dies derzeit nicht als prognostisches Kriterium herangezogen werden kann.

E. Seidler

Sie haben von einer "gesundheitsbezogenen Lebensqualität" gesprochen. Nun haben wir aber kein verbindliches Kriterium für den Begriff Gesundheit. Welche gängige Auslegung ist in diesem Begriff enthalten? Können Sie sich auch eine "krankheitsbezogene Lebensqualität" vorstellen? Gibt es dafür Parameter? Dabei handelt es sich um das, was ich gern als "Gesundheit des Kranken" bezeichne. Diese zu erreichen ist eine sehr schwierige ärztliche Aufgabe.

M. Bullinger

Gesundheitsbezogene Lebensqualität bedeutet nicht, daß man damit die krankheitsbezogene Lebensqualität ausschaltet, sondern man versucht, einen Unterschied zu machen zwischen den inzwischen doch etablierten soziologischen und sozioökonomischen Forschungsergebnissen zum Lebensstandard als einem Indikator für Lebensqualität. Der Begriff gesundheitsbezogen bezieht sich daher nicht nur auf Gesunde, sondern auch auf Erkrankte. Über die Definition des Begriffes Lebensqualität kann man sich sicherlich sehr lange unterhalten. Es ist völlig klar, daß es keine nominale, sondern nur eine operationale Definition geben kann. In diesem Sinne ist die Lebensqualität mit der Intelligenz vergleichbar. Sie unterscheidet damit sich im übrigen nicht sehr von anderen ärztlichen Begriffen, deren Definition oft eine gewisse Relativität beinhaltet.

Wenn wir forschen wollen, müssen wir einen Konsens finden über das, was gemessen werden soll, und darüber, wie es gemessen werden kann. Wenn man das im Bereich der Lebensqualitätsforschung durchsichtig macht, ist das im Prinzip ein Kriterium und eine Forschungsfragestellung, die eine ähnliche Berechtigung hat und eine gleiche Forschungslogik erfordert wie vieles andere in der Medizin auch.

H. Piechowiak

Sie falten zunächst einmal das Konzept der Lebensqualität in vier oder fünf verschiedene Dimensionen auseinander; zum Schluß falten Sie es wieder zusammen und lassen es auf einen Mittelwert schrumpfen. Welchen Vorteil bietet diese sehr wissenschaftliche Vorgehensweise gegenüber einer einfachen Skala der Zufriedenheit beim Vergleich eines präoperativen und eines postoperativen Zustands?

M. Bullinger

Bei einer globalen Wertung gibt es immer einen Informationsverlust. Daher ist es sinnvoll, nicht nur die globale Bewertung zu erfassen ("Wie geht es heute?"), sondern die verschiedenen Komponenten. Das ist übrigens gar nicht so zeitaufwendig, wie man denkt. Ein Fragebogen, der 30 Fragen enthält, die man innerhalb von fünf bis zehn Minuten beantworten kann, ist dabei ausreichend.

Die Korrelation daraus errechneter Indizes mit der globalen Einschätzung der Lebensqualität betrachten wir als eine Herausforderung an die Forschung; denn es hat sich gezeigt, daß beispielsweise bei Herztransplantationspatienten die Zufriedenheit im Beruf und die psychische Befindlichkeit einen wichtigen Faktor für die globale Lebensqualität darstellen. Für andere Patienten, beispielsweise für Dialysepatienten, sieht es anders aus.

Man muß also, um differenzieren zu können, nicht nur abstrahieren, sondern die Vielfalt der verschiedenen Komponenten und deren Veränderungen im Zeitablauf darstellen können, damit man in der Evaluationsforschung etwas mit den Ergebnissen anfangen kann.

F.-W. Eigler

Wurden bei den von Ihnen genannten Untersuchungen die möglichen Einflüssse der immunsuppressiven Therapie bedacht? War das in den Gruppen jeweils in etwa gleich? Es ist z.B. denkbar, daß höhere Cortisondosen einen Einfluß ausüben.

Ich bin sehr überrascht über Ihre Feststellung, daß man sich nach Herztransplantationen besser fühlen kann als ein Gesunder. Ich erinnere mich, daß zu Beginn der Nierentransplantationen - das war allerdings noch in der Azathioprin-Ära - der Psychosomatiker Lohmann formulierte: Der chronisch Nierenkranke ist, wenn er transplantiert wurde, auf einer höheren Ebene unglücklich als der Dialysepatient. Lohmann hat dabei darauf hingewiesen, daß der Transplantierte die Sorge wegen der Abstoßung des neuen Organs hat. Es ist überraschend, daß das beim Herztransplantierten keine Rolle spielen soll.

M. Bullinger

Ich glaube, eine Grundvoraussetzung für jede vernünftige Lebensqualitätsstudie ist, daß sie in enger Kooperation mit der klinischen Datenerfassung durchgeführt wird. Wir haben die Möglichkeit, entsprechend klinischen Kriterien wie beispielsweise "unerwünschte Wirkungen der Abstoßungstherapie - ja oder nein" weiter zu differenzieren. Die Lebensqualitätsforschung macht eigentlich keinen Sinn, wenn man sie von der Klinik abkoppelt.

Einflußfaktoren auf die postoperative Lebensqualität wie beispielsweise Krankheitsbewältigung oder Veränderung der Bewertungsmaßstäbe sollten wir nicht als Störfaktoren betrachten, sondern als Herausforderung. Damit können wir arbeiten und die Ergebnisse verbessern.

H. Raspe

Die Diskussion über die Lebensqualität weist vielleicht noch ein Problem bei denjenigen Patienten auf, die elektiv operiert bzw. transplantiert werden. Ich finde es wenig einleuchtend, daß bei den Knochenmarktransplantation die Lebensqualität vor der Transplantation schlechter sein soll als nach der Transplantation. Wenn bei der chronisch myeloischen Leukämie in der chronischen Phase transplantiert wird, sind die Patienten bis auf den Laborwert und das Wissen darum, daß sie eine Leukämie haben, eigentlich gesund. Wenn man multidimensional mißt, dürfte dies keine allzu große Rolle spielen.

Ich denke, insofern hängen die Ergebnisse sehr davon ab, wie die Gruppe zusammengesetzt ist. Bei Patienten mit akuter lymphatischer Leukämie ist die Situation völlig anders als bei Patienten, die elektiv transplantiert werden. Auch bei der Lebertransplantation könnte es sein, daß sich die Patienten in einem ganz passablen Zustand befinden, bis auf die Tatsache, daß sie eine tödliche Krankheit haben.

M. Bullinger

Das ist im Prinzip eine empirische Frage, die man dann beantworten kann, wenn man die Indikatoren differenziert in die Bewertung des "outcome" mit einbezieht. Das geschieht bei diesen Studien. Bei der Knochenmarktransplantation ist das noch weniger der Fall, weil dort die Forschung jüngeren Datums ist.

H. L. Schreiber

Sie haben gesagt, die Beschreibung der Lebensqualität solle nicht mit normativen Formulierungen erfolgen. Liegt da nicht ein gewisser Widerspruch? Ist dem Begriff der Lebensqualität nicht notwendig eine Bewertung beispielsweise von Mobilität und Arbeitsfähigkeit inhärent? Mir ist noch nicht ganz deutlich, was die normative Abstinenz bedeutet.

Sie haben die bisherigen Forschungsergebnisse im Hinblick auf die Allokationsprobleme sehr kritisch beurteilt. Sehen Sie aus solchen Forschungen Ansatzpunkte dafür, bestimmte Kriterien zu gewinnen, mit denen man vor der Behandlung Maßstäbe für die Applikation eben dieser Behandlung ableiten könnte?

M. Bullinger

Nur dann, wenn man darlegen kann, was sich als Prädiktor eignet, kann man mit den Studien fortfahren. Wie handlungsrelevant der Prädiktor ist, ist eine andere Frage.

Im Hinblick auf den normativen Charakter empfinde auch ich ein gewisses Unbehagen. Wenn man aber offene Umfragen zum Begriff der Lebensqualität durchführt, findet man in den industrialisierten Ländern eine verblüffend intersubjektiv vergleichbare Dimensionalität der Lebensqualität. Alle sagen beispielsweise: Wir wollen viel verdienen, wir wollen glücklich, wir wollen gesund sein. Es scheint eine gemeinsame Dimensionalität der Lebensqualität vorhanden zu sein. Das sollten wir zur Kenntnis nehmen.

D. von Engelhardt

Sehen Sie im Bezug auf Lebensqualität und Rationierung aus der Sicht der Betroffenen Zusammenhänge zwischen bestimmten Graden der Lebensqualität und einem Verzicht der Betroffenen selbst, indem sie sagen: Dann habe es eben keinen Sinn? Oder könnte man sich vorstellen, daß jemand sagt: Meine Lebensqualität ist zwar sehr gering, aber ich hänge so am Leben, daß ich unbedingt transplantiert werden möchte?

M. Bullinger

Eine Studie bei Herztransplantationen sagt aus, daß einige Patienten nicht transplantiert worden waren, weil sie nach der Transplantation eine niedrige Lebensqualität erwarteten[53]. Das ist aber eine ganz schwierige Entscheidung, weil sie auch von der Information und der Aufklärung der Patienten abhängt.

Aus den Antworten auf die Frage, wie es dem Patienten im Zusammenhang mit einer Behandlung geht, kann man sehr wohl ableiten, wie man aus der Sicht der Patienten die Ressourcen im Gesundheitswesen besser einsetzen könnte. Dazu gehören - das ist ein Dauerthema - das Gespräch, die Aufklärung und die Führung der Patienten auch nach der Operation.

---

[53] siehe Frierson et al. 1990

Entscheidungskriterien und Konflikte am Beispiel der Nierentransplantation

E. Renner*

Einführung

Als in allen Zeitungen zu lesen stand, daß dem Fürsten zu Thurn und Taxis ein Herz transplantiert wurde, und er direkt ein zweites Transplantat erhielt, als das erste nach kurzer Zeit abgestoßen wurde, kam erhebliche Unruhe auf unter Patienten, die auf die Chance der Transplantation warteten, und die nun Zweifel an der Ehrlichkeit und Chancengleichheit bei der Organzuteilung befielen. Andere argwöhnten, daß es trotz gegenteiliger Versicherung hier doch so wie im übrigen Leben auch zugehen könnte und Mächtige in der Transplantation bevorzugt würden - woran sie sich dann mit einer Organspende nicht beteiligen wollten.

Die heftige, nach Berechtigung und Begründung nicht fragende Reaktion auf die Presseberichte beleuchtet aber, ein wie sensibles Feld die Zuteilung lebensnotwendiger Güter ist, wenn sie nicht allen zur Verfügung stehen können. Das mißtrauische "weil du arm bist ...." liegt auf den Lippen, lange bevor Sachfragen und Hergänge geklärt sind und die Frage, ob dies denn überhaupt in ärztlichem Ermessen liegen dürfe, stand ganz im Vordergrund.

Dabei stellt der Mangel an Transplantaten einen Sonderfall insofern dar, als er nicht durch Geldmangel oder korrigierbare Verschwendung verursacht wird, sondern maßgeblich durch Verhaltensweisen gerade bei den nicht im Rahmen der Transplantationsmedizin Verantwortlichen. Daß wir in absehbarer Zeit nicht mehr reich genug sein könnten, allen die durch stetige Weiterentwicklung medizinischer Kenntnisse mögliche, den Tod aufschiebende Behandlung zuteil werden zu lassen, mag man in der Politik und auch in verschiedenen Gruppen und Institutionen des Gesundheitswesens noch nicht diskutieren. Dabei sind wir auch hier bereits weiter fortgeschritten als öffentlich zugegeben wird.

Wirtschaftlich bedingter Behandlungsverzicht ist noch schwerer zu ertragen, als Ressourcenmangel, der in seiner Ursache nicht so eindeutig zuzuordnen ist. Organmangel als Gegenstand der Diskussion um die grundsätzliche Frage, wie mit der zunehmenden Diskrepanz zwischen wissenschaftlich-theoretisch gegebenen und für den einzelnen Patienten tatsächlich realisierbaren Behandlungsmöglichkeiten umgegangen werden kann, hat deshalb Stellvertreterfunktion für das, was sich am Horizont abzeichnet.

---

* Chefarzt der Medizinischen Klinik I des Städtischen Krankenhauses Köln-Merheim

Allokationskriterien

Die Wirklichkeit dieses Umganges mit dem Organmangel wird maßgeblich von zwei Gegebenheiten bestimmt:

Alternative zur Transplantation

Diese Gegebenheit existiert in Form der Dialyse nur bei Nierenerkrankungen, ermöglicht dort das Zustandekommen einer Warteliste und führt damit in der chronischen Mangelsituation zu einem andauernden Auswahlproblem. Bei anderen Organtransplantationen infolge eines terminalen und konservativ unbehandelbaren Organversagens, z.B. bei Herz, Leber oder Lunge, bei denen der Nichtbehandelte unmittelbar zu sterben droht, ist das Auswahlproblem akut, müssen Entscheidungen unter Triage- oder Notstandsgesichtspunkten fallen oder nach einer Prioritätslösung, z.B. der Bevorzugung des schon in Behandlung befindlichen Patienten vor dem Neuhinzukommenden. Eine solche Argumentation wird bei der Zuteilung eines Nierentransplantates nicht oder nur im Ausnahmefall schlüssig sein. Angesichts der Wartemöglichkeit und der Überlebenswahrscheinlichkeit unter konservativer Nierenersatztherapie, einer vergleichsweise geringen Beeinträchtigung also, könnte diese im Falle der Zurückstellung eines Patienten als "erlaubtes Risiko" gelten.

Medizinisch-wissenschaftlich begründete Kriterien für die Zuordnung

Auch diese zweite Gegebenheit existiert - zumindest bis heute - nur bei Nierenerkrankungen. Denn nur das Nierentransplantat kann so lange blutleer außerhalb des Körpers überleben, bis in vielstündiger Prozedur immunologische Übereinstimmungen zwischen Transplantat und Empfänger als gesichertes Prognosekriterium feststellbar sind. Bei anderen Organen, deren kurze Überlebenszeit außerhalb des Körpers die Bestimmung dieser Merkmale nicht zuläßt, entfällt dieses objektivierbare Zuordnungskriterium.

Beide Gegebenheiten sind die Basis für die unter Medizinern allgemein akzeptierten Allokationsentscheidungen bei der Nierentransplantation, so wie sie im EUROTRANSPLANT-Bereich und vor allem in den Richtlinien, auf die sich die Arbeitsgemeinschaft der Deutschen Transplantationszentren verpflichtet hat, festgelegt sind. Danach gilt als erste Priorität für die Zuteilung die immunologische Übereinstimmung nicht nur in den Blutgruppen A, B, und 0 sondern so weitgehend wie möglich auch in den HLA-Antigenen, den vererbbaren Merkmalen an Zelloberflächen, die zuerst an Leukozyten nachgewiesen wurden. Die Vielfalt dieser Antigene ist so groß, daß eine komplette Übereinstimmung selten und nur in einem großen Empfängerpool ausreichend oft erreichbar ist. Hieraus leiten sich die Berechtigung und die Notwendigkeit des Organaustausches über Organisationszentralen wie Eurotransplant ab.

Die prognostische Bedeutung der HLA-Übereinstimmung ist immer wieder, auch in jüngster Zeit an großen Kollektiven belegt. Die Meinung, daß die HLA-Typisierung durch neue Immunsuppressiva wie Cyclosporin "praktisch überholt" sei, ist ihrerseits durch neue Untersuchungen überholt[1]. Dementsprechend ist verpflichtend vereinbart, daß alle gewonnenen Nierentransplantate bzw. deren HLA-Muster an Eurotransplant gemeldet werden. Im Fall des Vorkommens einer kompletten Übereinstimmung ist es zwingend, das Transplantat zugunsten dieses Empfängers abzugeben. Ebenfalls verpflichtend ist die Vereinbarung, das Organ in den Eurotransplant-Verbund abzugeben, wenn im eigenen Zentrum ein Empfänger nicht zu finden ist, mit dem wenigstens ein festgelegtes Minimum an Übereinstimmung besteht. Die Einhaltung dieser Vereinbarungen wird aufgrund der Daten von Eurotransplant durch den Vorstand der Arbeitsgemeinschaft Organtransplantation überwacht und Abweichungen müssen dem Vorstand gegenüber begründet werden. Sanktionsmöglichkeiten gibt es nicht, aber die Erfahrung zeigt, daß auch hier allein die Erfassung und die Deklarationspflicht die Zahl der Verstöße klein hält.

Übrig bleibt ein relativ großer mittlerer Bereich an immunologischer Übereinstimmung für den, soweit vorhanden, Empfänger im eigenen Zentrum bevorzugt werden dürfen. Der Einfluß der hier bestehenden Übereinstimmungen oder Inkompatibilitäten auf die Prognose ist gering, so daß dieses Vorgehen für vertretbar gehalten wird. Dieser mittlere Bereich eröffnet Ermessensspielräume und aus der jährlichen Statistik ist ersichtlich, daß manche Zentren auch hier die immunologische Übereinstimmung als wichtiges Kriterium erachten und mehr Organe an den Empfänger mit dem besserem Ergebnis abgeben, andere den statistischen Prognosevorteil geringer einschätzen und mehr Organe innerhalb des eigenen Zentrums transplantieren[2]. *Darin liegt bezogen auf den Eurotransplant-Verbund eine Willkür in der Allokation, für die es eine verbindliche Regelung zur Sicherstellung von Verteilungsgerechtigkeit bislang nicht gibt.*

Weitere Entscheidungskriterien

Der Gesichtspunkt der *Dringlichkeit* hat bei der Niere untergeordnete Bedeutung. "High-Urgency"-Patienten, bei denen aus gesundheitlichen Gründen, z.B. weil die Dialyse technisch nicht mehr fortgeführt werden kann, die Einordnung in eine besondere Dringlichkeitsstufe bei Eurotransplant beantragt wird, werden bevorzugt. Hier muß aber eventuell ein dem Patienten gegenüber deklarierter Kompromiß bezüglich der Qualität der Niere, d.h. dem Grad der immunologischen Übereinstimmung in Kauf genommen werden. Daraus ergibt sich eine Beschränkung der Anmeldung auf wirkliche Notsituationen. Bevorzugt werden auch in einem besonderen Programm Empfänger, die Antikörper gegen HLA-Antigene gebildet haben

---

1   Opelz, G., Transplant. Proc. 19 (1987): 641

2   Eurotransplant Foundation: Cumulative table of all donor and transplantation activities 1992

und deshalb lange auf ein Organ warten müßten, gegen das sie nicht reagieren. Bei negativem Kreuztest erhalten sie das Organ bevorzugt vor anderen Patienten, zu denen das Transplantat auch passen würde.

Allgemein akzeptiert als Allokationskriterium ist die *Wartezeit,* die sich in der niedrigsten Eurotransplant-Anmeldenummer unter gleichgeeigneten Empfängern für ein bestimmtes Organ ausdrückt. Zwar erscheint dieses Kriterium als ein hilfreicher, weil anonymer Mechanismus, der den Arzt von einer Ermessensentscheidung freistellt, doch ist fraglich, ob das aus dieser Wartelistenposition ableitbare Vertrauen des Patienten darauf, daß die begonnene Behandlung auch mit Priorität gegenüber weiter hinzukommenden Patienten fortgesetzt wird, auch zu einer, den Arzt rechtlich bindenden Garantie für den Patienten werden kann[3]. Dennoch verweisen Transplantationschirurgen und Nephrologen bei der Frage nach der Organzuteilung im Bestreben nach transparenten und nachvollziehbaren Kriterien, die Chancengleichheit gewähren, immer auf die Wartezeit. Häufige oder seltene HLA-Konstellationen bewirken sehr unterschiedliche Wartezeiten. Gerade deshalb besteht unter den Beteiligten die Sorge, undurchschaubare Verhältnisse für "Langzeitwarter" zu bekommen, wenn auf dieses verläßliche Kriterium verzichtet würde.

Über weitere mögliche Auswahlkriterien besteht kein Konsens. Allenfalls noch darüber, daß im Entscheidungskonflikt *Kinder* als Empfänger bevorzugt werden sollten. Ein solcher Konflikt läßt sich natürlich organisatorisch vermeiden, indem nach dieser prinzipellen Entscheidung bei geeigneten Organen zuerst nach kindlichen Empfängern gesucht wird.

Die *Grundkrankheit* spielt bei der Nierentransplantation keine Rolle. Eine Analgetikanephropathie als Mißbrauchsfolge wird nicht anders behandelt als eine nicht beeinflußbare Glomerulonephritis. Es gibt zwar verschiedene Glomerulonephritisformen, die häufiger im Transplantat rezidivieren als andere, doch sind die Kenntnisse über die Prognoseunterschiede noch nicht soweit fortgeschritten, daß sie als Auswahlkriterium akzeptiert werden könnten.

Immer wieder wurde versucht, die *Erfolgsaussicht* als Entscheidungskriterium mit einzubeziehen. In den letzten Jahren und zusammenfassend jetzt 1992 hat Jane THOROGOOD überzeugende Untersuchungsergebnisse über den Einfluß einzelner Faktoren auf die Überlebensdauer des Transplantates vorgelegt[4]. 14 Faktoren bei Spender und Empfänger wurden untersucht, und einige zeigten, daß sie mit einem erhöhten Risiko für ein Transplantatversagen verbunden sind, so z.B. die Transplantation einer weiblichen Niere auf einen männlichen Empfänger, eine kalte Ischämiezeit von mehr als 24 Stunden, eine Transplantation bei einem Diabetiker oder die Blutgruppe des Empfängers. Erhöhtes Risiko ergibt sich auch, wenn der

---

[3] Künschner, A.: Wirtschaftlicher Behandlungsverzicht und Patientenauswahl; Enke, Stuttgart 1992

[4] Thorogood, J.: Statistical Modelling of Renal Allograft Survival and Associated Prognostic Factors; Pasmans, Gravenhage 1992

Organspender jünger als 5 oder älter als 55 Jahre ist oder bei einem Organ-empfänger unter 15 Jahren - also bei den nach allgemeinem Konsens be-vorzugten Kindern. Aus der Summe der mit diesen Faktoren verknüpften Teilrisiken läßt sich ein score errechnen, der die Prognose des Transplan-tats bei einem bestimmten Empfänger vorhersagen läßt. Je nach score-Wert ergibt sich ein Risiko für den Transplantatverlust innerhalb von 4 Jahren zwischen 17,2 und 47,8%. Wenn man auch noch die möglichst gute Über-einstimmung von Spender- und Empfängeralter einbezieht, lassen sich Pro-gnoseunterschiede, angegeben als Halbwertzeit für die Organfunktionsdauer von 14,5 bis nur 4,9 Jahre errechnen. Mit einem solchen score steht prin-zipiell ein Instrument zur Verfügung, die Entscheidung über die Organver-teilung über die akzeptierten Kriterien HLA-Kompatibilität und Wartezeit hinaus zu objektivieren. Es ist ohne Zweifel hilfreich, den Einfluß von Ein-zelfaktoren auf den zu erwartenden Erfolg aus dem unsicheren Bereich der Einschätzung wirklich zu quantifizieren. Enthebt seine Anwendung den Arzt aber wirksam der Ermessensentscheidung in dem mittleren Bereich zwischen kompletter immunologischer Übereinstimmung und Inkompati-bilität? Die Autorin selbst weist auf die ethischen Bedenken hin, die sich aus einer nicht relativierten Anwendung ergeben könnten.

Ganz abgesehen von der Frage, ob die Einführung der Erfolgsaussicht, der Funktionsdauer des Transplantats, als Entscheidungskriterium in die Empfängerauswahl und die damit verbundene Ungleichbehandlung menschlichen Lebens ethisch und juristisch zu rechtfertigen sind, kann ein solcher Index nur eine statistische Aussage über eine im Einzelfall unbe-stimmte Prognose machen. Schließlich ist selbst der hier errechnete un-günstigste Fall eines 48%igen Abstoßungsrisikos gleichbedeutend mit einer 52%igen Chance erhaltener Transplantatfunktion. Und was ist im Einzel-fall mit der Abwägung z.B. bei einem jugendlichen gegenüber einem älte-ren Patienten? Der Jugendliche steht im Augenblick der Transplantations-möglichkeit vielleicht gerade am Beginn eines Berufes, den er als Trans-plantierter, nicht aber als Dialysepatient aufnehmen kann; die Transplanta-tion ist für sein weiteres Leben entscheidend. Für den älteren, pensionsbe-rechtigten Menschen mag sich durch die Transplantation nicht so Ent-scheidendes ändern, aber für ihn kann dieses Organ die letzte Chance sein, ehe sein biologisches Alter das mit einer Operation verbundene Risiko zu hoch werden läßt. Der Jüngere könnte auf eine weitere Chance warten. Wie soll nach solchen prozentualen Rechengrößen entschieden werden, wenn ein Patient, der nach der Warteliste an der Reihe wäre, eine erkennbar schlechtere Chance auf eine lange Funktionsdauer des Organs hat als ein anderer? Ein Diabetiker wäre - worauf die Autorin selbst hinweist - bei Anwendung des scores chancenlos, wenn Ermessensspielräume nicht zuge-lassen würden.

Ähnlich unsicher wäre die Einführung eines Auswahlkriteriums *Lei-densfähigkeit*. Soll der den Vorzug haben, der mit dem Schicksal hadert, es nicht erträgt, Dialysepatient zu sein, seine Behandler forciert mit dem Transplantationswunsch konfrontiert, vielleicht seine Familie und Umgebung mit seinem Leid terrorisiert oder aber depressiv reagiert, vielleicht sogar mit Suizid droht? Soll der den Vorzug haben vor dem, der sein Schicksal trägt und zumindest scheinbar damit zurechtkommt.

Schlußfolgerungen

Kann oder muß man fordern, daß Ärzte, einer großräumigen Verteilungsgerechtigkeit verpflichtet, sich über solche, hier nur stichwortartig erwähnte Einzelschicksale hinwegsetzen? Die Austauschquote von 52% im Eurotransplant-Bereich zeigt, daß sie es überwiegend tun, denn komplette und fehlende immunologische Übereinstimmung sind gleichermaßen selten. Bleibt allerdings zu klären, ob sie es aus Überzeugung für das Prinzip tun, oder nur, um sich der Ermessensentscheidung zugunsten anscheinend objektiver Kriterien zu entheben. Auch diese Option sollte man nicht ohne weiteres abwertend beurteilen. Denn Ärzte können nicht erwarten, daß ihrer Ermessensentscheidung bei der Verteilung knapper Ressourcen mehr Vertrauen zuteil wird, als wir uns heute im allgemeinen Umgang, im Geschäftsleben, in der Politik oder in der gesellschaftlichen Auseinandersetzung entgegenbringen.

Trotz aller Versuche, den Vorgang der Ressourcenallokation zu objektivieren, werden wir Ermessensentscheidungen in weiten Bereichen, v.a. in einer Situation des Ressourcenmangels, nicht vermeiden können. Wenn die Sensibilität im Sonderfall der Organknappheit schon so ist, wie die Reaktion auf die Organtransplantation bei Fürst Thurn und Taxis zeigt, um wieviel akzentuierter werden sich die Probleme darstellen, wenn es einmal um die Rationierung häufigerer, mehr Menschen betreffender und prinzipiell vorhandener Behandlungsmöglichkeiten geht.

Die Ärzte, die solche Entscheidungen im Einzelfall einmal werden umsetzen müssen, sind gut beraten, jetzt, da solche unmittelbaren Entscheidungszwänge noch nicht bestehen, eine sorgfältige und kritische interdisziplinäre Diskussion zu dieser Problematik herbeizuführen. Nur mit breitem Konsens über vorher festgelegte, für alle gleichermaßen geltende Grundsätze zu Allokationsfragen werden Entscheidungsträger und Bedürftige leben können. Die derzeitige Neigung, diese Fragen aufzuschieben, in der Hoffnung, es werde so schlimm schon nicht kommen, sammelt mehr Konfliktstoff an, als das Gesundheitswesen heil überstehen kann.

Diskussion

P. Neuhaus

Sie haben bei Ihren Ausführungen nicht berücksichtigt, daß es in Deutschland Transplantationszentren mit sehr großen Wartelisten und relativ geringer Transplantationsfrequenz sowie Transplantationszentren mit kleineren Wartelisten, aber relativ hoher Transplantationsfrequenz existieren. Das kann im Extremfall ein Verhältnis von 1000:150 bedeuten, also eine mittlere Wartezeit von sieben Jahren, im anderen Extremfall eine Relation von 150:100, also eine mittlere Wartezeit von etwas mehr als einem Jahr. Die meisten Patienten wissen dies gar nicht. Ist es berechtigt, dies zu verbergen und gar nicht darüber zu diskutieren? Haben Sie Vorschläge, wie diese Verteilungsungerechtigkeit in unserem Land beseitigt werden kann?

E. Renner

Die Diskrepanzen, die Sie aufgezeigt haben - lange Wartelisten und eine geringe Transplantationsfrequenz -, sind ganz wesentlich dadurch bedingt, daß diese Zentren über wenig Organe verfügen. Das heißt, die Größe der Warteliste und der Einzugsbereich sind einfach nicht in Übereinstimmung mit der Entnahmeaktivität.

P. Neuhaus

Das können Sie so nicht stehenlassen; das ist zu einfach. Es gibt Zentren, die sehr viele Patienten haben, weil sie ein hohes Ansehen genießen, in deren Umfeld aber wenige Organspenden möglich sind. Wenn in Hannover oder München sehr viele Patienten warten, dann hat das etwas mit dem jeweiligen Transplantationszentrum zu tun. Es hat hingegen sicherlich nichts mit dem Zentrum zu tun, wenn es dort relativ wenige Spender gibt.

E. Renner

Ich habe auch keine Lösung, wie man dieses Problem bewältigen kann.

T. Koch

Sie sagten, wenn ich das richtig verstanden habe, daß es bei der Nierentransplantation ein vergrößertes Risiko gebe, wenn ein weibliches Spenderorgan auf einen männlichen Empfänger transplantiert werde. Gilt dies auch umgekehrt?

E. Renner

Nein, offensichtlich nicht. In der Errechnung des Scores wurde nur diese Konstellation als signifikant angenommen.

F.-W. Eigler

Diese Scores sind zwar sehr interessant, aber sie müssen genau unter die Lupe genommen werden. Es könnte sein, daß dieser Unterschied nichts mit dem Geschlecht, sondern mit der Todesart des Spenders zu tun hat - die Wahrscheinlichkeit, daß Männer in jungen Jahren durch einen Verkehrsunfall zu Tode kommen, ist viel größer als bei Frauen, deren Todesursachen in höherem Alter häufiger organischen Ursprungs sind.

T. Koch

Viele Sorgen, die in der Öffentlichkeit bestehen, daß es nicht immer mit rechten Dingen zugehe, beruhen nach meinem Eindruck darauf, daß das Verfahren, nach dem Eurotransplant arbeitet, viel zuwenig bekannt ist. Manche Sorge könnte aber auch aus der Ansicht entstehen, daß es sich um einen nicht demokratisch zustande gekommenen Konsens über das Verfahren handelt, sondern daß die Transplantationsmedizin selbst die Spielregeln aufgestellt hat. Teilen Sie diese Auffassung? Halten Sie es für ausgeschlossen, daß man auf dieser Ebene zu einem stärkeren demokratischen Prozeß bei der Erstellung der Spielregeln kommen könnte?

Beruht ein gewisses Maß an Mißtrauen in diesem Zusammenhang nicht auch darauf, daß es keine geeigneten Institutionen gibt, die die Einhaltung der Spielregeln, die sich die Transplanteure gegeben haben, überwachen? Eine Sanktionsmöglichkeit für jemanden, der an diesen Spielregeln vorbei arbeitet, gibt es nicht.

A. Künschner

Meine Bemerkung "Die Wartezeit bindet nicht" ist natürlich eine juristische Aussage. Für die ethische Ebene ist das vielleicht ganz anders zu werten. Es stellt sich die Frage: Muß man dieses weite Ermessen nicht durch demokratische Verfahren absichern? Im Interesse der Rechtsgemeinschaft und vielleicht sogar aus verfassungsrechtlichen Gründen ist zu fragen: Kann man solche elementaren Entscheidungen über Lebens- und Gesundheitschancen dem freien Ermessen des Arztes oder des Teams überlassen? Liegt es nicht auch im Interesse der Ärzte, sich von der Last der Entscheidung zu befreien?

E. Renner

Wir Ärzte können nur bemüht sein, uns von einem nur uns zustehenden Ermessensspielraum möglichst zu entlasten. Die paternalistische Entscheidung "Ich bemühe mich, für meinen Patienten das Richtige zu tun" wird man uns wahrscheinlich auf Dauer nicht abnehmen. Deswegen brauchen wir mit Ihnen zumindest den Konsens darüber, wie man sich in dieser Situation verhalten kann.

Allerdings glaube ich nicht, daß der Ermessensspielraum sozusagen "demokratisiert" werden kann. Wenn man den beschriebenen Score möglicher Risiken für die Funktionsfähigkeit des Transplantates in einem Empfänger im Einzelfall z.B. auf den jugendlichen Diabetiker anwenden würde, hätte dieser nie mehr eine Chance transplantiert zu werden. Das kann man eigentlich nicht rechtfertigen.

Auch können Richtlinien wie die der Arbeitsgemeinschaft Organtransplantation nicht in einer breiten, allgemeinen Öffentlichkeit diskutiert werden. Es handelt sich um eine Fachgruppenentscheidung, die allerdings innerhalb der Arbeitsgemeinschaft demokratisch getroffen wurde. Es wurde lange daran gearbeitet, lange darüber diskutiert, und zum Schluß wurde mehrheitlich abgestimmt. Der Bereich des zwingend vereinbarten Austausches und der Bereich, in dem davon abgewichen werden kann, sind bindend festgelegt. Auch Eurotransplant hält sich daran. Die Arbeitsgemeinschaft der Deutschen Transplantationszentren hat sich verpflichtet, die beschlossenen Spielregeln zu überwachen. Eurotransplant meldet das Abweichen von den Spielregeln in beiden Grenzbereichen an den Vorstand der Arbeitsgemeinschaft, und dieser geht dem Einzelfall nach. Es muß von den Betreffenden dargelegt werden, warum in dem gegebenen Fall ein Abweichen von den Richtlinien erforderlich war.

T. Koch

Wie will man denn überhaupt erst einmal solche Verstöße aufdecken?

E. Renner

Jedes Organ muß gemeldet werden. Wenn man es am Ort behalten hat, obwohl es beispielsweise eine Mindestübereinstimmung unterschritten hat, oder wenn es am Ort transplantiert worden ist, obwohl Eurotransplant komplette immunologische Übereinstimmung mit einem anderen Empfänger hatte, ist das aufdeckbar. Sanktionsmöglichkeiten gibt es allerdings nicht. Aber auch schon der Rechtfertigungsdruck ist ein ganz gutes Instrument. Es gab in 1992 nur 2% Abweichungen. Das halte ich für ein relativ gutes Ergebnis.

R. Pichlmayr

Diese "probability indices", auf die wir sehr gewartet haben, würden doch auch Sie vorläufig mehr unter der Fragestellung sehen, ob es sich für einen Patienten lohnt, noch länger beispielsweise auf eine bessere Kompatibilität zu warten, als daß wir ihn überhaupt nicht transplantieren, weil er insgesamt eine schlechte Probability hat?

E. Renner

Ich habe nur untersucht, ob die Anwendung solcher Scores und die Berücksichtigung des Nutzens uns von dem Ermessen befreien können. Diesbezüglich wird uns der Score nicht weiterhelfen; wohl aber in dem von Ihnen eben angesprochenen Sinne.

Entscheidungskriterien und Konflikte am Beispiel der Lebertransplantation

F. W. Eigler*

Einführung

Unter dem Gesichtspunkt der Rechtfertigung medizinischer Verteilungs-entscheidungen bei der Lebertransplantation wird man vielleicht erwarten, daß über Entscheidungsprobleme zu reden sein wird, die sich in dem Fall stellen, daß bei Vorhandensein nur eines Organes für zwei oder mehrere Patienten mit akutem oder chronischem Leberversagen eine schnelle Zuteilungsentscheidung getroffen werden muß. Wir können froh sein, daß eine solche Situation sich nur sehr selten stellt, denn der Grundsatz, daß der behandelnde Arzt vor allem dem sich ihm anvertrauenden Patienten verpflichtet ist, gilt auch in der Transplantationsmedizin und kann hier zu einem beinahe unauflöslichen ethischen Dilemma führen.

Es wurde bereits mehrfach darauf hingewiesen, daß die Probleme der Indikationsstellung bei Nieren- und Lebertransplantation sich prinzipell unterscheiden. Wesentlich dabei ist, daß für das terminale Leberversagen keine Form der Ersatzbehandlung existiert - daher treffen wir hier sehr viel häufiger Entscheidungssituationen an, in denen ein weiteres Zuwarten unmöglich wird, in denen eigentlich keine Handlungsspielräume existieren.

Dies spiegelte sich auch in der zunächst auf die Entscheidungsproblematik im Einzelfall gerichteten Formulierung der bislang allgemein gültig gewesenen Entscheidungskriterien wider, bei denen grundsätzlich das Ziel verfolgt wurde, möglichst vielen Patienten in einer ihrem Zustand angemessenen Frist zu einer Transplantation zu verhelfen. Dabei hat das ursprüngliche Verteilungssystem zumindestens vordergründig den einzelnen Patienten ganz in den Mittelpunkt der Betrachtungen gestellt. Zuteilungskriterien waren:

Die Dringlichkeitsstufen:

0 bei akutem Leberversagen oder Funktionsausfall einer transplantierten Leber mit einer Lebenserwartung von höchsten zwei bis drei Tagen;
I Für ein Leberversagen mit einer Prognose von wenigen Wochen;
II Bei prinzipiell gegebener Indikation aber einer Lebenserwartung von Monaten bis wenigen Jahren;

---

* Direktor der Abteilung für Allgemeinchirurgie am Universitätsklinikum Essen

III Bei prinzipell gegebener Indikation aber aktuell einer Transplantation entgegenstehendem Allgemeinzustand (z.B. Infekt).

Klinische Kriterien

In allen Stadien wurde auf eine möglichst große Übereinstimmung der Lebergröße, des Gewichts und der Größe von Spender und Empfänger Rücksicht genommen, in den Stadien I und II darüber hinaus auf die Blutgruppenkompatibilität und eine möglichst negative Kreuzprobe.

In der Anwendung dieser Kriterien ergaben sich verschiedene Probleme: Da die Übergänge vor allem für die Stufen I und II fließend waren und damit dem auch subjektiven ärztlichen Urteil unterlagen, war eine Objektivierung und Standardisierung des Verfahrens von vornherein erschwert. Wir können die Ausgangsbedingungen und Stadien bei der Lebertransplantation nicht wie etwa bei der Nierentransplantation gerecht beschreiben. Wir befinden uns hier meines Erachtens in einem Stadium wie vor 15 Jahren bei der Nierentransplantation. Zweifelsohne müssen wir die Situation wissenschaftlich begleiten, um zu einer Rationalisierung des Vorgehens zu finden. Schon bei der prognostischen Abschätzung des aktuten Leberversagens ergeben sich erhebliche Unsicherheiten. Es ist das Verdienst der Arbeitsgruppe von Roger Williams in London, aufgrund der großen Erfahrungen des dortigen Zentrums einen Prognosekatalog zusammengestellt zu haben, der Hinweise für die Überlebenschancen nach Vergiftungen und nach anderen Ursachen des akuten Leberversagens beschreibt. Diese Probleme nehmen zu, wenn es sich um chronische Erkrankungen mit verschiedenen Zirrhosetypen handelt, in deren Natur ein sehr wechelhafter Verlauf liegt. Die Vielfältigkeit prognostischer Indizes, wie etwa bei der primären biliären Zirrhose machen diese Schwierigkeiten deutlich.

Das beschriebene Vorgehen führte dazu, daß auf eine Transplantation wartende Patienten bei der zeitlich nicht steuerbaren Verfügbarkeit eines Organs von dem für die ihre Prognose besseren Stadium II erst in das Stadium I kommen mußten, um überhaupt eine - dann eben auch prognostisch schlechtere - Transplantationschance zu erhalten.

Darüber hinaus muß bedacht werden, daß bei den im Vergleich zur Nierentransplantation sehr viel kürzeren Organkonservierungszeiten und bei dem unvergleichbar größeren Aufwand für die Transplantation selbst sowie für die Nachsorge auf der Intensivstation nur wenig organisatorischer Handlungsspielraum gegeben ist. Hinzu kommt der schon mehrfach angeführte Ressourcenmangel in diesen Bereichen, insbesondere der Mangel qualifizierten Personals. Dies hatte auch organisatorischen Verteilungsproblemen zur Folge: Im Rahmen des Eurotransplant-Verbundes wurde festgestellt, daß trotz der Klagen über einen Organmangel ein nicht geringer Anteil von Lebertransplantaten pro Jahr aus organisatorischen Gründen nicht vergeben werden konnte.

Die dargestellten Probleme - nicht völlig objektivierbare Dringlichkeitsstufen, Verschlechterung des Gesundheitszustandes einzelner Patienten auf der Warteliste und aus organisatorischen Gründen nicht realisierte Transplantationen - haben dazu geführt, 1991 ein völlig neues Verteilungssystem im Eurotransplantbereich einzurichten. Dieses System beruht auf einer Rangfolge der Zentren nach ihren Aktivitäten der Organgewinnung und der Lebertransplantation im vorausgehenden Jahr sowie auf der lokalen Dringlichkeitseinschätzung beim Empfänger - Patienten, die innerhalb weniger Tage zu Tode kämen, falls keine Transplantation erfolgt, genießen weiterhin Priorität. Die Kompatibilität im ABO-Blutgruppensystem ist ebenfalls verbindlich.

Auf den ersten Blick scheint diese Verteilungspraxis dem Prinzip der primären Patientenorientierung zu widersprechen, und unter den lebertransplantierenden Zentren hat sich eine lebhafte Diskussion ergeben. Es wurde beschlossen, dieses Verfahren für ein Jahr zu testen, ehe man endgültige Beschlüsse faßt. Im April 1992 war diese Frist abgelaufen. Die Zwischenbilanz zeigt, daß die Anzahl der Lebertransplantate, die aus organisatorischen Gründen nicht vergeben werden konnten, deutlich zurückgegangen ist. Es fehlt die Analyse, ob das nur durch das neue System bedingt ist oder ob es noch andere Einflußfaktoren gibt. Die überwiegende Ansicht aber lautet, daß es mit der Rückgabe der Entscheidungsverantwortung an die Zentren gelingt, möglichst vielen Patienten zu einem möglichst frühen Zeitpunkt zu einer Transplantation zu verhelfen.

Alles in allem hängt es also sehr von der Zusammensetzung und der Größe der jeweiligen Warteliste ab, wie weit in der konkreten Situation vor Ort eine echte Entscheidungsproblematik besteht. In aller Regel wird durch die Vorgabe von Blutgruppe, Größenverhältnis und Gesundheitszustand des Empfängers eine klare medizinische Entscheidung möglich sein. Zweifellos ist aber gerade bei der Lebertransplantation eine eindeutige Dokumentation des jeweiligen Procederes bei der Indikationsstellung notwendig, die eine Nachprüfung erlaubt und Willkür ausschließen hilft.

Diskussion

G. Gubernatis

Es mag der Eindruck entstanden sein, es gehe im wesentlichen um Organisationsprobleme oder um Probleme der Transparenz; letzten Endes werde es schon einen Weg geben, alle entsprechend zu behandeln.. Dem möchte ich sehr widersprechen. Wie sieht denn die Realität aus? Ist es nicht - provozierend gesagt - gesundheitspolitisch gesehen ein glücklicher Umstand, daß wir diesen Mangel an Spenderorganen haben? Er kaschiert ja nur die Tatsache, daß wir das Kapazitätsproblem in einem solchen Umfang haben, daß nicht jeder Patient die Chance hat, transplantiert zu werden. Stellt die Transplantationsmedizin hier nicht überhaupt nur die Spitze des Eisbergs dar? Müssen wir nicht erkennen, daß wir mit diesem System am Ende sind? Müssen wir nicht letzten Endes entscheiden, welchen Patienten die Behandlungsmethoden entzogen werden? Diese Fragen können wir aus der Ärzteschaft allein gar nicht beantworten.

T. Zickgraf

Hessen führt zur Zeit den Vorsitz in der Gesundheitsministerkonferenz der Länder. Dort arbeiten wir derzeit an der Gesetzgebung zur Transplantation. Im Moment geht man von einer Landesgesetzgebung aus, weil die Länder im Gesundheitsbereich die hauptsächliche Zuständigkeit haben und der Bund nicht bereit ist, das Problem allein strafrechtlich zu lösen. Im Gesetzgebungsverfahren müssen wir uns natürlich auch mit Fragen der Verteilungsgerechtigkeit auseinandersetzen. Man kann sicher nicht sagen: Der Gesetzgeber regelt die Entnahme bei Lebenden und bei Toten, ansonsten kümmert er sich nicht darum, was mit den Organen geschieht. Von der Bevölkerung wird nachgefragt, ob alles mit rechten Dingen zugeht. Ich glaube, der Gesetzgeber muß immer auch die ärztliche Ermessensentscheidung anerkennen. Sie ist bei jeder ärztlichen Behandlung gegeben. Das kann der Gesetzgeber nicht ersetzen.

Es stellt sich die Frage, in welchem Umfang man Vorgaben machen kann. Im Bereich der Histokompatibilität wird es so aussehen, daß man sagt: Grundsätzlich muß jedes vorhandene Organ gemeldet werden, und es kommt dann auf den Verteilungsschlüssel an, den die meldende Stelle vorgibt. Mehr wird der Gesetzgeber nicht tun, aber bis dahin wird er es vorschreiben, wie ich annehme. Bezüglich der Prognose muß es Scores geben, die von einer Stelle festgelegt werden, in der nicht nur Ärzte vertreten sind, sondern auch noch andere gesellschaftlich relevante Gruppierungen. Diese Scores sind für den Arzt eine Richtschnur, mehr nicht. Er muß sich rechtfertigen, wenn er davon abweicht und Klage erhoben wird. Mehr wird der Gesetzgeber nicht tun. Aber wenn er schon die Materie der Transplantation regelt, darf er es nicht einfach dem Zufall überlassen, wie die Organverteilung gestaltet wird.

W. Smit

Im Bereich der Organtransplantation haben wir es mit der Organspende, vor allem mit der postmortalen Organspende, zu tun. Dabei handelt es sich sozusagen um ein Geschenk, das der Verstorbene zu Lebzeiten macht, oder die Angehörigen gestatten dieses Geschenk. In Form dieser Angehörigen haben wir schon eine Kontrollgruppe. Ich will es nicht simplifizieren, aber dabei handelt es sich doch um eine Gruppe außerhalb der Medizin. Die Transplantationsmedizin lebt ja von ihrem guten Ruf. Ich denke, die Einbeziehung der Angehörigen in den Prozeß der postmortalen Organspende ist auch eine Art Sicherheit. Hier geht es nicht um Dinge, die hinter verschlossenen Türen entschieden werden, sondern es wird diskutiert und permanent überprüft. Ich denke, das ist ein Faktor der Selbstdisziplinierung und eine Tatsache, die für mehr Gerechtigkeit sorgt.

A. Kirst

Uns sollte die Frage, wem das entnommene Organ eigentlich gehört, umtreiben. Wir Mediziner haben uns ein bißchen angemaßt, an Hand der dargestellten Kriterien die Entscheidung zu fällen, was mit dem entsprechenden Organ geschieht. Ich bin durchaus nicht sicher, ob die Berechtigung dazu wirklich vorliegt. Es stellt sich die Frage, ob, wie Herr Smit schon sagte, nicht auch andere Kreise mit einbezogen werden müssen.

B. Schoene-Seifert

Ich glaube, nach den letzten Beiträgen ist uns allen klar, daß, wenn man Nutzenüberlegungen als Verteilungskriterium überhaupt einfließen lassen möchte, es sich um ein multifaktorielles Nutzenkriterium handeln muß, das Überlegungen sowohl im Hinblick auf die Lebensqualität - relativ wie absolut gesehen - als auch die "probability indices" und die Wahrscheinlichkeit der Lebensdauer enthalten muß.

Es erscheint mir völlig unplausibel, daß Sie alle damit einverstanden sind, daß eine komplette immunologische Übereinstimmung Priorität vor allem anderen erhält, auch wenn kurz dahinter jemand mit einer fast ebenso guten Kompatibilität steht, der viel jünger ist, der einen viel höheren Leidensdruck hat und für den alle anderen Indizes sprechen. Woher kommt die Bereitschaft, die iummunologische Kompatibilität als erstes Kriterium anzuerkennen und nicht zu versuchen, eine Verrechnung innerhalb eines Punktesystems vorzunehmen?

E. Renner

Die Frage beleuchtet sehr gut die Situation, daß, wenn man Nutzengesichtspunkte in diese Entscheidung einbeziehen will, diese Entscheidung nicht auf der vierten Ebene angesiedelt sein darf, sondern mindestens eine Ebene höher angesiedelt sein muß. Die Tatsache, daß man die komplette immunologische Übereinstimmung als erste Priorität akzeptiert, gründet sich auf die bessere Prognose. Das ist von der Arbeitsgemeinschaft der Deutschen Transplantationszentren so festgelegt.

In dem Bereich, in dem die Entscheidungskriterien nicht so deutlich vorgegeben sind, wird es problematisch, objektivierbare Nutzengesichtspunkte einzubringen. Dort wird es sehr schwer, von der ganz persönlichen Sicht dieser Entscheidungsebene überhaupt abzuheben.

H. Raspe

Die Diskussion der letzten Beiträge hat mich etwas verwirrt, weil ich das Gefühl habe, daß zwei Ebenen von Entscheidungskriterien und Ermessensspielräumen ganz unterschiedlich herangezogen wurden.

Zum einen geht es um Ermessensspielräume bzw. Entscheidungskriterien im Rahmen einer Indikationsregel, bezogen auf individuelle Indikationsstellungen. So wurde im Verlauf dieses Symposiums die Frage gestellt: Sollen wir überhaupt Lebertransplantationen bei Personen durchführen, die alkoholkrank sind? Nicht von der psychosozialen Seite her wurde argumentiert sondern prognostische Kriterien wurden genannt. Mediziner versuchen natürlich zuerst, auf biologische Kriterien zu kommen; da fühlen sie sich sozusagen am sichersten. Die Mediziner vermeiden die Diskussion um Nutzen, Alkohol, Schuld usw. Das muß nicht richtig sein, aber ich meine, es ist nicht vorwerfbar. Juristen haben schlechte Karten, die Regeln für individuelle Indikationsentscheidungen justitiabel zu machen. Man wird einen Gutachter, einen Sachverständigen benötigen, der Ihnen diese Indikationsregeln auseinandersetzt, und Sie werden sich daran halten müssen. Sie haben meines Erachtens keinen Standpunkt jenseits dieser Linie.

Ganz anders sieht die Situation aus, wenn es um Ermessensspielräume und Entscheidungskriterien bei der Allokation knapper Güter geht. Wenn ich es richtig verstanden habe, sind Nieren- noch viel knapper als Lebertransplantate. Dort sind die Indikationsregeln für den individuellen Fall etabliert. Jeder, der terminal niereninsuffizient ist, kann prinzipiell transplantiert werden - es bleibt nur eine Frage des Zeitpunkts. Wie sieht hier die Situation bezüglich des Ermessensspielraums aus? Das ist meines Erachtens tatsächlich justitiabel, denn hier spielen keine biologischen Kriterien mehr hinein.

Bei der Etablierung der Indikationsregeln selbst muß die ärztliche Profession Vorrang haben. Ich sehe nicht, daß diese Fragen auf juristischer Ebene gelöst werden könnten.

H.-G. Koch

Solange es medizinische Kriterien sind!

H. Raspe

Natürlich, solange es medizinische Kriterien sind. Die Diskussion über die Lebensqualität wirft neue Fragen auf. Aber Sie haben ja auch gesehen, wie vorsichtig Frau Bullinger diese Frage behandelt hat.

F.-W. Eigler

Mich hat überrascht, daß die Frage im Zusammenhang mit der immunologischen Kompatibilität gestellt wurde. Vollständige Übereinstimmung bedeutet doch hier, daß die bestmögliche Überlebenschance für das betreffende Organ in dem Empfänger gegeben ist. Wir müssen bei Vorliegen einer Ressourcenknappheit sehr wohl darauf achten, daß einmal transplantierte Patienten nicht infolge eines vermeidbaren Organversagens wieder zu Patienten werden, die erneut auf eine Transplantation warten müssen. Nicht nur weil die Überlebenschancen für den Patienten selbst bei jeder Retransplantation nicht unerheblich sinken sondern auch, um keine Ressourcen zu verschwenden. Es gibt für meine Begriffe also ganz wichtige Gründe, nach diesen Regeln zu verfahren.

Bezüglich der Einführung des Kriteriums Lebensqualität und weiterer Scores, z.B. die Dringlichkeit betreffend, stehen wir doch erst am Anfang. Es wurde bereits betont, daß man die internationale Zusammenarbeit berücksichtigen muß. Von daher würde es im Einzelfall erhebliche praktische Schwierigkeiten machen, jeweils abzufragen, wo jemand vorhanden ist, der keine vollständige immunologische Übereinstimmung mit dem Spenderorgan aufweist, aber aus irgendwelchen Gründen dringend transplantiert werden muß. Bei der Nierentransplantation tritt eine Entspannung der Situation dadurch ein, daß die Dialyse in der Regel das Überleben recht vernünftig ermöglicht. Es gibt nur in Einzelfällen solche kritischen Situationen.

G. Patzig

Auch noch so wohlbegründete Erwägungen, die im Kreise der Experten und der Mediziner über die Kriterien einer Allokation angestellt werden, weisen den Mangel auf, daß sie nicht mit dem erforderlichen Öffentlichkeitscharakter auftreten können. Es scheint mir daher nützlich und wichtig zu sein, daß so wichtige Fragen im Rahmen einer breiteren Öffentlichkeit zur Diskussion gestellt werden können. Die Kriterien, die in den beiden vorangegangenen Beiträgen vorgestellt wurden, und nach denen bei den verschiedenen Zentren verfahren wird, haben mich persönlich als sachlich begründbar beeindruckt. Ich meine, es wäre gut, wenn nicht nur die Ärzte über diese Fakten orientiert wären. Es wäre positiv, wenn in der Gesellschaft darüber ein breiterer Diskurs in Gang gesetzt werden könnte. Ich bitte die verehrten Kolleginnen und Kollegen aus der Medizin, in Zukunft diesen Gesichtspunkt etwas mehr zu berücksichtigen. Ich meine, unter diesem Gesichtspunkt können die folgenden Beiträge der Philosophen eine gewisse zusätzliche Bedeutung gewinnen.

Philosophische Aspekte der Güterverteilung

Verteilungsgerechtigkeit aus philosophischer Sicht

J. Nida-Rümelin*

Utilitaristisch-konsequentialistische Rationalität

Wenn man einen weiten Gesundheitsbegriff zugrunde legt, wie ihn etwa die WHO 1948 im Sinne eines physischen, mentalen und sozialen Wohlbefindens definiert hat, wenn man zum zweiten an einer Overall-Betrachtung - manche Philosophen nennen dies eine universal-teleologische Betrachtung - festhält, d. h. wenn man sich überlegt, in welcher Weise die Medizin, gesamtgesellschaftlich betrachtet, dazu beitragen kann, Gesundheit zu optimieren, liegt es nahe, die Medizinethik unter die Kriterien *utilitaristisch-konsequentialistischer Rationalität* zu stellen; utilitaristisch deshalb, weil das zu optimierende Gut das subjektive Wohlbefinden ist, und konsequentialistisch insofern, als das, was in der medizinischen Praxis geschieht, instrumentell auf die Optimierung dieses Gutes ausgerichtet ist.

Grenzen kosequentialistischer Medizinethik

(1) Weiterer Gesundheitsbegriff
(2) "Overall"-Betrachtung (universal-teleologisch)

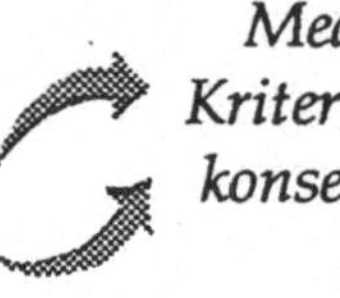

Medizinethik unter Kriterien utilitaristisch-konsequen-tialistischer Rationalität

Einwände:
(a) Paternalismus
(b) überbordende Verantwortlichkeit
(c) Gerechtigkeitsindifferenz
(d) Verletzung von Individualrechten
(e) Kooperationsproblematik

---

* Zentrum für Ethik in den Wissenschaften der Eberhard-Karls-Universität, Tübingen

Es gibt eine ganze Reihe sehr grundsätzlicher Einwände gegen konsequentialistische Kriterien in der Ethik und in der Theorie praktischer Rationalität generell. Für dieses Symposium ist interessant, daß gerade auch Erfahrungen in der Diskussion medizinethischer Probleme - vor allem im angelsächsischen Sprachraum - dazu geführt haben, daß dieses im angelsächsischen Sprachraum dominierende utilitaristische Paradigma in der Ethik zunehmend in Frage gestellt wurde.

Einwände

Ich will hier nur vier grundlegende Einwände stichwortartig nennen.

1. Es handelt sich zum einen um den Einwand des *Paternalismus*. Wenn jemand auf Grund seiner spezifischen Kenntnisse und Erfahrungen - etwa ein Arzt - zu wissen glaubt, was - im Sinne der Optimierung von Gesundheit - gut ist für einen Patienten, dann wäre es ihm aufgetragen, den Patienten zu veranlassen, dementsprechend zu handeln. Wenn der Patient Widerstand zeigt, muß der Arzt dies notfalls mit Überredung zu verändern suchen. Dagegen stehen Intuitionen, die man aus dem Alltagsleben und sicher auch aus der medizinischen Praxis hat, die besagen: Jeder muß für sich selber wissen, was für ihn gut ist, die letzte Entscheidung liegt bei dem entsprechenden Individuum; auch dann, wenn ich hundertprozentig davon überzeugt bin, daß etwas für ihn nicht gut ist, bin ich nicht berechtigt, diese Widerstände in irgendeiner Form zu überwinden, auch dann nicht, wenn dem beispielsweise keine rechtlichen Probleme entgegenstünden.

2. Der zweite Einwand lautet: Wenn man von der einzelnen Handlung verlangt, daß sie sich an diesem Optimierungsmodell orientiert, dann hat das zur Folge, was ich einmal als *"überbordende Verantwortlichkeit"* bezeichnet habe, d. h. die einzelne Entscheidung muß jeweils alle möglichen Handlungsoptionen in diesem Zeitpunkt berücksichtigen und die dann optimale Handlung auswählen. Das bedeutet, daß Projekte nicht mehr verfolgt werden können, weil man bei diesem Abwägungsprozeß permanent von dem abweichen muß, was man ursprünglich vorhatte. Eine weitere Folge ist, daß die persönliche Integrität der handelnden Person gefährdet ist. Ich glaube, das gilt wiederum in besonderem Maße für die medizinethische Fragestellung.

3. Der dritte Einwand lautet, daß, wenn es ausschließlich um die Frage geht, wie ein bestimmtes Gut zu optimieren sei, *Gerechtigkeits- und Verteilungsaspekte im eigentlichen Sinne vernachlässigt werden*. Auf diesem Symposion wurde bereits darüber diskutiert, ob die Histokompatibilität das ausschließliche Kriterium sein muß. Ein Argument in dieser Richtung lautet: Ressourcen sind knapp, also müssen sie effizient eingesetzt werden. Effizienz könnte man übersetzen mit: qualifizierte Erhöhung der Lebenserwartung. Wenn man das in jedem Einzelfall tut, nimmt man implizit für ein ethisches Kriterium Stellung, das Verteilungsaspekten gegenüber indiferent ist. Es geht um die Optimierung der Gesundheit sozusagen in der

Summe, in der Bilanz der Verlängerung der Lebenserwartung in der Gesellschaft insgesamt. Verteilungsfragen bleiben außen vor, und das ist auch wünschenswert, nämlich unter dem Gesichtspunkt der Verantwortungsentlastung.

4. Ein weiterer Einwand befaßt sich mit der *Verletzung von Individualrechten.* Beispielsweise ist selbstverständlich, daß es nicht zulässig ist - und zwar nicht nur juristisch, sondern auch ethisch -, das Leben eines potentiellen Spenders zu verkürzen, um in der Summe möglicherweise eine optimale Lebenszeitverlängerung im Erwartungswert zu erreichen. Wenn man nur diese Aggregationsvorstellung hat, wenn man nur die Lebenserwartungsverlängerung aufsummiert, dann ist dieses moralische Verbot nicht legitimierbar, jedenfalls nicht in direkter Form.

Andere Kriterien der Verteilungsgerechtigkeit

Nun sind in der Philosophie und in der Ökonomie eine ganze Reihe von Kriterien der Verteilungsgerechtigkeit in der Diskussion. Ich will dabei zwei Hauptgruppen unterscheiden, und zwar zum einen diejenigen Kriterien von Verteilungsgerechtigkeit, die versuchen, auf die Problematik der interpersonellen Vergleichbarkeit zu verzichten. Man empfindet ein Unbehagen dabei, wenn man beispielsweise die Lebensqualitäten unterschiedlicher Personen miteinander vergleichen soll. In der Ökonomie war das lange Zeit geradezu ein Dogma - Stichwort: Ordinalismus: Es darf keine interpersonellen Vergleiche von Nutzenniveaus oder von Nutzeneinheiten geben.

Pareto-Vergleichbarkeit

Es gibt ein interessantes Theorem des indischen Ökonomen und Philosophen Amartya Sen, das folgenden logischen Zusammenhang feststellt: Wenn man ein Kriterium der Verteilungsgerechtigkeit entwickelt und dabei die folgenden fünf Bedingungen verlangt:
1. daß die Rangordnung der Verteilung unter diesem Gerechtigkeitskriterium ausschließlich eine Funktion der individuellen Präferenz der Betroffenen sein soll,
2. daß dieses Kriterium vollständig ist, d. h. daß unter diesem Kriterium beliebige Verteilungen miteinander verglichen werden können,
3. daß die Stellung zweier Verteilungen in der Gerechtigkeitsrangordnung ausschließlich von den individuellen Präferenzen bezüglich dieser beiden Verteilungen oder Zustände abhängt,
4. daß, wenn mindestens eine Person eine strikte Präferenz für die eine Verteilung hat und keine Person eine umgekehrte Präferenz, diese Verteilung in der Gerechtigkeitsrangordnung höher steht,
5. daß Anonymität besteht, d. h. die Präferenzen als solche ändern sich nicht deshalb, weil andere Personen diese Präferenzen einnehmen,dann läßt sich zeigen, daß es nur noch ein Kriterium der Gerechtigkeit gibt, das mit diesen fünf Bedingungen kompatibel ist, nämlich: *Eine Vertei-*

lung ist gerechter als eine andere, wenn sie Pareto-besser ist;
Verteilungen, die nicht Pareto-vergleichbar sind, sind unter Gerech-
tigkeitsaspekten indifferent.

Pareto-besser bedeutet: Eine Verteilung ist dann besser, wenn es mindestens eine Person gibt, die sie vorzieht, und wenn es keine Person gibt, die die andere Verteilung vorzieht. Nicht Pareto-vergleichbar heißt, daß diese Relation weder in der einen noch in der anderen Richtung besteht. Dies ist ein sehr attraktives Kriterium des Vergleichs von Allokationen, weil dadurch interpersonelle Vergleiche nicht erforderlich sind.

Kriterien der Verteilungsgerechtigkeit
A Ohne interpersonelle Vergleichbarkeit
α (1) Funktion individueller Präferenzen (2) Vollständigkeit (3) Irrelevanzbedingung (4) Übereinstimmung (5) Anonymität (1) & (2) & ...⇒ Eine Verteilung ist gerechter als eine andere, wenn sie Pareto-besser ist, und Verteilungen die nicht Pareto-vergleichbar sind, sind unter Gerechtigkeitsaspekten indifferent
β Erweiterte Präferenzen ("extended sympathy") - Suppes Gerechtigkeitskriterium
γ Fairneß Neidfreie Verteilungen sind gerecht ⇑ Kohärenzforderung (gesamte Güterausstattung) Anfängliche Gleichverteilung → Markt → gerechte Verteilung

Dennoch ist klar: Gerade bei der Allokationsfrage im Hinblick auf die Transplantationsmedizin ist dieses Kriterium wenig hilfreich; denn es ist nicht anzunehmen, daß es im Vergleich zueinander sehr viele Verteilungen gibt, die diese Bedingungen erfüllen. Es gibt einen offensichtlichen Interessenkonflikt einzelner Individuen zueinander. Das heißt, bei der Allokation einer begrenzten Anzahl von Spenderorganen auf eine größere Anzahl von potentiellen Empfängern ist jede Allokation mit den anderen Allokationen nicht Pareto-vergleichbar, und dieses Kriterium ist überhaupt keine Hilfe.

Um dieses Problem zu umgehen, wurde der Ansatz erweitert, aber immer noch ohne interpersonelle Vergleichbarkeiten vorauszusetzen. Der Grundgedanke ist, daß wir nicht nur einfach Präferenzen haben, sondern daß wir alle auch eine Vorstellung darüber haben, wie es anderen Personen in ihrem Zustand geht. Wir versetzen uns also in die Lage der anderen Personen und beurteilen dann: Wie würde ich meine Präferenzen zwischen den verschiedenen Verteilungen oder Zuständen gestalten? Wenn man das zugrunde legt und Pareto hinzunimmt, kommt man zu einem sehr viel vollständigeren Gerechtigkeitskriterium, nämlich dem *Gerechtigkeitskriterium von Suppes*.

Neidfreie Verteilungen

Es gibt eine weitere interessante Methode, Gerechtigkeitsfragen zu klären, ohne interpersonelle Vergleiche anzustellen. Der Grundgedanke lautet: Neidfreie Verteilungen, also Verteilungen, bei denen niemand auf die Position einer anderen Person neidisch ist, sind gerecht. Man könnte sagen: Das ist trivial und bringt überhaupt nichts, da die Menschen immer neidisch sind. Ganz so einfach kann man es aber nicht abtun, denn in diesem Konzept steckt eine strenge Kohärenzforderung. Es wird nicht die Neidfreiheit in bezug auf die Verteilung eines einzelnen Gutes verlangt, sondern in bezug auf die gesamte Güterausstattung der Personen. Das führt zu höchst interessanten Ergebnissen, wenn man beispielsweise unterschiedliche Produktivitäten, unterschiedliche Geschmäcker, unterschiedliche Fähigkeiten, unterschiedliche Mußebedürfnisse usw. zugrunde legt. Insbesondere läßt sich zeigen, daß sich bei einer anfänglichen Gleichverteilung, die einem kompetitiven Marktsystem ausgesetzt ist, eine gerechte Verteilung im Sinne dieser Neidfreiheit ergibt.

Man kann eine Ausdehnung auf Vergleiche zwischen Gruppen vornehmen und so einen Bezug zu diesem Symposium herstellen. Man vergleiche einmal die gesunden Beitragszahler und die Gruppe der potentiellen Transplantationspatienten. Es ist anzunehmen, daß in der Regel gilt: Jede Person in der Gruppe der gesunden Beitragszahler möchte nicht tauschen mit der Güterausstattung der potentiellen Transplantationspatienten, und zwar unter den heutigen Bedingungen, bei den heutigen Beitragssätzen. Bis eine Person zu einem solchen Tausch bereit wäre, müßten die Beiträge der gesunden Personen extrem steigen. Wenn man dieses Konzept von Gerechtigkeit zugrunde legt, sind sicher die volkswirtschaftlichen Summen, die aufgewendet werden, noch viel zu niedrig, um Neidfreiheit herzustellen. Ganz anders sieht es natürlich aus, wenn man unterschiedliche Patientengruppen miteinander vergleicht. Herr Henke hat die Liste vorgestellt, nach der sich zeigen läßt, daß sich beispielsweise eine monetäre Ressource im Sinne von Lebensqualitätsverbesserung sehr viel effektiver bei anderen medizinischen Dienstleistungen einsetzen ließe. Dann entsteht natürlich sofort der umgekehrte Effekt, allerdings innerhalb der Patientenschaft insgesamt, nicht zwischen den Patienten und den Gesunden.

Gerade deshalb, weil der Vergleich zwischen den Patienten ganz offensichtlich Schwierigkeiten bereitet, bietet es sich an, doch - wenn auch mit Bauchschmerzen - diese theoretische Abstinenz, also die Beschränkung auf Gerechtigkeitskriterien ohne interpersonelle Vergleichbarkeit, aufzugeben und in der einen oder anderen Weise - Frau Bullinger hat das methodische Instrumentarium skizziert - Vergleichsmaßstäbe einzuführen und sich zu überlegen: Angenommen, es gäbe einen Maßstab für Lebensqualität, welches Kriterium von Gerechtigkeit könnte man dann akzeptieren?

Klasssischer Handlungsuilitarismus

Ein Kriterium, das bei vielen Personen eine hohe Attraktivität besitzt, ist das Kriterium des klassischen Handlungsutilitarismus. Man sagt: Wenn ich schon ein solches Maß - das der Lebensqualität - habe, dann sollte die Summe der Lebensqualitäten über das Zeitintegral des Lebens maximiert werden. Das ist allerdings nicht so plausibel, wie es zunächst einmal erscheint.

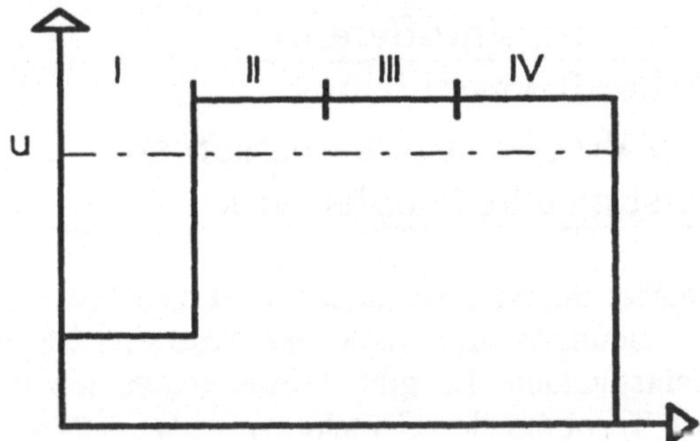

Nehmen wir an, es gäbe vier Gruppen von Patienten. Die dargestellten Flächen repräsentieren die Summe der Lebensqualität der Gruppen. Angenommen, man könnte durch eine bestimmte Allokation von der Gleichverteilung der Lebensqualität zu einer neuen Verteilung, der aufgezeigten Stufenverteilung, übergehen und diese wäre im Sinne der utilitaristischen Optimierung optimal (die jeweiligen Gesamtflächen sind nämlich fast gleich groß). Intuitiv spricht vieles dagegen, in der einen Gruppe die Lebensqualität extrem abzusenken, um anderen Patientengruppen eine etwas höhere Lebensqualität zu verschaffen.

Ethischer Bayesianismus

Eine weitere Variante, welche die interpersonelle Vergleichbarkeit nutzt, allerdings in weit geringerem Maße als der klassische Handlungsutilitarismus, bezeichnet man als *ethischen Bayesianismus*. Das ist insofern ganz attraktiv, als darauf verzichtet wird, Maße beispielsweise für Lebensqualität oder Nutzen einzuführen. Man beschränkt sich einfach darauf, wie das

Entscheidungsverhalten von Personen ist. Vorausgesetzt, dies hat eine gewisse Kohärenz - eine idealisierende Annahme -, dann läßt sich zeigen, daß man je individuell eine (bis auf lineare Transformation eindeutig bestimmte) Nutzenfunktion zuordnen kann. Es wird ein Skalierungsverfahren vorgeschlagen, mit dem die im Präferenzverhalten der Personen zum Ausdruck kommenden subjektiven Bewertungen vergleichbar werden. Dieses wird dann optimiert. Diese Variante weist, was die Verteilungsgerechtigkeit angeht, dieselbe Problematik wie die erste Variante auf.

Kriterien der Verteilungsgerechtigkeit
B　Mit interpersoneller Vergleichbarkeit
α　Handlungs-konsequentialistisch 　　Klassischer Handlungsutilitarismus 　　- Vergleichbarkeitsproblem 　　- Medizinisches Berufsethos 　　- Verteilungsindifferenz
β　Ethischer Bayesianismus 　　- kein Vergleichbarkeitsproblem 　　- sonst gleiche Problematik

Wir haben bisher nur von Verteilungen gesprochen, beispielsweise bei Allokationsentscheidungen. Aber nicht nur diese sind Gegenstand von Gerechtigkeitsgesichtspunkten. Es gibt Auffassungen, die besagen: Grundsätzlich ist jedes Kriterium der Gerechtigkeit, das sich ausschließlich auf die Betrachtung von Verteilungen beschränkt - Herr Henke hat dies, wenn ich mich richtig erinnere, als ergebnisorientierte Handlungsrationalität bezeichnet -, zu kurz gegriffen; denn letztlich kann man die Gerechtigkeit von Allokationen nur dann angemessen beurteilen, wenn man die Entstehung der Allokation mit berücksichtigt. Es gibt radikale Varianten, die besagen: Ausschließlich die Art und Weise des Zustandekommens einer Verteilung ist Maßstab dafür, ob diese Verteilung als gerecht gelten kann oder nicht.

Man kann eine ähnliche Übertragung vornehmen, was Institutionen angeht. Man kann sagen: Institutionen eines bestimmten Typs sind angemessen, sind demokratisch, sind fair. Wenn im Rahmen dieser Institutionen Verteilungen zustande kommen, sind diese Verteilungen gerecht, ganz unabhängig davon, wie sie im Detail aussehen. Es kann einen breiten Spielraum von möglichen Verteilungen geben, die alle mit diesem institutionellen Gefüge kompatibel sind. Juristen tendieren sehr stark zur Betonung dieses Aspekts von Gerechtigkeit.

Die Attraktivität dieses, was Gerechtigkeitsaspekte angeht, doch sehr asketischen Verfahrens der Verteilung von Organen, wie es bislang etabliert ist, hängt damit zusammen, daß ganz offensichtlich die direkte Anwendung von Kriterien der Verteilungsgerechtigkeit die Gesamtproblematik von ethisch angemessenem Verhalten und Handeln nicht adäquat erfaßt. Meine These lautet, daß Kriterien der Verteilungsgerechtigkeit nur sinnvoll angewendet werden können, wenn sie in einen umfassenderen ethischen Kontext eingebettet sind.

Zu diesem ethischen Kontext gehört erstens, daß es sanktionierte Individualrechte gibt, die das, was man unter Aspekten der Verteilungsgerechtigkeit optimiert, einschränken. Dazu gehören zweitens Kooperationsnormen, die sich nicht aus der individuellen Optimierung ergeben. Und drittens gibt es eine Dimension, die u.a. in Frankfurt besonders betont wird, diejenige der Kommunikation, der Diskurs, die Etablierung von Konsensen. Sie beruht darauf, daß die Einzelpersonen nicht optimieren, sondern sich zusammensetzen und prüfen: Was kommt aus diesem Diskurs heraus? Ich halte mich an das, worauf wir uns geeinigt haben. Dazu wurde in dem Beitrag von Herrn Eigler ein ganz konkretes Beispiel genannt.

Die Alltagsinteraktion enthält eine Vielfalt von konstitutiven Regeln, auch informellen Institutionen, die einschränkend wirken, auf welche Optimierungsaspekte auch immer man abhebt. In dem dann noch verbleibenden Rahmen sind Kriterien der Verteilungsgerechtigkeit adäquat anwendbar. Nach meiner Auffassung ist dieser Rahmen aber relativ eng.

Verteilungsgerechtigkeit im Rahmen der Konzeption struktureller Rationalität
Strukturelle Einschränkung von optimierendem Verhalten ist konstitutiv für gesellschaftliches Handeln - (Sanktionierte) Individualrechte (Grundrechtskatalog) - Kooperationsnormen - Alltags-Interaktion - Kommunikation etc. ⇒ Strukturelle Einbindung von Verteilungsgerechtigkeit notwendig

Diskussion

H.-K. Wellmer

Sie haben deutlich einen abgegrenzten Rahmen dargestellt, innerhalb dessen Ihre Kriterien gelten. Wir diskutieren hier über juristische und ethische Probleme der Verteilungsgerechtigkeit in der Bundesrepublik Deutschland. Es steht zu erwarten, daß in absehbarer Zeit ein europäischer Rahmen gilt. Die Dritte Welt steht vor der Tür. Gelten Ihre grundsätzlichen philosophisch-ethischen Kriterien auch über den engen Rahmen unseres Landes hinaus?

J. Nida-Rümelin

Selbstverständlich gelten die Kriterien auch für einen größeren Rahmen. Ich glaube aber, es ist eine Verschiebung der Problematik, wenn man sagt: Auf der Mikroallokationsebene II stellen sich alle ethischen Probleme nicht, weil sie oben sozusagen schon vorweggenommen wurden. Es handelt sich um ein ziemlich komplexes Gefüge von Einschränkungen, die zum Teil auch durch Allokationsentscheidungen auf einer höheren Stufe bestimmt werden, aber nicht nur. Das Medizinethos besteht zum Teil auch darin, daß man eine personale Bindung zu einem Patienten aufbaut, die nicht einfach durch jeweils optimierende Overall-Betrachtungen ersetzt werden kann. Internationale Verteilungsfragen bedürfen internationaler Institutionen, bedürfen des internationalen Konsenses. Dadurch wird der Rahmen eingeschränkt, innerhalb dessen national gesundheitspolitisch optimiert werden kann.

E. Seidler

Ich möchte die Frage nach der Praktikabilität der von Ihnen angeführten Kriterien stellen. Wenn Sie sagen, daß Verteilungsgerechtigkeit eingebettet in einem umfassenden ethischen Diskurs entstehen muß, dann frage ich: Gibt es eine Art philosophisch-ethisches Eurotransplant? Es muß ja entschieden werden. Schwebt Ihnen ein anderes Regelwerk vor, das auf diese Weise entsteht und das eine unmittelbare Entscheidung - um diese geht es ja - ermöglicht?

J. Nida-Rümelin

Diese ethische Dimension stellt sich mindestens unter zwei Aspekten. Zum einen unter dem Aspekt, welche Verfahren institutionell etabliert werden. In dem vorausgegangenen Beitrag wurde eine Form der Etablierung genannt: Man einigt sich auf ein bestimmtes Verteilungsverfahren, das bislang juristisch nicht sanktioniert ist. Aber es hat immerhin den Charakter einer Institution. Man hält sich daran. Ein Gutteil der Kriterien der Allokation - im weitesten Sinne, nicht nur in der Transplantationsmedizin - sind zusätzlich von juristischer Qualität. Sie werden in Normen gegossen, die sanktioniert sind. Der zweite Aspekt betrifft einen moralischen Rest. Das ist aber nicht der einzige Bereich, für den ethische Fragen relevant sind. Der moralische Rest besteht darin, daß das Handeln der einzelnen Gruppen, der einzelnen Personen, der einzelnen Institutionen nie so völlig von diesen sanktionierten Normen und Regeln bestimmt ist und auch nicht bestimmt sein sollte, sondern es gibt immer einen Spielraum. Auch dieser Spielraum unterliegt ethischen Überlegungen.

Die Vorstellung, man könne mit finanziellen Anreizen, Sanktionen usw. sowohl die Institutionen als auch die einzelnen Personen jeweils zwingen, das zu tun, was man unter ethischen Gesichtspunkten wünscht, ist grauenhaft. Ich glaube, insofern ist die Person gefordert, im jeweiligen Einzelfall auch moralische Gesichtspunkte im Entscheidungsverhalten zu berücksichtigen.

M. Bullinger

In allen Beiträgen, die zu diesem Problem Stellung genommen haben, ist mir aufgefallen, daß es überall hieß: Wir legen alles, was wir haben, auf den Tisch, aber entscheiden können wir nicht. Alle haben gesagt: Wir brauchen einen Diskurs. Meine Frage lautet: Sind wirklich alle Gesichtspunkte der Entscheidungsprozesse zur Sprache gekommen? Kann man sie überhaupt - das ist ja sehr problematisch - alle zur Sprache bringen? *Hat man auch die Patienten und die Spender genügend berücksichtigt? Nur dann, wenn dies geschieht, können wir uns auf einen Diskurs einlassen; anderenfalls, so meine ich, weichen wir dem Problem immer noch aus.*

H. L. Schreiber

Wer Hoffnung aus der Philosophie zu schöpfen hofft, ist - wie wir Juristen - wieder einmal enttäuscht. Was bleibt denn? Sie haben das Dilemma brillant beschrieben, daß nämlich der Utilitarismus mit seinem Rationalitätskonzept nicht sehr weit trägt. Es gibt dann nämlich den Einwand aus der Perspektive der Gerechtigkeit.

Sie haben die Gruppe der Kriterien ohne interpersonelle Vergleichbarkeit angesprochen. Die Kriterien, die Sie in diesem Zusammenhang genannt haben, kommen praktisch kaum vor. Wann ist denn diese Kategorie Pareto-besser gegeben? Das ist vielleicht in irgendeinem Jenseits der Fall. Es wird praktisch nicht vorkommen, daß mindestens einer dafür und keiner dagegen ist. Sie haben selbst gesagt, daß es im Zusammenhang mit der Organverteilung immer unterschiedliche Positionen geben wird. Das hilft uns also sicher nicht weiter.

Die neidfreie Verteilung, wenn sie sich auf alle Güter bezieht, ist auch eine hoffnungslose Utopie. Ich meine nicht, daß wir auf diesem Wege versuchen sollten, irgendwelche Kriterien zu finden. Das ist von vornherein ergebnislos.

In bezug auf die interpersonelle Vergleichbarkeit kommt doch wieder der Utilitarismus zum Vorschein als vielleicht eine der wenigen Möglichkeiten, die wir Menschen haben, uns zu orientieren.

Schließlich kommen nur noch Kriterien der Verfahren. Ich will keineswegs den Diskurs verächtlich machen. Daß man verschiedene Gesichtspunkte zur Sprache bringt, daß man verschiedene Perspektiven, verschiedene Interessen deutlich macht, ist sicher ein ganz wesentliches Verfahren der ethischen Entscheidungsfindung. Welche Kriterien aber gelten nachher? Der eine sagt: Der Alkoholiker nicht; der andere sagt: Aber die jüngere Mutter. Ich habe manchmal den Eindruck, daß der Diskurs zwar nützlich ist, daß er aber dann, wenn man auf ihn rekurriert, nichts anderes bringt als ein institutionalisiertes Dauergerede, das die Probleme zerfasert und uns hinterher hoffnungsloser zurückläßt, als es zuvor der Fall war.

Ich bitte um Entschuldigung, wenn ich es so provokativ ausdrücke. Es hat mich sehr beeindruckt, wie Sie die Probleme analysiert haben. Nur: Welche Kriterien kommen dabei heraus, die ein Stück helfen, die Sachfragen zu entscheiden, die sich stellen? Vielleicht ist das zu juridisch gedacht. Ich werde in meinem Beitrag noch darstellen, daß auch das Recht keine Patentlösung bietet. Aber in diesem Bereich weiß man es wenigstens, und man gibt bestimmte Handlungsspielräume frei.

G. Patzig

Es ist wenig wahrscheinlich, daß die Philosophie anders als die sonstigen Disziplinen einfache Lösungen anzubieten hat, Herr Schreiber.

L. Siep

Ich glaube, die Philosophen können es keinem recht machen. Sagt man etwas Konkretes, dann heißt es: Wir werden bevormundet. Sagt man etwas sehr Vorsichtiges, dann heißt es: Die Philosophen nützen gar nichts, sie sind viel zu abstrakt.

Herr Nida-Rümelin, Sie haben eingangs eine sehr gute Begründung dafür gegeben, daß es gerade für das hier in Rede stehende Problem sinnvoll sei, utilitaristische Denkmodelle im weitesten Sinne zu benutzen, nämlich daß es sich bei der Gesundheit um einen subjektiven Wert handelt; es ist etwas, was man zumindest teilweise selber bestimmt. Die Probleme der Gesundheitspolitik und der Allokation sind irgendwie Optimierungsprobleme. Ich glaube, so lauteten Ihre Argumente am Anfang ihres Beitrages.

Je näher Sie an die Entscheidungssituation selber herankamen, sind Sie auf immer mehr zusätzliche Randbedingungen gekommen, beispielsweise Individualrechte, die eine Einschränkung auf eingespielte Alltagsregeln bewirken. Dann stellt sich die Frage: Was sagt man üblicherweise? Es hieß ja schon: Der Junggeselle ist vielleicht nicht ganz so wichtig wie die Mutter. Das führt aber zu einer gefährlichen Diskriminierung von Bevölkerungsgruppen.

Es stellt sich die Frage, ob die Einschränkung des zunächst einmal Utilitaristischen auf den konkreten Rahmen mit seinen konkurrierenden Prinzipien nicht auch umgekehrt vorgenommen werden könnte, indem man sagt: Man muß von vornherein mit zwei verschiedenen Modellen arbeiten. Herr Schwemmer hat einmal die Auffassung vertreten: Wir müssen bei diesen Fragen immer ein kalkulationsethisches und ein identitätsethisches Modell benutzen[1]. Die Kalkulation kann über verschiedene Personen aggregieren, während der Begriff "identitätsethisch" bedeutet, daß man den einzelnen Patienten und das Verhältnis des Arztes zu ihm aus diesen Vergleichsverfahren ganz herauslösen muß. Dort wäre vielleicht so etwas wie eine unbedingte Verpflichtung anzusetzen.

---

[1] Schwemmer, O.: Methoden philosophischer Güterabwägung; Medizinethische Materialien des Zentrums für medizinische Ethik, Bochum; Heft 28 (4/1989), 12

J. Nida-Rümelin

Ich glaube, in folgendem haben Sie, Herr Schreiber, mich mißverstanden: Ein Diskursethiker bin ich nicht. Ich wollte nur sagen, daß der Diskurs in diesem Kontext eine gewisse Rolle spielt.

Die Art und Weise, wie es zu Entscheidungen kommt - auch im Bereich der Medizin -, ist unglaublich komplex. Es gibt die Verfassung, es gibt Gesetze verschiedener Art. Dieses sehr komplexe Gefüge - das sollte eigentlich das Fazit meines Referats sein - macht einen tieferen Sinn. Es ist nicht möglich, ein einfaches Kriterium der Verteilungsgerechtigkeit zu begründen und zu sagen: Wenn wir dies anwendeten, wäre es optimal. Selbst in einer idealen Welt wäre so etwas nicht wünschenswert.

Die Komplexität der Verfahren der Entscheidungsfindung, die Stufung und die Abhängigkeiten, die in unserer Gesellschaft etabliert sind, haben einen tieferen, auch philosophischen Sinn. Es gibt aber auch immer noch einen Spielraum. Er ist allerdings nicht so groß, wie manche Bioethiker behaupten. In diesem gewissen Spielraum kommen Kriterien der Verteilungsgerechtigkeit zur Geltung. Aber sie können die übrigen Kriterien - Individualrechte, Koordinationsnormen, Medizinethos, interpersonale Beziehungen usw. - nicht einfach vom Tisch fegen.

G. Patzig

Der Beitrag von Herrn Nida-Rümelin und die Diskussion darüber haben, wenn man versuchen will, es mit Wittgenstein auszudrücken, klargemacht, daß eine einseitige Diät auch in der Medizinethik von Übel ist und daß sich diejenigen Mediziner, die sich nach Orientierungen umsehen, an den Gedanken gewöhnen sollten, falls sie nicht schon an diesen Gedanken gewöhnt sind, daß eine pluralistische Verfahrensweise, die möglichst viele Gesichtspunkte berücksichtigt, wohl am ehesten zu vertretbaren Entscheidungen führen kann. Die Situation ist eben so komplex, daß nur komplexe Verfahren eine Chance bieten, Lösungen zu finden, die einleuchten können.

"Gerechtigkeitskriterien" in der Transplantationsmedizin - Eine ordoliberale Perspektive

H. Kliemt*

Im Zuge der allgemeinen "Rehabilitation der praktischen Philosophie", die sich insbesondere seit der Veröffentlichung von John Rawls' "Theorie der Gerechtigkeit" im Jahre 1972 auf breiter Front vollzogen hat, kam es zu einer Wiederbelebung nahezu aller klassischen normativen Fragen des (ge)-rechten Handelns, der Verteilungsgerechtigkeit, der Gerechtigkeit und Rechtfertigung von Regeln etc. Durch Anwendung neuerer moralwissen-schaftlicher Methoden, die insbesondere der modernen Entscheidungstheo-rie (im umfassendsten Sinne des Begriffs) entlehnt wurden, konnten alte Fragestellungen präzisiert und auf dieser Grundlage neue Einsichten ge-wonnen werden. Die so entstandenen praktisch philosophischen Theorien bewegen sich allerdings im allgemeinen auf einem Abstraktionsniveau, das eine unmittelbare Anwendung auf realweltliche praktische Probleme aus-schließt. Das macht diese Theorien für Zwecke allgemeiner praktischer Orientierung keineswegs wertlos, erlegt uns jedoch die Aufgabe auf, "den Tunnel auch von der anderen Seite aus anzubohren". Philosophen haben sich dieser Aufgabe ebenso gestellt wie Vertreter benachbarter Disziplinen und versucht, von kronkreten Problemen ausgehend auf die abstrakten Theorien zuzuarbeiten.

Einen solchen Versuch werde ich im folgenden unternehmen. Ausge-hend von relativ konkreten Problemstellungen werde ich zu gewissen all-gemeineren Prinzipien der Gestaltung institutioneller Regeln unter Bedin-gungen einer fundamentale Lebenschancen betreffenden Knappheit medi-zinischer Ressourcen in der Organtransplantation vorzustoßen suchen. Da-bei werde ich - insoweit allgemeiner philosophischer Übung folgend - das Konzept der Gerechtigkeit annähernd so umfassend verwenden, wie wir es im Alltagsleben tun, und mich daher nicht auf Fragen der Verteilungsge-rechtigkeit im engeren Sinne beschränken.

Als eines der auswärtigen Mitglieder des ökonomisch ausgerichteten "Center for the Study of Public Choice" liegt es für mich nahe, meinem Beitrag die Prämissen, die dort gelten, zugrundezulegen; denn die soge-nannte Virginia School of Political Economy vertritt einen philosophischen - keinen ökonomischen - Grundansatz, der zur Lösung unserer Fragen, wie ich glaube, fruchtbar ist, weil er vieles konkretisiert, was in der Philosophie mehr oder weniger en vogue ist.

---

* Fachbereich Philosophie der Universität / Gesamthochschule Duisburg

Die Annahmen der Virginia School sind die folgenden:

<u>Erstens:</u>
Der Mensch verhält sich in allen Lebensbereichen und Kontexten näherungsweise gleich. Das hat insbesondere folgende Konsequenz: Unter institutionellen Restriktionen, wie sie etwa auf Märkten vorliegen, wird sich der Mensch ähnlich verhalten wie unter institutionellen Restriktionen in der Bürokratie oder in der Politik. Wenn man sagt, der Markt versage, weil die Menschen individuell maximieren oder sich egoistisch verhalten, und wenn man sich dann hilfesuchend an die Politik wendet, sollte man vorsichtig sein, denn neben einem Marktversagen gibt es auch ein Politikversagen. Die Virginia School weist immer wieder auf Politik- und Bürokratieversagen hin und behauptet, hier lägen dieselben Gründe vor wie beim Marktversagen.

<u>Zweitens:</u>
Eine weitere wichtige philosophische Prämisse ist die Betonung der Wahl von Regeln gegenüber der Wahl von rationalen Einzelfallentscheidungen. Hier ist es ähnlich wie im juristischen Bereich: Man kann sich mit der Frage befassen, wie der einzelne Richter eine Einzelentscheidung treffen soll, man kann sich aber auch mit der Frage befassen, wie die Regeln festgelegt werden sollen, die dann vom Richter anzuwenden sind.

Die Virginia School erklärt: Wenn wir uns als Philosophen und Ökonomen mit normativen Problemen befassen, sollten wir das wesentliche Gewicht auf die Wahl der Spielregeln oder der Fahrregeln für den Verkehr unter Menschen legen.

<u>Drittens:</u>
Bei der Wahl von Regeln sollten wir versuchen, nach Möglichkeit eine individuelle Bevormundung zu vermeiden bzw. zu reduzieren. Wir sollten soweit wie möglich Dinge in die Selbstverantwortung derer stellen, die von den in Frage kommenden Entscheidungen betroffen sind.

Schließlich gibt es innerhalb dieses Ansatzes eine klare Präferenz, eine Anreizsteuerung einer internen Moralsteuerung vorzuziehen. Herr Nida-Rümelin ist, wie er vorhin ausführte, skeptisch hinsichtlich der Reichweite dieser Steuerung. Auch ich bin diesbezüglich skeptisch; auf diese Weise kann man nicht alle Fälle erledigen. Die Anreizsysteme sollten aber so ausgestaltet sein, daß sie das moralisch wünschenswerte Verhalten wenigstens begünstigen und nicht gerade benachteiligen. Wer perverse Anreizsysteme schafft, muß sich nicht wundern, wenn er perverse Ergebnisse bekommt.

Knappheit, Rationierung und Gerechtigkeit

Unser ganzes Leben ist gekennzeichnet von verschiedenen Formen der Rationierung der Zugangsberechtigung zu knappen Ressourcen. Dieses Faktum ist unaufhebbar. Die hochgestimmte Rhetorik jener, die es für den Ausdruck erhöhter moralischer Sensibilität halten, Unbeschränktheitsillusionen zu nähren, ist selbst moralisch leichtfertig, wenn nicht schlimmeres. Dies hat auch jeder verantwortungsbewußte Teilnehmer an medizinethischen Diskussionen zu beherzigen. Die Frage ist nicht, ob, sondern nur wie rationiert werden soll.

In weiten Bereichen unseres gesellschaftlichen Lebens erscheint es uns als angemessen, Rationierung privatrechtsgesellschaftlich und damit letztlich meist über den Preismechanismus vorzunehmen. In anderen Bereichen glauben wir, daß die Zugangsberechtigung zu knappen Ressourcen nicht von Zahlungswilligkeit bzw. Zahlungsfähigkeit unter einem Preissystem bestimmt werden soll. Insbesondere fundamentale medizinische Leistungen müssen nach landläufiger moralischer - wenn auch nicht unbedingt allgemein ökonomischer Auffassung - der Zuteilung über Markt- und Preismechanismen entzogen werden. Daß wer arm ist, früher sterben müsse, wird in avancierten modernen Industriegesellschaften nicht einfach hingenommen, sondern vielmehr als ein fundamentaler moralischer Mangel angesehen, den es durch eine geeignete gesellschaftliche Ressourcen(um-)verteilung zu bekämpfen gilt, sofern das nicht mit anderen Fundamentalnormen konfligiert. Daraus ergibt sich nach Ansicht vieler, daß dem öffentlich finanzierten Medizinsektor nahezu unabhängig von dem jeweils erreichten Anteil am Bruttosozialprodukt zur Hebung der Chancen der Schlechtergestellten zusätzliche Mittel zugeführt werden sollen.

Wer nicht gewillt ist, derart extreme Konsequenzen zu ziehen, zugleich jedoch eine gesellschaftliche Pflicht zur medizinischen Hilfsleistung bejaht, fordert typischerweise die Sicherstellung eines gesellschaftlich normierten Minimalniveaus medizinischer Versorgung für jedermann (vgl. für eine Diskussion von Gleichheitskonzepten in der Medizin Buchanan 1988[1]). In der Transplantationsmedizin tritt allerdings aufgrund der Knappheit an Spenderorganen ein durch Umallokation anderer Ressourcen allenfalls partiell beeinflußbarer und deshalb relativ starrer zusätzlicher Begrenzungsfaktor hinzu. Hier kann man sich deshalb keinesfalls mehr Illusionen von der Aufhebbarkeit der Knappheit durch Ressourcenumwidmung hingeben. Die buchstäblich gleiche Grundversorgung für jeden scheidet von vornherein aus und kann allenfalls noch als gleiche Chance "in der Lotterie des Lebens" aufrechterhalten werden. Überdies stellt sich die Fundamentalfrage, ob man Organtransplantationen überhaupt zu den von öffentlichen Trägern zu finanzierenden Leistungen der Grundversorgung rechnen soll.

Im Bemühen um eine möglichst nüchterne Behandlung dieser Thematik möchte ich zunächst eine Grundsatzunterscheidung vornehmen: Zum einen kann man die Zuteilung der Zugangsberechtigung zu Ressourcen und damit die Verteilung des Mangels dem einzelnen Arzt und dessen verantwortlicher Einzelentscheidung nach "medizinischer Notwendigkeit und Bewertung" überlassen. Zum anderen kann man auf die Entwicklung allgemeiner Regeln der Zugangsberechtigung setzen, die den Arzt als "Organ der Ge-

---

1   Buchanan, A. 1988: Zur ethischen Bewertung des Gesundheitswesens in den USA; in: H.-M. Sass (Hrsg.), Ethik und öffentliches Gesundheitswesen, Berlin et al., 191 ff.

sundheitspflege" binden. Diese beiden - in gewisser Weise der Distinktion von Fall- und Gesetzesrecht entsprechenden - Möglichkeiten benennen in ihrer reinen Form jeweils die Extrempunkte eines Spektrums von Mischformen. Ich werde meine Überlegungen mit dem Extrempunkt rein ärztlicher Allokationsentscheidungen beginnen, um dann zur Behandlung allgemeiner Regelungen überzugehen (vgl. zu verwandten, feineren Ebenenunterscheidungen Schöne-Seifert 1988[2]).

Zuteilung durch die ärztliche Einzelentscheidung

Stellen wir uns zunächst einen Mediziner vor, der als verantwortlicher Arzt an einem Transplantationszentrum darüber zu entscheiden hat, welcher von mehreren potentiellen Empfängern ein einzelnes als Spenderorgan zur Verfügung stehendes Herz erhalten soll. Jede seiner Entscheidungen (wie, das sei ausdrücklich angemerkt, auch jede andere weniger dramatische Entscheidung) ist im Sinne entgangener anderweitiger Behandlungschancen mit Opportunitätskosten verbunden. Im vorliegenden Fall sind diese Opportunitätskosten nur besonders augenfällig und dramatisch. Wählt er einen Patienten aus, so bedeutet das, daß er notwendig andere Patienten unbehandelt lassen muß. Verdeutlicht man sich, daß man an eine Herztransplantation nur dann denken wird, wenn abzusehen ist, daß das Leben des potentiellen Empfängers in relativ kurzer Zeit akut gefährdet und regelmäßig bis zu diesem Zeitpunkt kein weiteres Spenderorgan verfügbar sein wird, so hat man es u.U. buchstäblich mit einer Entscheidung über Leben und Tod zu tun.

Der verantwortungsvolle Arzt wird sorgfältig alle relevanten Gesichtspunkte erwägen wollen und sich daher die beiden Grundfragen nach relevanten Bewertungsdimensionen und deren relativer Gewichtigkeit vorlegen müssen.

Stellt der Arzt etwa das, was als unbedingtes "Recht auf Leben" zu bezeichnen, man sich angewöhnt hat, in den Vordergrund und damit letztlich auf reine Lebensverlängerung ab, so wird die nach seiner ärztlichen Erfahrung bei Gelingen der Operation zu erwartende zusätzliche Lebensspanne die allein ausschlaggebende Rolle bei der Auswahl des Empfängers spielen müssen. Nach dieser Logik müßten ceteris paribus jüngere älteren Empfängern vorgezogen werden. Da diese ceteris paribus Bedingung nur selten erfüllt sein wird, kann es mehrere Patienten mit vergleichbarer bedingter Lebenserwartung geben. Deshalb wird der behandelnde Arzt selbst dann, wenn er von einer lexikographischen Vorordnung der Dimension der Lebensverlängerung gegenüber anderen Wertdimensionen ausgeht, zwangsläufig solche weiteren Dimensionen in seine Beurteilung einbeziehen müssen. Hier könnte der Arzt zum einen darauf abzustellen suchen, ob das betreffende Individuum selbst teilweise für seine Krankheit verantwortlich

2   Schöne-Seifert, B. 1988: Verantwortungsprobleme in der medizinischen Mikroallokation; in: H.-M. Sass (Hrsg.), Ethik und öffentliches Gesundheitswesen, Berlin et al., 135 ff.

gemacht werden kann. Eine derartige "Lebensführungsschuld" könnte man mit Bezug auf solche Faktoren wie das Rauchen im Falle der Herzerkrankungen konstruieren. Der Arzt könnte auch in Betracht ziehen wollen, ob jemand alleinstehend oder Familienvater ist oder ob er nach irgendwelchen anderen Kriterien die Behandlung eher als andere Individuen mit vergleichbarer Lebenserwartung "verdient".

Möglicherweise wird er neben seinem eigenen Gewissen in seinem Bewertungsprozeß sogar philosophische Theorien konsultieren. Selbst dann jedoch, wenn diese Theorien spezifisch genug sind, um eine bestimmte Entscheidung zu empfehlen, steht der Arzt immer noch vor der Aufgabe, sich für einen unter konkurrierenden ethischen Ansätzen zu entscheiden. Wenn wir gesellschaftlich die betreffenden Entscheidungen an ihn delegieren, bürden wir ihm deshalb ein fundamentales moralisches Werturteil auf. Selbst dann jedoch, wenn der einzelne Arzt die ihm zugewiesene Rolle auf sich gestellt ausfüllen könnte und wollte, scheint außer gesellschaftlichen Verdrängungsbedürfnissen, die fundamentale gesamtgesellschaftliche Wertprobleme als Sachfragen maskieren wollen, nichts dafür zu sprechen, die betreffenden Entscheidungen dem Arzt zu überlassen. Denn der Arzt besitzt zwar eine erhöhte Kompetenz zur Entscheidung von medizinischen Sachfragen, jedoch nicht eine überlegene moralische Wertungskompetenz. Warum sollten also andere Individuen und die Gesellschaft insgesamt sich in solchen fundamentalen Verteilungsfragen die Werte von Ärzten zu eigen machen?

Jene Ärzte, die sich eine derartige ihnen heute de facto weitgehend zugewiesene Entscheidungskompetenz gern erhalten würden, sollten überdies sehen, daß deren Wahrnehmung mit fundamentalen ärztlichen Rollenpflichten unvereinbar sein dürfte. Denn der Patient erwartet - und darf es auch -, daß der Arzt für ihn speziell Partei ergreift. Das Vertrauensverhältnis zwischen Patient und Arzt ist in hohem Maße dadurch gekennzeichnet, daß der Patient im Arzt einen Anwalt seiner eigenen Interessen sieht. Zwingt man den Arzt nun in Konfliktentscheidungen wie den zuvor beschriebenen in die Rolle eines unparteiisch Urteilenden, so wird dieses Vertrauensverhältnis notwendig entweder getäuscht oder aber unterlaufen. Der Patient will nicht vom unparteiischen Beobachter behandelt werden, sondern zuverlässig wissen, daß der Arzt auf seiner Seite ist.

Aus alledem ergeben sich m. E. zwingend starke Gründe, im Bemühen um eine gerechte Allokation von knappen Ressourcen in der Transplantationsmedizin primär nicht auf die personale Gerechtigkeit des Arztes, sondern auf die Gerechtigkeit bindender und allgemeiner Regeln abzustellen, die von Ärzten nur anzuwenden sind. Gefordert sind Institutionen, die den Parteilichkeitsanforderungen des Arzt-Patienten-Verhältnisses Rechnung tragen und zugleich nach grundlegenden Gerechtigkeitsvorstellungen akzeptabel scheinen. Dadurch verlagert sich die ethische Diskussion. Denn die Gerechtigkeit und Vernunft von Regeln ist etwas grundsätzlich anderes, als die Gerechtigkeit oder Vernünftigkeit von Entscheidungen unter bestehenden Regeln. Probleme der Transplantationsmedizin, die sich auf der

Ebene der Einzelentscheidungen nicht adäquat lösen lassen, lassen sich möglichwerweise auf der Ebene der Regelwahl befriedigender behandeln.

Institutionalisierte Regelung von Rationierungsproblemen in der Transplantationsmedizin

Organtransplantationen sind aus dem experimentellen Stadium herausgetreten. Das zeigen zum einen die reinen Transplantationszahlen, zum anderen deren Erfolgsquoten. So gibt Losse an, daß im Jahre 1990 in der Bundesrepublik einschl. der neuen Bundesländer 2.358 Nieren, 485 Herzen, 329 Lebern, 39 Bauchspeicheldrüsen und 34 Lungen transplantiert wurden[3]. Er beruft sich dabei auf eine persönliche Mitteilung des Kuratoriums für Dialyse und Nierentransplantationen aus dem Jahre 1991. Er stellt weiter fest, daß "die Erfolgsquote der Nierentransplantationen nach einem Jahr bei 80 bis 90%, nach 5 Jahren bei 60 bis 70% und nach 10 Jahren bei 50 bis 60% funktionierender Organe" liegt (ebda.). Ähnliche Erfolge werden mittlerweile auch aus den Bereichen der Herz- und Lebertransplantation bekannt (vgl. dazu Pichlmayr 1990[4]). Dennoch hat die Nierentransplantation bei weitem die größte Bedeutung.

Status quo in der Nierentransplantation

In der Bundesrepublik wird es mittelfristig weder den politischen Wunsch noch einen politisch durchsetzungsfähigen Willen geben, Beschränkungen hinsichtlich des Zugangs zu Dialyseeinrichtungen einzuführen. Die politische Makro-Entscheidung, dieser Aufgabe hinreichende Ressourcen jeweils nach rein medizinischer Indikation auf der Ebene der Mikroallokation zu widmen, läßt die Frage nach der Rechtfertigung dieser öffentlichen Ressourcenallokation zwar keineswegs uninteressant, doch ziemlich theoretisch werden. Da die Nierentransplantation neben ihren therapeutischen Vorzügen zugleich kostengünstiger ist (vgl. dazu Eigler 1991[5]), bildet die Knappheit an Spenderorganen in diesem Bereich de facto die ausschlaggebende Restriktion. Damit steht das Problem der Zuordnung knapper Spenderorgane zu potentiellen Empfängern allein zur Debatte (vgl. dazu allgemein Renner 1991[6]).

---

[3] Losse, H. 1991: Organtransplantationen - Einführung; in: R. Toellner (Hrsg.), Organtransplantation - Beiträge zu ethischen und juristischen Fragen; Stuttgart / New York; 3 ff.

[4] Pichlmayr, R. 1990: Stand und Entwicklung der Organtransplantation; Deutsches Ärzteblatt 87, 2215 ff.

[5] Eigler, F.-W. 1991: Ethische Probleme bei der Nierentransplantation; in: R. Toellner (Hrsg.), Organtransplantation - Beiträge zu ethischen und juristischen Fragen; Stuttgart / New York; 43 ff.

[6] Renner. E. 1991: Nierentransplantation - Probleme des Fortschritts; in: R. Toellner (Hrsg.), Organtransplantation - Beiträge zu ethischen und juristischen Fragen; Stuttgart / New York; 53 ff.

Zur Bewältigung dieser Rationierungsaufgabe haben sich allgemeine Regeln herausgebildet. Da die Nierentransplantation aufgrund des längeren Zeitrahmens zwischen Ex- und Implantation eine genauere Abklärung der Verträglichkeit erlaubt, hat man diesem Kriterium besonderes Gewicht beigelegt. Fortschritte bei der Entwicklung neuerer Verfahren der Immunsuppression mögen die Bedeutung der Verträglichkeitsprüfung in Zukunft reduzieren. Gehen wir jedoch vom momentanen status quo aus, der sich über einen gewissen Zeitraum herausgebildet hat, so weisen die institutionellen Regelungen im europäischen Rahmen der Verträglichkeitsprüfung besondere Bedeutung zu.

Darüber hinaus besitzen die entwickelten institutionellen Regelungen einige weitere aufschlußreiche Eigenschaften. So läuft etwa die Verpflichtung, in Frage kommende Organe bei Eurotransplant zu melden, und die zentrale Zuordnung der Organe an Empfänger durch die Leidener Institution darauf hinaus, den Gesamtvorrat von Organen als gemeinsames Gut zu behandeln. Die Gemeinschaft aller potentiellen Empfänger in den angeschlossenen Ländern und Institutionen betrachtet die potentiellen Spenderorgane als gemeinsames Eigentum und die Zentralstelle in Leiden als ihren Rationierungsagenten, der als Sachwalter der Interessen aller Beteiligten fungiert, während die institutionellen Regeln den Zugang zur "common pool ressource" (CPR) regulieren.

Die allgemeine Erfahrung mit CPR lehrt, daß vor allem der Tendenz zu begegnen ist, sich die Vorteile des Ressourcenzugangs anzueignen, ohne sich zugleich an den Lasten zu beteiligen (vgl. Ostrom 1990 für instruktive Beispiele "spontan" gewachsener institutioneller Strukturen des CPR-Managements[7]). Mit solchen Verhaltensweisen hat auch Eurotransplant offenkundig in gewissem Umfang tatsächlich zu kämpfen. Jedenfalls wird der Verdacht geäußert, daß Organe nicht oder nicht hinreichend schnell gemeldet werden, daß versucht werde, sie im näheren Umkreis einem Empfänger zuzuordnen und ähnliches. Derartige "Manipulationen" liegen für die Beteiligten um so näher, als angesichts der häufig tragischen Entscheidungen, die in ihrer näheren Umgebung gefällt werden müssen, in aller Regel ein Unrechtsbewußtsein fehlen wird. Parteilichkeit für den eigenen Nahbereich wird als legitim und der Gesichtspunkt der Fairneß in der Beteiligung an Gütern und Lasten eines übergeordneten institutionellen Regelsystems als untergeordneter moralischer Gesichtspunkt angesehen.

Mit den letzteren Problemen des Managements von CPR werde ich mich im weiteren nur am Rande befassen, um mich auf zwei grundlegendere normative Probleme zu konzentrieren: Zum einen ist zu fragen, ob es überhaupt gerechtfertigt ist, Spenderorgane als CPR zu betrachten. Zum anderen ist die Rechtfertigung spezifischer Regeln der Zugangsberechtigung zu untersuchen.

---

[7] Ostrom E. 1990: Governing the commons. The evolution of institutions for collective action; Cambridge

Ein Vorschlag zur Reform des status quo in der Nierentransplantation

Wenn man heute die Gesamtheit der Spendernieren ohne Umschweife als common pool ressource mit letztlich öffentlichen Eigentumsrechten behandelt, so geschieht das, um den Zugang nach Kriterien medizinischer Bedürftigkeit und Geeignetheit regeln zu können. Ungeachtet dieser ganz sicher untadeligen, wohlmeinenden Intentionen basiert dieses Vorgehen letztlich auf einem latenten Kollektivismus. Es wird dem Individuum ganz selbstverständlich abgefordert, seine eigenen Ziele und Rechte dem Streben nach einem von Dritten definierten Gemeinwohl unterzuordnen. Vom Standpunkt der modernen Gesellschaftsvertragslehren ebenso wie von den in den westlichen Rechtsordnungen im übrigen verwirklichten liberalen Grundwerten aus betrachtet muß es jedoch durchaus als fragwürdig erscheinen, Spenderorgane nach Prinzipien zuzuteilen, die mit dem Willen der Spender und ihren Verfügungen nichts zu tun haben. So wie das Individuum auch seine Erbschaftsangelegenheiten regeln kann, so sollte es auch Verfügungsrechte über seinen Körper nach dem eigenen Ableben haben. Es läge deshalb m.E. weit näher, in Spenderorganen ein "Clubgut" mit privatvertraglichen Zugangs- und vor allem Ausschlußoptionen zu sehen, die von Verfügungen der Spender und nicht von einem unterstellten Kollektiveigentum abgeleitet werden.

Es scheint ziemlich offenkundig, daß durchschnittliche potentielle Organspender bei genauerer Betrachtung ihr eigenes Handeln gerade nicht als Schenkung begreifen, sondern eher auf Reziprozitätsbeziehungen abzielen würden. Sie sagen sich, daß auch sie sich unter Umständen einmal wünschen könnten, ein Organ zu erhalten und erachten es deshalb als fair, sich selbst freiwillig zur Spende bereit zu erklären. Die heutige Praxis, auch jene in den Genuß von Spenderorganen kommen zu lassen, die sich nicht selbst zur Organspende bereiterklärt haben, kommt demgegenüber einer Einladung zum Trittbrettfahren gleich. Käme den Bürgern dieser Aspekt voll zu Bewußtsein, so würden sie die bestehende Praxis als unfair verwerfen.

Eine andere institutionelle Regelung könnte hier unschwer Abhilfe schaffen. Sie könnte durchaus weiterhin finanzielle Transfers ausschließen, zugleich aber die grundlegende Reziprozitätsnorm durchsetzen, daß nur der als Empfänger in Frage kommt, der sich zu einem Zeitpunkt, zu dem er noch nicht absehen konnte, daß er konkret eines Spenderorgans bedürfen würde, selbst zur Spende bereit erklärt hat. Mit den entsprechenden Ausnahmeregeln und möglicherweise staatlich verordneten Zuteilungsquoten für Kinder und Heranwachsende scheint eine derartige institutionelle Regelung jedenfalls dann, wenn man sie mit einem gewissen zeitlichen Vorlauf einführt, durchaus fair, in jedem Falle aber fairer als der status quo zu sein.

Unter Fairneßgesichtspunkten wird man deshalb m.E. eine Reform institutioneller Regelungen befürworten müssen, die den Ausschluß von Nicht-Spendern bzw. die Vorordnung von potentiellen Spendern beim Organempfang vorsieht. Eine derartige generalisierte Reziprozitätsbeziehung als Maßstab der Zugangsrationierung dürfte in einer Gesellschaft, die auf individuelle Eigenverantwortlichkeit setzt, von allen Methoden bei weitem die akzeptabelste sein. Selbst eine etwaige moralische Solidaritätspflicht gegenüber jenen, die unverschuldet in Not geraten, steht dem nicht entgegen, da hier die Nicht-Zugehörigkeit zur "Gesellschaft wechselseitiger Hilfe" gerade nicht unverschuldet, sondern eigenverantwortet wäre.

Eine Sichtweise, die die eigenverantwortliche Entscheidung von Individuen, die immer zugleich potentielle Spender und Empfänger sind, in den Vordergrund stellt, steht nicht nur mit den Grundprinzipien der freiheitlichen Gesellschaftsordnung in Übereinstimmung, sondern dürfte darüber hinaus gerade im Falle der Nierentransplantation höchst beachtenswerte weitere Vorteile aufweisen. Da die Organknappheit das entscheidende Problem bildet, muß das Hauptaugenmerk der Vergrößerung der Spendenbereitschaft und Organbereitstellung gelten. Durch die vorgeschlagene institutionelle Verankerung generalisierter Reziprozitätsnormen würden aber offenkundig Anreize geschaffen, selbst Organspender zu werden (vgl. zu Vorschlägen dies z.B. über Prämienreduktionen von Versicherungen weiter zu treiben Prottas 1989[8]), ohne gleich das Schreckgespenst des kommerziellen Organhandels an die Wand zu malen.

Natürlich wird eine solche vom Gedanken wechselseitig vorteilhafter vertraglicher Vereinbarungen zur Ressourcenzusammenlegung geleitete institutionelle Regelung nicht sämtliche Knappheitsprobleme beseitigen. Der entscheidende Punkt ist jedoch, die Knappheitsgrenze soweit wie möglich hinauszuschieben, wie das ohne Verletzung anderer humanitärer und rechtsstaatlicher Grundsätze möglich ist. Wenn Hoffnung besteht, dies durch ein Reziprozitätssystem wie das zuvor angedeutete leisten zu können, dann scheint zumindest die Beweislast bei jenem zu liegen, der den Versuch mit einem solchen System nicht unternehmen möchte.

Vom Standpunkt des Ökonomen liegt es nahe, den Clubgut-Gedanken noch weiter zu treiben, um durch Konkurrenzprozesse einen Innovationsprozeß zur Auffindung jener Arrangements, die zu einer besonders großen Spendenbereitschaft führen, in Gang zu setzen. So könnte man beispielsweise entweder zentral oder durch verschiedene Institutionen unterschiedliche Hilfsleistungsverträge anbieten. Ein institutionelles Arrangement könnte eine Transplantation für alle Individuen jenseits eines bestimmten Alters ausschließen, ein anderes würde vielleicht überhaupt keine absoluten Altersgrenzen kennen, jedoch möglicherweise Prioritätsregeln, in die das Alter des Empfängers und eventuell andere Faktoren eingehen. Unter Konkurrenz würden sich jene Arrangements, die die größte Spendenwilligkeit erzeugen, letztlich durchsetzen und zugleich den Bürgern selbst alternative Entscheidungsmöglichkeiten zum Ausdruck ihrer unterschiedlichen moralischen Präferenzen bieten. In einer freiheitlichen Gesellschaft mit divergie-

---

[8] Prottas, J.M. 1989: The Organization of Organ Procurement; in: Journal of Health Politics, Policy, and Law; Vol 14/1, 41 ff.

renden Moralauffassungen, die es zugleich mit dem eigenen Pluralismus ernst meint, wäre das durchaus ein ernstzunehmender Vorzug.

Allerdings schafft die Einrichtung konkurrierender Institutionen auf Gegenseitigkeit möglicherweise neue Probleme. So würde es sich vermutlich als notwendig erweisen, über geeignete Schiedsstellen und Austauschmechanismen dafür Sorge zu tragen, daß nicht angesichts der beschränkten Konservierbarkeit von Organen ungeeignete oder gar keine Empfänger bedacht werden, weil gerade innerhalb einer Organisation kein oder kein hinreichend geeigneter Empfänger vorhanden ist (vgl. dazu, wie real diese Probleme sind, etwa den Report of the Task Force on Organ Transplantation 1986, chap. IV[9]). Ob tatsächlich zwischen den einzelnen Organisationen zumal dann, wenn sie regionale oder nationale Schwerpunktbildungen aufweisen, geeignete und kontrollierbare wechselseitige Kooperationsverträge zustandekommen könnten, muß zumindest als offen angesehen werden. Überdies ist offenkundig bislang immer noch die schiere Größe des "pools" ein wichtiger erfolgsfördernder Faktor, um etwa auch Patienten mit ungünstigen Abstoßungsprognosen eine Chance bieten zu können. Wenn man aus solchen u. U. recht zwingenden, auf eine Art natürliches Monopol hinweisenden Gründen letztlich doch ein weitgehend zentral reguliertes System und damit eine Monopolstruktur bevorzugen sollte und vermutlich auch wird, dann ist das jedoch überhaupt kein Argument gegen das Reziprozitätskonzept als solches.

Sollte sich die Reziprozitätsansicht, die ohnehin in vielem landläufigen Intuitionen entspricht, in der öffentlichen Meinung etablieren, dann darf überdies erwartet werden, daß ein starker Mitwirkungsdruck auf jene Ärzte und Krankenhäuser, die bislang nicht zu voller Mitwirkung bei der Bereitstellung spendenfähiger Organe bereit waren, entstehen würde. Nicht-mitwirkungswillige Ärzte und Krankenhäuser würden nun nämlich potentiellen Empfängern ein Recht beschneiden, welches sich diese durch die Vorleistung eigener früherer Spendenbereitschaft erworben haben. Ein solches Recht ist - und dies auch in der alltagsmoralischen Sicht - weit stärker als etwa eine bloße Aufforderung (supererogatorische) Handlungen großmütiger Hilfe großmütig zu unterstützen. (Ein ärztliches Recht darauf, nicht zu derartigen Hilfsleitungen verpflichtet zu werden, scheint mir, falls es sich überhaupt einsichtig machen ließe, in jedem Falle unbeachtlich, weil gegenüber den betreffenden Patienteninteressen und -verfügungen wertmäßig strikt nachgeordnet).

Andere Transplantationsformen

In anderen Bereichen der Transplantationsmedizin, in denen nicht wie im Falle der Nierentransplantation auf das Faktum der vorentschiedenen Ressourcenwidmung für Dialyseeinrichtungen, verwiesen werden kann, muß

---

[9] Organ transplantation. Issues and recommendations, Report of the Task Force on Organ Transplantation 1986, U.S. Department of Health & Human Services

die Frage, ob öffentliche Träger die Anwendung der betreffenden Verfahren tatsächlich finanzieren sollten, durchaus als offen angesehen werden. Es stellen sich hier nicht nur Fragen nach der gerechten Verteilung von Zugangschancen zu knappen Organen, sondern allgemeine Fragen rechtfertigungsfähiger gesellschaftlicher Ressourcenallokation.

Insoweit in anderen Bereichen der Transplantationsmedizin der Zugang zu knappen Spenderorganen als ausschlaggebende Restriktion im Vordergrund steht, sollte man m.E. institutionell analog zur Nierentransplantation vorgehen und Reziprozitätsbeziehungen und die Wahlmöglichkeit zwischen unterschiedlichen institutionellen Arrangements stärker in den Vordergrund stellen - jedenfalls dann, wenn die Transplantationszahlen und technischen Gegebenheiten das zulassen. Die Knappheit anderer Ressourcen erscheint jedoch in diesen Bereichen keineswegs eine zu vernachlässigende Restriktion. Herz-, Leber- Lungen- und Bauchspeicheldrüsentransplantation sind als Beispiele dessen, was man als Extremmedizin bezeichnen kann, in jedem Falle in die allgemeine gesellschaftliche Frage nach dem angemessenen Anteil des öffentlich getragenen Medizinsektors am Bruttosozialprodukt und vor allem der angemessenen internen Allokation der diesem Sektor zur Verfügung stehenden Ressourcen einzubeziehen.

Lexikographische Vorordnung des Überlebenszieles

Es heißt häufig, Gesundheit sei das höchste Gut. Das Verhalten der meisten gesunden Individuen entspricht allerdings keineswegs dieser Aussage. Sie stellen im Konsum anderer Güter bzw. in ihrem üblichen Verhalten nicht nur darauf ab, welche Kausalwirkungen davon auf ihre Gesundheit ausgehen werden. Allerdings ist ziemlich klar, daß fast alle Individuen im Falle einer ernsthaften Erkrankung mit massiver Beeinträchtigung des Allgemeinbefindens den Wunsch nach der Rückgewinnung von Gesundheit nahezu allen anderen Wünschen überordnen werden. Ebenso darf man davon ausgehen, daß viele Menschen angesichts einer akuten Bedrohung ihres Lebens nahezu jede Art lebensverlängernder Optionen mit höchster Priorität versehen werden. Ähnliche Überlegungen gelten auf gesamtgesellschaftlicher Ebene in Not- und Krisenzeiten. Rationierungsverfahren in Notzeiten stellen deshalb etwa typischerweise darauf ab, den minimalen zum Überleben erforderlichen Bedarf so weit wie möglich für alle Individuen in gleicher Weise sicherzustellen. Sie setzen die üblichen Allokationsmechanismen außer Kraft, um Gleichheit in einem materialen, auf Überlebenschancen bezogenen Sinne herzustellen. Soweit es um das reine Überleben geht, scheinen somit im allgemeinen eine lexikographische Vorordnung dieses Zieles und zugleich die materiale Gleichheit in der Zielerreichung den üblichen Gerechtigkeitsintuitionen zu entsprechen.

Lexikographische Vorordnung einer Wertdimension, so sehr sie auch öffentlicher Rhetorik entsprechen mag, führt jedoch tendenziell zu recht extremen Konsequenzen, die wir allenfalls vorübergehend in Not- und Krisenzeiten, doch nicht auf Dauer akzeptieren. Es ist gesellschaftlich einfach nicht tragbar, Lebenserhaltung allen anderen Werten vorzuordnen, und keine Gesellschaft verhält sich de facto in dieser Weise.

Wie James M. Buchanan argumentiert hat, würde eine lexikographische Vorordnung des Überlebenszieles insbesondere dazu führen, daß der für das Gesundheitswesen aufzuwendende Betrag letztlich technologisch bestimmt würde, weil er nicht von anderen Nachfragebedingungen und Opportunitätskosten gesteuert werden könnte[10]. Jede grundsätzliche Erweiterung der technischen Möglichkeiten, lebenserhaltende Maßnahmen durchzuführen, würde sogleich unter Außerachtlassung anderer Erwägungen bis zur Sättigungsgrenze nachgefragt. Wenn viele von uns heute ein Unbehagen gegenüber der Apparatemedizin und dem uns teilweise unmäßig erscheinenden medizinisch technischen Aufwand empfinden, dann ist es nach diesen Überlegungen verfehlt, hierfür Medizin und Medizintechnik verantwortlich zu machen. Die tiefere Wurzel liegt bei uns selbst. Die gesellschaftliche Vorordnung der Nachfrage nach Gesundheitsgütern gegenüber anderen Gütern treibt diesen Prozeß. Denn unter der Bedingung einer kollektiv wirksamen lexikographischen Vorordnung des Überlebenszieles steht allen halbwegs sinnvollen Innovationen, sobald sie einmal geschaffen wurden, eine sehr weitreichende, unmittelbar wirksame und weitgehend unelastische Nachfrage gegenüber.

Versagen wir uns den bequemen Ausweg, willkürliche Unterscheidungen zwischen Handeln und Unterlassen, zwischen bloßem Sterbenlassen und Herbeiführung des Todes vorzunehmen, dann wächst uns durch jede Erweiterung unserer Handlungsfähigkeiten zusätzliche Verantwortung für die Lebensverlängerung zu, der wir uns unter der Bedingung lexikographischer Vorordnung dieses Zieles nicht entziehen können. Es ist kein Zufall, daß gerade jene, die de facto für eine gesellschaftlich wirksame lexikographische Vorordnung des Überlebenszieles etwa auf religiöser oder verfassungsmäßiger Basis plädieren, immer zugleich durch die Unterscheidung zwischen Handeln und Unterlassen den vollen Konsequenzen ihrer Position auszuweichen suchen. Das bisherige Wachstum des Medizinsektors und jener Industrien, die Medizintechnik bereitstellen, wird jedoch zwangsläufig weitere Innovationsressourcen anziehen. Es wird auf Dauer in jedem Falle zu einer solchen Verschärfung der beschriebenen Probleme kommen, daß wir die betreffenden Fragen der Ressourcenallokation und Grenzziehung besser rechtzeitig und vor dem Einsetzen massiver Verteilungskämpfe diskutieren (vgl. dazu auch Fuchs 1990[11]).

<u>Gleichheit der (Über-)Lebenschancen</u>
Wir müssen im Lichte konkurrierender philosophischer Theorien und faktisch vorherrschender normativer Grundorientierungen über das Ver-

---

[10] Buchanan, J.M. 1990: Technological Determinism Despite the Reality of Scarcity: A Neglected Element in the Theory of Spending for Medical and Health Care; University of Arkansas for Medical Sciences; Little Rock, Arkansas. mimeo.

[11] Fuchs, C. 1990: Verteilungsgerechtigkeit im Gesundheitswesen. Deutsche Stiftung für Organtransplantation; Neu-Isenburg

hältnis von Individuum und Kollektiv erneut nachdenken. Wir müssen erneut bedenken, inwieweit wir überhaupt kollektive Hilfspflichten gegenüber Individuen unterstellen. Geht man hier wiederum in Verlängerung der grundsätzlichen Leitprinzipien einer freiheitlichen Gesellschaft von einer quasi-vertraglichen Betrachtung aus, so wird man auch bei Bejahung einer grundsätzlichen Solidarpflicht "statistische Leben" aus Sicht der betroffenen gesunden und kranken Individuen zu wägen haben. Dabei werden wir langfristig nicht vermeiden können, explizit zu vollziehen, was wir implizit immer schon tun, nämlich eine Entscheidung darüber herbeizuführen, wieviel uns "statistische Leben" gemessen an den Opportunistätskosten einer anderweitigen Verwendung von Ressourcen wert sind.

Was immer das Ergebnis dieser Überlegungen sein wird - und je nach Ausgangspunkt wird man zu verschiedenen Ergebnissen gelangen -, scheint es mir doch offenkundig, daß in einer Gesellschaft wie der unseren de facto nur jene Vorschläge durchsetzungsfähig sein werden, die eine grundsätzliche Gleichbehandlung aller durch öffentliche Instanzen vorsehen. Das bedeutet, daß es zum einen tendenziell zum Ausgleich der langfristig erwarteten Grenzzuwächse an statistischer Lebensverlängerung hinsichtlich der verschiedenen öffentlich finanzierten medizinischen Interventionen kommen muß und daß zum anderen sichergestellt sein muß, daß alle öffentlich Versicherten mit gleicher statistischer Chance in den Genuß dieser öffentlich finanzierten Leistungen gelangen können.

Philosophisch ließe sich diese Forderung durch eine quasi-vertragliche Modellvorstellung untermauern, nach der ein rationales Indiviuum, das sich über seine eigenen spezifischen Krankheitsrisiken im Unklaren befindet, in einer konstitutionellen Grundentscheidung über die angemessenen Institutionen öffentlicher Gesundheitsfürsorge die skizzierte Struktur befürworten würde. Diese Argumentation dürfte überdies auch moralpsychologisch durchaus durchsetzungskräftig sein.

Ausgehend von dieser einfachen, von jedermann nachvollziehbaren Basisannahme, scheint es naheliegend, hinsichtlich der öffentlichen Finanzierung des Einsatzes neuer medizinischer Technologien zu einer gesundheitspolitischen Beweislastregelung zu gelangen, die die Anbieter medizinischer Leistungen in die Pflicht nimmt. Es sollte ihnen auferlegt werden, jeweils plausibel zu belegen, daß die Ressourcen in den von ihnen vorgeschlagenen Verwendungsweisen zu einem mit anderen medizinischen Verwendungen vergleichbaren Ertrag führen.

Konkret bezogen auf die Transplantationsmedizin würde das bedeuten, daß etwa bei der Einrichtung neuer öffentlich finanzierter Transplantationszentren entsprechende Nachweise vergleichbarer Leistungsfähigkeit zu führen wären. Das gleiche würde im Grundsatz für die öffentliche Finanzierung der entsprechenden Interventionsarten gelten. Es müßte gezeigt werden, daß die entsprechende Ressourcenallokation in der Grenze zu etwa dem gleichen Zuwachs an qualitätsbereinigten statistischen Leben führt wie andere öffentlich finanzierte medizinische Interventionen. Überdies wird man im Zuge der vorgeschlagenen Beweislastregel von den Anbietern erwarten dürfen, daß sie institutionelle Regelungen vorgesehen haben, die eine kontrollierbar faire Allokation der Nutzungschancen in einer mit individuell rationalem Anpassungsverhalten weitgehend kompatiblen Weise plausibel erwarten lassen.

Ich vermute, daß Schritte in Richtung einer derartigen Beweislastumkehr - u. a. auch durch daraus erwachsende Anreize, Daten zu erheben und zugänglich zu machen - auf Dauer zu einer transparenteren und rationaleren Ressourcenallokation im öffentlichen Gesundheitssektor führen würden (wobei ich keineswegs bestreiten möchte, daß nicht weit stärkere Umkehrungen der Beweislast bestehen könnten - wie etwa in Cassel und Henke 1988 angedeutet[12]). Es ist mir kein Grund ersichtlich, warum der - langfristige - Ausgleich von Grenzerträgen als einer notwendigen Bedingung rationaler Allokationspolitik jedenfalls innerhalb eines vorgegebenen Budgetrahmens von Gesundheitsausgaben nicht gelten sollte.

Schlußbemerkungen

Die zuletzt gemachten tentativen Politkvorschläge darf man ungeachtet einer gewissen Konkretheit natürlich nicht als unmittelbar umsetzbare Patentrezepte betrachten (vgl. zu einer ausgewogenen Stellungnahme zur Rolle des möglichen Beitrages der Medizinethik zu Fragen der Verteilungsgerechtigkeit im Gesundheitswesen Fuchs s.o.). Sie setzen zum einen eine Datenbasis voraus, die im Augenblick nicht vorhanden ist. Sie zu schaffen, erfordert die weitere Normierung von Verfahren der medizinischen Effektivitätsmessung; wobei durch eine eventuelle Bewertung der Lebensqualität fundamentale ethische Wertkonflikte ebenfalls berührt wären. Überdies müßte man sich der Frage der Innovationsfähigkeit des Medizinsektors mit großer Sorgfalt stellen. Denn offenkundig muß Innovationen, die sich erst allmählich zu Standardtechniken entwickeln können - und zu diesen gehört die Transplantationsmedizin in weiten Bereichen immer noch - ein zeitlicher Vorlauf gewährt werden, in dem "economies of scale", die entsprechenden relativen Kostenersparnisse und Effektivitätsverbesserungen sich entwickeln können.

Es stellt sich hier allerdings die Frage, ob man derartige Erprobungen tatsächlich mit den Mitteln der öffentlichen Gesundheitsfürsorge fördern sollte oder ob man nicht insoweit auf einen privaten bzw. durch Privatversicherung abgedeckten Bereich setzen sollte. Dies wirft die weitere Frage auf, ob man nicht den Bereich der von den öffentlichen Trägern durch die gesetzliche Krankenversicherung erfaßten Individuen einschränken und überdies den Abschluß privater Zusatzversicherungen für spezielle Risiken

---

[12] Cassel, D. und Henke, K.-D. 1988: Reform der gesetzlichen Krankenversicherung in der Bundesrepublik Deutschland zwischen Utopie und Pragmatik: Kostendämpfung als Strukturreform? in: H.-M. Sass (Hrsg.), Ethik und öffentliches Gesundheitswesen, Berlin et al., 13 ff.

fördern sollte, damit dieser Sektor eine Vorreiterrolle spielen kann (vgl. für Überlegungen zu einem dualen System Oberender 1988[13]).

Im Ergebnis wird das dazu führen, daß die Zahlungswilligeren und -fähigeren eine bessere Gesundheitsversorgung erhalten werden als die ausschließlich öffentlich Versicherten. Solange plausiblerweise angenommen werden kann, daß dieses Vorgehen aufgrund von hierdurch induzierter Innovation langfristig zu einer Verbesserung der Gesundheitsversorgung auch der ausschließlich öffentlich Versicherten führen wird, scheint dieses Vorgehen jedoch angemessen, wenn nicht geboten. Denn die Frage der Verteilung in einem öffentlich finanzierten Solidarbereich ist eine, die Frage, ob man ein öffentliches Monopol einrichten sollte, nur um Gleichbehandlung - auch um den Preis der Herabsetzung des Versorgungsniveaus - zu erzwingen, eine andere. Wollte man jede medizinische Ungleichbehandlung verhindern, so müßte man privat finanzierte medizinische Leistungen gänzlich verbieten. Das wäre kaum mit den Prinzipien einer freien Gesellschaft vereinbar und sollte es auch gerecht sein, so kann ich nur feststellen, daß ich dann im Zweifel Freiheit höher als Verteilungsgerechtigkeit stellen würde.

Diskussion

R. Pichlmayr

Ich möchte auf den erwähnten Clubgedanken zurückkommen. Er ist ja bereits vorhanden; zunächst einmal meine ich: leider. Früher war er sehr viel weniger existent. Da Sie Eurotransplant angesprochen haben, möchte ich darauf verweisen, daß in den letzten ein oder zwei Jahren darüber diskutiert wurde, daß beispielsweise Belgien und Österreich sehr viele Patienten behandelt haben, die aus Ländern kamen, die diesem Club nicht angeschlossen sind, beispielsweise aus Italien. Das war darauf zurückzuführen, daß es in Italien weniger Organspender gibt und daß hier bestimmte Beziehungen existieren. Umfrageergebnisse weisen aus, daß innerhalb des Clubs 70 bis 80% der Bevölkerung für die Organspende sind. Die Bereitschaft ist also generell vorhanden, auch wenn man sich vor dem Tod nicht entsprechend geäußert hat. Es brächte den Arzt in erhebliche Schwierigkeiten, einen Patienten, der sich vor seinem Tod zur Organspende bereit erklärt hat, zu "belohnen", und jemanden, der das nicht getan hat, zu "bestrafen". Ich kann mir vorstellen, daß das Clubdenken dazu anregt, daß wir alle Organspender werden. Insofern begrüße ich diesen Vorschlag.

G. Patzig

Eine plausible Regelung scheint mir nur die Ceteris-paribus-Regelung zu sein: Unter gleichen Bedingungen sollte derjenige den Vortritt haben, der

---

13 Oberender, P. 1988: Marktwirtschaft und Solidarität. Zielvorstellungen zum Gesundheitswesen in der Bundesrepublik Deutschland; in: H.-M. Sass (Hrsg.), Ethik und öffentliches Gesundheitswesen, Berlin et al., 267 ff.

sich schon an den Lasten des Verfahrens beteiligt hat. Dagegen kann ich nicht einsehen, daß jemand, auf den das zutrifft, bei geringerem medizinischen Bedarf Vorfahrt haben soll gegenüber denjenigen, die in akuten Notfällen auf eine Transplantation angewiesen sind.

H. Kliemt

Selbstverständlich gibt es unterschiedliche Gerechtigkeitsintuitionen. Mir scheint es äußerst problematisch zu sein, Organe von vornherein als Gemeineigentum zu behandeln. Es gibt gewachsene gesellschaftliche Strukturen, Rechtsstrukturen, Vorstellungen verfassungsmäßiger Art usw., die - jedenfalls in unserem System - davon ausgehen, daß es sehr weitgehende Selbstbestimmungs- und Verfügungsrechte der Individuen gibt. Es scheint mir weit mehr auf der Linie dieser allgemeinen gesellschaftlichen Strukturen zu liegen, Individuen, die vorher eine solche Verfügung nicht getroffen haben, auszuschließen, und zwar nicht nur ceteris paribus. Anderenfalls kommt man implizit dahin, die individuelle Verfügung über den eigenen Körper und die Organe weniger zu respektieren. Meine Präferenz besteht darin, eher bei diesem Privatrechtsordnungsdenken zu bleiben.

F.-W. Eigler

Wie wollen Sie das im konkreten Fall nachweisen? Was machen Sie, wenn jemand sagt, er wisse ganz sicher, daß er über einen derartigen Ausweis verfügt? Soll das über Computer geregelt werden? Wie soll sich der Arzt verhalten, wenn er am Bett eines Patienten steht, der - entsprechend Ihrer Konstruktion - bei Versicherungsabschluß aus finanziellen Gründen auf die Absicherung der Organtransplantation verzichtet hat? Sie bürden dem Arzt hier eine unmögliche Last auf. Sie müßten ein System schaffen, daß solche Patienten, die derartige Versicherungsverträge abgeschlossen haben, gar nicht erst ins Krankenhaus kommen. Ich sehe keine Möglichkeit, solche Vorschläge zu realisieren.

H.-G. Koch

Ich stelle mich in die Reihe derjenigen, die bereits Kritik an diesem Clubprinzip geäußert haben. Ihr Clubmodell bei der Organtransplantation basiert darauf, daß sich jemand für den Fall seines Ablebens als Organspender zur Verfügung stellt. Das Beispiel von der Bluttransfusion unter Lebenden spitzt die Situation insofern zu, als man bereits vorher seine Bereitschaft, Mitglied in diesem Club zu sein, dokumentieren muß, indem man sich zu einer Blutspende begibt. Ich möchte denjenigen Arzt sehen, der bereit ist, eine medizinisch dringend indizierte Bluttransfusion deshalb nicht vorzunehmen, weil er einen Patienten vor sich hat, der zuvor diesem Club nicht beigetreten ist. Ich habe gegenüber dem Clubmodell auch ein theoretisches Bedenken. Ich glaube, dahinter verbirgt sich eine Atomisierung, die der Sache, nämlich einem vernünftigen gesellschaftlichen Leben untereinander, nicht gerecht wird. Man kann sich nicht irgend etwas herauspicken, beispielsweise die Organspende, die Organtransplantation oder die Bluttransfusion, sondern man muß die gesamtgesellschaftliche Involviertheit berücksichtigen.

H. Kliemt

Sie müßten einmal darüber nachdenken, warum man Motorrad fahren darf. Für Sie hat der Motorradfahrer - ironisch ausgedrückt - die angenehme Eigenschaft, zumeist den Gehirntod zu erleiden, was günstig ist für die Organentnahme. Sie müssen für sich selber die Grundsatzentscheidung treffen: Sollen die Leute selber darüber entscheiden dürfen, ob sie Motorrad fahren oder nicht? Wenn Sie dies zulassen, warum lassen Sie dann nicht zu, daß die Leute auch, jedenfalls in einem gewissen Umfang, über die Art ihrer Versicherung entscheiden und hinterher an ihre Entscheidung gebunden sind?

Es ist außerordentlich wichtig, daß man unterscheidet zwischen den Regeln und dem, was unter den bestehenden Regeln geschieht. Ich habe ja bewußt dafür plädiert, daß der Arzt unter den bestehenden Regeln so parteiisch im Sinne seiner Patienten sein kann, wie immer er es will. Aber die Regeln selber können ihm Restriktionen auferlegen. Für diese ist der Arzt nicht verantwortlich. Das ist in dem entsprechenden Moment eine tragische Situation für den Arzt; aber für die Angehörigen ist es auch tragisch, wenn der Motorradfahrer stirbt.

Ich war v.a. daran interessiert, eine These zunächst einmal möglichst pointiert zu formulieren, um bestimmte alternative Standpunkte zu verdeutlichen. *Es ist nämlich gesellschaftstheoretisch und auch philosophisch überhaupt nicht begründet, daß allein medizinische Indikatoren eine gerechtere Verteilung der Spenderorgane garantieren.* Wir können genausogut von dem Primat der individuellen Verfügungsrechte in der Gesellschaft ausgehen und die Gesellschaft als eine Vereinigung zum wechselseitigen Vorteil betrachten - ich hoffe, daß sie es ist -, in der nie Einzelgruppen zugunsten anderer ausgebeutet werden sollen. Dann müssen wir sehen, wie wir die individuellen Rechte einigermaßen respektieren können und welches die erforderlichen Mechanismen sind. Kein Mechanismus ist perfekt, alle haben Vor- und Nachteile. Es gibt philosophisch gute Gründe, Gesellschaften so zu strukturieren, daß sie von der Prämisse ausgehen, die Bürger wüßten selber am besten, was für sie gut ist. Das ist zwar nicht immer der Fall. Nimmt man es jedoch als normative Setzung an, so ist man nahe an der Position, die ich hier etwas provokativ darzustellen versucht habe. Es kann ja sinnvoll sein, diese Richtung einzuschlagen, ohne gleich den ganzen Weg zu gehen.

K.-D. Henke

Ich möchte keinen Hehl daraus machen, daß mir die philosophischen Ausführungen überaus gut gefallen haben, da sie die Entscheidungsprobleme wieder in den Vordergrund gerückt und den Blick über die Transplantationsmedizin hinaus auf andere Verwendungszwecke geöffnet haben. Ich hatte zeitweilig den Eindruck, daß auch andere Disziplinen, beispielsweise die Herz-Kreislauf-Krankheiten betreffend, ebenfalls um knappe Mittel konkurrieren. Es wäre interessant, diesen Konkurrenzkampf auszutragen. Für mich ist sehr deutlich geworden, daß der Ausgleich der Grenznutzen mit im Vordergrund stehen muß. Herr Kliemt hat - ähnlich wie ich - darauf hingewiesen, daß es gut wäre, wenn wir durch die richtigen Anreize zu moralisch wünschenswerten Ergebnissen kämen. Die Ziele der Gesundheitspolitik stoßen sich aber doch wohl hart mit den Zielen der Medizin. Ich habe in meinem Referat ein magisches Viereck der Gesundheitspolitik aufzuzeigen versucht. Ich glaube, es steht im Widerspruch zu den Zielen der Medizin, die unersättlich ist, was die Ressourcen anlangt, die sie nutzen möchte.

Meine Frage lautet: Welche Instanzen sollten darüber entscheiden, welches die moralisch wünschenswerten Ergebnisse sind? Im SGB V steht ganz klar: Das Prinzip der Beitragssatzstabilität ist zu verfolgen. Die Konzertierte Aktion bemüht sich über die Sektoren hinweg um den Ausgleich der Grenznutzen - ohne Erfolg. Oder sollen es die medizinischen Fachgesellschaften sein, die die Ressourcen reklamieren? Dann müssen wir wohl größere Teile des Bruttosozialprodukts dafür freigeben. Wollen wir das? Können wir das? Wer legitimiert diese Entscheidung? Wenn man den Ausgleich der Grenznutzen fachübergreifend betrachtet, stellt sich die Frage: Wo ist in Ihrem Regelwerk die Ebene, die darüber zu befinden hat?

H. Kliemt

Die Frage, welche Instanzen in Frage kommen, ist angesichts des Bürokratie- und Politikversagens fundamental. Ich halte den Markt gewiß nicht für ein Allheilmittel, aber etwas mehr Steuerung jedenfalls über die Nachfrageseite, über die Konsumenten medizinischer Leistungen und damit über die Bürger selber, scheint mir wünschenswert zu sein. Konkurrenzmechanismen im Medizinsektor selber bzw. innerhalb der Einheitsversicherung zwischen verschiedenen Vertragsformen könnten einen kleinen Teil des Problems lösen. Die Frage der Instanzen und der konkreten Spielregeln muß im Detail diskutiert werden. Niemand sollte glauben, ich hätte ein Patentrezept.

Die Frage der Trägerschaft sollte prinzipiell am Status quo studiert werden. Dann tauchen die Probleme auf, die Sie im Sachverständigenrat behandeln. Dabei macht es einen Unterschied, ob man an diese Probleme mit der Idee der kollektiven Maximierung oder unter dem ordnungspolitischen Ideal herangeht, möglichst viel auf die Individuen zu verlagern.

H. Raspe

Ein wesentlicher Einwand gegen Ihre These könnte sein, daß wir bereits Mitglied eines Clubs sind, nämlich des Clubs der Krankenversicherten. Die

Krankenversicherung deckt wenigstens einen Basisstandard ab. Nur wenn man andere Zusatzleistungen haben will - z.B. Chefarztbehandlung, Einzelzimmer etc. -, muß man zuzahlen. Ich halte diese Konstruktion in der gesetzlichen Krankenversicherung für weise, denn sie rechnet offenbar anders als die Virginia School damit, daß sich die Menschen im Zustand der Gesundheit und im Zustand der Krankheit unterschiedlich verhalten. *Sie hingegen unterstellen - wenn ich die erste Prämisse richtig verstanden habe -, daß sie sich in beiden Zuständen gleich verhalten, also als Gesunde entscheiden können, wie sie als Kranke behandelt werden wollen. Ich halte das für relativ unmenschlich und glaube, daß das mit anthropologischen Grundeinsichten, über die ich als Arzt verfüge, nicht kompatibel ist.*

Sie haben dabei selbst auf eine Diskrepanz mit der Rolle des Arztes hingewiesen. Die Rolle des Arztes hat eine universalistische Orientierung, d.h. jeder Mensch wird gleich behandelt, abgesehen von der Variation, die sich durch Krankheitszufälle ergibt. Es gibt also keine Ungleichbehandlung nach Rasse, Geschlecht, Alter usw. Jedenfalls ist das sozusagen die regulative Idee der Arztrolle. Ich glaube, Ihr Vorschlag, daß man sich nach vertraglichen Bindungen richten soll, die jemand zu Zeiten eingegangen ist, als er gesund war, verstößt gegen diese universalistische Orientierung. Schließlich kann ich nicht einsehen, daß Organe nicht Gemeineigentum sein könnten. Es gibt eine ganze Reihe von Gemeineigentum, beispielsweise die geistige oder kulturelle Hinterlassenschaft Verstorbener. Es käme ja kein Mensch auf die Idee, nach dem Ableben dürfe ein bestimmtes Buch nur derjenige lesen, der Mitglied in einem bestimmten Buchclub ist. Ich halte es nicht für sehr überzeugend, wenn behauptet wird, Organe seien kein Gemeineigentum.

H. Kliemt

Die Solidargemeinschaft der Versicherten als Club zu bezeichnen, halte ich für einen Euphemismus, weil es sich um eine Zwangsmitgliedschaft handelt. Über die Frage unterschiedlichen Verhaltens bei Gesundheit und Krankheit müssen wir nachdenken. Damit kommen wir in den Bereich der Paternalismusdiskussion, die hier im Hintergrund steht. Unsere kognitiven und häufig auch unsere emotionalen Fähigkeiten reichen nicht aus, uns in zukünftige Situationen zu versetzen. Oft haben andere bessere Informationen darüber als wir selber. Häufig können wir uns auch nicht vorstellen, wie es ist, wenn wir unter bestimmten Bedingungen krank sind. Vielleicht beziehen wir diesen Gesichtspunkt deshalb nicht mit in unsere Überlegungen ein.

Hier gibt es zwei Möglichkeiten, darauf zu reagieren: Diejenigen, die besser Bescheid wissen, müssen die anderen bevormunden, oder aber es gibt bestimmte Arten des Selbstpaternalismus. Ich weiß und sehe strategisch voraus, daß ich eine gewisse Schwäche habe. Deswegen will ich nicht, daß in jedem Zigarettenautomaten Heroin liegt. Hier geht es sozusagen um mein Eigeninteresse. Breschnew hatte eine Zigarettendose, die nur einmal pro Stunde eine Zigarette freigab. Er ging mit sich selber strategisch um. Man sollte versuchen, diesen Aspekt soweit wie möglich mit dem freiheitlichen Gesellschaftsmodell zu verknüpfen, indem man argumentativ nachzuweisen versucht, welche Formen von Selbstpaternalismus im Gegensatz zum Fremdpaternalismus in unserem eigenen Interesse liegen.

Ich gehe natürlich auch von der universalistischen Rolle des Arztes aus, und ich setze voraus, daß sie in jener Weise universell ist, daß sie für jeden unter vergleichbaren Umständen in gleicher Weise Partei ergreift. Ist dabei aber eine vorherige Bindung bzw. Nichtbindung (an Regeln) ein relevanter Umstand? Wir lassen in unserer Gesellschaft sehr viel zu, wo wir nicht paternalistisch sind. Wir verbieten auch nicht das Motorradfahren. Man muß sehen, wo es Unterschiede und wo es Vergleichbares gibt.

Man muß auch sehr vorsichtig sein, was man alles als Gemeingut betrachtet. Es spricht sehr viel dafür, möglichst wenig Allmenden zuzulassen. Das geistige Eigentum ist das Beispiel eines reinen öffentlichen Gutes. Aber das ist ein sehr starker Sonderfall. Hier ist zu prüfen, inwiefern diese Formen des Allgemeineigentums einem Gemeineigentum an Organen gleichen. Vielleicht kommen wir auf Grund konkreter Fälle zu der Aussage, daß die Organspende etwas ist, was eher als Gemeineigentum und nicht als Clubgut behandelt werden soll. Auch das kann das Ergebnis sein.

B. Schoene-Seifert

Die Operationalisierung eines Gerechtigkeitskriteriums hat drei Aspekte. Der erste ist, daß man ein Gerechtigkeitskriterium als wertvoll an sich ansehen kann, sei es im Hinblick auf die Verfahrensgerechtigkeit, sei es im Hinblick auf einen bestimmten Verteilungszustand, den man als besser als einen anderen empfindet. Der zweite Aspekt ist, daß die Operationalisierung eines solchen Gerechtigkeitskriteriums die Ressourcenlage verändern kann: Weil mehr Leute aus der Überlegung heraus, daß sie später gegebenenfalls in einer besseren Situation sind, ihre Organe spenden, stehen mehr Organe für die Transplantation zur Verfügung. Drittens aber muß man überlegen, welche indirekten Folgen die Operationalisierung eines Gerechtigkeitskriteriums hat. Der Verzicht auf eine altruistische Spende, bedeutet dabei eine eminent wichtige Weichenstellung. Dabei *scheint* es vernünftig zu sein, den Bereich der Organspende als ein geschlossenes System zu betrachten, in dem wir nach dem Prinzip "wie du mir, so ich dir" vorgehen, vor allem unter dem Gesichtspunkt der Praktikabilität. In Amerika mußten bis Anfang der 70er Jahre Patienten, nachdem sie Blut übertragen bekommen hatten, selber Blut spenden oder statt dessen einen bestimmten Betrag zahlen. Der englische Sozialwissenschaftler Richard Titmuss konnte aber in einem Vergleich des englischen, auf freiwilliger Teilnahme beruhenden mit dem amerikanischen, indirekt kommerzialisierten Blutspendesystem nachweisen, daß dort die Qualität des gespendeten Blutes wesentlich schlechter war, und hat damit eine eine Umstellung des amerikanischen Systems bewirkt.

Von denjenigen, die das System der Solidargemeinschaft der Versicherten verlassen wollen, werden immer wieder drei Argumente vorgetragen: Erstens sei es für viele von uns wahrscheinlich kostengünstiger, im Falle der Krankheit die Kosten aus eigener Tasche zu bezahlen. Zweitens würde den Krankheitsrisiken heutzutage immer mehr der Lotteriecharakter genommen. Durch ätiologisches Wissen könnten zunehmend begründete Schuldzuweisungen vorgenommen werden: Der andere ist Alkoholiker, ich nicht, ich habe dieses Risiko nicht, also solidarisiere ich mich mit dem anderen nicht. Ich denke, das ist eine ganz gefährliche Argumentation. Drittens sei durch die Möglichkeiten der prädiktiven Diagnostik - beispielsweise bei der Chorea Huntington - eine Risikoausgrenzung möglich. Wenn ich wollte, könnte ich heute schon wissen, ob ich ein Huntington-Träger bin. Man grenzt also die Huntington-Patienten aus dem Reziprozitätsgedanken aus.

Solche Überlegungen rühren an die Grundfesten unserer Solidargemeinschaft. Wir haben bisher nicht darüber nachgedacht, ob wir die Solidargemeinschaft aus altruistischen Motiven wollten oder weil es einfach klug war, diese Solidargemeinschaft zu haben. Heute sehen wir im Zusammenhang mit den Fragen der Organtransplantation, daß die Medizin auch eine moralische Institution ist. Wir wollen, vielleicht aus altruistischen Gründen, daß die Kranken von den Gesunden und die Armen von den Reichen versorgt werden. Ich denke, dann muß man aus moralischen Gründen gegen die vorgetragenen Clubvorstellungen sein.

H. Kliemt

Ein Gerechtigkeitskriterium hat indirekte Folgen, und die große Diskussion um das Buch von Titmuss ist mir bekannt. Es wurde darauf hingewiesen, daß das Reziprozitätsargument das Risiko in sich birgt, daß die Solidargemeinschaft langsam unterhöhlt wird. Wenn damit nur auf die Gefahr hingewiesen werden soll, ist es in Ordnung, aber nicht, wenn es als Argument benutzt wird, eine notwendige Diskussion darüber zu unterbinden. Die Gründe für ein Solidarsystem, wie wir es haben, werden wir nur dann herausbekommen, wenn wir das System immer wieder radikal in Frage stellen. Wir müssen nachprüfen, ob es gute Gründe für dieses System gibt; nur dann werden wir auch in Grenzfällen etwas Vernünftiges sagen können. Dieses System kann mit sehr guten Argumenten in Frage gestellt werden. Ich bin allerdings letztlich der Überzeugung, daß man es auch sehr gut verteidigen kann. Dann muß man natürlich auch darüber nachdenken, wieso diese Solidaraufgabe nicht von vornherein staatlich finanziert wird, warum es überhaupt eine solche Art von Versicherungssystem gibt, das gerade die Illusion der Reziprozität benutzt. *Der konsequente Weg wäre zu sagen: Die medizinische Grundversorgung ist eine rein staatliche Aufgabe. Dann darf es aber auch niemanden geben - wie bisher -, der deshalb, weil er ein Besserverdienender ist, sich von dieser Pflicht befreien kann. Das ist* dann die Kehrseite des Vorschlags. Hier sieht man, wie nützlich es ist, sich auf die Prinzipien zu besinnen.

R. Grupp

Eigentlich stiehlt man sich mit diesem Clubmodell aus der Thematik, die wir uns gestellt haben, heraus. Bis heute sagen wir: Es gibt für jeden den gleichen Zugang und die notwendigen Leistungen; das was notwendig ist, definiert der Arzt. Nun stellen wir am Beispiel der Transplantationsmedizin, die möglicherweise nur die Spitze eines Eisbergs ist, fest, daß wir bei der Definition des Notwendigen in Schwierigkeiten kommen, weil die Ärzte das vielleicht mit den bisher gültigen Methoden und Kriterien nicht mehr leisten können. Deshalb müssen wir darüber nachdenken, ob die bisher praktizierten Mechanismen der Verteilung und die bisher angewandten Kriterien noch ihre Berechtigung haben. Wenn man aber sagt, nur derjenige, der sich versichert, soll hinterher die Leistung erhalten, setzt man an die Stelle von Gerechtigkeit einzig das Geld als Kriterium. Würden sich in einem Clubmodell mehr Spender melden, wäre doch damit auch eine Leistungsausweitung verbunden. Stünden wir dann am Ende nicht wieder vor genau denselben Problemen? Ich weiß nicht, ob das Ausweichen auf ein scheinbar einfaches Prinzip hier weiterhilft.

H. Kliemt

Ich bin gar nicht dafür, ein radikales und einfaches Clubmodell vorzuschlagen. Alle genannten Einwände sind dabei zu berücksichtigen. Wir müssen aber bedenken, daß es andere wichtige Prinzipien gibt, die in unserer Gesellschaft durchaus verankert sind: das Prinzip der Eigenverantwortlichkeit, das Prinzip der Respektierung individueller Entscheidungen usw. Diese Prinzipien können nicht einfach außen vorgelassen werden, wenn wir das Medizinsystem betrachten. Das Clubmodell diente nur dazu, an einer bestimmten Stelle eine Fokussierung vorzunehmen. Ich glaube, es ist wichtig, diese gesellschaftspolitische und rechtspolitische Dimension einzubeziehen, insbesondere dann, wenn die Diskussion auch auf anderen Ebenen als jener der Medizin geführt werden soll.

Wir sollten überlegen, ob wir nicht kleine Schritte in der Reform des Gesundheitswesens gehen können, die unter Wahrung grundsätzlicher Solidaritätsziele die Entscheidungsautonomie und Eigenverantwortung des einzelnen Bürgers stärken.

Verteilungsgerechtigkeit aus juristischer Sicht

Einführung

A. Künschner[*]

Verteilungsgerechtigkeit aus juristischer Sicht - der Titel könnte die zu hohe Erwartung wecken, das Recht könne für Gerechtigkeit sorgen. Aber selbst wo es dies nicht kann, kann es doch Verfahren und einige materielle Kriterien liefern, um so die unausweichlichen Entscheidungen auf eine zumindest rechtlich sichere Grundlage zu stellen.

Es geht in diesem Themenblock zunächst darum, die rechtlichen Rahmenbedingungen zu umreißen, welche die Verteilung knapper medizinischer Güter bestimmen. Es ist aufzuzeigen, auf welchen Ebenen der Allokation und in welcher Weise rechtliche Instrumentarien wirksam werden. Die Bandbreite geht vom Gesundheits-Planungsrecht über den inviduellen Sozialleistungsanspruch des Versicherten hin zur Kasuistik des Haftungsrechts. Das Gesundheitswesen ist rechtlich in vielschichtiger und nicht zusammenhängender Weise normiert; es kann hier nur darum gehen, einige der wesentlichen Institutionen und Verfahren und elementare materielle Kriterien der Verteilung herauszuarbeiten.

Vorweg ist klarzustellen, daß die juristisch "gerechte" Verteilung weder der ökonomisch noch der medizinisch oder medizinethisch erwünschten Verteilung entsprechen muß. Dazu einige Beispiele: Mit der höchstrichterlichen Entscheidung, wonach die Arbeitszeit des Klinikpersonals nicht erst mit dem Eintreffen auf der Krankenstation beginnt, sondern bereits mit dem Passieren der Klinikpforte, sind erhebliche Allokationswirkungen für den gesamten Krankenhausbereich verbunden. Ebenso setzen die föderale Kompetenzverteilung (Art. 73 I Ziff. 19 u. 19a GG) im Gesundheitsbereich und grundrechtliche Garantien einer Gestaltung des Gesundheitswesens, die sich an den Zielen der Wirtschaftlichkeit und der bestmöglichen medizinischen Versorgung orientiert, im Interesse anderer Rechtsgüter immer wieder Hindernisse entgegen - an die Urteile zur Vereinbarkeit der Bedarfsplanung bei der Computertomographie mit der ärztlichen Berufsfreiheit sei ohne weitere Kommentierung erinnert[1]. Sie beschneiden den Umfang des medizinisch und ökonomisch Machbaren. Es gibt also rechtliche Determinanten der Verteilung, die neben den unmittelbaren Fragen der Verteilungsgerechtigkeit im Gesundheitswesen aus gutem Grund Berücksichtigung finden müssen. Darum soll es jedoch heute nicht in erster Linie gehen.

Zu den eigentlichen Kernfragen nach den Kriterien und Verfahren der Verteilung einer gegebenen Menge knapper medizinischer Güter wird man

---

[*]   Richter, Freiburg

[1]   LSG Baden-Württemberg, Urteil v. 24.4.1991 (nicht rechtskräftig), Medizinrecht 1991, 272; BSGE 66, 24 f.

von verschiedenen Juristen möglicherweise sehr unterschiedliche Antworten erhalten. Dies hat seinen Grund nicht nur in inhaltlich divergierenden Positionen, sondern auch in der herrschenden Arbeitsteilung zwischen den juristischen Disziplinen. Denn ein Gesundheitsrecht als juristische Disziplin existiert nicht. Das bereits beschriebene Fehlen einer funktionalen Gliederung des Gesundheitswesen trägt dazu bei, daß auch die juristischen Aussagen von "divergenten Insellösungen" (Schwartz) für die verschiedenen Bereiche - Haftungsrecht, Sozialversicherungsrecht, Planungsrecht etc. - geprägt erscheinen. Ein Bindeglied zwischen den getrennt voneinander arbeitenden Disziplinen ist nicht vorhanden. Eine praktische Rechtsphilosophie, wie sie zu den Fragen der Verteilung knapper medizinischer Güter etwa in den Vereinigten Staaten betrieben wird, existiert in dieser Form bei uns nicht[2]; die dortige Diskussion ist wegen der ganz anderen gesellschaftlichen und rechtlichen Ausgangsbedingungen auch nicht auf die Bundesrepublik übertragbar. Eine zusammenhängende juristische Diskussion zur Verteilungsgerechtigkeit im Gesundheitswesen hat deshalb kaum begonnen und ist vorerst wohl auch nicht zu erwarten.

Auf die Problematik der Verteilung oder gar Zuteilung von Behandlungs- und Lebenschancen treffen Rechtswissenschaft und Praxis daher systematisch und begrifflich vergleichsweise schlecht vorbereitet. Aber die Jurisprudenz ist auch Handlungswissenschaft, der ein Rückzug in Kontemplation nicht eröffnet ist: Tatsächlich vorhandene Konflikte müssen auf der Grundlage des geltenden Rechts entschieden - oder zumindest "geregelt" - und allfällige Regelungsdefizite müssen aufgezeigt werden. Dieser Aufgabe wollen wir uns stellen.

Der erste Beitrag von Herrn Laufs wird sich auf die haftungsrechtliche Seite der Allokationsproblematik konzentrieren. Wir beginnen also mit den Normen, die zwar überwiegend auf höherer (höchstrichterlicher) Ebene gesetzt, aber weitgehend erst auf der Ebene der Mikroallokation wirksam werden. Wie kommen aus juristischer Sicht Behandlungsstandards zustande, wer setzt sie, und wieviel Freiheit, wieviel Bindung muten sie dem Arzt zu? Welche Kriterien müssen zwingend, welche dürfen in jedem Fall, welche dürfen in keinem Fall berücksichtigt werden? Neben Aussagen zu Maßstab und Niveau des gebotenen Standards fällt hier eine erste Vorentscheidung darüber, wer rechtliche Verantwortung im Falle des Ressourcenmangels zu tragen hat. Haftet der Arzt für fehlerhafte Patientenauswahl, oder kommt ihm ein weiter Ermessensspielraum zu? Im letzteren Fall bliebe eine Diskriminierung, z.B. von Alten, Ausländern, Alkoholkranken haftungsrechtlich folgenlos.

---

2   Vgl. z.B. Annas, G.: Allocation of Artificial Hearts in the Year 2002; Minerva vs National Health Agency; American Journal of Law and Medecine 3 (1977); 59 f.;
    Calabresi, G., Bobitt, P.: Tragic choices, 1978;
    Callahan, D.: Setting limits, 1978;
    Robertson, J.: Supply and distribution of hearts for transplantation: legal, ethical, and policy issues; Circulation 75 (1987), 77 f.

Dies bedeutet aber nicht, daß Diskriminierungen insgesamt rechtlich folgenlos bleiben. Es ist vielmehr über das Haftungsrecht hinaus auf anderen Regelungsebenen nach der Existenz von Kriterien und Verfahren der Verteilung zu fragen. Wenn solche nicht existieren sollten, so ist damit die Frage aufgeworfen, ob nicht ethisch und rechtlich ein Legitimationsbedarf für die anstehenden Prioritäten- und Auswahlentscheidungen besteht. Denn es geht bei der Verteilung von Lebens- und Gesundheitschancen um Entscheidungen in grundlegenden normativen Bereichen. Solche bedürfen nicht zwangsläufig umfassender Legalisierung, obwohl das Bundesverfassungsgericht bei der Entscheidung wesentlicher Fragen ein Tätigwerden des Gesetzgebers für erforderlich hält[3]. Aber sie bedürfen in jedem Falle der Legitimierung. Diese Legitimation ergibt sich im Beispiel der Organtransplantation nicht etwa schon daraus, daß Eurotransplant als Organisation existiert oder daß deren Kriterien von Ärzten in einem demokratischen Verfahren festgesetzt werden. Denn die Entscheidung über Lebens- und Gesundheitschancen einer immer größeren Anzahl von Patienten und mittelbar Betroffenen bedarf einer Legitimationsbasis, die über den engen Kreis der beteiligten Ärzte und Transplantationsspezialisten hinausgeht.

Schon daran wird deutlich, daß die juristische Problematik der Allokation sich bei weitem nicht nur auf der Mikroallokationsebene stellt. Herr Schreiber hat die schwierige Aufgabe übernommen, Institutionen und Verfahren der Schaffung von Verteilungsgerechtigkeit im Sozialstaat darzustellen. Die Sozialstaatlichkeit (Art. 20 GG) ist ein unverrückbares Strukturprinzip unserer Verfassung. Gleichheitsgebot (Art. 3 GG), Recht auf Leben und körperliche Unversehrtheit (Art. 2 II 2 GG) und das Gebot zur Achtung der Menschenwürde (Art. 1 III GG) sind weitere Stichworte. Den Fall, daß eine lebenserhaltende medizinische Behandlung nicht in ausreichender Menge verfügbar ist, sieht das Gesundheitsrecht vordergründig betrachtet nicht vor. Das Krankenhausplanungsrecht geht aus vom Bedarf: auf der Ebene des individuellen Sozialleistungsanspruches hat jeder Versicherte Anspruch auf die notwendige Behandlung. Was kann das Recht leisten, damit diese Ansprüche nicht zu unerfüllten oder unerfüllbaren Verheißungen degradieren? Hat das Gesundheits-Reformgesetz mit der starken Betonung des Wirtschaftlichkeitsgebots den Behandlungsanspruch entwertet und ersterem den Vorrang eingeräumt?

Die unleugbar vorhandenen Konflikte können rechtlich sicher nicht allesamt "gelöst" werden. Durch die vorhandenen rechtlichen Instrumente können sie aber zumindest einer Lösung nähergebracht werden. Wo dies nicht gelingt, muß sich das Interesse rechtspolitisch auf Art und Umfang etwa vorhandenen Regelungsbedarfs konzentrieren.

Daß Rechtswissenschaft und -praxis auf die Probleme schlecht vorbereitet seien, gilt mit Sicherheit nicht für die beiden Referenten. Sie sind für

---

3   BVerfGE 49, 89 f. (126 f.); vgl. auch G. Hermes: Das Grundrecht auf Schutz von Leben und
    Gesundheit, 1987, 122

den Umgang mit diesen Problemen aufgrund ihrer langjährigen und durch eine Vielzahl von Publikationen dokumentierten Beschäftigung mit Fragen des Medizinrechts bestens gewappnet. Prof. Dr. Laufs ist Ordinarius in Heidelberg und seit vielen Jahren nicht zuletzt durch sein arztrechtliches Standardwerk als Medizinrechtler ausgewiesen. Prof. Dr. Schreiber ist Ordinarius in Göttingen und war viele Jahre als Staatssekretär im Niedersächsischen Ministerium für Wissenschaft und Kunst auch praktisch mit Fragen der Organtransplantation befaßt.

Standards, Kostendruck und Haftpflichtrecht

A. Laufs*

Mit Grund fragen nachdenkliche Mediziner, ob die mittlerweile erreichten hohen Grade der Verrechtlichung, ob alle juristischen Zumutungen denn geboten und noch zu erfüllen seien. Im Jahr 1958 erkannte der BGH, *"daß das Verhältnis zwischen Arzt und Patient ein starkes Vertrauen voraussetzt, daß es in starkem Maße in der menschlichen Beziehung wurzelt, in die der Arzt zu dem Kranken tritt, und daß es daher weit mehr als eine juristische Vertragsbeziehung ist"*[1].

Um dieselbe Zeit lehrte Günther Küchenhoff, die ärztlichen Pflichten und Rechte stellten *"kein System abgezirkelter Leistungen und Gegenleistungen"* dar, vielmehr *"Konkretisierungen einer aus dem Liebesdienst erwachsenden ungemessenen Leistungspflicht"*[2].

Inzwischen hat ein Paradigmawechsel stattgefunden, den viele verantwortungsbewußte Ärzte beklagen: Rechtliche Maßgaben füllen das Verhältnis zwischen Arzt und Patient voll aus, das den Charakter einer Geschäftsbeziehung annimmt. Der ärztliche Dienst erscheint juristisch durchnormiert und bemessen durch eine kaum mehr übersehbare Vielzahl von Regeln insbesondere des Sozial- und Arbeitsrechts, ebenso der höchstrichterlichen Spruchpraxis zur Selbstbestimmungsaufklärung, zum Recht des Patienten auf Einsicht in die Krankenunterlagen, zur Dokumentationspflicht. Die sprunghaft an Zahl gewachsene Ärzteschaft geriet unter ein dichtes Netz von Rechtskontrollen zugunsten des Patienten, die das Vertrauen als konstitutives Element abschwächen.

Während es noch dahinsteht, ob die hochgradige Juridifizierung des Arzt-Patient-Verhältnisses dem kranken Menschen letztlich hilft, werfen neue zusätzliche Rechtsfragen ihren Schatten auf die klinische Medizin. Im Zeichen weiter fortschreitender Medizintechnik und knapper werdender Ressourcen droht die Triage nicht die Ausnahme zu bleiben, sondern vielmehr den Alltag zu bestimmen. Auf der letzten und untersten Ebene des Einsatzes knapper Mittel, auf der Ebene der Mikroallokation, wartet der konkrete Einzelfall. Dem Arzt droht die Rolle einer Instanz der iustitia distributiva, eines Funktionärs der austeilenden Gerechtigkeit. Eine solche Funktion veränderte den Charakter des ärztlichen Dienstes grundlegend. Im Rechtswegestaat führte sie zu einer neuerlichen Flut von Prozessen und zu einer zusätzlichen Reglementierung des klinischen Alltags von außen.

---

*   Institut für Geschichtliche Rechtswissenschaft, Heidelberg

[1]   BGHZ 29, 46, 53.

[2]   Staatslexikon, Bd. 1, 6. Aufl. 1957, Sp. 601 ff.

Walter Krämer plädiert mit guten Gründen für indirekte Rationierung, für Sparen auf einer möglichst hohen Ebene der Makroallokation, damit der Arzt gar nicht erst in die Rolle eines auswählenden Verteilers gerate[3]. Auf der obersten, konstitutiven Ebene der Gesundheitspolitik werde allein über statistische Menschenleben verhandelt; hier sei durchaus Platz für den Rechenstift. Je weiter man dagegen nach unten steige, je näher man dem individuellen Patienten komme, desto anrüchiger werde dieses Instrument. Darum empfiehlt es sich auch nicht, die Verteilungsgerechtigkeit als weitere allgemeine Kategorie der Legitimation ärztlichen Handelns einzuführen. Es gilt vielmehr, die aus der Begrenztheit der Mittel folgenden Fragen zunächst mittels der eingeführten Kriterien zu beantworten.

Das ärztliche Handeln muß, wenn es beruflich legitim sein und vor dem Recht bestehen soll, drei Grundvoraussetzungen genügen[4]:

1. Erfordert der ärztliche Eingriff eine Indikation, das heißt: Der berufliche Heilauftrag muß die vorgesehene Maßnahme umfassen und gebieten. Inhalt und Umfang des Heilauftrags bemessen sich nach fachmedizinischen wie berufsethischen Maßgaben. Prognostisch muß der Eingriff eine Besserung beim Kranken erwarten oder jedenfalls erhoffen lassen.
2. Bedarf der Arzt des Einverständnisses seines aufgeklärten Patienten oder jedenfalls dessen mutmaßlicher Einwilligung oder der Zustimmung des gesetzlichen Vertreters oder Betreuers.
3. Schließlich hat der Arzt beim Vollzug seines Eingriffs den fachlichen Regeln und wachsenden Sorgfaltspflichten zu genügen.

Die drei zusammenhängenden, nebeneinander erforderlichen Elemente rechtmäßigen ärztlichen Eingreifens - Indiziertheit, Einverständnis nach Aufklärung und Verfahren lege artis - folgen Standards, die sich im Fluß befinden.

Auch für das ärztliche Handeln gilt der Grundsatz der Verhältnismäßigkeit[5]. Ein diagnostischer oder therapeutischer Aufwand jenseits der Grenzen wirtschaftlicher Rationalität läßt sich schon mit Rücksicht auf die Solidargemeinschaft der Versicherten nicht rechtfertigen. Dem Übermaß im Einzelfall auf Kosten anderer steht auch das Gesetz, nämlich § 1 Abs. I der Bundesärzteordnung, entgegen: *"Der Arzt dient der Gesundheit des einzelnen Menschen und des gesamten Volkes"*.

Zwar darf und soll der Arzt sich zuerst dem konkreten Patienten in seiner Bedürftigkeit verpflichtet sehen; doch bleibt diese Pflicht - gelegentlich durchaus spannungsvoll - eingebunden in die Rücksicht auf die anderen und künftigen Patienten.

---

3   Die Krankheit des Gesundheitswesens. Die Fortschrittsfalle der modernen Medizin, 1989.

4   A. Laufs, Arzt und Recht im Wandel der Zeit, MedR 1986, 163-170; ders., in: A. Laufs u. W. Uhlenbruck, Handbuch des Arztrechts, 1992, Kap. 1 u. 2, insbes. § 6.

5   Das allgemeine Rechtsprinzip der Angemessenheit; vgl. G. Köbler, Juristisches Wörterbuch, 5. Aufl. 1991, S. 378, mit weiteren Nachweisen.

Das Gebot der Rationalität auch im Blick auf die Kosten gilt zuerst bei der Indikation. Der Anästhesist Opderbecke hat bereits vor einem Jahrzehnt zu bedenken gegeben, daß ein unvertretbar hoher Aufwand bei zunehmend beschränkten Ressourcen zwangsläufig an anderer Stelle Mängel entstehen lassen müsse. Der in der Intensivmedizin tätige Arzt werde somit in Zukunft bei seiner Indikationsstellung mehr noch als bisher nicht nur den möglichen Nutzen für das einzelne Individuum, sondern auch die Konsequenz für die Gesellschaft in ihrer Gesamtheit zu bedenken haben. So wie der einzelne Versicherte als Mitglied einer Solidargemeinschaft einen Anspruch darauf habe, auch oder gerade in einer extremen Lebenssituation angemessene Hilfe zu finden, so dürfe auch die Gemeinschaft im Interesse aller Mitglieder erwarten, daß ihre stets limitierten Mittel sinn- und maßvollen Einsatz fänden. Es gelte also, *"die Indikation zu aufwendigen intensivtherapeutischen Maßnahmen verantwortungsbewußter und kritischer zu stellen", als das bisher vielerorts noch geschehe*[6].

Immer wenn der Arzt eine Indikation stellt, steht er vor der Notwendigkeit, ein Zuwenig wie ein Zuviel zu vermeiden. Über das auch sozialversicherungsrechtlich gebotene Zweckmäßige und Ausreichende können ihn eigennützige Motive und Amortisationszwänge, auch die Bedachtnahme auf forensische Gefahren hinausführen. Vor dem Hintergrund einer ungebrochenen Konjunktur von Prozessen gegen Ärzte und Krankenhausträger führt die Sorge vor einem Zivil- oder gar Strafverfahren nicht selten zur defensiven Medizin, die einerseits zu wenig wagt oder andererseits zu viel tut, vornehmlich Überdiagnostik betreibt.

Je mehr Überdiagnostik, desto schärfer der Kostendruck. Überflüssige Kosten entstehen auch dann, wenn bereits erhobene Befunde beim Arzt- oder Krankenhauswechsel keine Weiterverwendung mehr finden, obwohl ihr Gebrauch angezeigt war. Im Medizinbetrieb gilt der Vertrauensgrundsatz[7], nach dem sich im Interesse eines geordneten Ablaufs der diagnostischen und therapeutischen Verfahren die beteiligten Ärzte grundsätzlich auf die fehlerfreie Mitwirkung des Kollegen vom anderen Fach verlassen dürfen. Nach dem Grundgedanken dieser Regel darf sich der nachbehandelnde Arzt im allgemeinen auf die Befunde des vorbehandelnden stützen. Will er neue eigene Befunde erheben, erfordert dies eine Indikation. Sie hängt davon ab, ob das Krankheitsbild und der inzwischen erfolgte Zeitablauf veränderte Befunde erwarten lassen, ob die mitgebrachten Daten sich in das allgemeine klinische Bild einfügen und ob

---

[6] H.W. Opderbecke: Grenzen der Intensivtherapie, in: P. Lawin u. H. Huth (Hg.), Grenzen der ärztlichen Aufklärungs- und Behandlungspflicht, 1982, S. 109-116, 115.

[7] W. Weißauer: Die Zusammenarbeit in der operativen Medizin aus der Sicht des Juristen, Anaesthesiologie u. Intensivmed. 1991, S. 228-230, 228: "Das Recht hat dem Leben zu dienen und nicht das Leben dem Recht. So hat denn auch die Rechtsprechung den Erfordernissen der arbeitsteiligen Medizin Rechnung getragen und den Vertrauensgrundsatz als Basis für eine weisungsfreie und unabhängige Zusammenarbeit der Spezialisten anerkannt". Vgl. ferner die Nachweise bei A. Laufs, Arztrecht, 4. Aufl. 1988, S. 167 ff.

dem nunmehr befaßten Arzt überlegene diagnostische Mittel zu Gebote stehen.

Im Unterschied zum Zuwenig führt das Zuviel bei Diagnostik und Therapie kaum je zu zivil- oder gar strafrechtlichen Sanktionen. Dennoch gilt die Pflicht für jeden Arzt, vor allen medizinischen Maßnahmen die Indikation zu bedenken, also zu fragen, ob der Heilungsauftrag sie gebiete. Die Antwort bemißt sich nach Kriterien, die der ärztliche Berufsstand primär selbst setzt und fortbildet. Es geht beim ärztlichen Dienst wesentlich um den Vollzug der medizinischen Standards, das heißt der bewährten und eingeführten Erkenntnisse, Erfahrungen und Mittel.

Der aktuelle Stand der Medizin begründet und begrenzt zugleich die Pflichten des Arztes. Der Patient darf den jeweiligen Standard des in Anspruch genommenen Faches erwarten, mehr grundsätzlich nicht. Prinzipiell hat er nicht das Recht, Neulandschritte zu fordern, Destinatär eines Heilversuchs, Teilnehmer einer klinischen Studie zu werden. Umgekehrt dürfen Ärzte medizinische Fortschritte nicht auf eine Weise anstreben, die das Standardangebot zum Nachteil darauf wartender Patienten verkürzt. Verknappen sich auf der Ebene der Mikroallokation die Ressourcen, so werden sich die ihrerseits notwendigen medizinischen Fortschritte verlangsamen. Die Versorgung der gegenwärtigen Patienten nach den eingeführten Methoden hat also generell Vorrang vor den Interessen der Wissenschaft wie der künftigen Medizin und deren Schutzbefohlener.

Den Dreh- und Angelpunkt bilden die medizinischen Standards, nach denen sich die Indikation wie der Sorgfaltsaufwand bestimmen. Die Standards entwickeln sich in einem ausgreifenden, öffentlichen Prozeß fachlichen Erkennens, Anerkennens und Einübens, der an staatlichen Grenzen nicht haltmacht und den das Fehlen erforderlicher Mittel zwar verlangsamen, doch nicht zum Stillstand bringen kann. Ärzte wie Kliniken haben im nationalen und internationalen Wettbewerb Schritt zu halten, kontrolliert nicht zuletzt durch die Zivil- und Strafgerichte. Wo finanzielle Engpässe und Grenzen der Kapazität verbesserten Standards und neuen Indikationen im Wege stehen, haben die Ärzte ihre Patienten, sofern dies notwendig erscheint, an die leistungsfähigere Stätte zu überweisen und bei den Verantwortlichen der nächsthöheren Ebene auf Abhilfe zu dringen.

Sofern dem Arzt die erforderlichen Mittel für den gebotenen Eingriff fehlen, kann er das Notwendige und Angezeigte nicht leisten. Ein Verstoß gegen den Heilauftrag liegt darin nicht. Nemo ultra posse obligatur. Freilich: das für den Patienten in der konkreten Situation Bestmögliche hat zu geschehen. Das Beispiel des Aufnahmearztes im belegten Krankenhaus möge dies veranschaulichen[8]. Das belegte Krankenhaus trifft grundsätzlich keine Aufnahmepflicht. Eine Ausnahme gilt aber für Notfälle, wenn nicht eine andere Klinik rechtzeitig Hilfe leisten kann. Indessen besteht auch in Notfällen eine Aufnahmepflicht dann nicht, wenn das angegangene belegte

---

[8] Das Folgende nach H.-J. Rieger, Pflichten des Krankenhaus-Aufnahmearztes bei Überbelegung des Krankenhauses, DMW 1991, 1610-1611.

Krankenhaus die gebotene Hilfe gar nicht leisten könnte, weil es etwa an Operationskapazität fehlte. Sonst hat auch die überbelegte Klinik Notfallpatienten aufzunehmen. Sie darf diese, Verlegungsfähigkeit vorausgesetzt, später an ein anderes geeignetes Krankenhaus abgeben, das dann seinerseits eine Aufnahmepflicht trifft. Das Landeskrankenhausgesetz Baden-Württembergs schreibt in § 28 Abs. II dementsprechend vor: *"Das Krankenhaus ist im Rahmen seiner Aufgabenstellung und Leistungsfähigkeit zur Aufnahme und Versorgung verpflichtet. Ist das Krankenhaus belegt, so hat es einen Patienten, dessen sofortige Aufnahme und Versorgung notwendig und durch ein anderes geeignetes Krankenhaus nicht gesichert ist, einstweilen aufzunehmen. Es sorgt nötigenfalls für eine Verlegung des Patienten."* Nach der richterlichen Spruchpraxis darf die Verweisung an ein anderes Krankenhaus nur erfolgen, *"wenn der über die Aufnahme entscheidende Arzt sich die Gewißheit verschafft hat, daß im Augenblick Hilfe nicht erforderlich und der Weitertransport zu verantworten ist. Diese Gewißheit kann sich der Arzt nur verschaffen, wenn er selbst den Zustand des Angelieferten prüft"*[9].

Dies gilt auch dann, wenn ein Bett nicht zur Verfügung steht. Im übrigen gilt es nach Zumutbarkeitsgesichtspunkten zu erwägen, ob der Arzt die Aufnahme verweigern darf. Für ein größeres Haus gelten dabei strengere Maßstäbe als für ein kleines. Immer hat der Arzt zu erwägen, durch welche Maßnahmen sich die Gefahr für den neu eingetroffenen Notfallpatienten und die bereits aufgenommenen Kranken minimieren lasse.

Unter dem Aspekt der Mittelknappheit und Verteilungsgerechtigkeit verdient auch das zweite Element der Legitimation ärztlichen Handelns Notiz: die Einwilligung nach Aufklärung[10]. Die ärztliche Aufklärung des Patienten wahrt dessen Autonomie, soll dessen eigenverantwortlichen Entschluß ermöglichen. In Gestalt des Ratschlags dient sie ferner dessen Gesundheit. Der Arzt hat also den Leidenden hinlänglich zu informieren, um ihm die Selbstbestimmung zu gewährleisten, und ihn ebenso zum medizinisch Gebotenen hinzuführen. Bei aller Beschwertheit durch diese heikle Aufgabe sollte der Arzt deren befreienden Effekt nicht gering achten: das Einverständnis, die Informiertheit des Patienten entlasten den Behandler.

Das Leistungsangebot der klinischen Medizin bietet sich dar in einem abgestuften System, das vom kleinen kommunalen Haus bis zur Stätte der Maximalversorgung reicht. Wann und inwieweit hat der behandelnde Arzt den Kranken über das Gefälle der medizinischen Möglichkeiten zu unterrichten? Nicht aufzuklären sei darüber, so mit Grund der Vorsitzende des Karlsruher VI. Zivilsenats, Erich Steffen, *"daß im Landkrankenhaus die Behandlungsbedingungen schlechter sind als in der Universitätsklinik; daß mangels optimaler Ausstattung nicht die modernsten Methoden angewendet*

---

[9] OLG Köln, NJW 1957, 1609, 1610.

[10] A. Laufs, in: A. Laufs u. W. Uhlenbruck, Handbuch des Arztrechts, 1992, Kap. 11.

werden können; daß das Nachbarkrankenhaus die moderneren Apparate hat"[11].

Der Arzt dürfe sich von dem Gedanken leiten lassen, so der BGH 1984, *"daß der Patient, der zu ihm kommt, jetzt untersucht und behandelt werden will und kein theoretisches Interesse daran hat, zu erfahren, ob die Medizin über kurz oder lang wohl über bessere Methoden werde verfügen können, die auch schon hier und da erprobt und angewendet würden".* Anderes gelte freilich dann, *"wenn der Arzt weiß oder wissen muß, daß der Patient mit seinem speziellen Leiden zweckmäßiger und besser in einer Spezialklinik untersucht und behandelt"* werde[12].

In einem Urteil des BGH aus dem Jahr 1989 stehen die folgenden Sätze: *"Wenn der zu fordernde medizinische Behandlungsstandard im Kreiskrankenhaus ... noch gewahrt gewesen sein sollte, wäre aber in Fällen wie hier, in denen die apparative Ausstattung für die kontrollierte Führung der Therapie von besonderem Gewicht ist, eine von dem Sachverständigen als derart dürftig qualifizierte Ausstattung des Krankenhauses ein Umstand, der für die Entscheidung der Patientin, ob sie sich in diesem Krankenhaus [strahlenmedizinisch] behandeln lassen sollte, oder besser ein anderes, vielleicht sogar auf die Behandlung der Krebserkrankung spezialisiertes Krankenhaus aufsuchen sollte, von erheblicher Bedeutung ist, so daß sie darüber hätte aufgeklärt werden müssen"*[13].

Im Einzelfall kann danach den noch den Standard bietenden Arzt die Pflicht treffen, den Patienten auf eine besser ausgestattete Klinik hinzuweisen. Das Einverständnis des Kranken mit dem Gebotenen nach Aufklärung über die bessere, fortschrittlichere Alternative legitimiert den Arzt, der sich mit seinen Mitteln bescheiden muß.

Endlich hat der Arzt, der mit seinem Tun und Lassen im Recht bleiben will, auch in Engpässen und bei Kostendruck, stets den Regeln seines Faches zu genügen. Dabei geben wiederum die medizinischen Standards, nicht etwa sozialrechtliche Vergleichswerte, das Maß[14].

Das an Gewicht gewinnende sozialrechtliche Wirtschaftlichkeitsgebot[15] kann den diagnostisch und therapeutisch tätigen Arzt vor die Frage stellen, ob er die vertraglich wie haftpflichtrechtlich begründete höchstmögliche Sorgfalt und beste Vorkehrung mit ihrem erhöhten Aufwand anwenden darf und soll. Die Wege zu einer Harmonisierung der gesetzlichen Haftpflichtregeln und der gesetzlichen Wirtschaftlichkeitsgebote erscheinen noch nicht

---

[11] E. Steffen: Neue Entwicklungslinien der BGH-Rechtsprechung zum Arzthaftungsrecht, 4. Aufl. 1990, S. 93.

[12] BGH, NJW 1984, 1810, 1811 ("Zur Frage, unter welchen Umständen ein Arzt den Patienten über neue diagnostische oder therapeutische Verfahren informieren muß, die sich in der Erprobung befinden und erst an einzelnen Universitätskliniken zur Verfügung stehen".).

[13] BGH, NJW 1989, 2321, 2322 (Nichteinsetzung eines medizinischen Geräts als grober Behandlungsfehler).

[14] H.L. Schreiber: Sorgfaltspflicht und Wirtschaftlichkeit, Protokoll "Arbeitskreis Ärzte und Juristen", 25. Nov. 1988.

[15] H. Günther: Das Wirtschaftlichkeitsgebot in der kassenärztlichen Verordnungsweise, 1992.

völlig geklärt ebenso wie die Möglichkeiten und Grenzen der Beschränkung der (kassen-)ärztlichen Berufsfreiheit zum Zwecke der Kostendämpfung im Gesundheitswesen[16]. Die Grenzen der Sparsamkeit liegen nach der Judikatur dort, wo sie die Gefahren für den Patienten erhöhte. *"Generell läßt sich sagen, daß wohl Einsparungsmaßnahmen eher bei der baulichen und apparativen Ausstattung als beim Personaleinsatz möglich sind. Gerade dieser aber ist wohl der bedeutungsvollste Kostenfaktor"*[17].

Auf die Kosten von sichernden Maßnahmen für einen an einem Verwirrungszustand leidenden Kranken komme es jedenfalls dann nicht an, so der BGH 1954[18], *"wenn diese nicht außer allem Verhältnis zu der drohenden Gefahr stehen und diese Gefahr keine nur ganz entfernte ist"*.

In seinem *"Halsrippenurteil"* hat das Gericht dann zwanzig Jahre später den Kostenpunkt unmittelbar nach der statistischen Häufigkeit und dem Gewicht der Gefahr aufgeführt und ihn damit wohl aufgewertet[19]. Das OLG Düsseldorf judizierte im Sinne des zuerst genannten höchstrichterlichen Urteils. Die Sicherheit des Patienten müsse auch bei der stationären Behandlung in einer psychiatrischen Krankenanstalt oberstes Gebot sein. Auf den personellen und sächlichen Aufwand könne es unter den zitierten bundesgerichtlichen Kriterien nicht ankommen[20].

Eine verdienstvolle Monographie hat das Thema jüngst aufgenommen und der gebotenen Debatte den Boden bereitet[21]. Im Grunde geht es um die Konkurrenz zwischen Einzel- und Gemeinschaftsinteressen, wobei der Arzt zuerst im Dienst seines konkreten Patienten und dessen Not steht. Wirtschaftlichkeitsgeboten hat der Arzt im Rahmen seines Ermessens und Beurteilens und in den Grenzen erlaubter Risiken zu genügen. Diese Aufgabe kann zu schwierigen Abwägungen führen, an denen der Arzt den Kranken im Zweifel teilnehmen lassen soll, damit dieser die Möglichkeit erhält, durch Übernahme der Kosten ein bestimmtes diagnostisches oder therapeutisches Verfahren jedenfalls bei sich anwenden zu lassen. *"Das Wirtschaftlichkeitsgebot soll unnütze und überteuerte Therapien aus dem Leistungsbereich der gesetzlichen Krankenversicherung herausnehmen, nicht aber eindeutig gesundheitsverbessernde oder lebenserhaltende Therapien einem allgemeinen Kostenvorbehalt unterwerfen"*.

Dieser Leitsatz verdient Beifall wie der folgende: *"Die Erhaltenswürdigkeit eines konkreten, individuellen Menschenlebens an den dafür aufzuwen-*

---

16 M. Stockhausen: Ärztliche Berufsfreiheit und Kostendämpfung, 1992.

17 H. Franzki: Möglichkeiten und Grenzen der Einflußnahme auf Leistungen und Kosten der Krankenhäuser aus der Sicht eines Juristen, Krankenhaus Umschau 1/1988, S. 15-20, 20.

18 BGH, VersR 1954, 290.

19 BGH, VersR 1975, 43.

20 OLG Düsseldorf, MedR 1984, 69.

21 E. Goetze: Arzthaftungsrecht und kassenärztliches Wirtschaftlichkeitsgebot. Eine Untersuchung unter besonderer Berücksichtigung des Arztstrafrechts, der statistischen Vergleichsprüfung im Wirtschaftlichkeitsprüfwesen und ihrer Wechselbeziehungen, 1989.

denden Kosten zu messen, ist mit verfassungsrechtlichen Wertvorgaben nicht vereinbar"[22].

Es bleibt die Frage, nach welchen Kriterien der Arzt entscheiden soll, wenn er eine Auswahl unter Patienten treffen muß, weil die Mittel - etwa intensiv- oder transplantationsmedizinischer Art - nicht ausreichen, um der Not aller Hilfsbedürftigen zu genügen. Die interdisziplinäre Diskussion hat die rechtlich kaum lösbare Problematik bisher noch nicht klären können. Verschiedene Modelle bieten sich an. Angesichts ihrer gelangte ein angesehener Medizinethiker jüngst zu dem Ergebnis, es gebe *"keine überzeugenden Gründe dafür, eines dieser Auswahlverfahren für schlechthin überlegen zu halten"*[23]. Vor diesem Hintergrund gilt es - auch von Rechts wegen - die Tatkraft des Arztes zu stärken durch die Anerkennung einer verantwortlichen Freiheit zu gewissenhaften Entschlüssen, bei denen auch das prognostische Moment ein erlaubtes Kalkül bleiben sollte[24].

Grundsätzlich empfiehlt sich bei der unvermeidlichen Auswahl dort, wo Gelegenheit für sie besteht, die Methode des Zufalls, weniger in der Gestalt des Loses als vielmehr der einer Warteliste. Ein solches Verfahren *"bietet Zugangs- und Chancengleichheit für jeden Patienten und betont gleichzeitig dessen Autonomie und Würde, weil ihm ein gleiches Recht und Rettung aus dem einzigen Grunde gegeben wird, weil er ein Mensch an sich ist, und nicht, weil er einen bestimmten sozialen Wert oder bestimmte Eigenschaften wie Alter, Rasse usw. besitzt, für die er nicht verantwortlich ist"*. Ein solcher Ansatz *"wird auch die Patient-Arzt-Beziehung vor der Durchdringung von Furcht und Mißtrauen schützen, weil der Patient nicht befürchten muß, daß sein Arzt ihn nur entsprechend den vorherrschenden sozialen Vorstellungen oder seiner eigenen Werteordnung behandelt"*[25].

Dieser Ansatzpunkt hätte auch den großen Vorzug, den Arzt nicht in die, wie ich sie nenne, fatale Rolle einer verteilenden Instanz zu bringen, die den Charakter des ärztlichen Dienstes grundlegend veränderte. Wir hätten dann in Wahrheit einen Paradigmawechsel vor uns, von dem ich nicht weiß, ob ihn die Ärzteschaft aushalten könnte.

---

22 A. Künschner: Wirtschaftlicher Behandlungsverzicht und Patientenauswahl. Knappe medizinische Ressourcen als Rechtsproblem, 1992, S. 381, 383; Über "Wirtschaftlichkeitsgebot und ehtische Aspekte in der Hausarztpraxis" G. Fischer, Ethik Med 1991, S. 78-82.

23 D. Rössler: Moral und Ethik in der Intensivmedizin, Intensivmedizin und Notfallmedizin 1991, S. 141-144, 143.

24 Auch wenn, worauf Rössler (Fn. 23) hinweist, die Bevorzugung der besseren Prognose den Kranken mit der schlechteren zusätzlich belastet, weil er zurückgestellt werden muß.

25 D. Giesen: Ethische und rechtliche Probleme am Ende des Lebens, JZ 1990, 929-943, 942.

Diskussion

C. Fuchs

Sie haben den Begriff des medizinischen Standards als Dreh- und Angelpunkt bezeichnet. Es ist schon schwierig genug, auf der Mikroallokationsebene II den medizinischen Standard überhaupt zu definieren. Wir stellen weiter fest, daß dieser nicht mehr eingehalten werden kann, weil die Rahmenbedingungen, die auf den Ebenen der Makroallokation und der Ebene der Mikroallokation I definiert werden, nicht mehr gegeben sind. Insofern müßten wir aus ärztlicher Sicht fragen, ob nicht beispielsweise auch der Träger eines Krankenhauses ein hohes Maß an Mitverantwortung für medizinische Standards hinsichtlich der Ausstattung eines Krankenhauses hat. Das setzt sich nach oben fort in Richtung Planungsbehörden, Regierungspräsidenten usw.

Sie sprachen auch von der Strategie der Risikominimierung am Beispiel der Notaufnahmen. Versetzen wir uns in die Situation eines Arztes, der Nachtdienst hat und für seine Station bzw. Abteilung melden muß, sie sei belegt. Gleichwohl fahren die Notarztwagen vor, weil auch alle anderen Krankenhäuser belegt sind. Dieser Arzt hat in einer solchen Situation einen Patienten vor sich, bei dem eine medizinische Behandlung dringend erforderlich ist. Wendet er sich diesem Patienten zu, geht er statistische Risiken für ihm bisher anvertraute Patienten ein. Darf es eine Gewichtung hinsichtlich der statistischen Risiken geben, die dem Arzt aber größte konkrete Schwierigkeiten bereiten können, wenn auf der Station ein Herzinfarktpatient in der Zeit verstirbt, in der ein Notfallpatient in der Aufnahme von diesem Arzt versorgt wird? Dies ist zwar ein sehr plakatives Beispiel, aber es stammt aus der Praxis.

Sie wagten sich ferner auf das Gebiet der Triage-Diskussion und nannten als einen Parameter den der besseren Prognose. Ich möchte darauf aufmerksam machen, wie schwierig es ist, mit einem solchen Begriff umzugehen; denn wir sind dann sehr nahe an dem Problem, die statistische Lebenserwartung mit einfließen lassen zu müssen. Damit sind wir sehr nahe an dem Problem, daß den Älteren, die keine lange Prognose mehr haben, medizinische Leistungen vorenthalten werden.

A. Laufs

Ich bin ein wenig zurückhaltend gegenüber einer Definition des Standards. Der Standard ist nicht eigentlich definiert, sondern er bildet sich aus, auch auf verschiedenen Ebenen. Es gibt den Standard der Maximalversorgung, der etwas anderes ist als der Standard eines kleinen kommunalen Krankenhauses. Diese Standards gewährleistet auch die Justiz. An diesen Standards mißt die Justiz die Verantwortlichkeit des einzelnen Arztes und des Klinikträgers. Es gibt Urteile, nach denen der Klinikträger haftbar gemacht wird, weil er die Nachtdienste nicht richtig eingeteilt hat, weil übermüdete Ärzte in den Operationssaal beordert wurden etc.. Die Leitung eines

Krankenhausträgers kann aber nicht haftbar gemacht werden, wenn ihr die Mittel beispielsweise vom Kreistag vorenthalten werden und ihr Protest ergebnislos blieb. Es gibt die Rechtspflicht des verantwortlichen Krankenhausträgers und auch des Arztes, auf das Erforderliche im Hinblick auf einen angemessenen Standard hinzuweisen.

Das Kunststück, bei dem wir den Arzt nicht überfordern dürfen, ist, für die größtmögliche Zahl von Patienten den größtmöglichen Nutzen zu erzielen. Erst jüngst hat sich Rieger wieder zu der Problematik des überfüllten Notfallhauses geäußert[26]. Das ist nach bestem Wissen und Gewissen zu versuchen - darauf läuft es hinaus.

Ich trete nicht für die Prognose als einziges Kriterium bei der Triage ein. Ich werbe nur für die Wichtigkeit dieses Elements auch im Arztrecht. Mit Hilfe der Überlegungen zur Prognose einer Erkrankung und ihrer Behandlungsmöglichkeiten zu einer Entscheidung zu kommen, etwa bei einer Diskrepanz zwischen Selbstbestimmung auf der einen Seite und Lebenserhaltungspflicht auf der anderen Seite, das hat ein wenig den Charakter einer Zauberformel. Ich will nichts vertuschen, wenn ich für sie werbe. Dieses Kriterium muß seinen Raum haben.

R. Pichlmayr

Ich möchte von der klinischen Seite her beleuchten, wie schwierig die Umsetzung der genannten Prinzipien oft ist, denen ich im Grundsatz zustimme. Ganz sicher sollte man Rationierungsentscheidungen möglichst hoch ansetzen. Sowohl in Großbritannien als auch bei uns werden die Zahlen von vornherein festgesetzt. Ich muß schon jetzt angeben, welche und wieviel Operationen ich 1993 durchführen werde. Mehr kann ich nicht machen. Seit Jahren schon könnte ich keinen einzigen Patienten mehr operieren, wenn ich dem Prinzip der Aufnahmepflicht folgen würde, weil alle Intensivbetten ununterbrochen mit zugewiesenen Patienten belegt wären. Ich sage hier in diesem Kreis: Dieses Geisterfahren der Notärzte durch die Städte ist wirklich nicht mehr zumutbar. Wahrscheinlich kann man bei einer großen Klinik niemals sagen, sie hätte nicht auch noch diesen bestimmten Patienten aufnehmen können. In Wirklichkeit geht es schon deshalb nicht, weil dann das Pflegepersonal davonliefe.

Die Pflicht zur Aufklärung kann sicher auch als Entlastung des Arztes verstanden werden. Sie führt aber manchmal dazu, daß unglaublich brutal und belastend aufgeklärt wird, daß die jeweils schlechteste, aber denkbare Prognose angegeben wird. Die Patienten gehen extrem erschrocken in die Operation hinein.

In Frankreich hat es das reine Warteprinzip bei der Lebertransplantation gegeben. Viele Patienten mit Lebererkrankungen wurden sehr früh auf die Wartelisten gesetzt. Alle, deren Situation sich in der Zwischenzeit verschlechtert hatte, konnten nicht mehr rechtzeitig behandelt werden.

---

[26] DMW 1991, 1610 f.

A. Laufs

Die Schwierigkeiten der Durchführung dessen, was Juristen lehren, ist in diesem Zusammenhang zwar evident. Sie stehen aber wie jeder andere Bürger unter dem Rechtsgebot. Sie anerkennen das und nehmen die Schwierigkeiten auf sich. Dazu kann der Jurist nur sagen: Das ist Ihr Beruf, das ist die Last des freien Berufs. Sie müssen mit diesen Schwierigkeiten leben. Dabei möchte ich noch kurz ein Spannungsfeld ansprechen, das in meinem Referat zu kurz gekommen ist, nämlich die Pflicht zur Forschung: Sie sind als Hochschullehrer der Medizin zur Forschung verpflichtet. Sie sind verpflichtet, die Erkenntnisse weiterzugeben. Wir wissen: Ohne Fortschritte in der Medizin gibt es eine verhängnisvolle Zukunft. Das ist ein Spannungsverhältnis, mit dem Sie leben müssen.

Mir kommt es darauf an, unter meinesgleichen dafür zu werben, daß wir von Ihnen nicht die Quadratur des Kreises von Rechts wegen verlangen dürfen. Sie sollten auf dem Kurs bleiben, auf dem Sie sind. Sie sollten - wie Sie das tun - ihn dokumentieren, und Sie sollten darüber vermehrt öffentlich reden, damit auch die Juristen erkennen, um was es bei Ihnen geht und in welchen Spannungsfeldern Sie sich befinden.

Ich freue mich darüber, daß wir keinen prinzipiellen Dissens haben. Wir Juristen sollten Ihnen versprechen, zu helfen, also den Bogen nicht zu überspannen. Ich bin im Blick auf unsere Justiz zuversichtlich. Wir haben manchen Streit gehabt; vieles ist gemäßigter geworden. Ich bin zuversichtlich, daß wir auf die Justiz bauen können, wenn es denn zu einer Spruchpraxis auf diesem Feld kommen sollte, was ich fast befürchte.

H.-K. Wellmer

Entscheidungen in ärztlichen Konfliktsituationen werden doch nur selten von einem einzelnen Arzt sondern vielmehr durch ein Ärztekollegium vorgenommen, beispielsweise vor einer intensivmedizinischen Behandlung, wenn nur ein Platz zur Verfügung steht, aber ein weiterer Patient aufgenommen werden muß. Hier erfolgt doch eine Abstimmung zwischen Chirurg, Anästhesist und anderen behandelnden Kollegen. Ärztliche Standards werden bei solchen Entscheidungsprozessen als eine vage Größe angenommen, im Einzelfall aber durch Gutachten festgelegt, auf die sich der Jurist bezieht. Ich möchte dabei auf die Gefahr hinweisen, daß die ärztlichen Gutachter die Standards zu hoch ansetzen. Der behandelnde Arzt, der ein besonderes Vertrauensverhältnis zu einem Patienten hat, weil dieser Patient ihn aufgesucht hat, sollte sich in Konfliktsituationen immer von anderen Kollegen helfen lassen. Der Arzt als Zuteiler ist in der Tat ein Angsttraum. Dennoch findet die Triage im klinischen Alltag statt. Der Krankenhausträger sieht hier auch seine Verantwortung und schließt deshalb eine globale Haftpflichtversicherung für seine Mitarbeiter ab.

A. Laufs

Ihrer Sorge bezüglich einer zu großen Strenge der medizinischen Gutachter ist berechtigt: Die Experten kommen vielfach aus Stätten der Maximalversorgung und bringen von dort ihre hohen Standards mit. Aber diese Gefahr ist durchaus erkannt. Das findet in der juristischen Literatur bereits seinen Niederschlag, und die Prozesse kommen vielfach vor Spezialkammern und -senate. Dort ist der Erfahrungsstand sehr hoch, und man weiß durchaus zu unterscheiden.

Rechtliche Kriterien der Verteilungsgerechtigkeit im Sozialstaat

H.-L. Schreiber[*]

Verfassungsrecht

Allgemeine rechtliche Vorgaben, die medizinische Allokationsentscheidungen präformieren und zur Entscheidungsfindung in konkreten Situationen beitragen können, sind aus verfassungsrechtlichen Grundsätzen abzuleiten. Dazu zählen der in Art. 2 Abs. 2 des Grundgesetzes gebotene Schutz von Leben und Gesundheit, ferner Ansprüche, die gestützt sind auf das Prinzip der Menschenwürde oder auf den Grundsatz des Sozialstaates. Grundrechte werden heute nicht mehr, wie in der Zeit ihrer Entstehung, allein als Abwehrrechte gegenüber dem Staat und staatlichen Stellen verstanden, sondern man spricht ihnen den Charakter grundlegender Wertentscheidungen zu und leitet daraus Schutzpflichten des Staates ab, die sich zu konkreten Leistungspflichten verdichten können. So hat sich eine Kategorie sozialer Grundrechte entwickelt, die insbesondere auch in den Verfassungsdiskussionen der neuen Bundesländer eine bedeutende Rolle spielen.

Das Bundesverfassungsgericht hat immer wieder in der Auslegung von Artikel 2 des Grundgesetzes vom einzelnen menschlichen Leben als einem Höchstwert gesprochen; jedes Leben sei gleich wertvoll, genieße insofern staatlichen Schutz und könne keiner unterschiedlichen Bewertung oder gar zahlenmäßigen Abwägung unterworfen werden[1]. Darin hat man wohl mit Recht eine Absage an alle rein utilitaristischen Allokationskriterien gesehen, eine Absage etwa auch an das Kosten-Nutzen-Konzept unter Berücksichtigung "qualitätsbereinigter Lebensjahre", weil hier menschliches Leben, das prinzipiell gleichwertig sei, abgewertet werde.

Unmittelbare Festlegungen, wie diese Schutzpflicht anzuwenden, dieses Recht auf Gesundheit und Leben wahrzunehmen sei, hat die Rechtsprechung in aller Regel abgelehnt. Es wurde gesagt, daß Art und Ausmaß des Schutzes von der Situation, der Gefahr sowie von den schon vorhandenen Schutzmaßnahmen abhängen. Betont wird, daß nach der Verfassung nicht nur eine Schutzpflicht gegenüber dem Leben des einzelnen, sondern auch gegenüber dem Leben der Gesamtheit der Bürger besteht. Wie die staatlichen Organe ihre Verpflichtung zu einem effektiven Schutz des Lebens erfüllen, ist von ihnen in eigener Verantwortung jeweils

---

[*]   Juristisches Seminar der Universität Göttingen

[1]   U.a. BVerfGE 39, 1 ff.

zu entscheiden. Das Grundrecht auf Leben kann danach kaum einen absoluten individuellen Anspruch, etwa auf eine bestimmte Behandlung, zum Beispiel eine Organtransplantation bei einer bestimmten Erkrankung, begründen. Trotz seiner Bezeichnung als verfassungsrechtlicher Höchstwert wird das individuelle Grundrecht auf Leben und Gesundheit doch in den Rahmen und die Grenzen des Lebenserhaltungsinteresses aller Mitglieder der Gesellschaft gestellt. Daher wird man aus diesem Grundrecht zwar eine allgemeine staatliche Pflicht zur Bereitstellung von Ressourcen und Behandlungsmöglichkeiten, wohl aber kaum zu einer bestimmten Maximalversorgung für jeden einzelnen Bürger ableiten können[2].

Ähnliches gilt für das Prinzip der Menschenwürde nach Art. 1 Abs. 1 GG. Schon Anfang der 70er Jahre hat man zu diesem Prinzip, das den Staat zur Sicherung der Mindestbedingungen für ein menschenwürdiges Leben verpflichtet, nicht nur die Sozialhilfe sondern auch die Behandlung einer Krankheit gerechnet, jedenfalls die medizinische Minimalversorgung: Däubler und andere leiteten aus dem Prinzip der Menschenwürde etwa die Verpflichtung des Staates ab, jedem eine Dialysebehandlung zur Verfügung zu stellen, und zwar uneingeschränkt, denn sonst würde das Prinzip der Menschenwürde nicht gewahrt sein[3]. Das hat damals keine allgemeine rechtliche Billigung gefunden. Wenn ich es richtig sehe, ist das Prinzip der Dialyseversorgung dann aber doch auf breiter Front durchgesetzt worden, so daß diesem Anspruch Genüge getan wurde.

Auch das Sozialstaatsprinzip wird herangezogen; es gebiete, möglichst gleiche Gesundheitschancen für alle zu gewährleisten. Aber auch dieses Prinzip, das ebenfalls auf dem Gleichheitsgrundsatz beruht, führt wohl kaum zu einem unmittelbaren und unbedingten Anspruch etwa auf eine maximale medizinische Versorgung des Individuums. Leistungsunterschiede müssen aber sachlich begründet sein. Differenzierungen dürften nicht aufgrund der Abstammung, der religiösen oder politischen Anschauung, des Alters und ähnlichem vorgenommen werden. Gerade die Berücksichtigung der Kategorie des Alters wird hier abgelehnt.

In allgemeinen Erörterungen wird immer wieder betont, daß der Staat mit der Sozialversicherung und der Sozialhilfe Leistungssysteme geschaffen habe, die diese Pflichten konkretisieren[4]. Mit der Etablierung des vorhandenen Systems der sozialversicherungsrechtlichen Leistungen ist aber nicht die prinzipielle Diskussion um hinreichende Ressourcen unterbunden. Die Frage bleibt offen, ob und in welchem Umfang der einzelne an diesem Leistungssystem partizipieren dürfe.

---

[2]   Künschner, A.: Wirtschaftlicher Behandlungsverzicht und Patientenauswahl; Stuttgart 1992, S. 255 ff.

[3]   Däubler, NHW 1972, S. 1109; Schwabe, NJW 1969, S. 2274

[4]   Z.B. Genzel, Sozialstaat und Gesundheitsökonomie

Straf- und Haftungsrecht

Das Haftungsrecht definiert auf verschiedenen Ebenen Art und Umfang der Ansprüche, die ein Mitglied der Gesellschaft gegenüber staatlichen und privaten Instutionen und anderen Individuen einfordern kann. Im Haftungsrecht wird etwas darüber ausgesagt, was als Ersatz für erlittenen Schaden, für nicht erfüllte Verpflichtungen eines anderen verlangt werden kann, mittelbar also auch darüber, was man tun muß, um eine Haftung zu vermeiden: Dies ist die positive ressourcenverteilende Funktion sowohl des Haftungs- als auch des Strafrechts. Ein Instrument der Feststellung individueller Verantwortlichkeit auf der Ebene der Mikroallokation II ist der Standard. Der einzelne Arzt oder das einzelne Krankenhaus können nicht für einen Schaden haften, der darin begründet liegt, daß bestimmte Behandlungsmöglichkeiten auf einer höheren Ebene nicht zur Verfügung gestellt wurden. So hat Bockelmann gemeint: Das Strafrecht finde dort seine Grenze, wo die Ressourcen nicht zur Verfügung stünden. Welche Ressourcen zur Verfügung zu stehen hätten, sei nicht Sache des Haftungsrechts. Der einzelne Arzt könne daher nicht mit Hilfe des Haftungsrechts gezwungen werden, etwas zu tun, wofür die Kosten nicht gedeckt seien[5].

Strafrechtliche und zivilrechtliche Erörterungen der Verantwortlichkeit für die Ressourcenzuteilung beschränkten sich bisher auf den Bereich konkret verfügbarer Mittel, also praktisch auf die individuelle Ebene der Mikroallokation II. Nur dafür ist überhaupt ein differenzierteres rechtliches Instrumentarium entwickelt worden. Das Strafrecht bleibt offenbar auf diese Ebene beschränkt. Das gilt auch für rechtliche Fragen der Verantwortlichkeit bei der Allokation bestimmter Ressourcen. Regierungen, Parlamente, Krankenhausträger etc. können strafrechtlich praktisch nicht zur Verantwortung gezogen werden. Haftungsansprüche und Verantwortlichkeiten auf dieser Ebene werden aber heute über Medien und Interessengruppen geltend gemacht, die dann z.B. einen Chefarzt, den zuständigen Minister oder die gerade regierende Partei für das Fehlen von Intensivbetten auf einer Kinderstation in der Zeitung oder im Fernsehen anklagen und so individuelle Beschaffungvon Ressourcen betreiben, wenn denn die angesprochenen Instanzen so sensibel sind, sich darauf einzulassen. Das ist eine andere Art, Verantwortlichkeiten für die Bereitstellung bestimmter Ressourcen einzuklagen, und sicher kein sehr rationales Kriterium für deren Bereitstellung und Verteilung. Es ist aber ein häufig erfolgreiches Vorgehen gerade im Dienste der Kranken, für die man tätig wird.

---

5   Vgl. Bockelmann, Strafrecht des Arztes, 1968, S. 27 Fn. 3

Sozialversicherungsrecht

Das Kriterium, nach dem im geltenden sozialversicherungsrechtlichen System Allokationsfragen entschieden werden, ist der Bedarf, und zwar ohne Rücksicht auf vorher erbrachte Beiträge. § 2 SGB V in der Fassung des Gesundheits-Strukturgesetzes vom 21.12.1992[6] verwendet die auch an anderen Stellen immer wiederkehrende Formel: *Qualität und Wirksamkeit der Leistungen müssten dem allgemein anerkannten Stand der medizinischen Erkenntnisse entsprechen.* Der Zusatz, daß sie auch den medizinischen Fortschritt berücksichtigen müssen, schränkt den Ermessensspielraum der Leistungsträger weiter ein.

§ 70 Abs. 1 SGB V schreibt darüber hinaus vor, daß die zu gewährleistende, bedarfsgerechte und gleichmäßige Versorgung der Versicherten zwar ausreichend und zweckmäßig sein müsse, sie aber das Maß des Notwendigen nicht überschreiten dürfe und wirtschaftlich erbracht werden müsse. Zugleich ist die Maxime einer humanen Krankenbehandlung eingefügt. Das Wirtschaftlichkeitsgebot wird dabei nicht als absolute Grenze, sondern relativ zum Leistungsanspruch als Maß des zu Verlangenden formuliert. Damit wird im Ansatz eine harmonisierende Deckung zwischen den Anforderungen des für den Heilungserfolg Notwendigen und Zweckmäßigen und dem Grundsatz der Wirtschaftlichkeit hergestellt. Mögliche Widersprüche werden von dieser Regelung nicht angesprochen, auch wenn das Bundessozialgericht feststellt, was für den Heilungserfolg nicht notwendig oder zweckmäßig ist, sei eben begrifflich auch unwirtschaftlich[7]. Die Unwirtschaftlichkeit ergebe sich daraus, daß Überflüssiges, d.h. mehr als Ausreichendes und Notwendiges, betrieben werde.

Die Rechtsprechung stellt auf den erwarteten oder erhofften Behandlungserfolg ab. Dieser Erfolg muß in einem angemessenen Verhältnis zum Aufwand stehen. Maßgebliches Kriterium ist nicht etwa die Wirtschaftlichkeit des Erfolgs - das bleibt sozialversicherungsrechtlich ganz außer Betracht. Maßgebliches Kriterium sind die Kosten, die erforderlich sind, um einen Erfolg, z.B. die Lebensverlängerung um eine gewisse Zeit, zu erreichen. Der Erfolg wird, ohne Grenze, unter dem Gesichtspunkt der Wirtschaftlichkeit als anzustrebend vorausgesetzt. Gibt es nur eine erfolgversprechende Behandlungsweise, so ist sie zu wählen, auch wenn sie aufwendig ist und man meinen könnte, im Hinblick auf die noch zu erwartende Lebensdauer sei sie möglicherweise zu aufwendig[8]. Allein die Erhaltung des Lebens selbst, nicht die Frage der möglichen Dauer einer Lebensverlängerung dürfe Kriterium des Behandlungserfolges sein. Das deutet auf eine scheinbar bruchlose Deckungsgleichheit von medizinisch erforderlicher und zugleich wirtschaftlich gebotener Behandlung. Der

---

[6] BGBl. I, S. 2266

[7] BSGE 17, 79, 84

[8] So auch Künschner, a.a.O., S. 267 f. m.w.N.

Standard der ärztlichen Behandlung, so wie es das Haftungsrecht vorschreibt und wie es die sozialversicherungsrechtlichen Bestimmungen meinen, wäre dann das Kriterium, sozusagen der Maßstab für das, was verlangt werden kann und angeboten werden muß. Dabei beschreibt der Standard, der mit dem Begriff "allgemein anerkannt" gemeint ist, nicht nur die klinische Routine, sondern auch das, was die medizinische Wissenschaft leisten kann.

Im Hinblick auf die umfangreichen sozialversicherungsrechtlichen Prüfverfahren auf der Grundlage von § 106 SGB V bleiben aber erhebliche Spannungen zwischen dem Wirtschaftlichen und dem nach geltendem Standard Erforderlichen: ein statistischer Durchschnittswert kann hier in Konflikt mit dem geraten, was individuell erforderlich sein mag. Der These von Künschner[9] aber, weiterhin bleibe allein das individuelle Behandlungsverhältnis und das in ihm Erforderliche das maßgebliche Kriterium, und dieses individuelle Verhältnis solle von allen Wirtschaftlichkeitsüberlegungen freigehalten werden, kann ich in dieser Allgemeinheit nicht zustimmen. An Hand statistischer Durchschnittsdaten werden mittelbar auch Grenzen des durchschnittlich erlaubten Aufwands eines einzelnen Behandlungsverhältnisses ermittelt. Dies macht nur dann Sinn, wenn die hierbei gewonnenen Erkenntnisse auch auf der individuellen Behandlungsebene umgesetzt werden können. Man macht sich etwas vor, wenn versucht wird, diese beiden Ebenen prinzipiell voneinander zu trennen.

Das Wirtschaftlichkeitskriterium in der Rechtsprechung

Auch das Bundesverfassungsgericht berücksichtigt zunehmend die mit der Kostenexplosion im Gesundheitswesen verbundenen Probleme und betrachtet die notwendige Begrenzung der Ausgaben der Krankenkassen als ein verfassungsrechtliches Gebot So wies es eine Verfassungsbeschwerde, die von 1500 Zahnärzten gegen die Gebührenordnung eingelegt worden war, mit einer Strafgeldpflicht von 500 DM für jeden Beschwerdeführer zurück. Auch bei den Zahntechnikern hat es gebremst und erklärt, daß der von den Sozialversicherungsträgern zu leistende Aufwand festgeschrieben, der Leistungskatalog gekürzt werden kann, weil er das gegebene Maß (des Notwendigen) weit überschritten habe[10].

Wie aber das solcherart anerkannte Wirtschaftlichkeitsprinzip in das individuelle Behandlungsverhältnis einzubringen sei, wird noch immer in harmonisierenden Formeln dargestellt. Goetze hat versucht, die Spannung mit dem Begriff des erlaubten Risikos aufzulösen, indem er postuliert: Die Wirtschaftlichkeit kann im Rahmen des noch erlaubten Risikos

---

9   Künschner, a.a.O., S. 381 ff.
10   BVerfGE 68, 193, 218

berücksichtigt werden[11]. Es ist naheliegend, daß dieses Konzept nicht sehr weit trägt.

Sozialversicherungs- und Haftungsrecht gehen davon aus, daß ausreichende Ressourcen geschaffen werden können, ja geschaffen werden müssen, und begrenzen die Ansprüche nur sehr am Rande mit dem Prinzip der Wirtschaftlichkeit. Damit wird eigentlich die Rationierungsproblematik noch zugedeckt.

Rechtliche Regeln der Ressourcenverteilung

Die Notstandslösung

Welche Regeln kann das Recht für die Verteilung nicht ausreichend vorhandener medizinischer Ressourcen anbieten? Wie ist bei einer notwendig werdenden Auswahl von Patienten zu verfahren? Die Diskussion über derartige Konfliktfälle wird seit langem unter dem Titel des Notstands geführt[12]. Es gibt eine Reihe konkurrierender Lösungsmöglichkeiten, bis hin zur Theorie vom rechtsfreien Raum, die besagt: Wenn solche Konflikte zwischen Leben und Leben auftreten, zieht sich das Recht völlig zurück, weil es alles menschliche Leben als grundsätzlich gleichwertig und gleichartig ansehen muß; hier kann es keine Regeln geben.

Ganz überwiegend wird die Auffassung vertreten, daß dann, wenn einander widerstreitende, nicht sämtlich zu erfüllende Handlungspflichten bestehen, derjenige gerechtfertigt handelt, der einer vorrangigen oder - bei Fehlen des Vorrangs - einer der gleichwertigen Handlungspflichten folgt. Wer also bei Lebensgefahr für drei Menschen einen Menschen rettet, nach welchen Kriterien auch immer seine Auswahl erfolgte, handelt pflichtgemäß und kann nicht bestraft werden. Die Notstandslehren haben versucht, hier Differenzierungskritierien zu entwickeln. Maßgeblich soll der Rang der gefährdeten Rechtsgüter sein: Gefährdetes Leben rangiert vor nicht lebensgefährdender Beeinträchtigung der Gesundheit. Wesentlich sind weiter Umfang und Nähe der drohenden Gefahr. Wichtig ist, daß diese Kriterien an Hand seltener Ausnahmefälle entwickelt wurden, an Hand von besonderen Konflikten, die sich gelegentlich ereignen. Aber die ärztliche Auswahl von Patienten erscheint ja angesichts knapper Ressourcen geradezu als eine Alltagserscheinung. Können diese Grundsätze hier also gelten?

Weitere Kriterien aus rechtlicher Sicht

Es wird sehr streitig diskutiert, ob es noch andere Kriterien gibt. Ist das Leben einer Mutter oder eines wichtigen Politikers im Verhältnis zu einem älteren Menschen oder zu einem Alkoholabhängigen anders zu werten?

---

[11] Goetze, Arzthaftungsrecht und kassenärztliches Wirtschaftlichkeitsgebot, 1989, S. 201 f.

[12] Hierzu und im folgenden Künschner, a.a.O., S. 316 ff.

Kann entscheidend sein, wie lange jemand schon auf die Behandlung wartet? Kann die Idee von Giesen akzeptiert werden, ein natürliches oder künstliches Losverfahren einzuführen[13]?

Der bisher anscheinend nicht streitige Fall der kompletten immunologischen Übereinstimmung bei der Gewebetypisierung ist bereits in der Diskussion in Zweifel gezogen worden: Warum soll eine solche volle Übereinstimmung das allein ausschlaggebende Kriterium sein? Müßte dann nicht prinzipiell auch über dieses Kriterium hinaus die zu erreichende Lebensdauer das entscheidende Prinzip sein? Liegt nicht die Lebensdauer als Kriterium diesem Prinzip zugrunde? Dann würden die älteren Patienten weitgehend ausscheiden - daß eine solche Lösung im Widerspruch zu verfassungsrechtlichen Grundsätzen steht, wurde ja bereits angedeutet.

Die zu erwartende Überlebensdauer kann auch angesichts der möglichen Abstoßungsreaktion und der Unsicherheit solcher Prognosen wohl nicht allein maßgebliches Prinzip sein. Allerdings kann sie nützlich sein, solche Fälle auszuscheiden, bei denen mit hoher Wahrscheinlichkeit wegen des Allgemeinzustands nur eine ganz geringe Überlebenswahrscheinlichkeit zu erwarten wäre. Sie begründet also keine absolute Priorität der Fälle mit längerer Überlebensprognose, aber Posteriorität bei nur ganz geringen Lebenszeiterwartungen. Damit stellt sie auch unter rechtlichen Gesichtspunkten ein rationales Kriterium der Allokation dar.

Der unbedingte Vorrang einer Mutter mit mehreren Kindern kann, so überzeugend die intuitive Präferenz auch sein mag, keinen begründeten Vorzug geben. Andere Überlegungen wären vorstellbar und ihnen ist aus rechtlicher Sicht keine Präferenz zuzuordnen. So könnte man argumentieren, daß ein besonders qualifizierter Arzt für das Leben einer größeren Zahl Menschen und vieler Mütter von Kindern von höherer Bedeutung sein kann als etwa das Leben einer mit ihm konkurrierenden Mutter.

Auch die zeitliche Reihenfolge der Anmeldung des Bedarfs kann allein kein absolutes und zwingendes Kriterium sein, so wesentlich die entstehende Warteliste unserem Gerechtigkeitsgefühl als Lösung erscheinen mag. Immer wieder kann es vorzugswürdig erscheinende Dringlichkeiten geben, während der schon früher aufgetretene Bedarf durchaus z.B. mit Hilfe der Dialyse bzw. im Zustand einer gewissen Stabilisierung auf seine Deckung noch warten könnte.

Schlußfolgerungen

Als primäres Abwägungskriterium gilt allgemein die medizinische Dringlichkeit bzw. die Nähe einer Gefahr. Der Grundsatz der rechtlichen Abwägung ist dabei die Beseitigung von aktuellen Gefahren für das Leben. Dies ist sicher ein ganz wesentlicher Gesichtspunkt, insbesondere bei den Herz- und Lebertransplantationen, bei denen es keine Behandlungsalternative gibt. Es wurde schon festgestellt, daß die medizinische Dringlichkeit

---

[13] Giesen, JZ 1990, S. 942

als Kriterium in Konflikt geraten kann mit dem Gesichtspunkt der zu erwartenden Überlebensdauer, denn vielfach ist der besonders dringliche Fall auch mit einer zweifelhaften Prognose behaftet.

Die Güterabwägung ist also sehr schwierig, auch wenn sie unter dem Gesichtspunkt des momentan und wohl auch längerfristig vorhandenen Organmangels vorgenommen werden muß. Es kann hier keinen einheitlichen, geschlossenen Score von Abwägungskriterien geben. Das Strafrecht sieht daher nach ganz überwiegender Ansicht von einer Sanktionierung der bei Handlungspflichtenkollision getroffenen Entscheidung überhaupt ab. Eine allgemeine Freistellung von allen rechtlichen Kriterien sollte für ärztliche Allokationsentscheidungen aber damit nicht begründet werden. Nur ist wohl das Strafrecht sicher ein ungeeignetes Instrument, jemanden, der in diese Entscheidungssituation gerät, zu sanktionieren.

Wohl aber kann es Vorzugsregeln geben, die jede willkürliche, auch aus unlauteren Motiven erfolgende Entscheidung nicht akzeptieren, wie es auch strafrechtlichen Anforderungen entspricht. Dabei bleiben wohl unaufhebbare Ermessensspielräume. Basis sollte die medizinische Dringlichkeit sein, verbunden mit der absehbaren Erfolgsaussicht der Behandlung. Hier ist die völlige HLA-Übereinstimmung bei der Gewebetypisierung sicher ein maßgeblicher Indikator, wenn, wie es wohl der Fall ist, die Erfahrung einen besonders hohen Erfolgsgrad der auf dieser Basis durchgeführten Transplantationen zeigt. Hinzu tritt der Grundsatz der zeitlichen Priorität.

Von Anfang an alles dem wohltätigen Prinzip des Zufalls zu überlassen, scheint mir, sich einer Aufgabe zu entziehen, der sich zu stellen wir doch eigentlich aufgerufen sind.

Diskussion

H.-G. Koch

Inwieweit sehen Sie gesetzgeberischen Handlungsbedarf auf der Ebene der Mikroallokation?

Das Zufallsprinzip von Giesen ist sicher kein allein tragfähiges Prinzip - allerdings könnte es als sekundäres Prinzip Gültigkeit haben, nämlich dann, wenn andere anerkannte Prinzipien eine Entscheidung nicht ermöglichen.

Ich möchte mich auch dafür stark machen, daß es sich bei medizinischen Entscheidungen nur um medizinische Kriterien gehen kann. Die Beurteilung nicht medizinischer Kriterien kann keine ärztliche Aufgabe sein. Das könnte ich auch mit dem Hinweis auf andere Handlungsformen, etwa im Zusammenhang mit dem Schwangerschaftsabbruch, näher begründen. Was müßte man tun, um dieses Prinzip des Vorrangs medizinischer Kriterien zu verwirklichen und zu gewährleisten, daß dabei dem ohne Ansehen der Person wirkenden Zufallsprinzip Rechnung getragen wird? Welcher Handlungsbedarf besteht, um dem auf den ersten

Blick leeren, auf den zweiten Blick aber sehr gerechten Prinzip des Zufalls zur Geltung zu verhelfen?

A. Laufs

Die Jurisprudenz ist, wie Sie spüren, eine praktische Wissenschaft und keine reine Philosophie. Mir genügt, daß keine Willkür walte. Ich möchte die Dokumentation der Entscheidungen, ich möchte deren Nachvollziehbarkeit gewährleisten. Mehr ist aus juristischer Sicht nicht zu fordern.

Den Gesetzgeber wünsche ich mir hier nicht, ebensowenig wie ich ihn mir auf dem Feld des Persönlichkeitsrechtsschutzes wünsche. Wir haben diese Diskussion bereits in den 60er Jahren geführt. Es gab ministerielle Entwürfe, die wohlweislich nicht Gesetz geworden sind. Diese Fragen sind im Großen und Ganzen durch unsere Spruchpraxis gelöst. Denken Sie an die großen Themen des Arztrechts, die Aufklärungspflicht, das Recht auf Einsicht in die Krankenunterlagen etc.. Das alles hat sich unter Mitwirkung der Ärzte durchgesetzt und entwickelt. Lassen wir diesen Fragen ihren Raum, rufen wir nicht nach dem Gesetzgeber. Es ist keine Mißachtung unseres Parlamentarismus, wenn ich sage: Ich kann nicht erkennen, was der Gesetzgeber besser wissen sollte als der Kreis der Sachverständigen, der sich bemüht. Hier müssen sich Konsense und Kriterien entwickeln. Wir haben doch einige Kriterien, die sich mit einer gewissen Vernunft anwenden lassen.

In der Tat ist es die Pflicht der Mediziner, sich zu melden, und zwar nicht nur im "Deutschen Ärzteblatt". Es ist die Sache der Ärzte, darauf hinzuweisen, daß sie dabei sind, ihre herkömmliche Rolle zu verlieren und eine neue Rolle zu übernehmen, die keine ärztliche Rolle mehr ist. Stellen Sie sich bitte vor, was dies für das Vertrauensverhältnis zwischen Arzt und Patient bedeutet. Der ärztliche Zuteiler, der Funktionär, der nach irgendeiner Prämisse die Patienten selektiert - das kann nicht gutgehen. Das muß bei allen Bestrebungen, die Allokationsfragen letztendlich nicht allein dem Arzt aufzubürden, deutlich werden.

H. L. Schreiber

Ich hoffe ebenso daß der Gesetzgeber nicht versucht, auf der Ebene der Mikroallokation zu intervenieren, daß es nicht zu den bereits angesprochenen "demokratischen Kommissionen" kommt, die zwar eine längere Konservierungsdauer der Organe erforderten, aber keine Entscheidungshilfen brächten. Hier hilft einzig ein Offenlegen und ein Besprechen der Kriterien unter den Verantwortlichen.

H. Kliemt

Es scheint mir aufschlußreich zu sein, daß nun von juristischer Seite in gleicher Weise, wie ich es von einer bestimmten Position der politischen

Philosophie wie auch der konstitutionellen politischen Ökonomie her versucht habe, auf die Bedeutung des Unterschieds zwischen Mikro- und Makroallokation hingewiesen wird und noch einmal gesagt wird, daß es äußerst wichtig ist, die Allokationsentscheidungen soweit und so hoch wie möglich in der Hierarchie der Ressourcenzuteilung anzusiedeln und sie nicht dem einzelnen Arzt aufzubürden. Das scheint mir ein ganz zentraler Punkt zu sein, den man festhalten sollte.

Die Legitimation dieser Regeln selber ist ein Problem, bei dem Mehrheitsentscheidungen nicht weiterhelfen. Trotzdem hängt natürlich sehr viel davon ab, wie der Prozeß der Regelfindung aussieht. Ich denke, auch da gibt es Rollenpflichten der Mediziner, sich in geeigneter Form in diesen gesellschaftlichen Diskurs und den Regelfindungsprozeß einzubinden und ihre Stimme sehr früh in geeigneter Weise und in Kenntnis der Probleme zu erheben.

H.-L. Schreiber

Es wird unterstellt, wir Juristen griffen sehr gern zu Verfahrenslösungen. Auf der Ebene der Makroallokation müßte es wohl Verfahrensregeln geben, um Klarheit zu schaffen, in dem Widerspruch zwischen der scheinbar unbegrenzten Anerkennung des Bedarfs und dem Wirtschaftlichkeitsprinzip. Das miteinander in Einklang zu bringen, halte ich trotz Akzeptanz des Grundsatzes der Beitragssatzstabilität für außerordentlich schwierig. Daß dies auf Kosten der älteren Mitbürger gehen könnte, ist wohl keine, bloß am Horizont auftauchende Gefahr, sondern heute teilweise schon Praxis an den Krankenhäusern. Ich glaube nicht, daß sich der Gesetzgeber zu so etwas bereitfinden kann.

R. Pichlmayr

Wir stehen immer vor dem Problem, mehrere Konzepte möglichst gut integrieren zu müssen. Es wird in den Ländern jeweils unterschiedlich gehandhabt. Die Transparenz ist allerdings vorhanden; denn alle Systeme sind veröffentlicht, vielleicht mehr in den medizinischen Zeitschriften als in den juristischen. Wir befinden uns ein wenig in einem rechtsfreien Raum, in dem wir alle Gesichtspunkte bestmöglich kombinieren müssen. Ein rein auf der Behandlungsprognose beruhendes Konzept ist daher nicht umzusetzen. Das Zufallsprinzip gilt manchmal, zum Beispiel dann, wenn bei gleicher Kompatibilität der Patient einer Nation angehört, die bezüglich eines bestimmten Organs einen Exportüberschuß aufweist. Dann bleibt das Organ bei diesem Patienten. Es kommt also darauf an, wo der Patient geboren ist.

H.-L. Schreiber

Sicher gibt es noch andere Situationen, in denen das Zufallsprinzip zuir Geltung kommt; welcher Patient gerade in dem Zentrum ist, ob er greifbar, ob er gemeldet ist, auch das wird vom Zufall bestimmt. Ich hielte es aber für unverantwortlich, die Zuteilung der Organe prinzipiell zum Gegenstand eines Losverfahrens, einer Art Lotterie zu machen. Der Rest, ein nicht aufgrund anderer Kriterien auflösbarer Rest, könnte nach dem Zufallsprinzip vergeben werden. Dabei erscheint mir aber die Warteliste immer noch das bessere Verfahren zu sein, den Zufall in gewisser Weise ins Spiel zu bringen.

K.-D. Henke

Es geht auch um die Umstrukturierung von Ressourcen. Dieses Symposium hat sehr gut gezeigt, daß es eine Allokationspyramide gibt. Wenn es ein Gesetz zur Beitragssatzstabilität gibt, nimmt das Spannungsverhältnis zu. Wenn ich mir die demographische Entwicklung der Bevölkerung und die Bestimmungsfaktoren der Ausgaben ansehe, komme ich zu dem Schluß, daß dieses Spannungsverhältnis unerträglich wird. Man könnte das Prinzip der Beitragssatzstabilität aufgeben aber ich fürchte, dieses Prinzip wird noch verschärft werden.

Meine Frage lautet daher: Wer führt die Umstrukturierung auf den Makroebenen durch? Wer setzt vorhandene Wirtschaftlichkeitsreserven in dieser Allokationshierarchie um? Der einzelne Arzt ist damit überfordert. Wir haben von Herrn Schreiber beiläufig gehört, daß es Ausuferungen im Bereich der zahnmedizinischen Versorgung gibt. Wir alle haben das Gefühl, daß es Sektoren gibt, die das Geld weniger benötigen als andere. Die Kassen erklären, daß sie das das Geld nicht einfach zuteilen können, weil ihnen dafür das nötige Fachwissen fehlt. Wer aber soll dies tun? Etwa die Konzertierte Aktion? Oder wollen wir warten, bis die Politiker mutig sind und erklären: Im zahnmedizinischen Bereich, im Bereich der Pharmaindustrie können wir absahnen; bei den leitenden Angestellten können wir die Beitragsbemessungsgrenze erhöhen etc..

H. L. Schreiber

In der Tat sollten wir zunächst die Möglichkeit der Umstrukturierung nutzen, um dem Bedarf gerecht zu werden. Die Antwort auf die Frage, wer das tun soll, überfordert auch mich. Ich sehe nicht, daß die Politik dies leisten kann, und ich sehe auch nicht, daß die Kassen dies können. Die Medizin aus sich heraus ist wahrscheinlich nicht in der Lage, den Bedarf näher zu definieren. Er ufert immer nur weiter aus, auch dort, wo er möglicherweise reduziert werden könnte. Wahrscheinlich kann hier nur die Politik, wenn sie den Mut findet, mit Gewalt eingreifen. Darüber müssen wir diskutieren.

K.-D. Henke

Wir sind ein reiches Land!

H. L. Schreiber

Wir sind in der Tat ein reiches Land. Aber die Zuteilungsproblematik stellt trotzdem den ärztlichen Alltag dar. Ich würde mich dagegen wehren, Alltagsprobleme unter Berufung auf den Notstand zu regeln. Wenn der Notstand zur Regel wird, ist eine vernünftige Zuteilungsordnung eigentlich überrollt. Dann sollte man andere Kriterien suchen.

H. Franzki

Dennoch versuche ich mir vorzustellen, wie dieser Debatte, die hier geführt wird, wohl ein Kriegschirurg folgen würde, der auf dem Verbandsplatz, wenn viele Schwerverwundete eingeliefert werden, blitzschnell Entscheidungen darüber zu treffen hat, wem er seine begrenzten Kräfte zuwenden soll. Er stellt bestimmt keine philosophischen Überlegungen über Verteilungsgerechtigkeit an, sondern versucht, das Beste aus der Situation zu machen, und nimmt dabei in Kauf, daß er Fehlentscheidungen treffen kann.

Ich glaube, diese Situation läßt hier sich in gewisser Weise gedanklich übertragen. Auch ich bin der Meinung: Vom Gesetzgeber ist nichts zu erwarten. Er würde bestenfalls Generalklauseln schaffen, mit denen nichts anzufangen wäre. Ich teile allerdings nicht die Auffassung, daß alle nichtmedizinischen Gesichtspunkte eliminiert werden sollten. Dann kommt man letzten Endes doch zu dem Losverfahren von Herrn Giesen, dessen Überlegung meiner Meinung nach auf seinem abgrundtiefen Mißtrauen gegenüber der Ärzteschaft beruht, der er in der Regel keine sachgerechte Entscheidung zutraut.

Ich bin aber nicht für das Lotterieverfahren. Ich glaube vielmehr, der Transplantationschirurg muß zwei Fragen des Patienten, der auf eine Organspende angewiesen ist, beantworten können: Nach welchen Kriterien wird bei der Warteliste vorgegangen? Nur nach Zeitablauf oder auch nach anderen Gesichtspunkten? Wer entscheidet darüber?

Bei allen Bedenken gegen die Herstellbarkeit von Gerechtigkeit durch Verfahren wäre ich als Arzt darum bemüht, diese Entscheidung auf etwas breitere Schultern zu verlagern. Damit meine ich nicht Ethik-Kommissionen; neben dem behandelnden Arzt könnten ein oder zwei weitere Kollegen, ein Vertreter des Pflegepersonals oder ein Krankenhausgeistlicher mitwirken, soweit die Zeit diesen Aufschub erlaubt. Das dient der Kontrolle und der Transparenz.

G. Aigner

Ich möchte gern einige Aspekte aus dem Blickwinkel des österreichischen Gesundheitsministeriums deutlich machen. Es stimmt, daß der Gesetzgeber nicht überfordert werden darf und daß es ihm gar nicht gelingen kann, alle Detailfragen auf dem Gebiet der Medizin zu lösen. Der Gesetzgeber sollte allerdings den Ärzten zum Zwecke der Rechtssicherheit einen Rahmen vorgeben. Das ist in Österreich durch die Regelung der Organentnahme vor zehn Jahren geschehen. Unsere Lösung geht in eine ganz andere Richtung, als sie sich in Deutschland abzuzeichnen scheint. Sie geht prinzipiell davon aus, daß Organentnahmen zulässig sind, und gibt demjenigen, der aus Gewissens- und Persönlichkeitsgründen eine Organentnahme ablehnt, die Möglichkeit, dies zu dokumentieren. Sie schafft dadurch eine viel größere Rechtssicherheit, erhöht die Zahl für eine Transplantation verfügbarer Organe und stellt auch einen Schritt in Richtung einer Verteilungs- gerechtigkeit dar. Eine allzu starke Restriktion führt zu den schrecklichen Auswüchsen des Organhandels, wie wir ihn in der dritten Welt erleben.

Verteilungsgerechtigkeit im Gesundheitswesen: Zusammenhänge und Ausblick

Zusammenhänge für die Gesundheitspolitik

R. Grupp*

Einführung

Die gesundheitspolitische Diskussion von Verteilungsproblemen betrifft bis
heute fast ausschließlich die Frage der globalen Verteilung der finanziellen
Mittel auf die einzelnen Versorgungsbereiche. Dabei geht es

- um die Verteilung oder Umschichtung der Mittel zwischen den niedergelassenen Ärzten und Zahnärzten, den Krankenhäusern, den Arzneimitteln etc. - hier liegt das Schwergewicht der gesundheitspolitischen
  Auseinandersetzungen;
- um die Verteilung zwischen kurativen und präventiven Leistungen -
  hier wird allgemein eine Ausweitung der Prävention gefordert;
- um die Verteilung zwischen Bagatelleistungen und substantiellen medizinischen Leistungen - hier besteht grundsätzliches Einvernehmen in
  der Tendenz, Bagatelleistungen aus der Solidarfinanzierung auszugren-
  zen, um die Finanzierung des medizinischen Fortschritts abzusichern.

Das Problem der Verteilung tatsächlich nicht ausreichend vorhandener
Behandlungsmöglichkeiten auf der Ebene des Arzt-Patienten-Verhältnisses
ist demgegenüber bislang kein Thema der gesundheitspolitischen Diskussion. Soweit der Mangel an Spenderorganen in der Transplantation in gesundheitspolitischen Programmen erwähnt wird, erfolgt dies mit dem Ziel
der Beseitigung des Mangels, nicht aber mit der Frage nach einer ethisch
vertretbaren Verteilung.

Die gesundheitspolitischen Programme aller Parteien sind übereinstimmend von der These geprägt, daß jeder Patient die für ihn notwendigen
Leistungen erhalten muß. Auch die Zugänglichkeit des medizinischen Fortschritts für jeden Versicherten wird nicht in Frage gestellt. Auch das Sozialgesetzbuch enthält bei der Formulierung des Leistungsanspruchs des
Versicherten an seine Krankenkasse keine Einschränkung für den Fall, daß
Behandlungsmöglichkeiten tatsächlich nicht vorhanden sind. Verteilungsprobleme, die der Gesetzgeber im Auge hat, beziehen sich nur auf die Einteilung in notwendige und nicht notwendige Leistungen im Rahmen des
sogenannten Wirtschaftlichkeitsgebotes. In § 12 SGB V heißt es dazu: "Die
Leistungen müssen ausreichend, zweckmäßig und wirtschaftlich sein; sie
dürfen das Maß des Notwendigen nicht überschreiten. Leistungen, die nicht
notwendig oder unwirtschaftlich sind, können Versicherte nicht beanspru-

---

* Ministerialdirigent im Bundesministerium für Gesundheit

chen, dürfen die Leistungserbringer nicht bewirken und die Krankenkassen nicht bewilligen". Im Wirtschaftlichkeitsgebot wird den Ärzten auferlegt, die Solidargemeinschaft vor Überforderung zu schützen, indem sie den Patienten nicht notwendige Leistungen vorenthalten, auch wenn sie diese wünschen. Das Versagen von medizinisch notwendigen Leistungen kennt das Sozialgesetzbuch demgegenüber nicht. In Übereinstimmung mit der gesundheitspolitischen Programmatik der Parteien unterstellt das Gesetz die tatsächliche Verfügbarkeit des medizinisch Notwendigen.

Auch in den gesundheitspolitischen Äußerungen der Ärzteorganisationen wird das Ziel, jedem Versicherten den medizinischen Fortschritt uneingeschränkt zur Verfügung zu stellen, in den Vordergrund gerückt. Wenn in diesem Zusammenhang die Forderung an die Gesundheitspolitik gestellt wird, ggf. auf einer höheren Ebene über die Begrenzung von Leistungsansprüchen der Versicherten zu entscheiden, so geschieht dies nicht in der Absicht, das Anliegen der allgemeinen Verfügbarkeit des medizinischen Fortschritts zu relativieren. Vielmehr geht es dabei darum, die Realisierbarkeit des Ziels der Beitragssatzstabilität in Frage zu stellen. Die aus diesem Ziel abgeleitete Forderung an den einzelnen Arzt, keine unwirtschaftlichen Leistungen zu erbringen, wird von diesen zunehmend als Belastung und Fremdbestimmung empfunden. In der ambulanten Versorgung kommt hinzu, daß der wachsende Konkurrenzdruck aus steigenden Ärztezahlen es vielfach zum betriebswirtschaftlichen Wagnis für einen Arzt macht, unberechtigten Patientenwünschen entgegenzutreten. Die Formel der ärztlichen Organisationen, nicht die Rationalisierungsreserven in der medizinischen Versorgung zu mobilisieren, sondern die Finanzierungsreserven, ist vor diesem Hintergrund zu sehen. Für den Fall des Verzichts auf das Ziel der Beitragssatzstabilität werden Verteilungsprobleme auch seitens der ärztlichen Organisationen gesundheitspolitisch nicht problematisiert.

Eine radikal gegensätzliche Position ist insbesondere von dem Ökonomen *Walter Krämer in seinem Buch "Die Krankheit des Gesundheitswesens"* in die öffentliche Diskussion eingebracht worden. Krämer ist der Auffassung, daß die optimale Medizin für alle eine gesundheitspolitische Illusion sei. Der medizinische Fortschritt habe eine unüberbrückbare Kluft zwischen Verheißung und Erfüllung erzeugt, die mit jedem weiteren Fortschritt nicht enger, sondern unüberbrückbarer werde. Der heute in der Transplantationsmedizin vorhandene Mangel an Organen und Behandlungskapazitäten ist danach nur ein Beispiel und Vorbote einer in vielen Bereichen des Gesundheitswesens drohenden Situation, in der der medizinische Fortschritt nur noch einer kleinen Zahl von Patienten zugänglich gemacht werden kann, weil seine flächendeckende Einführung mangels realer Ressourcen, z.B. weil qualifiziertes Personal fehlt, faktisch unmöglich oder aber unfinanzierbar ist. Krämer gibt dazu eine Fülle von Beispielen heute bereits praktizierter oder geplanter Verfahren aus der Transplantationsmedizin, der Kinder- und Mikrochirurgie, aus dem Bereich der Entwicklung künstlicher Organe und aus der Medizintechnik.

Krämer fordert die Politik auf, Abschied von der unerfüllbaren Verheißung zu nehmen, der medizinische Fortschritt könne für jeden Versicherten uneingeschränkt zugänglich gemacht werden. Statt dessen mahnt er Entscheidungen zur Verhinderung nicht finanzierbarer medizinischer Entwicklungen oder zur gesetzlichen Begrenzung des anspruchsberechtigten Personenkreises, z.B. die Einführung von Altersgrenzen in der Transplantationsmedizin, an.

Politische Programmatik und Versorgungswirklichkeit

Die Tatsache, daß die heutige Versorgungswirklichkeit - im Gegensatz zur gesundheitspolitischen Programmatik - auch von Verteilungsproblemen geprägt ist, die ärztliche Entscheidungen für einen Patienten auf Kosten eines anderen abverlangen, ist gerade auf diesem Symposium sehr deutlich geworden:

- Bei der Nierentransplantation kann der Transplantationsbedarf nur etwa zu einem Drittel befriedigt werden.
- Bei der Lebertransplantation erhält nur jeder fünfte Patient die medizinisch notwendige Behandlung.
- Bei der Knochenmarktransplantation gibt es bislang wegen des Fehlens eines zentralen Knochenmarkregisters in den meisten Fällen keine Möglichkeit zur lebensrettenden Behandlung.

Es gibt auch darüber hinaus zahlreiche Indizien, die die Thesen von Krämer unterstützen könnten:

- Der Mangel an qualifiziertem Personal in Operationssälen und Intensivstationen nimmt zu.
- Die Investitionslücke allein in den westdeutschen Krankenhäusern wird vom Sachverständigenrat für die Konzertierte Aktion im Gesundheitswesen auf mindestens 2 Mrd. DM jährlich veranschlagt.
- Nach einem Bericht der "Hannoverschen Allgemeinen" vom 1. Oktober 1990 schätzt ein Kardiologe der Medizinischen Hochschule Hannover, daß in der dortigen Herzchirurgie jährlich etwa 50 Patienten sterben, weil keine Investitionsmittel für eine Kapazitätserweiterung zur Verfügung gestellt werden.
- Der 44. bayerische Ärztetag beklagte im Oktober 1991 die unzureichende intensivmedizinische Versorgung und - so wörtlich - einen "erzwungenen Tourismus" durch das Herumschicken schwerkranker Patienten. Zurückgeführt wird dies u.a. auf fehlende Investitionsmittel zur Anpassung der Intensivstationen an den technischen Fortschritt ("Süddeutsche Zeitung" vom 14.10.1991).

- Die schlaglichtartig genannten Probleme vervielfachen sich beim Blick in die ostdeutschen Krankenhäuser. Wir müssen davon ausgehen, daß dort ärztliche Entscheidungen über die Verteilung nicht gleichmäßig vorhandener Behandlungsmöglichkeiten zum Alltag gehören. Dies wird sich auf absehbare Zeit nicht verändern, denn die neuen Länder sehen sich außerstande, den investiven Nachholbedarf von schätzungsweise 30 Mrd. DM zu befriedigen. Auch der Bund hat bisher eine finanzielle Beteiligung an der Krankenhausfinanzierung abgelehnt.

Restriktionen in der räumlichen, apparativen und personellen Ausstattung verursachen schon heute für Ärzte und Pfleger vermutlich mehr problematische Verteilungsentscheidungen, als in der Öffentlichkeit, vor allem auch in der gesundheitspolitischen Öffentlichkeit bewußt ist. Und es kommt hinzu: Die Zeichen stehen nicht etwa auf Entwarnung, sondern auf Zunahme notwendiger Verteilungsentscheidungen auf der individuellen Ebene des Arztes.

Verteilungsentscheidungen in der gesundheitspolitischen Diskussion

Die Tatsache, daß die Gesundheitspolitik diese Problematik bisher offiziell nicht zur Kenntnis nimmt, hat mehrere Ursachen. Das prinzipielle Grundverständnis einer Wachstumsgesellschaft, in der die Tatsache des Mangels nur als vorübergehende Störung, nicht aber als zu bewältigendes Dauerproblem begriffen wird, spielt dabei sicher eine Rolle. Auch die Gesundheitspolitik tut sich schwer bei dem Gedanken an die Endlichkeit des Wachstums. Sie ist insoweit Teil der gesamtpolitischen Bewußtseinslage.

Vordergründig geht es allerdings um den Hinweis, daß es in einem freiheitlichen Gesundheitswesen Aufgabe des Arztes oder ggf. von Richtlinien der ärztlichen Selbstverwaltung sei, Kriterien für Verteilungsentscheidungen zu entwickeln und umzusetzen, nicht aber Aufgabe der Gesundheitspolitik. Dieses Argument ist systemgerecht, wird aber nach meiner Einschätzung in der Zukunft nur insoweit konsensfähig bleiben, als die Ursache für die Notwendigkeit von Verteilungsentscheidungen nicht im Verantwortungsbereich der Politik gesehen wird. Im Falle einer quantitativen und qualitativen Zunahme notwendiger Verteilungsentscheidungen auf der individuellen Ebene der Ärzte werden diese immer weniger bereit sein, eine von der Gesundheitspolitik durch uneingeschränkte Bejahung von Forschung und medizinischer Entwicklung herbeigeführte oder zumindest zugelassene Konfliktsituation gesellschaftlich allein zu verantworten. In diesem Zusammenhang werden sich Ärzte und ihre Selbstverwaltung vermutlich nicht für den gesellschaftlichen Verzicht auf praktizierbare medizinische Verfahren aussprechen, sondern im Gegenteil für den Erhalt, die weitere Entwicklung und Ausbreitung der medizinischen Möglichkeiten. Die Forderungen an die Gesundheitspolitik werden dahin gehen, die für eine flächendeckende Breitenversorgung notwendigen Ressourcen bereitzustellen.

Die Diskussion des vorherigen Themenblocks hat deutlich gemacht, daß wir an eine Grenze gelangen können, bei der die Ärzte über Verteilungskriterien nachdenken, die eigentlich nicht mehr medizinischer Natur sind. Alkoholismus und Alter - nicht im prognostischen Sinne gemeint - oder der Clubgedanke, dies sind keine medizinischen Kriterien. Damit geraten wir an eine Grenze, an der eigentlich eine gesamtgesellschaftliche Diskussion über die Neudefinition des Solidarprinzips einsetzen muß. Wenn nicht mehr nur medizinische Kriterien, sondern auch gesellschaftliche Kriterien konstitutive Bestandteile des Solidarprinzips werden, führt dies automatisch in eine gesundheitspolitische Diskussion. Dabei ist meine persönliche Einschätzung, daß diese Entwicklung vielleicht nicht unmittelbar bevorsteht. Man kann noch sehr viel durch Umschichtung und Rationalisierung bewirken. Das ist aber nur ein Zeitaufschub, weil die Probleme damit nicht gelöst werden können.

Mögliche Entwicklungen

Beim Ausblick auf zu erwartende Entwicklung gehe ich davon aus, daß sich die Gesundheitspolitik dem Problem der Verteilungsgerechtigkeit im Zusammenhang mit dem medizinischen Fortschritt auf Dauer nicht wird entziehen können. Die Ausgangssituation ist dabei alles andere als beruhigend:

- Zunächst fehlt es der Gesundheitspolitik an Transparenz über die tatsächlichen Entwicklungen in der Medizin. Es ist zu vermuten, daß in vielen Kliniken, Forschungsstätten und Laboratorien im In- und Ausland Ansätze für neue medizinische Verfahren erprobt werden. Sie gelangen aber erst dann in das Blickfeld der Gesundheitspolitiker, wenn es um die Routineanwendung in einzelnen Krankenhäusern geht. Für die dann von Ländern im Rahmen der Krankenhausplanung und von den regionalen Krankenkassen bei den Budgetverhandlungen zu treffenden Entscheidungen gibt es kein geregeltes Verfahren, wie es beispielsweise bei der Zulassung von Arzneimitteln oder in der ambulanten Versorgung durch die "Richtlinien des Bundesausschusses Ärzte / Krankenkassen über die Einführung neuer Untersuchungs- und Behandlungsmethoden" bekannt ist. Die Entscheidungen über die Einführung neuer Verfahren in der stationären Versorgung werden vielmehr nach Kriterien getroffen, die sich die regionalen Entscheidungsträger selbst geben. Das Ergebnis ist, daß regional zersplittert und ohne Gesamteinschätzung gesundheitspolitische Entscheidungen herbeigeführt werden, deren gesamtgesellschaftliche Folgen im Hinblick auf mögliche Verteilungsprobleme unübersehbar sein können.

- Es kommt hinzu, daß es im Augenblick kein gesundheitspolitisches Gremium gibt, das fachlich fundierte gesundheitspolitische Bewertungen im Hinblick auf den medizinischen Fortschritt abgeben könnte. Die Konzertierte Aktion im Gesundheitswesen ist primär ein Gremium zur globalen Verteilung vorhandener Ressourcen auf die einzelnen Versorgungssektoren. Sie hat weder die fachliche Kompetenz noch - im Hinblick auf ihre nach Anbietergruppen gegliederte Zusammensetzung - die innere Unabhängigkeit, übergreifende und längerfristige medizinische Orientierungsdaten zu entwickeln. Die seit über 14 Jahren dauernden Versuche, dies zu ändern, sind erfolglos geblieben. Daran leidet auch der Sachverständigenrat für die Konzertierte Aktion, dessen fundierte Jahresgutachten bei den Beteiligten nicht die verdiente Resonanz finden. Für die Krankenhausversorgung kommt hinzu, daß die Länder nicht bereit sind, ihre krankenhausplanerischen Überlegungen im Rahmen der Konzertierten Aktion im Gesundheitswesen zur Diskussion zu stellen. Auf der anderen Seite fehlt auch bei den Ländern ein übergreifendes Gremium zur gemeinsamen Bewertung medizinischer Entwicklungen.

- Eine politische Diskussion der Verteilungsprobleme wird vor allem dadurch erschwert, daß es einer Abwägung zwischen mehreren, sich widersprechenden politischen Zielsetzungen bedarf, die auch den Bestand des Solidaritätsprinzips in der Sozialversicherung tangieren. Solidarität heißt auf der einen Seite: Förderung des medizinischen Fortschritts mit dem *Ziel der bestmöglichen medizinischen Versorgung*. Besteht der medizinische Fortschritt aber in einer Spitzenmedizin, die dauerhaft nur einem Teil der Behandlungsbedürftigen zugänglich gemacht werden kann, so kollidiert dies mit dem *Ziel der gleichen Versorgung für alle*, das ebenfalls einen Kernbestand des Solidaritätsprinzips darstellt. Zumindest gilt dies, solange die Verteilungskriterien nicht ausdrücklich zum - modifizierenden - Bestandteil des Solidaritätsprinzips gemacht worden sind. Spitzenmedizin für wenige steht zudem in einem Spannungsverhältnis zum *Ziel eines möglichst breitenwirksamen Mitteleinsatzes*, wenn sie sich finanziell oder hinsichtlich der realen Ressourcen - z.B. Pflegekräfte, qualifiziertes OP-Personal - zum Nachteil anderer Versorgungsbereiche auswirkt. Sollen die Länder z.B. auch dann zusätzliche Transplantationskapazitäten schaffen, wenn dadurch Engpässe an anderer Stelle vergrößert werden oder gar die Qualität der Breitenversorgung gefährdet wird?

Die Gesundheitspolitik befindet sich bei der Abwägung dieser Ziele in einem Dilemma, für dessen Lösung bisher keine Kriterien auf ethischer Grundlage erarbeitet sind. Sie befindet sich auch in einer Sondersituation, insbesondere hinsichtlich des Ziels der gleichen Versorgungschancen für alle. Während in anderen Politikbereichen ungleiche Zugangschancen, z.B. aufgrund unterschiedlicher materieller Voraussetzungen, in Grenzen allgemein toleriert werden, wird es beim Schutz von Leben und Gesundheit keine gesellschaftliche Akzeptanz für eine auf Dauer angelegte Ungleichheit geben. Vor diesem Hintergrund halte ich folgende Überlegungen für notwendig:

1. Zunächst muß es für die Gesundheitspolitik darum gehen, einen zuverlässigen Überblick über den tatsächlichen Stand der medizinischen Forschung und der auf die Zukunft gerichteten Versorgungspraxis zu schaffen, wie es auf dieser Tagung für einen Teilbereich der Transplantationsmedizin geschehen ist. Im Rahmen einer Gesamtbilanz müßte auch ein erster Versuch gemacht werden, die zu erwartenden Verteilungsprobleme zu bewerten und mögliche Kriterien für politische Entscheidungen vorzuschlagen. Ich könnte mir dazu die Einsetzung einer *"Enquête-Kommission über die Entwicklung des medizinischen Fortschritts und die möglichen Auswirkungen auf die Breitenversorgung"* oder eines anderen unabhängigen Gremiums vorstellen. Die gegenwärtig vorhandenen Gremien - eine unübersehbare Forschungslandschaft, unkoordinierte Krankenhauspläne auf der Ebene der Länder, eine auf sektorale Verteilungskämpfe fixierte Konzertierte Aktion im Gesundheitswesen auf Bundesebene - werden der Aufgabe einer umfassenden Bewertung der medizinischen Entwicklungen in diesem Sinne nicht gerecht. Erst auf einer verläßlichen Grundlage - die es bisher nicht gibt - sind rationale gesundheitspolitische Diskussions- und Entscheidungsprozesse sowie die Schaffung entsprechender Strukturen überhaupt denkbar. Die Forderung nach politischen Entscheidungen über die Nichteinführung neuer medizinischer Verfahren oder über eine Beschränkung des berechtigten Personenkreises, z.B. durch Altersgrenzen bei der Transplantation,wie sie etwa Krämer erhebt, gleicht derzeit einem Stochern im Nebel. In der gegenwärtigen Situation wären sie das Gegenteil einer rationalen Gesundheitspolitik.

2. In diese Bewertung sollten auch die bereits dargestellten Teilbereiche der Transplantationsmedizin einbezogen werden. Hier gibt es aber m.E. Unterschiede in der Ausgangssituation: Zwar sind auch sie in den vergangenen Jahren ohne eine gesellschaftliche Abwägung im Hinblick auf Verteilungs- oder Finanzierungsprobleme faktisch eingeführt worden. Sie sind aber inzwischen gesundheitspolitisch in ihrer heutigen Ausprägung anerkannt. Dies beinhaltet aus meiner Sicht, daß die Gesundheitspolitik schon heute Schritte zur Lösbarkeit der vorhandenen Verteilungsprobleme unternehmen sollte:

- Falls die Transplantationsmediziner von einem Transplantationsgesetz mit Widerspruchslösung, modifiziert durch die Einbeziehung der Angehörigen in die Entscheidung zur Organentnahme, eine Verbesserung ihrer ärztlichen Situation erwarten können, sollte die Gesundheitspolitik dem Rechnung tragen. Es wäre nicht überzeugend, wenn sie die Transplantation bejahen, die Ärzte aber in Zweifelsfragen alleinlassen würde.

- Die Gesundheitspolitik hat sich für die Knochenmarktransplantation mit Knochenmark nicht verwandter Spender entschieden. Sie sollte deshalb den Aufbau einer ausreichenden Knochenmarkspenderdatei mit zunächst 150.000 Spendern und die Entwicklung fachlicher Standards finanziell und organisatorisch unterstützen.

- Die finanziellen Aufwendungen für die Transplantationsmedizin müssen transparent gemacht werden, um entscheiden zu können, inwieweit der Grundsatz der Beitragssatzstabilität tangiert wird. Genaue Kostenermittlungen unter Einbeziehung eventueller Entlastungen an anderer Stelle sollten alsbald eingeleitet werden.

Ich bin mir bewußt, daß meine Überlegungen nicht zu schnellen Lösungen führen und auch am Ende keine Situation schaffen können, in der es problematische Verteilungsentscheidungen auf der individuellen Ebene nicht mehr gibt. Trotz der immer auch persönlichen Verantwortung würde aber m.E. die Letztentscheidung des Arztes erleichtert, wenn es gelingen würde, ethische Normen für Verteilungsentscheidungen im Gesundheitswesen in einem breiteren Rahmen zur Diskussion zu stellen.

Zusammenhänge aus der Sicht der Krankenkassen

F. J. Oldiges*

Wenn Politiker oder Funktionäre der Krankenkassen wie Herr Grupp und ich zu diesem Symposium eingeladen wurden, dann gehe es wahrscheinlich, so war zu hören, um die Frage, was noch möglich ist bzw. was noch möglich gemacht werden kann. Anders als die Politik, die im theoretischen und im politisch wertenden Raum verbleiben und Enquête-Kommissionen oder dergleichen mehr einsetzen kann, hat die Krankenversicherung es eher mit den konkreten Problemen zu tun, wie sie heute bereits existieren, und mit der Frage, wie sie gemeistert werden können.

Die Ausgangslage

Das Problem der Ressourcenknappheit ist uns durchaus nicht fremd; wir leben bereits seit langem damit. Es stellt sich allerdings die Frage, ob wir bisher mit diesem Begriff richtig umgegangen sind. Allen, die glauben, wir seien nicht hinreichend auf die Debatte vorbereitet und hätten vor allen Dingen nicht die angepaßten Instrumente für den Umgang damit, denen möchte ich völlig recht geben. Wir sind insbesondere dann nicht kreativ, wenn es gilt, die Verbindungslinien von den Ebenen der Makroallokation zur Ebene II der Mikroallokation durchgängig zu machen.

Wie sieht das bei der Krankenversicherung im Zusammenhang mit der Organtransplantation aus? Die Festlegung der Ressource Finanzmasse und der daraus zu finanzierenden Abläufe erfolgt durch das Verhandlungsteam kassenartenübergreifend am Sitz des Transplantationszentrums. Diese Verhandlungsteams arbeiten nach allgemeinen Wertkriterien, u.a. unter dem Gesichtspunkt der Beitragssatzstabilität. Aber jedes Gremium hat unter Umständen ganz andere Prioritäten bei der Entscheidung zwischen der Notwendigkeit der Transplantation und der Verfügbarkeit von Ressourcen. Wir haben also so viele Pflegesatzkommissionen wie Transplantationszentren. Es kann durchaus sein, daß bei der Globalfinanzierung einer Kasse die Transplantation überhaupt keine Rolle spielt und ganz andere Kriterien den Vorrang haben, z. B. die Prävention.

Eine Verpflichtung zur Koordinierung von der oberen zur unteren Ebene gibt es hier nicht. Wir haben in anderen Bereichen Regelungen, die sich durchsetzen, z. B. den Bundesausschuß Ärzte und Krankenkassen, der für den ambulanten Bereich Standards festlegt und Empfehlungen für die Bereitstellung notwendiger Ressourcen ausarbeitet. Dieses Prinzip ist in der

---

* Geschäftsführer des AOK-Bundesverbandes

Krankenversicherung leider nicht durchgängig. Es gilt schon gar nicht für den Bereich der Krankenhausfinanzierung und vor allem dann nicht, wenn einer ganz bestimmten Versorgungsform oder Versorgungsart eine besondere Priorität beigemessen wird.

Instrumente der Steuerung

Es fehlt in der Krankenversicherung das Instrument einer übergreifenden Steuerung. Damit scheidet eine übergeordnete Schwerpunktsetzung und Ressourcenverteilung im Grunde genommen aus. Umschichtungen, beispielsweise aus dem Bereich der Rehabilitation oder des Kurwesens in den Krankenhausbereich hinein oder innerhalb des Krankenhausbereichs in die Transplantationsmedizin können auf dieser Ebene nicht vorgenommen werden.

Finanzielle Ressourcen sind eine ganz wichtige Voraussetzung dafür, daß rechtliche Regelungen ihre Wirksamkeit entfalten können. Man kann aber nicht immer erwarten, daß der Versicherte auf dem Rechtswege seine individuellen Ansprüche durchsetzt und die Ressourcen zur Verfügung gestellt werden. Wir können als Gesellschaft nicht zu einem Klagestaat individueller Interessen werden, obwohl wir uns auf Grund unserer politischen Leitvorstellung nach wie vor einbilden, wir seien ein sozialer Rechtsstaat, der Daseinsvorsorge betreibt. Dazu gehört eben, daß dieser Staat bzw. seine Einrichtungen die Leistungen anbieten und sich diese nicht abklagen lassen. Je knapper die Ressourcen werden, desto eher kann ein solcher Zustand eintreten, wenn nicht rechtzeitig auf der Makroebene Prioritäten gesetzt werden.

Die Diskussion wird unter dem Gesichtspunkt der Beitragssatzstabilität, angebunden an die Grundlohnentwicklung, geführt. Darüber, was denn die Grundlohnentwicklung mit dem medizinischen Bedarf zu tun habe, erregen sich die Gemüter. Inzwischen ist das Geflecht viel größer geworden. Man hat die Entwicklung der Renten an die Nettolohnentwicklung gekoppelt: Wenn die Beiträge in der Krankenversicherung erhöht werden, senkt dies den Nettolohn der aktiv Beschäftigten, und das senkt die Entwicklung der Renten. Die Politiker sagen heute, daß es unverantwortbar sei, die Renten, die bei einer Nominalbetrachtung vielleicht um 4,5 oder 5% erhöht würden, auf Grund von Beitragssatzerhöhungen in der Krankenversicherung, in der Arbeitslosen- und Rentenversicherung - und das ist ja zu befürchten - kaum noch steigen zu lassen. Das hielte kein Politiker durch. Deshalb sollte ein Instrumentarium gefunden werden, um diesen Zustand zu vermeiden. Dabei macht die Politik es sich sehr einfach, wenn sie die Kompetenz dafür auf die Krankenversicherungsträger überträgt. Es ist doch ihre Aufgabe, bestehende Individualansprüche und globale Wertentscheidungen miteinander in Einklang zu bringen. Die Prärogative ist, der allgemeinen Wertentscheidung gegenüber dem Individualanspruch sukzessive den Vorrang zu geben. Bei entsprechenden Verlautbarungen und einer entsprechenden Überzeugungskraft folgen dem nach einer gewissen Zeit auch die Gerichte. Es wurde bereits darauf hingewiesen, daß auch das Bundesverfassungsgericht dem Gedanken gefolgt ist, dem Stabilitätsgrundsatz in der Krankenversicherung sozusagen Verfassungsrang einzuräumen. Es hat mich gewundert, daß die hohen Gerichte soweit gegangen sind.

Auf dieser Grundlage, daß der Stabilitätsgrundsatz unter dem Sozialstaatsgesichtspunkt sozusagen Verfassungsrang hat, versucht die Politik natürlich, mit allgemeinen Richtlinien das Anspruchsverhalten zurückzudrängen. In unserem System geschieht dies vorrangig unter dem Gesichtspunkt des Wirtschaftlichkeitsprinzips. Wirtschaftlichkeit bedeutet dabei immer, daß ein ganz bestimmtes Behandlungsziel so wirtschaftlich wie möglich erreicht werden soll. Die Krankenkassen sind aufgerufen, soweit sie dazu in der Lage sind, dieses Prinzip stringenter an nachvollziehbaren Standards zu messen. Diese Standards sollen mit immer weniger Mitteln erreicht werden. Die Politik geht davon aus - deshalb befaßt sie sich noch nicht mit dem Gedanken des Ressourcenmangels -, daß im Gesundheitswesen sowohl im Bereich der Individualbehandlung als auch - und zwar noch mehr - in seiner Struktur Wirtschaftlichkeitsreserven vorhanden sind, die nur ans Licht gebracht werden müssen. Wenn alle Beteiligten in diesem Gesundheitswesen - dazu gehören nicht nur die Krankenkassen, sondern auch die Ärzte und die Krankenhäuser - nur einen Konsens fänden, die Gesamtleistung Gesundheit voll und ganz nach den rationalen Kriterien der Wirtschaftlichkeit zu erbringen, wäre eine solche Wirtschaftlichkeitsreserve vorhanden, daß auch der medizinisch-technische Fortschritt, den zu erbringen wir ja nach den Gesetzen verpflichtet sind, problemlos realisiert werden könnte.

Insofern fürchte ich, daß sich die Politik gar nicht mit dem Element des Ressourcenmangels befassen wird, sondern uns alle in die Pflicht nehmen und dem Zwang unterwerfen wird, die vorhandenen oder zum Teil auch nur eingebildeteten Ressourcen nun endlich sichtbar zu machen. Erst wenn ihr klargemacht werden kann, daß innerhalb des Systems tatsächlich keine Wirtschaftlichkeitsreserven mehr vorhanden sind, wird sich die Politik mit diesem Thema befassen. Zuvor sind wir aufgerufen, uns entweder stärker der Ausschöpfung der Wirtschaftlichkeitsreserven zuzuwenden oder in unseren Reihen eine Diskussion über die Verteilung des Mangels zu führen, um mit den uns eigenen Mechanismen der Selbstverwaltung Regeln zu schaffen, damit die Individualebene nicht oder nur möglichst wenig in Konflikt gerät.

Das ist zur Zeit im Bereich der Krankenversicherung die Hauptaufgabe. Auch wir sind zunehmend der Ansicht, daß Wirtschaftlichkeitsreserven im Gesundheitswesen nicht mehr in dem Umfang vorhanden sind, daß sie tatsächlich realisiert werden können. In einem gegliederten System, wie wir es haben, ist es außerordentlich schwer, bei den unterschiedlichen Interessen - Herr Blüm sagte: im verminten Feld des Gesundheitswesens, in dem es neben hehren ethischen und moralischen Gesichtspunkten auch um Einkommens- oder Umsatzpositionen geht - der Wirtschaftlichkeit zum Durchbruch zu verhelfen. Dafür sind die Mittel, die der Krankenversicherung zur

Verfügung stehen, zu wenig bedeutend; dazu ist aber auch die Einsichtsfähigkeit aller Beteiligten nicht groß genug. Vielleicht sollte man sie auch nicht erwarten. Moralphilosophen gehen vielleicht davon aus, daß man eine solche Einsichtsfähigkeit erwarten kann. In der Realität existiert sie nicht.

Auch wir denken natürlich darüber nach, wenn schon die Grenzen im System erreicht sind bzw. erreicht werden, ob wir dann nicht die Breite unseres Leistungsspektrums überdenken müssen, um wesentliche Leistungen mit der vollen Effektivität bzw. mit dem, was der medizinisch-technische Fortschritt erlaubt, zu erbringen. Wir haben unter dem Aspekt der Wirtschaftlichkeit Leistungen bereits ausgeschlossen, stoßen dabei allerdings an zwei Grenzen: Die eine stellt sich im Zusammenhang mit der Frage, ob der Versicherte, der eine ausgegrenzte Leistung gleichwohl haben will, in der Lage ist, sie sich persönlich zu kaufen? Diese Frage kann in der Regel noch relativ leicht beantwortet werden. Daran schließt sich aber die wichtige Frage an, welche Folgewirkungen es haben kann, wenn er sie sich nicht kauft? Welche Bedeutung hat diese Frage für das Wertesystem unserer Gesellschaft, die sich immer noch eine sozial verpflichtete Gesellschaft nennt?

Eine Leistung, die von einem Mitglied unserer Gesellschaft nicht bezahlt werden kann, bei der man andererseits der Meinung ist, daß man dieses Mitglied der Gesellschaft in einer bestimmten Situation nicht allein lassen darf, ginge zu Lasten der Sozialhilfe. Kann es richtig sein, daß sich jemand gegen einen Krankenversicherungsschutz entscheidet, um seinen Reallohn zu erhöhen, gleichgültig, wer für die Folgen aufkommt? Wir haben uns in unserer Gesellschaft dafür entschieden, daß dies nicht der Individualentscheidung überlassen werden soll, sondern daß dort, wo es um *Störungen der Gesundheit mit ganz erheblichen Folgewirkungen* geht, ein Zwang zur Versicherung und damit auch die Behandlungsmöglichkeit existiert. Unter diesem Gesichtspunkt kann man sicherlich noch die eine oder andere Leistung aus dem System der gesetzlichen Krankenversicherung ausgrenzen, aber ich warne vor der Vorstellung, daß dies so umfangreich sein könnte, daß damit der medizinische Fortschritt insgesamt finanziert werden könnte.

Schlußfolgerungen

Die Krankenversicherung ist in der Tat - historisch bedingt - darauf ausgerichtet, Individualansprüche zu befriedigen. Dabei wird mit Recht die Frage gestellt: Müssen die beiden Äste, nämlich der Leistungsanspruch des Versicherten gegenüber der Krankenkasse und der Erfüllungsanspruch durch den Leistungserbringer kongruent sein? Wir gehen von der Idealvorstellung aus, daß sie kongruent sind, aber sie gehen dadurch auseinander, daß wir Standards und auch Wirtschaftlichkeitskriterien im Verhältnis zu den Leistungserbringern definieren. Die Gerichte werden aber oft gefordert, über das Verhältnis des Versicherten zur Krankenkasse zu entscheiden. Formalrechtlich gelten die festgesetzten Standards dort nicht. Von den Gerichten kamen daher Entscheidungen, die eine Ausweitung des gegenüber dem Erfüller festgelegten Standards zum Inhalt hatten. Das hängt mit dem Sachleistungsprinzip zusammen. Im Grunde fehlt uns eine Vorschrift, welche die Kongruenz und die Kompatibilität zwischen diesen beiden Ästen auch rechtlich verbindlich herstellt.

Wir müssen bei zunehmendem Mangel der Makroebene eine größere Regelungsbefugnis zugestehen. Damit ist nicht unbedingt der Gesetzgeber angesprochen, aber die Regelungsebenen darunter, die sich auch generalisierend mit Wertungen, Standards und Entscheidungshilfen befassen. Dieses sollten reine Fachgremien sein, die auch die Aufgabe haben, Medizin und Ökonomie in Einklang zu bringen. Es hat keinen Zweck, die Medizin für sich allein Standards setzen zu lassen und dann den Ökonomen zu sagen, daß sie jetzt die Ressourcen bereitzustellen haben. Ebenso hat es keinen Zweck, zunächst die Ökonomen sprechen und dann die Mediziner klagen zu lassen. Beide Gruppen müssen sich zusammensetzen, und zwar im Bewußtsein des realen Ressourcenmangels. Ein solches Gremium fehlt im Bereich der Krankenversicherung - es fehlt in unserer Gesellschaft generell. Es ist meiner Ansicht nach dringender denn je erforderlich. In vielen Staaten gibt es ein solches Gremium. Vielleicht konnten wir bisher darauf verzichten; ich glaube aber, in Zukunft ist das nicht mehr möglich.

Diskussion

E. Seidler

Leibniz hat gesagt, die Gemeinschaft solle doch dafür sorgen, daß Medicus und Medizin ihre Arzneien unentgeltlich allen Kranken abgeben können. Er fügte hinzu: "Aber die Kunst gehet nach Brot". Er meinte - das gilt aber nur in bezug auf die Zeit, in der er lebte -: "Die, welche gescheit seien, lassen Teutschland mit seiner Kleinkrämerei im Stich".

C. Fuchs

Beide Beiträge haben m.E. eindrucksvoll demonstriert und auch reklamiert, daß es kein Gremium gibt, das uns bei der Neuverteilung oder der Überprüfung der Verteilung auf der Makroebene Hilfestellung leisten kann.

Eine Enquete-Kommission wäre dabei wahrscheinlich keine angemessene Lösung, weil dessen Arbeit nach dem Grundsatz der Diskontinuität mit dem Ende einer Legislaturperiode abgeschlossen wäre. Es gibt diesbezüglich Bemühungen - auch bei der Bundesregierung -, die Problematik im Rahmen der Technikfolgenabschätzung zu behandeln. Damit wäre tatsächlich eine Institutionalisierung möglich. So könnte der interdisziplinäre Diskurs gewährleistet werden. Man hätte ein Instrument der übergreifenden Steuerung im Sinne der Beratung der Verantwortlichen auf den Makroebenen.

H.-K. Wellmer

Es hat sich herausgestellt, daß es im Interesse kleinerer Krankenkassen bei zusätzlichen Belastungen vernünftig ist, einen Verbund zwischen den Kassen auf Kreis- oder Landesebene zu haben, letztlich vielleicht sogar zwischen verschiedenen gesetzlichen Krankenkassen auf Bundesebene. Wenn man die neuen Bundesländer hinzunimmt, wird damit insgesamt ein niedrigeres Versorgungsniveau erreicht, denn es kommt hier eine Reihe von Kassen mit geringeren Ressourcen, als sie bei den Kassen in den alten Bundesländern vorhanden sind, hinzu. Dasselbe gilt für den Bereich der Investitionen im Krankenhaus. Die reichen Bundesländer im Westen mußten bereits Ausgleichszahlungen für Investitionen der neuen Bundesländer im Krankenhausbereich leisten. Die insgesamt zur Verfügung stehenden Investitionsmittel für den Krankenhausbereich sind deshalb heute niedriger, als wir es bisher in den alten Bundesländern gewohnt waren. Das spüren wir auch.

Die Rationalisierung ist in den jeweiligen Krankenhäusern sehr unterschiedlich weit fortgeschritten. Wenn ein Krankenhaus der Meinung ist, es könne mit dem zugebilligten Budget nicht auskommen, hat es die Möglichkeit, in ein Verfahren zu gehen, das nach vorgeschriebenen Regeln durchgeführt wird. Dieses Verfahren dauert, soviel ich weiß, mindestens ein halbes Jahr, manchmal auch zwei Jahre. Während dieser Zeit ist der Pflegesatz festgeschrieben. Daher ist das Krankenhaus bei den Verhandlungen mit den Kostenträgern in einer außerordentlich schwachen Position. Ich kenne mehrere Krankenhäuser, die solche Verfahren zunächst angestrengt, sie dann aber aufgegeben haben, um nicht Konkurs anmelden zu müssen.

Es müßten Anstrengungen unternommen werden, vor Ort zu überprüfen, inwieweit in den einzelnen Krankenhäusern bereits eine Rationalisierung erfolgt ist. Anderenfalls sind einer ungerechten Behandlung Tür und Tor geöffnet.

H. Raspe

Gibt es nicht in Form des Sachverständigenrats für die Konzertierte Aktion im Gesundheitswesen bereits ein Gremium, das derartige Aufgaben wahrnimmt? Gibt es eine Möglichkeit, die Bindungswirkung der Empfehlungen dieses Sachverständigenrats zu erhöhen?

Die prospektive Budgetierung des Krankenhausetats führt wahrscheinlich im Endeffekt dazu, daß Entscheidungen eher in Richtung der etablierten Standardverfahren getroffen werden als in Richtung des Fortschritts. Was hat juristisch eigentlich den Vorrang: Das stabil Etablierte oder die Aussichten - häufig vielleicht auch die zu hoch angesetzten Aussichten - eines neuen Verfahrens? Gibt es eigentlich eine Abwägung sozusagen zwischen Alt und Neu?

E. Nagel

Ich möchte darum bitten, doch ein wenig konkretere Aussagen darüber zu machen, wie ein solches Gremium aussehen soll. Wir haben zu Beginn dieses Symposiums erfahren, wie kompliziert die Zusammenhänge zwischen den verschiedenen im Gesundheitswesen tätigen Gremien sind und wie unklar letztlich ist, wie Entscheidungen getroffen werden. Insofern habe ich eine gewisse Sorge, daß die Schaffung eines neuen Gremiums die Situation unnötig kompliziert.

R. Grupp

Es trifft zu: Die Investitionsmittel werden durch die Einbeziehung der neuen Länder geringer, es sei denn, die Bundesregierung entscheidet sich für massive Finanzhilfen. Aber dafür stehen die Zeichen nicht gut.

Die Konzertierte Aktion ist entsprechend den vorhandenen Gruppen der Leistungsanbieter und der Leistungsträger zusammengesetzt und hat die Funktion, die Verteilung zwischen den Gruppen zu diskutieren. Den nach meiner Einschätzung sehr fundierten Aussagen des Sachverständigenrats, der in seinem Gutachten 1991 auch zu ethischen Fragen Stellung genommen hat, fehlt es aber an der wünschenswerten Resonanz auf die Empfehlungen der Konzertierten Aktion; zum einen, weil sie nicht entsprechend zusammengesetzt ist, und zum anderen, weil ihr vom Gesetz her auch keine entsprechende Aufgabe zugesprochen ist.

Die Zusammensetzung eines neuen Gremiums müßte sich etwa so darstellen wie diejenige der Akademie für Ethik in der Medizin. Bei der Diskussion, ob ein solches Gremium notwendig ist, scheint es mir wichtig zu sein, keinen Widerspruch zu konstruieren zwischen übergeordneten Fragen der Ressourcenallokation und der Notwendigkeit, auch über Wirtschaftlichkeitsreserven zu verhandeln. Wir dürfen der Politik nicht zumuten, daß sie auf die Behandlung der Thematik der Unwirtschaftlichkeit verzichtet und sich nur noch der Frage zuwendet, was der medizinische Fortschritt kostet. Nur dann wird es für die Politik möglich, sich an dieser Diskussion zu beteiligen. Unmöglich wird es, wenn man unsere Diskussion als Instrument betrachtet, um von der lästigen Wirtschaftlichkeitsdebatte loszukommen. Man muß in der politischen Diskussion deutlich machen, daß es sich nicht um Widersprüche handelt.

F. J. Oldiges

Ich bin der Ansicht, daß die jetzige Gliederung in der Krankenversicherung die Probleme der Zukunft und auch viele Probleme des medizinischtechnischen Fortschritts, insbesondere wenn es sich um eine außerordentlich vernetzte Leistungserbringung handelt wie bei bei der Organtransplantation, nicht lösen kann.

Wenn man in unserer Republik eine gleichmäßige Versorgung sicherstellen will, ist es meines Erachtens unverzichtbar, die Solidargemeinschaften bundesweit zu gestalten. Wer das nicht will, muß entweder ganz bestimmte Leistungsspektren aus der Regionalität herausnehmen und sie sozusagen bundesweit ordnen, oder er gewährt den Bundesinstanzen entsprechende Durchgriffsmöglichkeiten. Eine dieser Lösungen halte ich für unbedingt erforderlich. Nicht nur bei der Organtransplantation, sondern ebenfalls bei anderen Leistungsbereichen gibt es außerordentlich große Vernetzungen. Auch dort ist die erforderliche Logistik umfangreicher und aufwendiger als die eigentliche medizinische Leistung.

Die Konzertierte Aktion ist nicht in der Lage, eine solche Koordinierungsfunktion zu erfüllen, weil sie eine Lobbyistenorganisation der einzelnen Leistungsbereiche ist. Das Übergreifende kommt dort so gut wie gar nicht zum Tragen. Das kann bei einer solchen Zusammensetzung auch nicht der Fall sein. Ich habe von einem Fachgremium gesprochen, einer Art Sachverständigenrat zur Begutachtung der gesundheitlichen Entwicklung. Wichtig ist, daß die Mitglieder unabhängige Wissenschaftler sind. Über Jahrhunderte hinweg haben wir uns daran gewöhnt, in Bereichen zu denken. Es gibt in unserem Gesundheitswesen starre Säulen, die zu beseitigen eine ganz wichtige Voraussetzung dafür ist, Ressourcen von dem einen Bereich in den anderen zu lenken.

Ob der tradierte Standard eine größere Realisierungschance als der prospektive Fortschritt hat, hängt auch von der Verhandlungsebene ab. Bei den Abwägungsprozessen, die im Rahmen der Pflegesatzverhandlungen stattfinden, denkt man zunächst einmal daran, das Hergebrachte zu finanzieren. Anschließend stellt sich die Frage, was für die Zukunftsfinanzierung übrig bleibt, was man vom Standard wegnehmen könnte, um es mehr zukunftsgerichtet einzusetzen? Der Ebene aber, die dort verhandelt, kann man zum Teil eine solche Kompetenz gar nicht zutrauen. Sollte denn der Leiter eines Transplantationszentrums z.B. sagen: Von den Aufgaben des Regelkrankenhauses in A könnten wir vieles in den Bereich der ambulanten Versorgung geben, um diese Ressource zum Beispiel für die universitäre Versorgung freizubekommen? Sollte er vielleicht öffentlich die Ansicht vertreten, daß vieles, was in dieser Klinik gemacht werde, viel besser durch ambulantes Operieren erledigt werden könnte? Da dann die Betten leerstünden, macht er diesen Vorschlag nicht. Auch auf der Seite der Krankenkassen ist oft nicht die Kompetenz gegeben, um durchzusetzen, was sinnvoll erscheinen mag. So etwas kann nur von übergreifenden Gremien erledigt werden, die nicht in die Szene vor Ort eingebunden sind. Insofern wird das Tradierte eher finanziert als der Fortschritt. Um dies zu ändern, bedarf es mutiger Männer und Frauen. Unterschätzen Sie bitte auch nicht den industriellen Komplex, der oft dahintersteckt. Er schafft eine große Transparenz um Notwendigkeiten einleuchtend zu begründen. *Aber dies ist nicht allein der medizinische Fortschritt.*

Abschlußdebatte

E. Seidler

Sicher kann ein solches Symposium nicht alle ethischen Fragen, die sich im Zusammenhang mit der Transplantationsmedizin stellen, befriedigend beantworten. Gerade deshalb sollte sich die Abschlußdebatte auf diejenigen Themen konzentrieren, an denen wir weiterhin arbeiten müssen. Wir wissen, daß juristische, philosophische und auch die theologische Modelle der Entscheidungsfindung primär nicht oder nur partiell mit der Situation am Krankenbett deckungsgleich sind. Wir sollten in unserer Diskussion versuchen, diese Zwischenräume zu beleuchten.

C. Fuchs

Ich möchte an einige Fragen erinnern, die ich am Ende meines einführenden Beitrags gestellt habe:

> "Wir wissen nicht, wo wir am Ende der Diskussion stehen werden. Wird es vielleicht gelingen, die Notwendigkeit der Rationierung neu dem einzelnen und unserer Gesellschaft bewußt zu machen?"

Ich glaube, das ist gelungen. Heute geht es um die Frage des Wie.

> "Wäre die begründende Kraft der Vernunft eine Möglichkeit, uns Scheindebatten und Scheinlösungen zu ersparen, weil der ethische Konflikt zumindest klar identifiziert wurde?"

Auch dies scheint mir über weite Strecken deutlich geworden zu sein.

> "Oder müssen wir feststellen, daß unserer Gesellschaft die Allokationsdebatte noch nicht bzw. gar nicht zuträglich ist?"

Ich denke, es ist ein wesentliches Ergebnis dieses Symposiums, daß wir sagen können: Unserer Gesellschaft bleibt die Allokationsdebatte nicht erspart!

> "Should rationing be done openly or should it be "hidden" as at the moment? Who will make decisions on rationing? How might rationing be achieved?"

Bei der Annäherung an diese Fragen mußten wir über weite Strecken - so hatte ich das Gefühl - noch sehr viel Propädeutik machen, bis wir, erst relativ spät, in die eigentliche Thematik einsteigen, die Konfliktsituation, in welcher der Arzt steht, identifizieren konnten. Dennoch war dieses Vorgehen außerordentlich wichtig und reflektiert auch den Prozeß, den wir in der Arbeitsgruppe der Akademie für Ethik in der Medizin, die sich mit den Verteilungsproblemen im Gesundheitswesen befaßt, sozusagen erleiden mußten.

Jetzt aber ist es wichtig, die Prinzipien unseres Gesundheitswesens, die wir als besonders schützenswert erachten und die gefährdet sind, stärker zu identifizieren. Hierzu erwarte ich Hilfestellung von allen Beteiligten.

Das Solidarprinzip haben wir bereits auf dem Prüfstand gehabt. Wir haben viel über Gleichheit und Gerechtigkeit gehört, auch über das Gewicht der Autonomie des Patienten, über seine Mitverantwortung. Es würde den Ärzten weiterhelfen, wenn wir verstärkt darüber nachdächten, was wir mit diesen wichtigen Prinzipien eigentlich meinen.

Auf der Ebene der Mirkroallokation geht es darum, verstärkt über die Entscheidungskriterien nachzudenken, die wir immer wieder einmal anwenden, über deren Definition und Bedeutung in der Anwendung im ärztlichen Alltag vielleicht noch nicht hinreichend diskutiert wurde. Ich denke an das Für und Wider der prognostischen Kriterien, an das Für und Wider der Anciennität der Warteliste, an das Für und Wider des Zufallsprinzips und der Dringlichkeit. Für den Arzt, der sich in einem Entscheidungsdilemma befindet, wäre es ungemein hilfreich, wenn es gelänge, Argumentationsketten im Zusammenhang mit der Anwendung dieser Kriterien zu erstellen.

W. Schoeppe

Ich bin unter einem speziellen Aspekt mit dem Verlauf dieses Symposiums nicht zufrieden. Ich glaube, wir wissen nicht genau, worüber wir sprechen, wenn wir den Begriff Ressourcen verwenden. Meiner Meinung nach sind die Lenkung der Mittel und die dabei geltenden Kriterien neu zu überdenken, entsprechend der Fragestellung: wieviel Medizin für wen und wozu?

Die notwendigen Investitionen in Höhe von 30 Milliarden DM in den neuen Bundesländern könnte man - über Jahre verteilt - aufbringen, indem man von dem gesamten für die Gesundheit zur Verfügung stehenden Budget 2% abzweigt. Ein Problem, das die Medizinische Hochschule Hannover hautnah angeht, dokumentiert sich in der Fragestellung: Was passiert mit den centers of excellence? Es gibt Neid, Ärger und Kritik. Wie aber kann man die Umsetzung der dort gewonnenen Erfahrungen in den medizinischen Alltag, in die Routine wirtschaftlich und ohne Schaden für den Patienten gestalten? Ab welchem Zeitpunkt kann beispielsweise die Nierentransplantation vom center of excellence abgegeben werden? Das können wir uns zur Zeit noch nicht leisten, aber wir müssen natürlich auch vermeiden, daß ein krebsartiges Wachstum eintritt, wie wir das zB. bei der Densitometrie erlebt haben. Die wissenschaftliche Erfahrung selbst ist auch eine

Ressource. Darüber haben wir nicht gesprochen, sondern mehr über das Geld.

Wo verschleudern wir in einem maßlosen Umfang Ressourcen? In diesem Zusammenhang nenne ich zum einen die Gentechnologie. Wir exportieren unser diesbezügliches Wissen überall hin, nur hier können wir es nicht umsetzen, jedenfalls nur sehr verzögert. Zum anderen nenne ich diesem Zusammenhang die Frage: Was wird aus den vielen Ärzten?

Man muß auch über den Faktor Zeit als einer Ressource nachdenken. Hierzu führe ich das historische Beispiel der Poliomyelitis an. Zu den Notzeiten der großen Epidemien war man froh, als die eiserne Lunge als Ausdruck des medizinischen Fortschritts zur Verfügung stand. Aber das brachte nicht viel mehr als die Überbrückung eines Akutstadiums bei etwa 10% der Erkrankten; die anderen sind gestorben. Heute haben wir Mühe, unseren Studenten etwas über die Poliomyelitis beizubringen, weil es sie auf Grund der Impfungen glücklicherweise kaum noch gibt.

Wir sollten also bei der Diskussion des Begriffs Ressource etwas genauer werden.

K.-H. Henke

Ich möchte kurz darstellen, wo die Ökonomie der Medizin behilflich sein kann. Sie wissen, daß sich die Gesundheitsökonomie als Fach nun auch in Deutschland etabliert. Das ist in den USA schon sehr viel weiter fortgeschritten. Im Rahmen des Studiengangs "Public Health" in Hannover erhalten die Ärzte im Fachbereich Wirtschaftswissenschaften eine Einführung in die Gesundheitsökonomie. Anschließend nehmen sie an einem gesundheitsökonomischen Kolloquium teil, das Graf von der Schulenburg und ich durchführen. Das ist ein integraler Bestandteil dieses Studiengangs. Persönlich würde ich am liebsten die Hälfte meiner Arbeitszeit in der Medizinischen Hochschule verbringen, weil man dort so außerordentlich viel in den Bereichen, die uns interessieren, lernen kann.

Ich glaube, bezüglich der Finanzierung von Gesundheitsleistungen, bedarf es der Propädeutik noch in einem großen Ausmaß. Wenn ich von der Finanzierung spreche, meine ich zum einen die übergreifende Mittelaufbringung im Rahmen der Solidargemeinschaft der Versicherten. Alle sagen, sie wollen die Solidargemeinschaft, aber jeder versteht etwas anderes darunter. Ich kann es nur definieren über die einkommensproportionale Finanzierung von Dienstleistungen im Gesundheitsbereich bis zur Beitragsbemessungsgrenze. Das bringen wir solidarisch auf. Ob das angesichts der demographischen Herausforderung, daß immer weniger Erwerbstätige die Sozialleistungen für eine immer größer werdende Bevölkerung bezahlen müssen, überhaupt noch solidarisch genannt werden kann, wage ich zu bezweifeln. Man muß sicherlich vertieft darüber nachdenken, was solidarisch ist und wann dieses Prinzip in mangelnde Solidarität umschlagen kann.

Wenn ich einzelne Ärzte fragen würde, wie die Abrechnung im System der gesetzlichen Krankenversicherung erfolgt, bekäme ich sicher zur Antwort: Nach dem Sachleistungsprinzip. Aber die verschiedenen Alternativen z.B. bei den privat Versicherten könnten sicherlich Beschäftigung für einen ganzen Vormittag bieten, so wenig transparent ist das System. Ich denke, hier ist eine Kooperation erforderlich, auch vor dem Hintergrund der Kosten der Transplantationsmedizin.

Es gibt viele Mißverständnisse bezüglich der Kosten-Wirksamkeits-Analysen. Hier wurde überhaupt nicht mehr davon gesprochen, daß es um Investitionsentscheidungen geht, um finanzielle Ressourcen im Gesundheitswesen, mit denen wir ja alle einen großen Gegenwert kaufen wollen. Ich glaube, es wurde zu schnell gesagt: Ich kaufe Lebensjahre - das ist nur sehr begrenzt möglich. Es wäre viel besser gewesen, das, was wir im Gesundheitsbereich wollen, gemeinsam zu definieren, um dann zu sehen, wie wir es mit welchem Budget am besten realisieren können. In diese Diskussion gehört auch der Aspekt der Qualität gewonnener Lebensjahre. So lautete die Intention. Das Stichwort der "QUALYs" kam etwas zu schnell.

Ich habe immer noch die Vorstellung, daß man auch das Gesundheitswesen in einen funktionalen Zusammenhang stellen kann und daß es möglich sein muß, die Ziele der Gesundheitsversorgung niederzulegen. Dies ist dann die Allokationsnorm darstellen, an der die Verwerfungen in der Realität gemessen werden. Erst dann kann man feststellen, wie schlecht die Versorgungslage ist.

Unser System ist am Ende des Symposiums sehr kritisch beleuchtet worden. Auf lange Sicht gesehen ist das sicher richtig, aber wir müssen uns auch immer bewußt sein, daß dieses System weltweit eines der führenden ist. Vielleicht konkurriert mit uns in dieser Beziehung noch Kanada. Aber dort handelt es sich um ein steuerfinanziertes System. In diese Richtung wollen hier viele nicht gehen.

H. Kliemt

Zunächst einmal scheint klar zu sein, daß die Mediziner guten Grund haben, sich dagegen zu wehren, daß die Gesellschaft sie zum Rationierungsagenten in Fragen macht, die sie selbst nicht entscheiden möchte. Die Verlagerung der harten Entscheidungen auf die einzelnen Mediziner ist etwas, gegen das sich die sie sich alle wehren sollten. Wenn dann die Verlagerung auf eine höhere Regelungsebene nur im Sinne einer Budgetierung erfolgt, der Festlegung von Quoten - beispielsweise bezogen auf das Bruttosozialprodukt -, dann kommt es doch wieder zur Verlagerung der unangenehmen Allokationsentscheidungen auf den einzelnen Mediziner. Das kann nicht die Lösung sein. Wenn wir mehr wollen, müssen wir eine stärkere Bindung an übergeordnete Regelungen und Institutionen anstreben. In dem Augenblick aber, da wir beginnen, multidimensionalen Bewertungskriterien, die hier ganz offenkundig eine Rolle spielen, einzubeziehen, und sagen wollen, wie wir daraus eine einheitliche Regel destillieren könnten, kommen Mediziner - vielleicht auch Philosophen - mit dem Argument: Es gäbe zu jeder dieser Regeln immer plausible Ausnahmen.

Es gibt also etwas, was sich allgemeinen Regeln zu entziehen scheint. Dann befinden wir uns in einem Dilemma, wenn wir einerseits sagen, die unangenehmen Allokationsentscheidungen dürften nicht dem einzelnen Mediziner aufgebürdet werden, während wir ihn andererseits letztlich nicht entlasten können, weil keine allgemein anerkannten Regelvorschläge zu finden sind. Man muß also versuchen, die hier zugrundeliegenden Probleme und Fragestellungen einem breiteren Diskurs zugänglich zu machen. Auch die Frage nach bestimmten Ausschlußkriterien - beispielsweise das Lebensalter -, die, obschon sie in Einzelfällen nicht befriedigend sein mögen, so etwas wie eine akzeptable second-best-Lösung darstellen. Das brächte eine gewisse Entlastung. Darüber hinaus müssen wir uns fragen, wie wir die hier einfließenden Wertdimensionen über solche Argumentationsketten hinaus operationalisieren können, so daß in diesem Bereich Transparenz und eine gewisse Kontrolle möglich sind.

E. Seidler

Ich glaube, wir müssen auch lernen, mit dem Dilemma umzugehen und es zu akzeptieren. Es gibt immer Situationen, in denen der Arzt zur Entscheidung gezwungen ist, wenn ihn alle anderen vorgegebenen Kriterien im Stich lassen. Das ist möglicherweise durch alles, was bisher erwähnt wurde, nicht immer aufzulösen. Wir müssen uns bemühen, gerecht mit solchen Situationen umzugehen und sie gegebenenfalls bestehen zu lassen.

H. Kliemt

Trotzdem gilt das Prinzip: so wenig Dilemma wie möglich.

E. Seidler

Selbstverständlich.

P. Schoelmerich

Es wurde mit Recht darauf hingewiesen, daß im Bereich der Entscheidungskriterien Diskussionsbedarf besteht. Ich habe mich gewundert, daß hierbei das Problem der Prognose relativ unterbewertet wurde. In praxi orientiert sich der Arzt fast immer nur nach prognostischen Kriterien. Wir haben im Zusammenhang mit der Knochenmarktransplantation gehört, daß das Lebensalter und der Zeitpunkt der Transplantation, also prognostische Kriterien, für den Erfolg entscheidend sind. Dasselbe gilt für die Intensivmedizin. In Terminalstadien ist die Prognose für uns das entscheidende Kriterium, ob wir weiter therapieren oder nicht.

Ich glaube, hier besteht gegenüber dem Lotterieprinzip oder gegenüber Zufallsentscheidungen, die dem Arzt prinzipiell unsympathisch sein müssen, ein Nachholbedarf. Ich glaube, daß wir gerade auf dem molekularbiologischen Gebiet etwa im Rahmen der Lebertransplantation Fortschritte erwarten dürfen, mit denen wir lernen können, die prognostischen Kriterien schärfer zu definieren.

A. Laufs

Es bleiben - je mehr Erfahrungen wir sammeln, desto deutlicher wird dies - bei vielen Fragen Aporien, Verlegenheiten, Reste. Die Fragen gehen nicht mehr auf. Wir müssen erkennen, daß Sanktionen nur die Folge einer Handlung oder einer Unterlassung sein können, wenn es sich dabei um einen Verstoß gegen das Allgemeingültige handelt. Wir müssen erkennen, daß die medizinische Verfahren und die ärztliche Entscheidungsfreiheit darüber bestehen bleiben, solange sie in eine Verfahrensqualität eingebettet sind, solange bestimmte Modalitäten beachtet bleiben, beispielsweise die Informations- und die Dokumentationspflicht. *In der Tat bevorzugt das Recht das Bestehende. Darin liegt doch auch etwas Mäßigendes. Ich hoffe, das ist aus meinem Beitrag deutlich geworden. Sie sind nicht verpflichtet, dem Fortschritt nachzulaufen, den Fortschritt zu forcieren, so notwendig er ist. Nur ausnahmsweise sind Sie als Arzt verpflichtet, über den Standard hinauszugehen.* In diesem Zusammenhang fällt mir das Beispiel der erfolgreich verlaufenen Arzneimittelstudie ein, die vollendet ist und die den Arzt verpflichten kann, das noch nicht zugelassene Arzneimittel trotzdem anzuwenden. Das sind Ausnahmen. Sie sind auch nicht verpflichtet, etwas zu tun, ohne die rechtlichen Konsequenzen zu bedenken. Ich erinnere nur an die Schnelligkeit der Fortschritte bei der artifiziellen Reproduktion. Es sind vielfach der Wettbewerb, der wissenschaftliche Eifer - dagegen sei gar nichts eingewendet -, die das Tempo beschleunigen und am Ende zu Kostenexplosionen führen. Von Rechts wegen sind Sie prinzipiell dazu nicht verpflichtet. Das Recht mahnt eher zur Mäßigung und zum Beharren auf dem Status quo.

H. Link

Wir haben gehört, daß es im Gesundheitswesen sehr viele unterschiedliche und zum Teil einander widerstreitende Interessen gibt. Gleichzeitig fordert man, ein Gremium ähnlich der Konzertierten Aktion zu bilden. Nun reguliert sich das Gesundheitssystem von selbst. Mir sind allerdings die Regulationsmechanismen nicht klar genug. Ich finde, wenn man das nicht durchschaut, sollte man auch kein Steuerungsinstrument fordern. Ich finde, Einflußfaktoren wie die Pharmaindustrie und die Medien sind auf diesem Symposium noch nicht genügend berücksichtigt worden. Sie könnten vielleicht, wenn ein Steuerungsinstrument entwickelt wird, gar nicht erfaßt werden. Insofern greift eine Steuerung vielleicht zu kurz. Vielleicht bewirkt sie das Gegenteil des Gewollten, weil sich solche Gruppen einfach daran vorbeimogeln können.

M. P. Manns

Ich finde, wir alle sind hier, um Propädeutik zu betreiben. Der gesamte Makrokosmos, der hier beschrieben wurde, ist für mich Propädeutik. Der Mikrokosmos hingegen ist eher mein tägliches Brot. Ich glaube, es ist wesentlich, daß man den anderen über seinen Mikro- bzw. Makrokosmos informiert.

Zunächst einmal muß entschieden werden, wo Bedarf für eine Verteilung besteht. Dazu ist es wichtig, daß wir zur Kenntnis nehmen, daß die verschiedenen Formen der Transplantation nicht in allen Punkten vergleichbar sind. Der Knochenmarktransplantation geht es hauptsächlich um maligne Erkrankungen. Sie ist überwiegend in den Händen von nicht operativ Tätigen, nämlich Internisten und Onkologen. Die Lebertransplantation hat ihren Ausgangspunkt bei den Chirurgen. Es wächst die Erkenntnis, daß hier die Patienten mit malignen Erkrankungen wahrscheinlich am wenigsten profitieren. Hier hat sich eine Diskussion an dem Wort Experiment entzündet. Wir müssen fragen, wo bei den verschiedenen Organsystemen bereits eine etablierte Therapie existiert. Erst wenn Konsens darüber herbeigeführt wurde, ob es sich um eine etablierte Therapie handelt, stellt sich die Frage nach der Verteilung von Organen. Vielleicht besteht darüber hinaus Entscheidungsbedarf, inwieweit verbleibende Organe für Therapieversuche reserviert werden sollen, um die Erkenntnisse zu vergrößern.

Ich glaube, hier gelangt die Ethik an einen ganz wichtigen Punkt: Können Organe auch für Therapieversuche zur Verfügung gestellt werden? Sind wir gezwungen, einem Teil der Patienten eine etablierte Therapie vorzuenthalten, um diese weiterhin durchführen zu können?

A. Laufs

Nein, das dürfen Sie gar nicht.

M. P. Manns

Dann muß man fragen, ob in bestimmten Bereichen der Organtransplantation der Erkenntnisstand so ist, daß wir bei gewissen Indikationen unter diesen Gesichtspunkten eine Organtransplantation nicht mehr durchführen dürfen. Ich glaube, da sind die Juristen gefordert. Ich halte es für ein Ziel dieses Symposiums, den Juristen diese Problematik vor Augen zu führen.

Man muß noch viel Propädeutik betreiben; auch die Politik muß dies tun. Das negative Image der Gentechnik und der Molekularbiologie wurden bereits erwähnt. In diesem Zusammenhang sei darauf hingewiesen, daß die Organtransplantation eigentlich die einzige bisher durchgeführte "Gentherapie" ist und daß diejenigen politischen Parteien, die die gesetzlichen Hürden für die Gentherapie so hoch wie möglich ansetzen wollen, die Organtransplantation durchaus fördern. Ich glaube, hier besteht ein gewisser Widerspruch.

R. Pichlmayr

Zur Zeit kann überhaupt nur das verantwortungsbewußte Handeln des einzelnen Arztes eine Begrenzung der Kosten bewirken. Es wurde bereits auf einzelne Maßnahmen hingewiesen, die wir auf der Intensivstation noch zu wenig beachten. Auch dort ist wahrscheinlich die individuelle Entscheidung sehr viel mehr gefragt.

Wir werden hinsichtlich grundsätzlicher Entscheidungen zukünftig mehr mit anderen Disziplinen kooperieren und sie um Hilfe bitten müssen. Ich habe bereits darauf hingewiesen, daß wir sehr froh sind über die in den letzten 10 bis 15 Jahren herbeigeführte Diskussion auf diesem Gebiet mit Vertretern der Ethik, des Rechts und der Theologie. Das sollten wir ausdehnen.

Skeptisch bin ich im Zusammenhang mit Einzelentscheidungen bezüglich einer Kommissionslösung. Die Entscheidung wird auch dort an zwei oder drei Leuten hängenbleiben. Wir werden zukünftig mehr als bisher das Krankenpflegepersonal und andere, die den Patienten kennen, mit einbeziehen. Wer sonst könnte nachts um drei Uhr mit darüber entscheiden, wer von den Wartenden zum Zuge kommt?

Die Kostentransparenz wird noch größer werden müssen. Es wird bei unseren derzeitigen Systemen sehr schwierig sein, diese zu erarbeiten. Herr Nagel hat deutlich gemacht, daß die Transplantation nicht sehr viel teurer ist als alternative Behandlungen. Vielleicht sind auch diese schon zu teuer. Ich gehe aber davon aus, daß die Transplantation in vielen Bereichen sehr viel billiger werden wird. Dennoch müssen wir die Kosten noch sehr viel klarer darstellen. Dazu brauchen wir die Hilfe der Ökonomen. Mit derselben Systematik und Präzision könnte man auch alle anderen Gebiete, die extreme Kostensteigerungen aufweisen, bewerten. Auch bei der Onkologie wird es z.B. mit der unbegrenzten Herstellung von Zytokinen über monoklonale Antikörper in den nächsten zehn Jahre Fortschritte geben, deren Preise von der Industrie vorgegeben sind. Es ist die Frage, wie wir alle diese Entwicklungen synchronisieren können, um auf einer höheren Ebene zu Entscheidungen zu kommen.

A. Künschner

Ich plädiere dafür, erst dann von Dilemmata und ungelösten Fragen zu sprechen, wenn alle Fakten auf dem Tisch liegen. Wenn eine Kooperation mit Juristen, Ökonomen und Ethikern fast eingeklagt wird, muß man - um bei der Transplantationsmedizin zu bleiben - einige Zusammenhänge offenlegen. Welche Zentren arbeiten beispielsweise mit Eurotransplant zusammen, wer wird dorthin gemeldet und wer nicht, wer legt dort die Verfahren fest, wer die Kriterien, wie und in welchen Abständen sie überprüft werden usw. Das alles muß völlig klar sein. Für mich als Juristen war es ungeheuer schwierig, selbst an die elementarsten Fakten zu kommen, um überhaupt eine nur grobe Bewertung abgeben zu können. Ich möchte nochmals dafür plädieren, mehr Foren zu schaffen, auf denen diese Probleme diskutiert werden können.

Es wurden neue Gremien für die Kooperation gefordert. Der Sachverständigenrat ist ein solches Gremium und ich habe seine Berichte mit größtem Gewinn für meine Arbeit gelesen. Was wir aber brauchen, ist ein Steuerungsgremium, das auch legitimiert ist, denn es geht um die Verteilung von Lebens- und Gesundheitschancen, um ethisch und rechtlich ganz elementare Güter. Da reicht es nicht aus, wenn sich Mediziner und Ökonomen über die Steuerung verständigen. Dazu braucht man weitaus mehr, und das ist bisher nicht gewährleistet.

H.-G. Koch

Wir müssen zwei Ebenen klar auseinanderhalten: die Ebene der Kriterienfindung und die Ebene der Subsumtion im Einzelfall. Die Kriterienfindung, soweit es um die Verwaltung von Mangelsituationen geht, ist eine öffentliche Aufgabe und kann nicht allein den Ärzten überlassen bleiben. Wie das zu lösen ist, inwieweit klassische Instrumente der Gesetzgebung oder andere Verfahren zur Anwendung kommen müssen, möchte ich jetzt dahingestellt sein lassen. Die Entscheidung im Einzelfall dagegen bleibt eine primär ärztliche Aufgabe.

Neben dem Umgang mit Mangelsituationen war das zweite zentrale Thema dieses Symposiums aus meiner Sicht die Frage, wie man Mangelsituationen überhaupt vermeiden bzw. sie beseitigen kann. In diesem Zusammenhang kann das Recht wohl nur beschränkt Leistungen erbringen, beispielsweise indem es in Einzelfällen Mißbräuche und Verschwendungen verfolgt und ahndet. Ich glaube, hier sind wir alle zu mehr Phantasie aufgerufen.

Folgender Aspekt wurde bislang nur wenig beachtet: die Tendenz zurück zur Basis. Es ist doch nicht ganz unbedeutend, denjenigen, um deren Gesundheit es geht, Einflußmöglichkeiten auf die politischen Entscheidungsprozesse einzuräumen. Sie sollten über Gesundheitserziehungsmaßnahmen und öffentliche Information dazu befähigt werden, mit anderen Beteiligten den nötigen Druck zu erzeugen, damit beispielsweise Verschwendungen durch völlig unsinnige Gesundheitsleistungen möglichst schnell beseitigt werden können.

H. Raspe

Wir sind natürlich alle potentiell Betroffene. Ich frage mich, wer den Kreis bilden soll, den man demokratisch beteiligen möchte.

Offensichtlich ist es wichtig, in dieser Diskussion zwischen Standardverfahren, die eine breite Akzeptanz gefunden haben, und experimentellen Verfahren zu unterscheiden. Zwischen diesen beiden Gruppen gibt es sicher eine Übergangszone. Es scheint so zu sein, daß sich die Knochenmarktransplantation in einer solchen Übergangszone befindet, während die Nierentransplantation zu den etablierten Verfahren gehört. Ich habe aus der

Diskussion hier erneut gelernt, daß es nicht gut ist, nur zwei Fachleute einer bestimmten Disziplin zu hören, sondern tiefer nachzufragen, ob z.B. die Knochenmarktransplantation schon ein Instrument der Standardtherapie sein kann. Ich glaube, daß Fachleute einfach blind sind und ihr Gebiet grundsätzlich überschätzen.

Wenn wir bei dieser Einteilung in Standardverfahren, Übergangsverfahren und experimentelle Verfahren bleiben, ist die Frage zu stellen, wie wir die Forschung gewährleisten. Es ist doch unstreitig, daß den Forschern die für die Beantwortung ihrer Forschungsfragen notwendigen Ressourcen zur Verfügung gestellt werden müssen. Deshalb finde ich es schlecht, wenn so getan wird, als sei die Knochenmarktransplantation bei bestimmten Indikationen schon ein Standardverfahrn, während gleichzeitig festgestellt wird: Wir müssen das noch alles erforschen. Aus der Perspektive der Forschung ist nichts schlechter - von der Methodenlehre her gesehen -, als daß man Forschung ex post betreibt. Es ist viel besser, das Forschungsdesign a priori festzulegen.

Ich möchte darauf aufmerksam machen, daß wir die Rationalisierungsdebatte überhaupt nicht begonnen haben. Ich finde es merkwürdig, daß wir offenbar glauben, wir müßten die Rationierungsfragen lösen, obwohl wir nicht einmal in der Lage sind, die Rationalisierungsfragen zu beantworten. Welche Hoffnung haben wir denn, wenn wir sagen, wir wollten über Rationierung reden und entsprechende Steuerungsmittel haben, wenn wir andererseits wissen, daß uns das heute nicht einmal bei dem gelingt, was schon auf dem Tisch liegt?

Ich möchte Herrn Fuchs zu bedenken geben, ob es nicht eine Möglichkeit unserer künftigen Arbeit sein könnte, Beispiele über Rationalisierungsproblemen zu diskutieren. Dazu kann man sich nicht hinter sogenannten medizinischen Kriterien verstecken. Wenn es um die Prognose, um die Beurteilung von Organfunktionen geht, handelt es sich um rein medizinische Fragen. Anders ist das in dem Augenblick, in dem beispielsweise die Lebensqualität berücksichtigt werden soll. Trotzdem liegt es doch sehr nahe, von der Funktion eines Organs auf das Funktionieren im Alltag zu kommen. Wir müssen uns fragen, ob wir dieses Kriterium in die Rationalisierungsdiskussion einbeziehen wollen. Wir sind von der Rationierungsdebatte noch weit entfernt. Ich schlage folgende Hierarchie vor:

- Erstens: Was sollte vernünftigerweise in der Medizin getan werden?
- Zweitens: Welche Wirtschaftlichkeitsreserven können erschlossen werden.
- Drittens: Wie soll der Fortschritt zugelassen werden, rationalisiert und rationiert?
- Und viertens: Wie wollen wir Standardverfahren rationieren?

Vorrang haben die drei zuerst genannten Themen. Anderenfalls können wir in dieser Gesellschaft keine Rationierungsdiskussion führen.

E. Seidler

Wir haben die Akademie für Ethik in der Medizin bewußt im Gegensatz zu vielen anderen Gremien gegründet, die ich gern als Vereine zur Förderung der gegenseitigen Anerkennung bezeichne. Ich glaube, dieses Symposium hat gezeigt, daß wir nicht ein solcher Verein sind. So soll es auch bleiben. Wenn wir auf diesem Wege weiterarbeiten, werden wir vielleicht fähig, so etwas wie Expertiseressourcen für die Beratung der Öffentlichkeit und der Politik bereitzustellen und Ansprechpartner im Sinne von Maimonides zu sein, der gesagt hat: *"Wir zwingen nicht zu diesem, wir strafen nicht für jenes, aber wir weisen hin auf das Nützliche"*.

Sachverzeichnis